TRAINING FÜR GESUNDE GELENKE

Hinweis
Der Inhalt dieses Buches soll nützliche Informationen für den Leser liefern. Alle Materialien, einschließlich Texte, Grafiken und Bilder, dienen nur zu Informationszwecken und sind kein Ersatz für medizinische Diagnose, Beratung oder Behandlung gesundheitlicher Beschwerden. Alle Leser sollten bei allgemeinen oder spezifischen Gesundheitsproblemen ärztliche Hilfe in Anspruch nehmen und einen Arzt konsultieren, bevor sie mit einem Übungsprogramm beginnen. Der Autor und der Verlag unterstützen in diesem Buch keine bestimmten Behandlungen, Verfahren oder andere Informationen und sind nicht haftbar für Schäden oder Risiken, persönlich oder anderweitig, die direkt oder indirekt aus der Anwendung der Techniken in diesem Buch entstehen.

Titel der Originalausgabe: *Healthy Joints. How to Strengthen and Protect Your Joints from Injury*

Verantwortliche Redakteurin und Artdirector: Lisa Purcell
Mitautorin: Nancy J. Hajeski
Coverdesign: Karen Prince
Herstellungsleiter: Adam Moore
Fotografie: Naila Ruechel, www.nailaruechel.com

Übersetzung aus dem Englischen:
Daniela Kosic, Wien
Redaktion und Satz der deutschen Ausgabe:
Print Company Verlagsges.m.b.H., Wien

Printed in Slovenia

ISBN: 978-90-8998-979-6

TRAINING FÜR GESUNDE GELENKE

DIE GELENKE STÄRKEN UND SCHÜTZEN

Librero

INHALT

DER GESUNDE WEG

Zu einem gesunden Körper gehören gesunde Gelenke. Dieses Buch zeigt, wie ein Fitnessplan erstellt werden kann, mit dem man diese wichtigen Körperteile stärkt und flexibel hält, damit sich der Körper mit Leichtigkeit bewegen kann.

Heute weiß man sehr gut über den eigenen Gesundheitszustand Bescheid, da Fitnesserfolge auf unterschiedlichste Arten gemessen und aufgezeichnet werden. Viele trainieren im Fitnessstudio oder zu Hause, um ihren Körper in Form zu halten und fitter zu werden. So kämpfen sie gegen die negativen Folgen eines zunehmend sitzenden Lebensstils und des übermäßigen Fast-Food-Konsums an und beugen Krankheiten und Beeinträchtigungen vor, die mit zunehmendem Alter auftreten können. Dieser Wunsch nach einem gesünderen und kräftigeren Körper führte dazu, dass viele Trainingsbücher geschrieben wurden. Die meisten fokussieren jedoch darauf, den ganzen Körper oder einzelne Bereiche zu trainieren, die schwer fit zu halten sind, wie beispielsweise Bauch, Gesäß, Oberschenkel oder Oberarme.

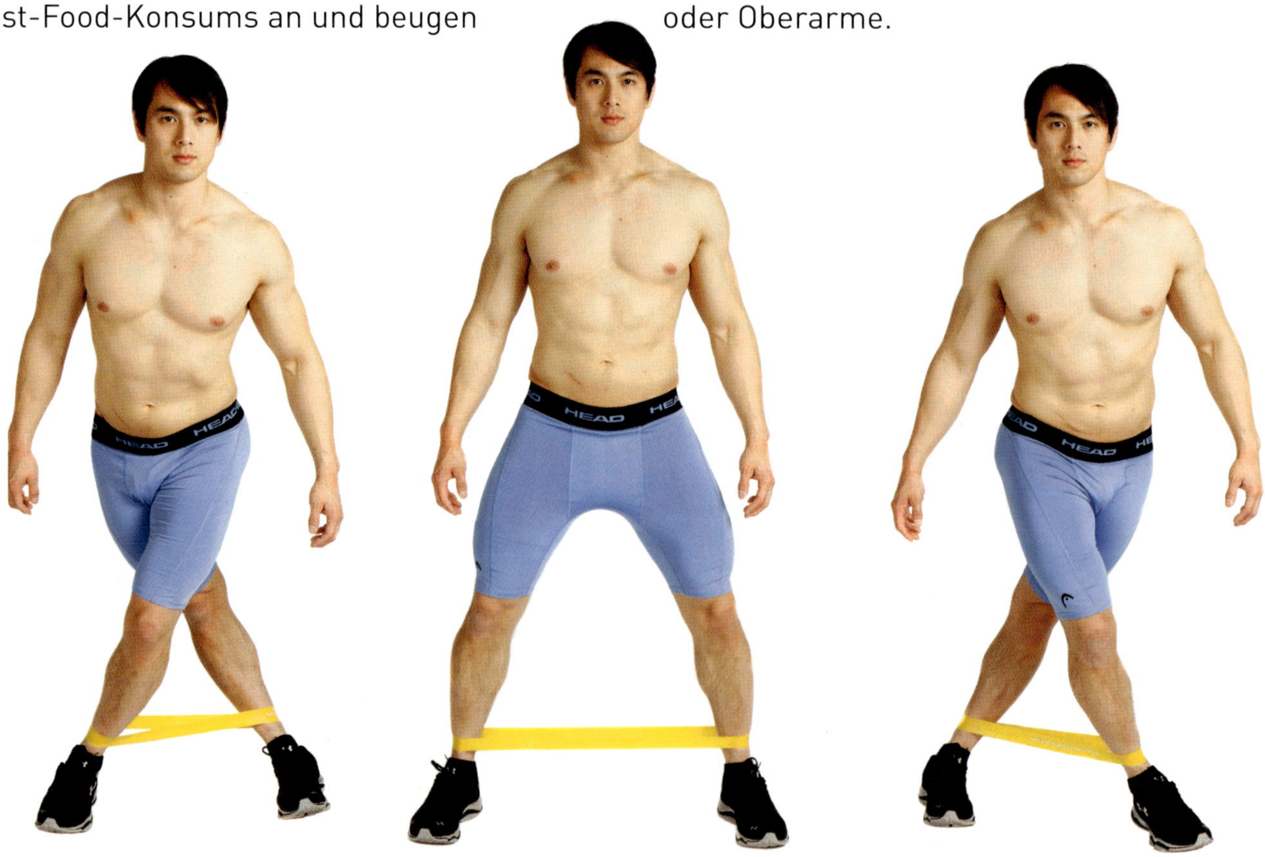

Ein bestimmter Teil des Körpers bestimmt jedoch besonders über den Trainingserfolg die Gelenke. Dieser (in den meisten Fällen) bewegliche Teil verbindet Knochen und ermöglicht es dem Körper, sich zu dehnen, zu beugen und zu drehen. In einem Lied heißt es: „Die Oberschenkelknochen sind mit den Hüftknochen verbunden ..." Und ein Gelenk, in diesem Fall ein Kugelgelenk, verbindet sie.

Gesunde und biegsame Gelenke ermöglichen beim Training nahezu jede Bewegung. Man sollte sich dessen bewusst sein, dass man mit gesünderen Gelenken auch mit zunehmenden Alter noch trainieren und so die Gesundheit des Herz-Kreislauf-Systems und der Atemwege verbessern, ein gesundes Körpergewicht halten und den Alterungsprozess verlangsamen kann.

Bewegung wirkt sich positiv auf den Blutzuckerspiegel, den Cholesterinspiegel sowie den Blutdruck aus und Bewegung beginnt mit gesunden, beweglichen und schmerzfreien Gelenken.

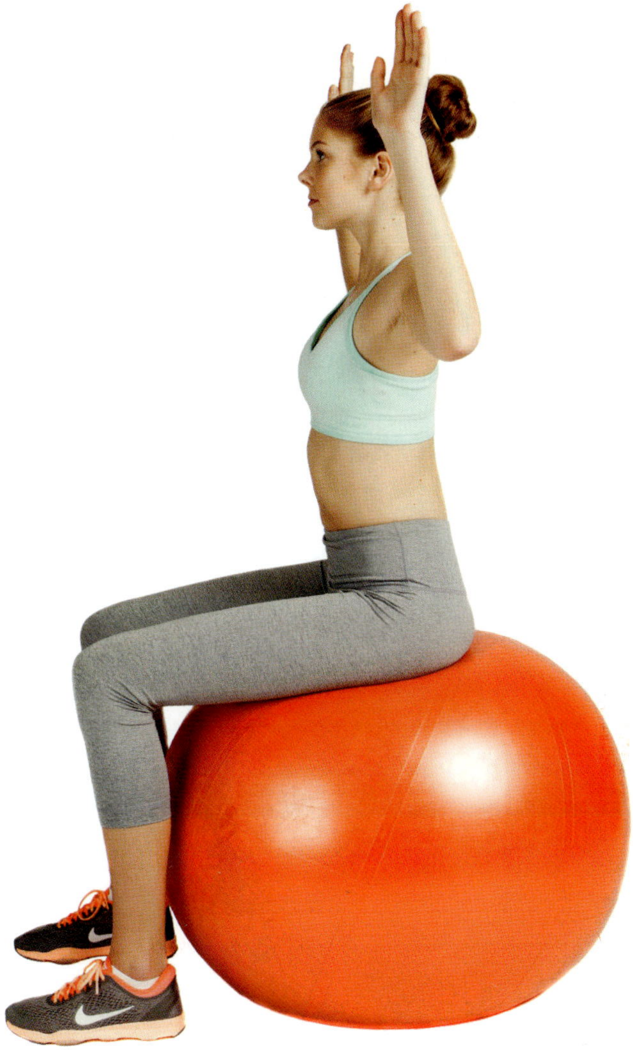

WIE DIESES BUCH ZU VERWENDEN IST

Dieses Buch ist in zwei Abschnitte geteilt. Im ersten Abschnitt wird erklärt, wie Gelenke funktionieren und wie Gelenkverletzungen vermieden werden können. Der zweite Abschnitt enthält eine Reihe an Übungen, die die Gelenkgesundheit verbessern.

Diese Übungen sind in drei Schwierigkeitsgrade unterteilt, von denen jeder 2–3 Trainingseinheiten enthält. Die erste Seite jedes Schwierigkeitsgrades enthält eine Liste aller Trainingseinheiten und eine Fortschrittschrittstabelle, anhand der entschieden werden kann, wann der Schwierigkeitsgrad erhöht werden soll.

Vor jeder Trainingseinheit gibt es einen kurzen Überblick über alle Übungen und eine Liste aller Geräte, die für die Übung benötigt werden. Danach wird mit einer Schritt-für-Schritt-Anleitung und Bildern erklärt, wie jede einzelne Übung durchgeführt werden soll. Außerdem zeigen anatomische Illustrationen, welche Muskeln bei der jeweiligen Übung beansprucht werden. Eine übersichtliche Tabelle zeigt, welche Art von Übung es jeweils ist (Ausdauer, Kraft, Mobilität, Flexibilität oder Balance) und welche Geräte benötigt werden.

ABSCHNITT EINS

DIE GELENKE VERSTEHEN

Im folgenden Abschnitt werden die wichtigsten Gelenke des Körpers vorgestellt und erklärt, wie sie funktionieren, welche Knochen sie miteinander verbinden, welche Sehnen, Muskeln und Bändern sie stützen und was ihnen schadet. Außerdem wird darauf eingegangen, wie bestimmte Verletzungen vermieden und Gelenkverletzungen behandelt werden können.

AUFBAU DER GELENKE

Der Körper ist eine komplexe Maschine, die aus Gewebe und Flüssigkeiten besteht. Er wird durch ein Skelett gestützt, einem ineinander verzahnten Gefüge aus Muskeln, Bändern, Sehnen, Knorpeln und Knochen.

Dieses Gefüge ermöglicht es uns, zu gehen, zu rennen, zu springen und eine Reihe weiterer Bewegungen auszuführen. Es leistet selbst dann etwas, wenn der Körper sich nicht bewegt, da es das Gleichgewicht halten, das Gewicht stützen und den Körper aufrecht halten muss.

Die Knochen müssen fest sein, da der Körper sonst nicht kräftig genug wäre. Damit die Bewegungen trotzdem nicht steif und roboterähnlich sind und der Körper flexibler ist, sind die Knochen in mehrere Teile geteilt und durch Gelenke verbunden. Diese Gelenke sind sowohl Bausteine als auch Gelenkpunkte des Skeletts. Sie sind so geformt, dass sie die Bewegung zwischen den einzelnen Knochen kontrollieren und Bewegungen nur in einer vorbestimmten Richtung erlauben.

Gelenke können auf zwei Arten kategorisiert werden: nach der Funktionalität oder dem Bewegungsumfang und nach der Struktur oder der Zusammensetzung.

KATEGORISIERUNG NACH FUNKTIONALITÄT

Zu den Funktionen der Gelenke zählen die Flexion (Beugen), Extension (Strecken oder Verlängern), Abduktion (Abspreizen von Gliedmaßen von der Körpermitte weg) und Adduktion (Heranführen eines Körperteils an die Körpermitte). Der Bewegungsumfang eines Gelenks wird in Grad angegeben. Die Gelenke können, je nach Bewegungsumfang, in drei Kategorien unterteilt werden.

- *Unechte Gelenke,* wie zum Beispiel die Knochennahten im Schädel oder die Verbindung zwischen den ersten beiden Rippen und dem Brustbein, werden Synarthrosen genannt.
- *Straffe Gelenke*, wie zum Beispiel das Gelenk zwischen Schienbein und Wadenbein und/oder die Schambeinfuge im Beckengürtel, werden Amphiarthrosen genannt.
- *Echte Gelenke,* wie zum Beispiel das Sprunggelenk, das Ellbogengelenk oder die Schultergelenke, werden Diarthrosen genannt. Sie müssen durch Training besonders gestärkt werden, da sie bei Bewegung am meisten beansprucht werden

KATEGORISIERUNG NACH STRUKTUR

Gelenke werden außerdem nach den Materialien, aus denen sie bestehen, und nach dem (Nicht-) Vorhandensein einer Unterbrechung in drei Kategorien unterteilt.

- *BINDEGEWEBSGELENKE* verbinden Knochen durch dicke und feste Kollagenfasern. Davon gibt es drei Arten. Suturen haben ineinandergreifende, gezackte Ecken, durch die sie unbeweglich sind. Dazu gehören die Nahten zwischen den Schädelplatten. Gomphosen sind ebenfalls unbeweglich. Ein Beispiel dafür ist die fibröse Gelenkverbindung zwischen den Zähnen und dem Kieferknochen. Syndesmosen verbinden zwei Knochen durch ein Band und weisen eine beschränkte Beweglichkeit auf. Dazu gehören das Schienbein und das Wadenbein
- *KNORPELGELENKE* verbinden Knochen durch Knorpel. Synchrondosen sind unbeweglich und dazu gehört beispielsweise die Verbindung zwischen den ersten beiden Rippen und dem Brustbein. Symphysen verbinden Knochen durch Faserknorpeln, die komprimiert werden können. Dadurch sind diese Gelenke leicht beweglich. Ein Beispiel hierfür sind die Bandscheiben in der Wirbelsäule.
- *SYNOVIALGELENKE* weisen zwischen den Knochen, die sie verbinden, einen mit Flüssigkeit gefüllten Hohlraum auf. Sie werden durch eine dünne

Knorpelschicht geschützt und sind von einer Gelenkkapsel umgeben, die aus einem festen, dichten und ungleichmäßigen Bindegewebe und einer Synovialmembran besteht. Da solche Gelenke eine hohe Flexibilität ermöglichen, werden sie auch von Bändern umgeben, um die Beweglichkeit einzuschränken und Verletzungen zu vermeiden. Zu den Synovialgelenken gehören:

- *Ebene Gelenke,* wie zum Beispiel die Bandscheiben oder das Handgelenk, gleiten auf einer Gerade gegeneinander.
- *Scharniergelenke* bewegen sich nur in einer Achse, um Beugung und Streckung zu ermöglichen. Dazu gehören die Ellbogengelenke und die Fingergelenke.
- *Drehgelenke* ermöglichen eine Rotationsbewegung. Ein Beispiel hierfür ist das Gelenk zwischen dem ersten und zweiten Halswirbel, das ein Drehgelenk für den Kopf bildet.
- *Eigelenke* ermöglichen Bewegung, Streckung und Beugung. Dazu gehören das Gelenk zwischen der Speiche und den Handwurzelknochen.
- *Sattelgelenke* ermöglichen Bewegung und Beugung, aber keine Rotation. Das Daumensattelgelenk zwischen dem ersten Mittelhandknochen und dem Trapezium ermöglicht es dem Finger, sich über die Handfläche zu strecken und bildet den opponierbaren Daumen.
- *Kugelgelenke* können sich auf jeder beliebigen Achse bewegen und haben von allen Gelenken den größten Bewegungsumfang. Die Hüften und Schultern sind die einzigen Kugelgelenke im menschlichen Körper.

DIE WICHTIGSTEN SYNOVIAL-GELENKARTEN

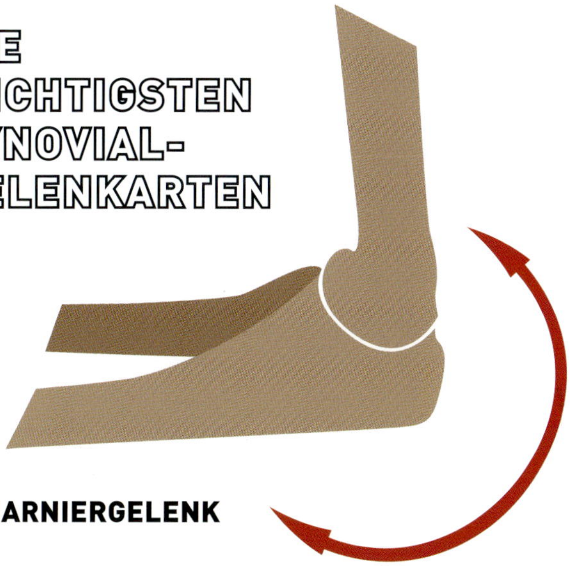

SCHARNIERGELENK

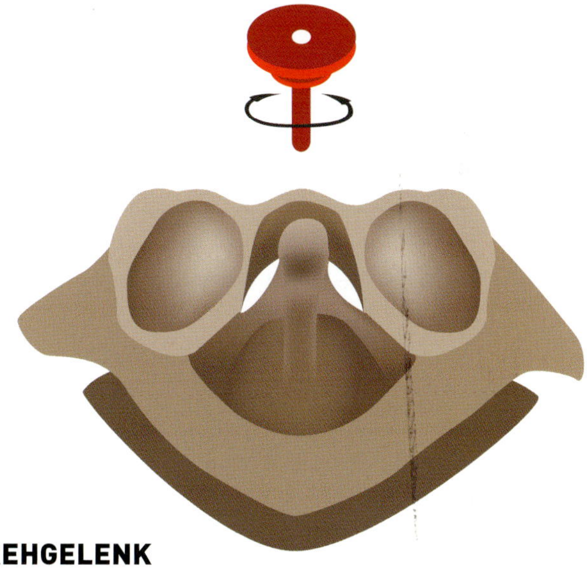

DREHGELENK

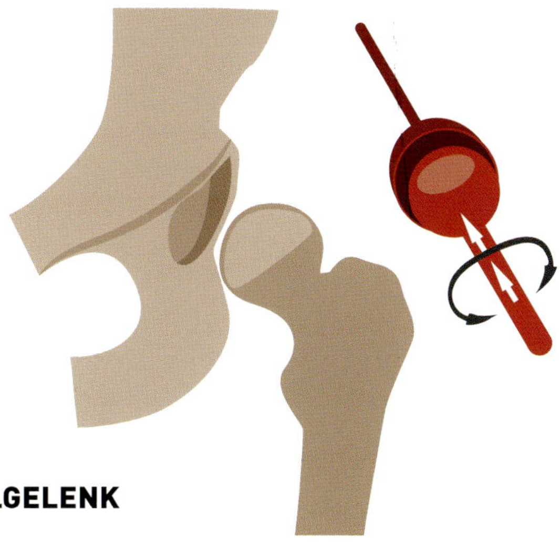

KUGELGELENK

DIE HAUPTGELENKE

Der Fokus in diesem Buch liegt auf den wichtigsten Gelenken: Schultergelenk, Ellbogengelenk, Handgelenk, Hüftgelenk, Kniegelenk und Sprunggelenk. Sie bewegen unseren Körper und können auch am besten trainiert werden.

Jedes Gelenk erfüllt mehrere Funktionen. Der folgende Abschnitt befasst sich mit ihrer Struktur, ihrer Funktion und mit den Muskeln, Sehnen und Bändern, die sie stützen.

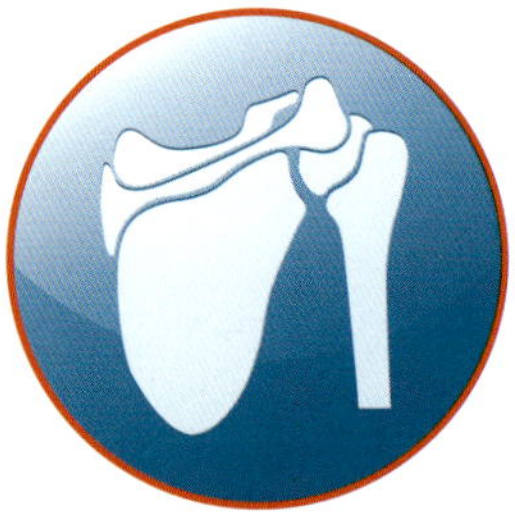

SCHULTERGELENK

In der Schulter befindet sich das flexibelste Gelenk des Körpers. Es liegt zwischen Humerus (Oberarmknochen), Scapula (Schulterblatt) und Clavicula (Schlüsselbein). Das Schüsselbein, das die Vorderseite des Schultergürtels bildet, ist der einzige verbindende Knochen zwischen Rumpf und Armen. Es bildet an einem Ende ein Gelenk mit dem Sternum (Brustbein) und auf dem anderen Ende ein Gelenk mit dem Schulterblatt. Die Schulter besteht genau genommen aus zwei Gelenken, dem Schultergelenk und dem Schultereckgelenk. Sie arbeiten zusammen, um den Arm in weiten Kreisen zu bewegen und ihn an der Schulter um die eigene Achse zu rotieren.

Das Schultergelenk ist ein Kugelgelenk und befindet sich dort, wo der runde Kopf des Oberarmknochens in eine kommaförmige Vertiefung des Schulterblattes, die Schulterpfanne, fällt. Sie ist sehr schmal und deshalb benötigt das Gelenk umliegende Muskeln und Bänder, um die Knochen zu verbinden. Um die Schulterpfanne befindet sich außerdem ein Ring aus Knorpeln, die Knorpellippe, die die Schulterpfanne vertieft. Die vier Muskeln der Rotatorenmanschette stützen dieses Gelenk zusätzlich. Sie reichen vom Schulterblatt bis zum Kopf des Oberarm und stabilisieren ihn.

Das Schultereckgelenk ist ein ebenes Gelenk und befindet sich zwischen dem seitlichen Ende des Schüsselbeins und der Schulterhöhe des Schulterblattes. Mit diesem Gelenk ist die Schulter flexibler als sie es nur mit dem Schultergelenk wäre.

Stützsystem des Schultergelenks

Die Schultermuskeln verbinden den Rumpf mit Kopf, Nacken und Armen. Das Schultergelenk wird von den Muskeln der Rotatorenmanschette (supraspinatus, infraspinatus, subscapularis, teres minor) und den dazugehörigen Sehnen stabilisiert. Die Muskeln der Rotatorenmanschette entspringen am Schulterblatt und umschließen den Kopf des Oberarmknochens. Die vier Sehnen der Rotatorenmanschette stützen den Oberarm, wenn die Muskeln angespannt werden. Eine weitere erwähnenswerte Schultersehne ist die lange Bizepssehne. Sie hat ihren Ursprung am oberen Schulterpfannenrand, verläuft an der Vorderseite der Schulter und schließt dann an den Bizepsmuskel an.

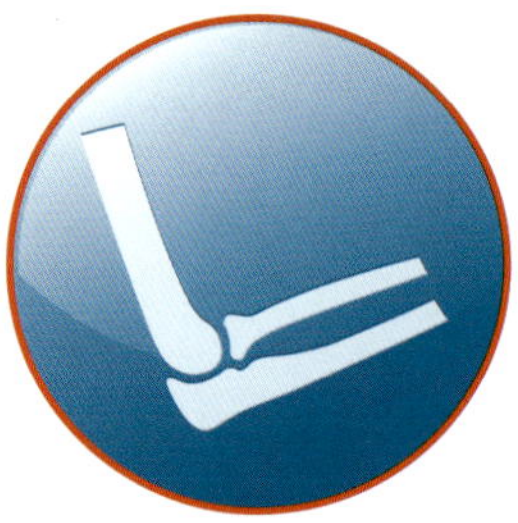

ELLBOGENGELENK

Das Ellbogengelenk verbindet den Oberarmknochen mit Speiche und Elle. Es ermöglicht, die Hand vom Körper weg und zu ihm hinzubewegen. Es gibt zwei verschiedene Gelenke: eines liegt zwischen der Einziehung an der Elle und der Oberarmrolle und das andere zwischen dem Oberarmköpfchen und der Gelenkgrube der Speiche. Das erste ist ein einfaches Scharniergelenk, das lediglich die Beugung und Streckung des Unterarms ermöglicht, während das zweite ermöglicht, den Unterarm zu drehen, zu beugen und zu strecken. Obwohl sich dieses Gelenk und das körpernahe Ellen-Speichen-Gelenk eine Gelenkkapsel teilen, werden sie von einigen Anatomen als getrennte Gelenke gesehen. An dieser Stelle finden die Pronation und die Supination des Arms statt.

Stützsystem des Ellbogengelenks
Eine feste Gelenkkapsel aus Bindegewebe umschließt die Ellbogengelenke. Sie schützt und stärkt das Gelenk. Um den Arm beim Beugen und Strecken zu stabilisieren, wird die Kapsel in der Mitte und seitlich mit Bändern verstärkt.

Die Ellbogenmuskeln können in Muskeln, die den Arm strecken oder beugen, und in Muskeln, die die Supination (Handfläche zeigt nach oben) und Pronation (Handfläche zeigt nach unten) des Handgelenks ermöglichen, unterteilt werden. Der Biceps brachii, der größte Muskel des Oberarms, beugt den Ellbogen und dreht den Unterarm. Der auf der Rückseite des Oberarms gelegene Triceps brachii streckt den Arm und stabilisiert den Ellbogen bei feinen Handbewegungen. Der Anconeus, ein kleiner Muskel an der Rückseite des Ellbogens, unterstützt die Elle während der Pronation und streckt den Unterarm am Ellbogen. Der Brachialis unterstützt den Bizeps beim Hochziehen des Unterarms und Beugen des Ellbogens. Der Supinator dreht die Handflächen nach oben und der Brachioradialis dreht die Hand um und beugt den Ellbogen. Der Pronator teres verläuft vom Kopf des Oberarmknochens bis zur Elle. Er beugt den Ellbogen und hilft bei der Pronation des Unterarms und der Handfläche.

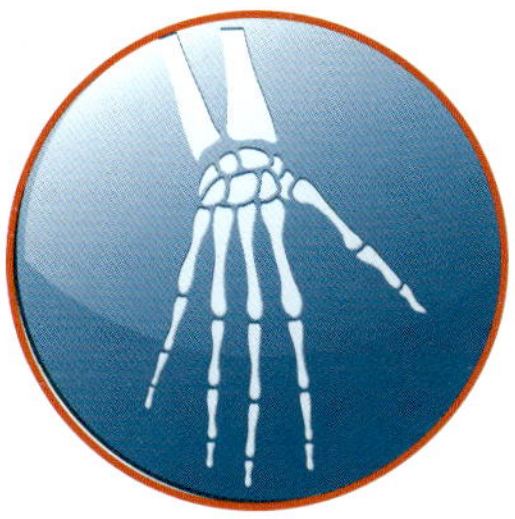

HANDGELENK

Das Handgelenk verbindet Speiche (größerer Unterarmknochen an der Daumenseite des Arms) und Elle (kleiner und kleinfingerseitig gelegen), mit der Handwurzel, die aus acht kleinen Knochen besteht. Diese sind in zwei Reihen zu je vier Knochen angeordnet: Kahnbein, Mondbein, Dreiecksbein und Erbsenbein im oberen Handgelenk und großes Vieleckbein, kleines Vieleckbein, Kopfbein und Hakenbein im unteren Handgelenk. Das Handgelenk besteht aus mehreren Gelenken, die Bewegung zwischen Hand und Unterarm ermöglichen. Sie alle sind Synovialgelenke und haben somit zwei Bewegungsachsen.

Stützsystem des Handgelenks
Zusätzlich zum Handgelenk verbinden stützende Bänder aus robustem Bindegewebe die Knochen. Zu diesen gehören das seitliche Ellen- und das seitliche Speichenband, die die Handwurzelknochen zusammenhalten, das aus mehreren Bändern bestehende Ligamentum radiocarpale palmare, das die Handfläche stützt, das schwächere Ligamentum radiocarpale dorsale, das die Rückseite des Handgelenks stützt, sowie das Ligamentum ulnocarpale und das Ligamentum radioulnare, die das Gelenk hauptsächlich stützen.

Zu den Handgelenksehnen gehören oberflächliche und tiefe Sehnen, die über die Handfläche verlaufen und Hand und Finger beugen; Strecksehnen strecken Hand und Finger; neun lange Beugessehnen, die über den Karpaltunnel des Handgelenks verlaufen und in der Handfläche auseinander gehen – zwei verlaufen jeweils in einen Finger, einer in den Daumen; und die Sehnen des Abductor pollicis longus und des Extensor pollicis brevis, die vom Unterarm zum Daumen verlaufen.

Das Handgelenk führt grobe Bewegungen aus, während die Finger feine Bewegungen ausführen. Deshalb verlaufen sowohl lange äußere, als auch kleine innere Muskeln durch das Handgelenk. Beuge- und Streckmuskeln ermöglichen das Beugen des Handgelenks zu beugen und komplexe Handbewegungen auszuführen. An der Vorderseite des Unterarms verlaufen lange Beugemuskeln (Flexoren). Auf der Hinterseite des Unterarms verlaufen Streckmuskeln (Extensoren).Die Handgelenksmuskeln sind der Pronator quadratus, Flexor pollicis longus, Pronator teres, Flexor digitorum profundus, Flexor carpi radialis, Flexor carpiulnaris, Flexor digitorum superficialis, und der Palmaris longus.

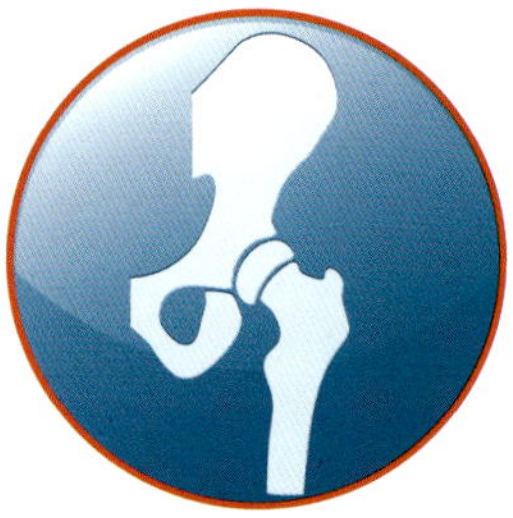

HÜFTGELENK

Das Hüftgelenk ist nach dem Knie das zweitgrößte tragende Gelenk. Dieses Kugelgelenk verbindet das Bein mit dem Becken. Der Kopf des Oberschenkelknochens (Femur) liegt in der Hüftgelenkpfanne, einer napfförmigen Aushöhlung, die durch das Becken geformt wird. Da Femur und Gelenkpfanen mit Bändern verbunden, beide genau aneinander angepasst und von Muskeln umgeben sind, ist dieses Gelenk sehr stabil. Das Gelenk wird von einer dicken Gelenkkapsel umgeben, in der alle Knochen von einer dünnen Synovialmembram umhüllt werden. Diese schmiert und pflegt das Gelenk. Wie die Schultergelenkpfanne ist auch die Hüftgelenkpfanne eine runde Lippe aus Knorpeln, die die Pfanne vertieft und stabilisiert.

Stützsystem des Hüftgelenks

Der Kopf des Oberschenkelknochens, des größten Knochens im Körper, bildet ein Gelenk mit dem Becken. Daneben liegen der große und der kleine Rollhügel. Die Muskeln, die Hüftbewegungen kontrollieren, sind an den Rollhügeln mit dem Gelenk verbunden. Die Gesäßmuskeln sind der Gluteus maximus, Gluteus minimus und Gluteus medius. Sie sind mit der Rückseite des Beckens verbunden und inserieren in den großen Rollhügel. Die vier Quadrizepsmuskeln – Vastus lateralis, Vastus medialis, Vastus intermedius und Rectus femoris – befinden sich vor dem Oberschenkelknochen. Der Rectus femoris entspringt an der Vorderseite der Hüfte und die anderen am großen Rollhügel oder direkt darunter. Alle vier sind mit dem Schienbein (Tibia) im Unterschenkel verbunden.

Die drei Bänder des Hüftgelenks bieten zusätzliche Stabilität. Das Ligamentum iliofemorale verbindet an der Vorderseite des Gelenks das Becken mit dem Oberschenkelknochen und verhindert, dass sich die Hüfte überstreckt. Das Ligamentum pubofemorale verbindet den vordersten Teil des Beckens, das Schambein, mit dem Oberschenkelknochen. Das Ligamentum ischiofemorale verläuft vom Sitzbein (dem untersten Teil des Beckens) und zwischen den beiden Rollbeinen des Oberschenkelknochens.

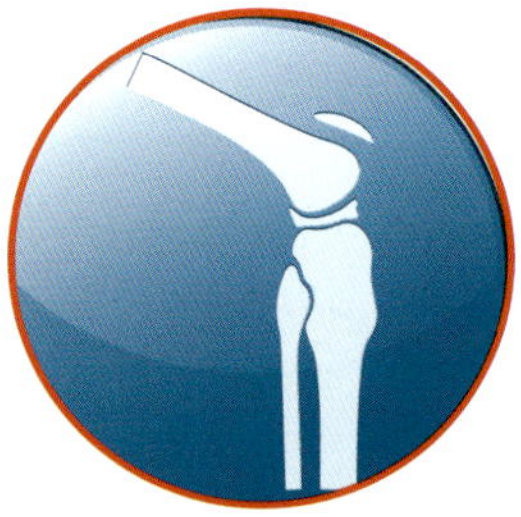

KNIEGELENK

Das Femorotibialgelenk ermöglicht, den Unterschenkel relativ zum Oberschenkel zu beugen und zu strecken und dabei das Körpergewicht zu stützen. Es verbindet drei Knochen: den Oberschenkelknochen, das Schienbein und die Kniescheibe (Patella). Am distalen (vom Körperzentrum entfernten) Ende des Oberschenkelknochens befinden sich zwei konvexe Gelenkköpfe, Kondylen genannt, die mit zwei konkaven Gelenkköpfen am proximalen (zur Körpermitte gewandten) Ende des Schienbeins aufeinandertreffen. Die Kniescheibe ist auf der anterioren (vorderen) Seite dieses Gelenks durch gelenkartige Fortsätze mit dem Oberschenkel verbunden. Diese Kontaktflächen sind mit einer dünnen, sehr glatten Schicht von hyalinen Knorpeln bedeckt. Zwischen dem Oberschenkelknochen und dem Schienbein befindet sich der Meniskus, eine achtstellige Schicht aus zähen, ledrigen Faserknorpeln, die Stöße abdämpft und verhindert, dass die Beinknochen beim Springen oder Laufen aufeinanderprallen.

Stützsystem des Kniegelenks

Dieses Gelenk wird von Bändern außerhalb der Gelenkkapsel gut geschützt. Dazu gehören das Kniescheibenband, das schräge Kniekehlenband, das bogenförmige Kniekehlenband, das Knieinnenband, das Knieaußenband und das hintere Kreuzband (HKB). Das vordere Kreuzband (VKB) verhindert eine Überstreckung des Knies und ist Sportlern sehr bekannt, da sie auf dem Spielrand bleiben müssen, wenn es verletzt ist.

Die Muskeln, die Kniebewegungen stützen, arbeiten in Gruppen zusammen, um das Gelenk zu beugen, zu dehnen und zu stabilisieren, sodass wir laufen, gehen, kicken und springen können. Dazu gehören die vier Muskeln des Quadrizeps femoris. Sie strecken das Bein am Knie und beugen den Oberschenkel an der Hüfte. Die drei hinteren Oberschenkelmuskeln (Biceps femoris, Semimembranosus und Semitendinosus) arbeiten zusammen, um das Bein zu beugen, während in der Wade der Gastrocnemius die hintere Muskelwand des Knies bildet und als Beugemuskel dient. Ein weiterer wichtiger Muskel, der Bewegungen unterstützt, ist der Tensor faciae latae.

Im Gegensatz zu anderen Scharniergelenken erlaubt das Knie beschränkte mittlere und seitliche Rotation, wenn es mäßig gebeugt wird.

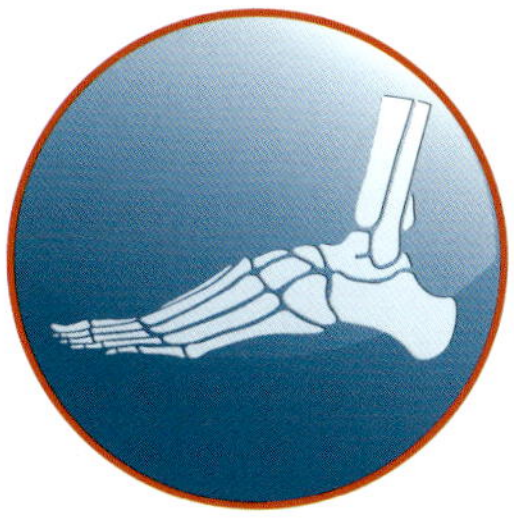

SPRUNGGELENK

Das Sprunggelenk ermöglicht, das Gleichgewicht zu halten, sich vorwärts zu bewegen und beim Gehen das Körpergewicht zu halten. Es verbindet das Schienbein (Tibia) und das Wadenbein (Fibula) mit dem Sprungbein (Talus), das zur Knochengruppe der Fußwurzel (Tarsus) gehört. An der Malleolengabel werden Schien- und Wadenbein mit Bändern verbunden. Sie bilden eine bügelförmige Pfanne, die von hyalinen Knorpeln überzogen ist. Das proximale (zur Körpermitte gewandte) Ende des Sprungbeins sitzt fest in seiner Gelenkpfanne.

Das Sprunggelenk besteht aus zwei Gelenken: dem oberen und dem hinteren unteren Sprunggelenk (einige zählen auch das untere Tibiofibulargelenk dazu). Das obere Sprunggelenk ist ein festes Scharniergelenk und ermöglicht eine Plantarflexion (Beugung des Fußes in Richtung der Fußsohle, wenn man zum Beispiel auf den Zehenspitzen geht) und eine Dorsalflexion (Beugung des Fußrückens zum Schienbein, wenn man zum Beispiel auf den Fersen geht). Das hintere untere Sprunggelenk ermöglicht eine Eversion (Fußsohle von der Körpermitte wegdrehen) und Inversion (Fußsohle zur Körpermitte drehen).

BEWEGUNGSUMFANG

Obwohl sie individuellen Unterschieden unterliegen, sind die folgenden Parameter gültige Richtwerte für den Bewegungsumfang.

GELENK	BEWEGUNG	BEWEGUNGSUMFANG
Schulter	Flexion	0° bis 180°
	Extension	0° bis 180°
	Abduktion	0° bis 180°
	Adduktion	90° bis 0°
	laterale/mediale Rotation	0° bis 90°
Ellbogen	Flexion	0° bis 160°
	Extension	145° bis 0°
	Pronation	0° bis 90°
	Supination	0° bis 90°
Hand	Flexion	0° bis 90°
	Extension	0° bis 70°
	Abduktion	0° bis 25°
	Adduktion	0° bis 65°
Hüfte	Flexion	0° bis 125°
	Extension	115° bis 0°
	Hyperextension	0° bis 15°
	Abduktion	0° bis 45°
	Adduktion	45° bis 0°
	laterale/mediale Rotation	0° bis 45°
Knie	Flexion	0° bis 130°
	Extension	120° bis 0°
Fuß	Plantarflexion	0° bis 50°
	Dorsalflexion	0° bis 20°

Stützsystem des Sprunggelenks

Das Sprunggelenk wird durch Bänder stabilisiert. Das Deltaband ist dick und fächerförmig. Das Außenband des Sprunggelenks, das eine zu starke Inversion verhindert, ist schwächer und verstaucht leicht. Bewegung wird durch Muskeln im Unterschenkel ermöglicht. Dazu gehören die drei vorderen Muskeln (Tibialis anterior, Extensor digitorum longus und Extensor hallucis longus) und die hinteren Muskeln (Gastrocnemius, Plantaris, Soleus und Tibialis posterior). Seitlich befinden sich der Fibularis longus und der Fibularis brevis.

VERLETZUNGEN VERMEIDEN UND BEHANDELN

Wer seine Gelenke gesund hält, kann auch mit zunehmendem Alter noch aktiv sein. Außerdem können so viele körperliche Beschwerden, die unabhängig vom Alter auftreten (beispielsweise Steifheit, Schmerzen oder eingeschränkte Mobilität), vermieden werden.

Indem man die Elastizität in den Gelenken bewahrt und ihr Stützsystem stärkt, kann man bestimmte Verletzungen vermeiden und die Heilung beschleunigen. Im folgenden Abschnitt wird erklärt, wie Gelenke gesund gehalten und Verletzungen vermieden werden können.

RICHTIG HEBEN
Schwere Gegenstände zu tragen und zu heben schadet den Gelenken. Es sollte darauf geachtet werden, die Wirbelsäule beim Heben gerade zu halten und aus den Knien zu heben. Der gehobene Gegenstand sollte nah am Körper gehalten werden. Außerdem sollten die Ellbogen entspannt, der Kopf oben und der Nacken gerade sein. Schwere Taschen sollten aus den Armen, und nicht aus den Händen heraus, getragen werden. So können größere Muskeln und Gelenke das Gewicht stützen.

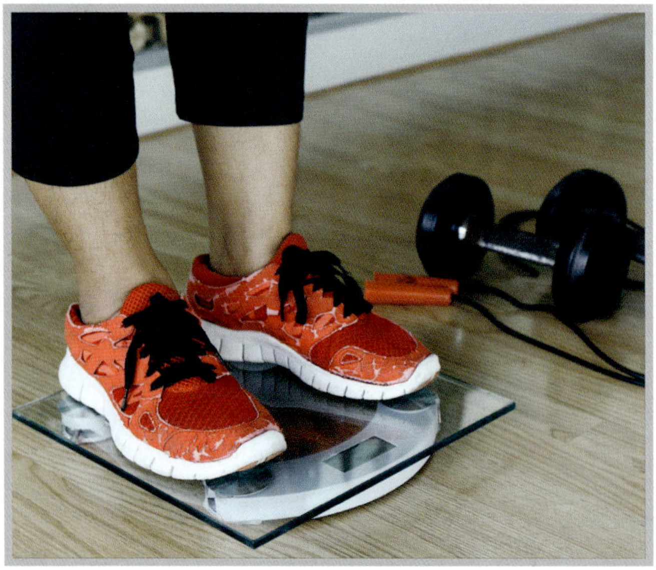

MIT GEHEN AUFWÄRMEN
Es ist wichtig, den Körper vor dem Training aufzuwärmen. Man sollte mit einer leichten Aufwärmübung beginnen (beispielsweise 10 Minuten gehen), um Gelenke, Bänder und Sehnen zu lockern. Früher empfahlen Fitnesstrainer, sich vor dem Training zu dehnen, doch nun wird davon abgeraten, die Muskeln zu dehnen, wenn sie noch kalt sind. Es ist besser, sich das Dehnen für nach dem Training aufzusparen.

MIT LEICHTEN ÜBUNGEN BEGINNEN
Wer mit einem regelmäßigen Training beginnen möchte, sollte gelenkschonende Übungen wie Gehen, Fahrradfahren, Yoga oder Krafttraining bevorzugen. Solche Übungen stärken die Muskeln, wodurch die Gelenke besser gestützt werden und man besser trainieren kann. Wer seinen Bewegungsumfang erweitern möchte, kann Fitnesstrainer oder Physiotherapeuten um Rat fragen.

DEN RUMPF STÄRKEN
Die Bauch- und Rückenmuskeln zu stärken verbessert die Balance, vermindert das Verletzungsrisiko und schützt somit die Gelenke. Sowohl Yoga als auch Pilates stärken den Rumpf.

DAS KÖRPERGEWICHT
Auch das Körpergewicht wirkt sich auf die Gelenkgesundheit aus. Selbst wenige Kilogramm zu viel belasten die Gelenke. Im Gegensatz dazu entlastet ein Gewichtsverlust von einem halben Kilogramm die Kniegelenke um 2 Kilogramm. Ein Arzt hilft bei Fragen zur Gewichtsabnahme.

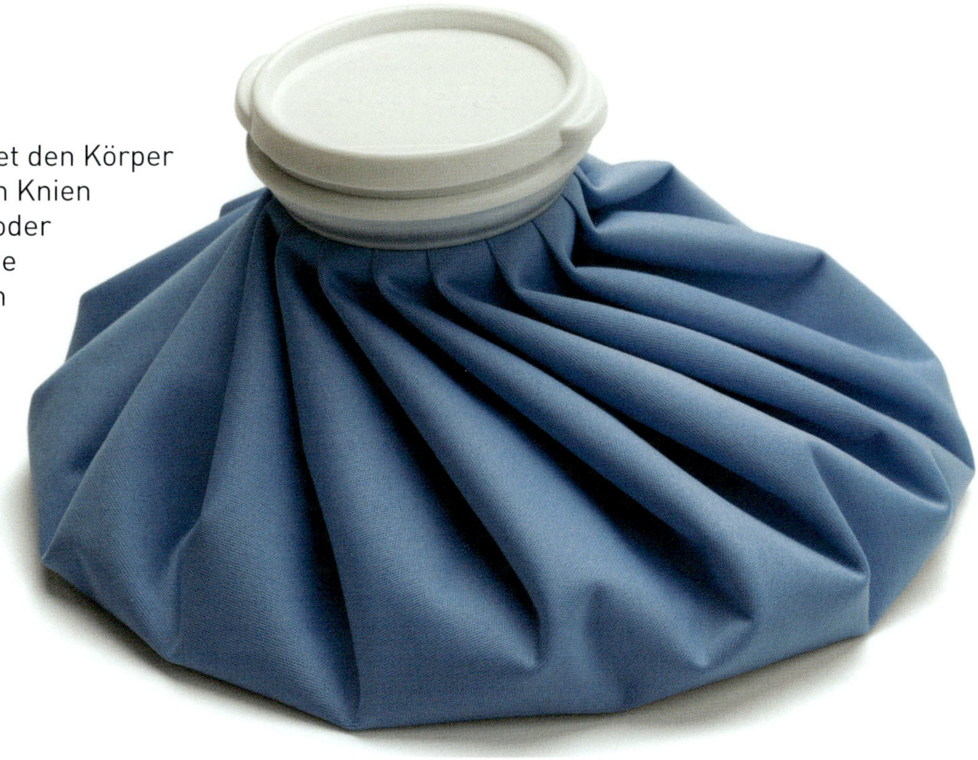

AUFRECHT STEHEN
Eine schlechte Körperhaltung belastet den Körper und wirkt sich vom Nacken bis zu den Knien negativ aus. Durch schnelles Gehen oder regelmäßiges Schwimmen können die Haltung verbessert und jene Muskeln aufgebaut werden, die den Körper aufrecht halten.

KNOCHEN
Gesunde Gelenke brauchen starke Knochen. Hierfür ist es wichtig, regelmäßig Vitamin D aufzunehmen, das in Milchprodukten und grünem Blattgemüse enthalten sind. Wer Probleme mit der Aufnahme hat, kann Mineralstoffzusätze einnehmen.

IN BEWEGUNG BLEIBEN
Machen Sie eine Pause von der Computerarbeit und gehen Sie in der Mittagspause spazieren oder steigen Treppen hinauf. Wechseln Sie während des Fernsehens oder Lesens immer wieder Ihre Position. Stehen Sie während eines Flugs immer wieder auf und gehen Sie herum. Ihre Gelenke und Ihr Kreislaufsystem werden es Ihnen danken.

FISCH ESSEN
Ernährung spielt bei der Vermeidung und Heilung von Gelenkverletzungen eine wichtige Rolle. Lachs, Makrele und andere fettreiche Kaltwasserfische enthalten viele Omega-3-Fettsäuren, die die Gelenke gesund halten und entzündungshemmend wirken. Fischölkapseln haben dieselbe Wirkung.

PRÄPARATE
Gelenkpräparate (schmerzlindernde Alternativmedizin) sind im Internet und in der Apotheke erhältlich. Glucosamin und Chondroitin sind dabei die am besten erforschten Präparate. Beide sind in Knorpeln enthalten, die als Kissen zwischen zwei Knochen dienen und die Gelenke schützen. Nichtsdestotrotz sollte die Einnahme neuer Medikamente vorab immer mit einem Arzt besprochen werden.

KÜHLEN
Um Schmerzen oder Schwellungen bei Gelenkverletzungen zu lindern, kann ein Eisbeutel oder eine Kühlkompresse in ein Handtuch gewickelt und für etwa 20 Minuten auf die verletzte Stelle gelegt werden. Stattdessen kann auch eine Packung Tiefkühlgemüse verwendet werden. Eisbeutel sollten niemals direkt auf die Haut gelegt werden.

DIE GELENKE SCHÜTZEN
Beim Inlineskaten, Skateboarden oder Kampfsport sollten immer ein Kopfschutz und eine angemessene Polsterung auf den Gelenken getragen werden. Wer oft Gelenkschmerzen bekommt, sollte beim Golf- oder Tennisspielen angemessene Gelenkstützen tragen.

NICHT ZU WEIT GEHEN
Sollten Muskelschmerzen auch 48 Stunden nach dem Training anhalten, wurden die Gelenke wahrscheinlich zu sehr belastet. In diesem Fall sollte man sich bei der nächsten Trainingseinheit nicht überanstrengen, um Verletzungen zu vermeiden.

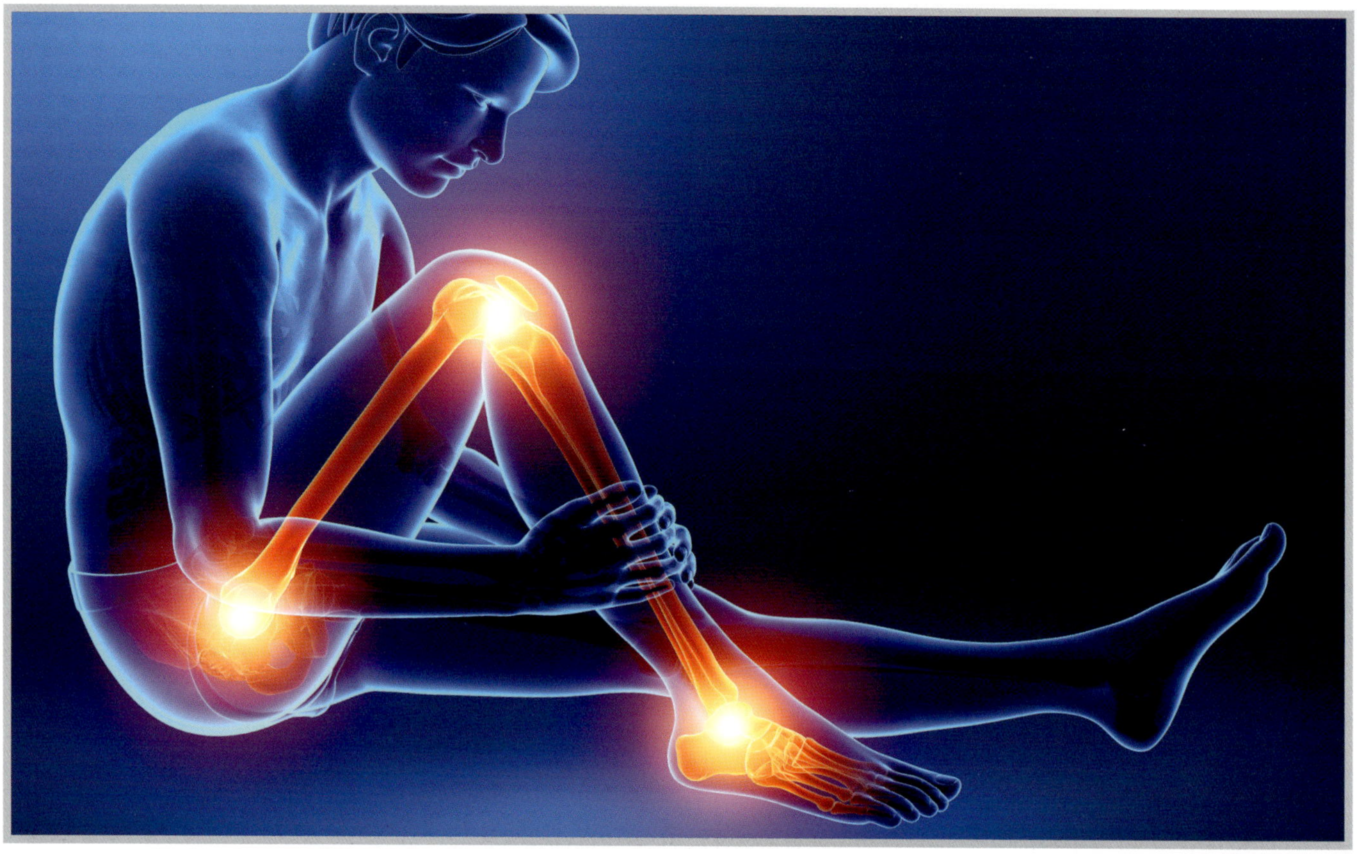

HÄUFIGE KRANKHEITEN UND VERLETZUNGEN

Die Flexibilität der Gelenke ist gleichzeitig ihre Schwachstelle: bewegliche Teile sind verletzlicher als unbewegliche. Gelenke können brechen, auskugeln, sich überdehnen, verzerren, verstauchen, sich entzünden oder sich infizieren. Es können auch Krankheiten wie Osteoarthirtis, Rheuma, Arthritis, Bursitis, Sehnenentzündung oder Gicht auftreten.

Leichte Schmerzen können mit rezeptfreien entzündungshemmenden Medikamenten, wie Aspirin oder Ibuprofen behandelt werden. Bei stärker werdenden Schmerzen, Schwellungen oder Krämpfen werden Opioide, Mittel zur Muskelentspannung oder sogar Antidepressiva, die Schmerzsignale beeinträchtigen, verschrieben. Bei schwereren Verletzungen müssen Steroide oder Hyaloron injiziert, Flüssigkeit aus den Gelenken entfernt oder die Gelenkflüssigkeit mit einer künstlichen ausgetauscht werden. Bei einigen Verletzungen sind eine Operation und Physiotherapie nötig.

Bei Verdacht auf eine schwere Gelenkverletzung sollte ein Arzt aufgesucht werden. Dieser wird wahrscheinlich raten, die Gelenke zu schonen und Gelenkstützen oder Schienen zu tragen. Gelenkverletzungen unbehandelt zu lassen kann den Schaden vergrößern, da immer mehr Knorpel zusammenbrechen.

GELENKSCHMERZEN BEHANDELN

Bei kurzzeitigen Gelenkschmerzen durch akute Verletzungen:

- Gelenkstützen anlegen und Bewegungen einschränken.
- Das Gelenk ruhig stellen und Aktivitäten vermeiden, die den Schmerz verschlimmern könnten.
- Die verletzte Stelle mehrere Male täglich für 15–20 Minuten kühlen.
- Durch elastische Binden Druck ausüben, um Schwellungen zu reduzieren.
- Das verletzte Gelenk hoch lagern.

EINZELNE GELENKBESCHWERDEN

Die einzelnen Gelenke des Körpers sind in ihrem Aufbau und in ihrer Funktion sehr unterschiedlich, doch sie haben alle eines gemeinsam: sie sind verletzlich. Manche Gelenke neigen eher zu kleineren Verzerrungen oder Entzündungen, während bei anderen schwere Verletzungen wie Bänderrisse, Sehnenrisse oder Dislokation auftreten können. Osteoarthritis kann alle Gelenke betreffen, am häufigsten sind jedoch die Schulter-, Knie- und Hüftgelenke davon betroffen.

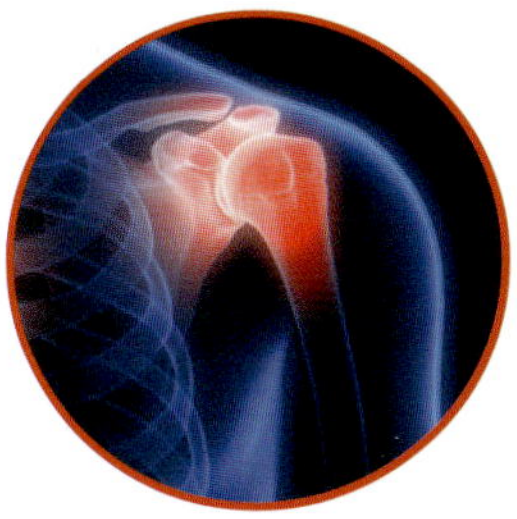

Schulterverletzungen

Obwohl es von Muskeln und Bändern gestützt wird, opfert das Schultergelenk Stabilität, um beweglicher zu sein. Es gibt zwei Arten von Schultergelenkverletzungen: Bei *Instabilität* ist das Schultergelenk verschoben und kann aus seiner Gelenkpfanne fallen. Bei einem *Impingement* reibt ein Muskel gegen die Schulterhöhe des Schulterblattes. Impingement kommt häufig bei Sportarten vor, bei denen die Arme oft nach oben gehoben werden, wie beispielsweise Schwimmen oder Gewichtheben. Impingement kann aber auch beim Streichen oder bei der Gartenarbeit auftreten.

Die meisten Schulterverletzungen betreffen Muskeln, Bänder und Sehnen. *Dislokationen* – das Auskugeln eines Gelenks aus seiner Gelenkpfanne – treten bei ruckartigen Armbewegungen oder Stürzen auf, vor allem bei Kindern, deren Muskeln noch nicht voll ausgebildet sind. Dislokationen sind sehr schmerzhaft und können lang anhaltende Folgen haben. In schweren Fällen können sie sogar bleibende Schäden hinterlassen oder müssen operiert werden.

Abnutzungen an den Gelenkpfannen – oder eine Verletzung – können zu schmerzvollen *Sehnenrissen* an der Rotatorenmanschette oder zu einem *Riss der Gelenklippe* führen. In beiden Fällen kann eine Operation notwendig sein. Am häufigsten werden die Sehnen des Supraspinatus, der die Arme zur Seite hebt, entweder durch Überbeanspruchung oder ein Trauma verletzt. Überbeanspruchung kann zu einem *subakrominalem Impingement,* während ein Trauma zu einem *Riss der Rotatorenmanschette* führen kann. *Schultersteife,* die die Beweglichkeit einschränkt, ist oft eine Folge schwerer Verletzungen. Folgeerkrankungen von Überbeanspruchung sind *Muskelzerrungen* und akute oder chronische *Sehnen- oder Schleimbeutelentzündungen.*

▸▸ ***Verletzungen vermeiden und behandeln***

Training schützt die Schultergelenke, insbesondere Übungen, die die Rotatorenmanschetten sowie den Rumpf stärken und flexibel halten. Dabei sollte auf eine richtige Ausführung geachtet werden. So wird die Schulter stabilisiert.

Nicht nur Sport, sondern auch alltägliche Aktivitäten können Schulterschmerzen verursachen. In leichteren Fällen werden entzündungshemmende Medikamente verschrieben und gelenkstärkende Übungen, wie Dehnübungen mit einem Gymnastikband oder Liegestütze an der Wand, empfohlen. Bei stärkeren Schmerzen oder Verletzungen ist eine Physiotherapie oder Operation notwendig.

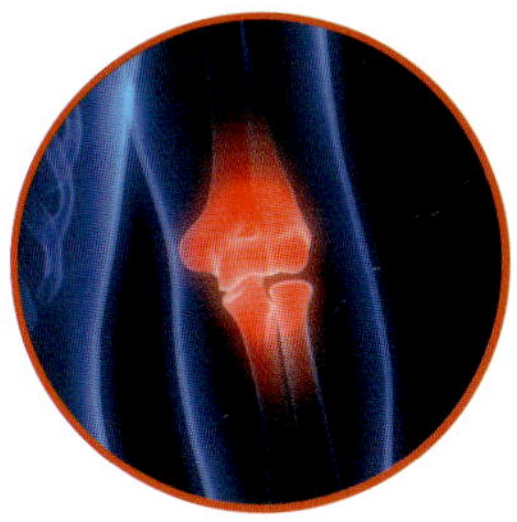

Ellbogenverletzungen

Stürze werden oft durch gebeugte Arme abgefedert, weshalb das Ellbogengelenk besonders gefährdet ist. Es wird oft bei Kontaktsportarten wie Basketball, Boxen, Wrestling oder Football, aber auch bei Freizeitsportarten wie Golf oder Tennis verletzt. Im Alltag kann schweres Heben oder Schieben Verletzungen verursachen.

Das Ellbogengelenk bildet einen Drehpunkt zwischen den Armknochen, die durch dieses Gelenk verbunden werden. Es kann abnutzen oder sogar reißen, wenn es zu sehr beansprucht wird, sei es durch Sport oder durch einfache, sich wiederholende Bewegungen beim Klavierspielen oder Tastaturschreiben. Die Entzündung, die infolgedessen auftritt, heißt *Tendinitis.* Schlecht zu heben (schwere Sachen mit ausgestreckten Armen zu tragen) kann die Ellbogenmuskeln und -sehnen unnötig belasten.

Eine weitere häufige Krankheit ist die *Bursitis subcutanea*, eine Entzündung des Schleimbeutels, die durch wiederholte Reibung und Druckausübung verursacht wird. Eine *Bursitis subtendinea* kann auch als Folge wiederholter Beugung und Streckung des Unterarms entstehen und tritt oft bei Fließbandarbeitern auf. Zu *Dislokationen* kommt es typischerweise, wenn ein Kind mit gebeugtem Ellbogen auf die Hand fällt. In diesem Fall wird das körperferne Ende des Oberarmknochens durch die schwächste Stelle der Gelenkkapsel gedrückt. Eine *Epicondylitis*, die dadurch entstand, dass die mittlere Epikondyle zu sehr beansprucht wurde, wird Golferellenbogen genannt. Entsteht die Epicondylitis jedoch an der seitlichen Epikondyle, wo der Streckmuskel beginnt, wird sie Tennisellenbogen genannt. Ursache hierfür ist eine Überbeanspruchung der Sehnen, die zu Schmerzen und zu Entzündungen führt.

Bei Stürzen auf den gebeugten Ellbogen kann es zu *suprakondylären Gelenkfrakturen* kommen. Dieser quer verlaufende Bruch erstreckt sich zwischen zwei Epikondylen.

Jede Schwellung am Ellbogen kann die Blutversorgung des Unterarms durch die Oberarmarterie beeinträchtigen. Führt dies zu einer Mangeldurchblutung, kann es zu einer *Volkmann-Kontraktur* kommen, bei der sich die Hände unkontrolliert beugen, da die Beugemuskeln fibrotisch und verkürzt sind.

▸▸ Verletzungen vermeiden und behandeln

Schmerzen am Ellbogengelenk können vom inneren bis zum äußeren Teil des Ellbogens auftreten und manchmal zum Arm ausstrahlen. Vor allem Überbeanspruchung oder sich wiederholende Bewegungen können Schmerzen verursachen, die zu Muskel- oder Sehnenzerrungen führen. Training und Gewichtheben stärkt das Gelenk und schützt somit den Ellbogen vor Verletzungen. Auch eine professionelle Massage kann helfen. Ein flexibler Oberkörper mindert Schmerzen im Ellbogen.

Durch Unterarmübungen können Golfverletzungen vermieden werden. Die richtige Schlagtechnik verhindert einen Tennisellenbogen. Man sollte den Schläger nicht zu fest halten, die Hände zwischendurch entspannen und einen Schläger mit gepolstertem Griff und flexiblen Saiten wählen. Die beidhändige Rückhand ist als Schlagtechnik zu empfehlen. Nach einer Verletzung sollte für mindestens eine Woche nicht gespielt werden. Durch eine Ellbogenstütze oder ein Ellbogenband wird die schmerzende Stelle entlastet, und einen Tennisball drei bis vier Mal täglich zu drücken trainiert die Armmuskeln.

Wurden die Gelenke beim Krafttraining geschädigt, kann man versuchen, die Beugemuskeln zu dehnen, indem man einen Arm ausstreckt und Ellbogen- und Handgelenk mit der anderen Hand noch stärker dehnt. Solange der Schmerz nicht nachlässt, sollten isolierte Armübungen, wie Armbeugen, vermieden und durch Ganzkörperübungen, wie Liegestütze, ersetzt werden. Kurzhanteln statt Langhanteln zu verwenden mindert den Schmerz, da Kurzhanteln anatomische Asymmetrien (schwächere und stärkere Seiten) miteinbeziehen.

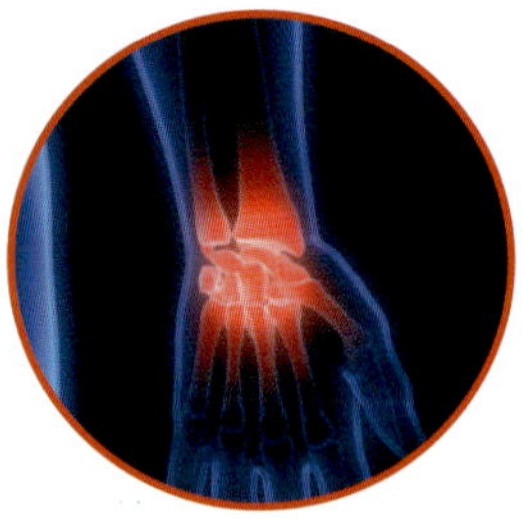

Handgelenksverletzungen

Das Handgelenk ist schmal und verbindet acht kleine Karpalknochen. Diese stützen den Karpaltunnel, durch den Sehnen und Nerven vom Unterarm in die Hand verlaufen. Das Handgelenk ist sehr verletzlich und anfällig für Brüche, Verstauchungen, Zerrungen, Sehnenentzündungen, Arthritis und Gicht, aber auch für Verletzungen durch sich wiederholende Bewegungen wie Tastaturschreiben oder Nähen. Anzeichen einer Verletzung sind Ergussbildungen, Schwellungen und Schmerzen. Ein verformtes Gelenk oder eingeschränkte Beweglichkeit weisen auf einen Bruch hin.

Bänderrisse und -zerrungen entstehen als Folge von Stürzen, Drehungen oder Stößen.

Manchmal ist hierbei ein Reißen oder Platzen zu hören. Die meisten Zerrungen sind akut. Verstauchungen entstehen als Folge von gedrehten oder gezerrten Sehnen, was typischerweise auftritt, wenn am Handgelenk gezogen wird. Verstauchungen können plötzlich oder langsam, als Folge von Überbeanspruchung oder sich wiederholenden Bewegungen, entstehen.

▸▸ *Verletzungen vermeiden und behandeln*

Die beste Sicherheitsmaßnahme bei Aktivsportarten wie Skateboarden, bei denen man oft hinfällt, ist ein Handgelenkschutz. Das Handgelenk kann jedoch auch durch Übungen gestärkt werden. Dehnübungen für die Beuge- und Streckmuskeln im Handgelenk sind zu empfehlen und es ist wichtig, die Handgelenke vor dem Sport aufzuwärmen und sie danach zu dehnen, um Muskelkrämpfe zu vermeiden.

Bei Verzerrungen oder Verstauchungen sollte man die betroffene Stelle sofort ruhig stellen, kühlen, eine Kompresse anlegen und nicht-steroidale entzündungshemmende Medikamente einnehmen. Wenn Schmerzen auftreten, beim Sturz ein deutliches „Knacken" zu hören war, der Knochen scheinbar verschoben ist oder die Handfläche und die Finger empfindlicher wurden, sollte ein Arzt aufgesucht werden. In solchen Fällen kann auch eine Physiotherapie notwendig sein.

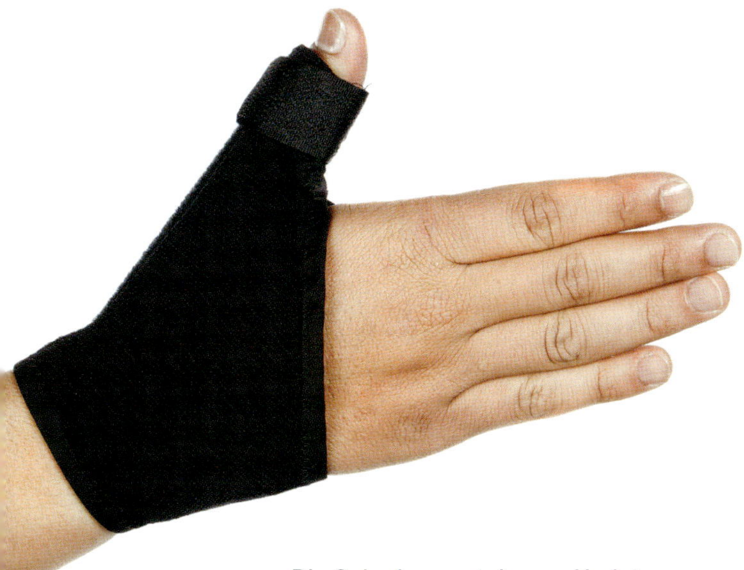

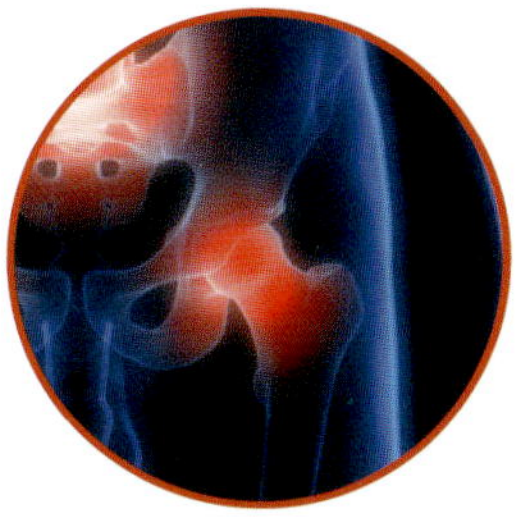

Hüftverletzungen

Der komplexe Aufbau des Hüftgelenks ermöglicht Bewegungen über mehrere Achsen. Wird es verletzt, kann dies die Beweglichkeit sowie die Belastbarkeit verringern und Schmerzen verursachen. Dieses Gelenk ist besonders von Dislokationen, Brüchen, Zerrungen, Bursitis und Osteoarthritis betroffen.

Bei Dislokationen kugelt der Oberschenkel-knochen aus der Hüftgelenkpfanne (Acetabulum), was zu einem medizinischen Notfall werden kann. Frauen sind davon öfter betroffen als Männer und bei neun von zehn Dislokationen liegt der Kopf des Oberschenkelknochens posterior und superior zum Acetabulum. Sind die Knochen wieder in ihrer natürlichen Position, dauert die Genesung bis zu drei Monate. Währenddessen sind Bettruhe, Kühlung, Medikamente und Physiotherapie wichtig. Auch das Gehen mit einer Gehilfe kann verordnet werden.

Ein Bruch im oberen Viertel des Oberschenkelknochens wird Hüftfraktur genannt. Eine gebrochene Hüfte kann lebensbedrohliche Folgen haben, weshalb ein sofortiger medizinischer Eingriff notwendig ist. Die Art der Operation hängt vom Frakturgrad ab. Bei einem orthopädischen Trauma der Hüfte – oder Arthrose – muss manchmal die ganze oder ein Teil der Hüfte ersetzt oder erneuert werden. Besonders bei älteren Personen treten Hüftfrakturen häufig auf, da die Knochen mit zunehmendem Alter oder durch Osteoporose schwächer werden. Ältere Patienten haben außerdem ein höheres Risiko zu stürzen, was oft zu Brüchen führt. Eine solche Verletzung schränkt leider ein und ist für ältere Personen lebensverändernd.

Hüftzerrungen, wenn ein gelenkstützender Muskel gezerrt wird oder reißt, können leicht, moderat oder schwerwiegend sein. Sie kommen nicht nur bei Sportlern vor, sondern können auch im Alltag oder nach einem Sturz auftreten. Die Hüftmuskeln können auch bei wiederholter Belastung schwächer werden. Risikofaktoren für Zerrungen sind frühere Verletzungen an derselben Stelle, verspannte Muskeln, fehlendes Aufwärmen vor und Überanstrengung während des Trainings. Zu den Symptomen zählen Schmerzen, Schwellungen, fehlende Kraft und eingeschränkte Beweglichkeit.

▸▸ *Verletzungen vermeiden und behandeln*
Um Hüftverletzungen zu verhindern und die Folgen von Arthrose zu lindern, müssen gelenkstützende Muskeln und Sehnen trainiert werden. Durch regelmäßiges Training (zweimal die Woche, je eine Stunde) können langfristige Effekte erzielt werden. Gehen, Wasseraerobic oder das Training auf einem Fahrradergometer lockert abgenutzte Hüftgelenke. Ältere Personen können ihre Knochen mit Nahrungsergänzungsmitteln stärken und trainieren, um Hüftfrakturen zu vermeiden.

Dislokationen und Brüche müssen sofort behandelt werden. Leichte Zerrungen oder Schmerzen durch Bursitis oder Arthrose können mit den Methoden auf Seite 18 behandelt werden. Bei anhaltenden Schmerzen sollte jedoch ein Arzt aufgesucht werden. Gezerrte Hüften sollten man keinesfalls noch einmal verletzen, da sich mit jeder neuen Verletzung festes Narbengewebe nachbildet. Dieses kann die Beweglichkeit sowie die Leistung verschlechtern, chronische Schmerzen verursachen, Arthritis auslösen und die Hüfte sogar noch verletzlicher machen.

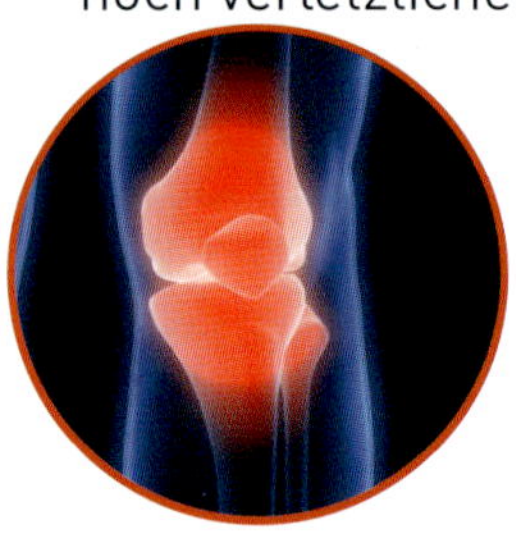

Knieverletzungen
Während man wach ist, sind die Gelenke ständig in Bewegung. Selbst wenn man nur mit angewinkelten Knien auf dem Sofa sitzt, sind Beuge- und Streckmuskeln angespannt. Knieverletzungen führen oft zu Instabilität – die Gelenke scheinen nachzugeben – und sind einer der häufigsten Gründe für Arztbesuche. Zu Kniebeschwerden zählen Brüche, Dislokationen, Bänder- und Sehnenrisse und Meniskusschäden. Viele dieser Verletzungen können mit Stützen oder Physiotherapie behandelt werden, bei einigen muss operiert werden.

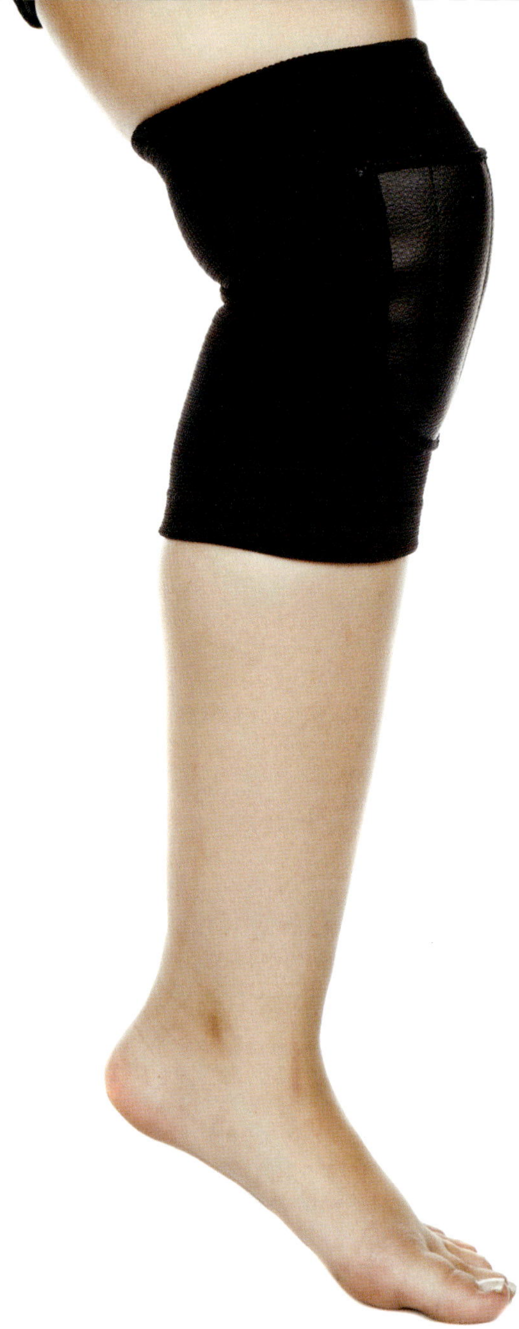

Bei folgenden Symptomen ist eine sofortige medizinische Behandlung notwendig: Ein „Poppen" war zur Zeit der Verletzung zu hören, starke Schmerzen, Unbeweglichkeit der Gelenke oder Knie und eine Schwellung an der Seite. Indem man die Ratschläge auf Seite 18 befolgt, wird der Heilungsprozess beschleunigt. Manchmal muss das Kniegelenk auch mit Stützen oder Krücken ruhig gehalten werden.

Eine Kniescheibenfraktur ist die häufigste Art von Bruch. Eine Verletzung der Beinknochen selbst ist oftmals die Folge von Stürzen oder Verkehrsunfällen. Bei einer Dislokation wurden die Knochen im Knie durch ein Trauma verschoben. Sport, bei dem das Knie oft zur Seite gedrückt wird, kann die seitlichen Bänder schädigen.

Vordere Kreuzbandrisse sind typisch für Sportarten, bei denen man viel springt und sich dreht, wie zum Beispiel beim Fußball, Football oder Basketball. Solche Verletzungen führen häufig zu Schäden in anderen Bereichen des Knies. Hintere Kreuzbandrisse treten typischerweise bei Stößen gegen das gebeugte Knie auf. Sie heilen jedoch für gewöhnlich von selbst. Sehnen können zerren oder reißen, was vor allem bei älteren „Wochenendsportlern" vorkommt. Meniskusrisse treten bei Sportarten mit vielen Drehungen, Tacklings und Cuttings oder als Folge von Arthritis oder Alterung auf.

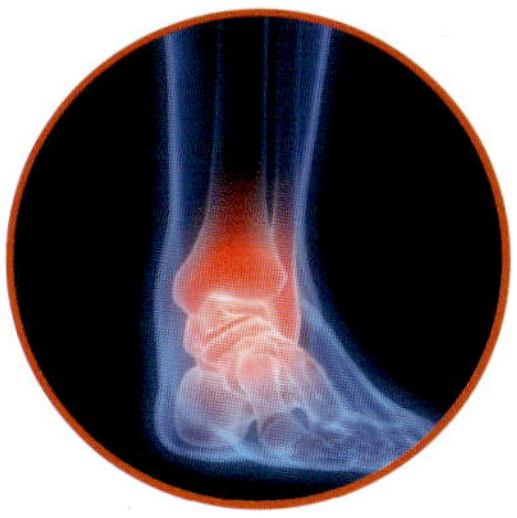

Sprunggelenkverletzungen

Wie das Handgelenk, formt auch das Sprunggelenk eine schmale Leitung für Muskel und Nerven. Das Sprunggelenk trägt das gesamte Körpergewicht und hält den Bodenkontakt. Wenn sie schwach und instabil sind, leiden auch die oberen Gelenke. Sprunggelenke sind anfällig für Verstauchungen, Verzerrungen, Brüche und Sehnenentzündungen. Diese Verletzungen werden durch die Art des verletzten Gewebes definiert – Knochen, Muskeln, Bänder oder Sehnen.

Akute Verstauchungen sind die wohl häufigsten Sprunggelenkverletzungen, die zu Bänderrissen oder -zerrungen führen können. Sie sind die Folge von Stürzen, unglücklichen Landungen nach einem Sprung oder Autounfällen. Schwere Schmerzen, Schwellungen und Prellungen zählen zu den Symptomen. Einige Knochenbrüche zeigen sich in Form von Verstauchungen, weshalb jede schmerzvolle Schwellung des Sprunggelenks untersucht werden sollte. Verzerrungen im Sprunggelenk haben ähnliche Symptome wie Verstauchungen. Sie betreffen den Muskel oder die Sehnen und entstehen als Folge von Überbeanspruchung oder Überdehnung. Sie können akut (nach einem Sturz) sein oder mit der Zeit (aufgrund von genereller Beanspruchung) auftreten. Verzerrungen betreffen oft Läufer, Fußballer, Turner und Tänzer.

Verletzungen vermeiden und behandeln

Es gibt viele Möglichkeiten, das Sprunggelenk zu schützen. Balancetraining vermindert das Risiko zu stürzen. Dehn- und Mobilitätsübungen stärken die Gelenke. Bei Anstrengungen kann eine Gelenkstütze oder ein Tapeverband angelegt werden. Beim Sport sollten außerdem die eigenen Grenzen nicht überschritten werden, da das Sprunggelenk sonst verletzt werden kann.

Je nach Schweregrad kann ein Sprunggelenkbruch operiert oder durch das Anlegen einer Gelenkstütze oder eines Gipses behandelt werden. Ein Knochenbruch heilt nach ungefähr sechs Wochen, doch die Gelenke benötigen bis zu zwei Jahre, um sich zu erholen. Leichte oder moderate Verstauchungen können mit den Methoden auf Seite 18 behandelt und mit einem Kompressionsverband oder einem Gehgipsschuh gestützt werden. Schwere Verstauchungen benötigen Physiotherapie und Immobilisierung. Zerrungen werden ähnlich wie Verstauchungen behandelt, abhängig vom Verletzungsgrad der Sehne(n). In extremen Fällen ist auch eine Operation notwendig.

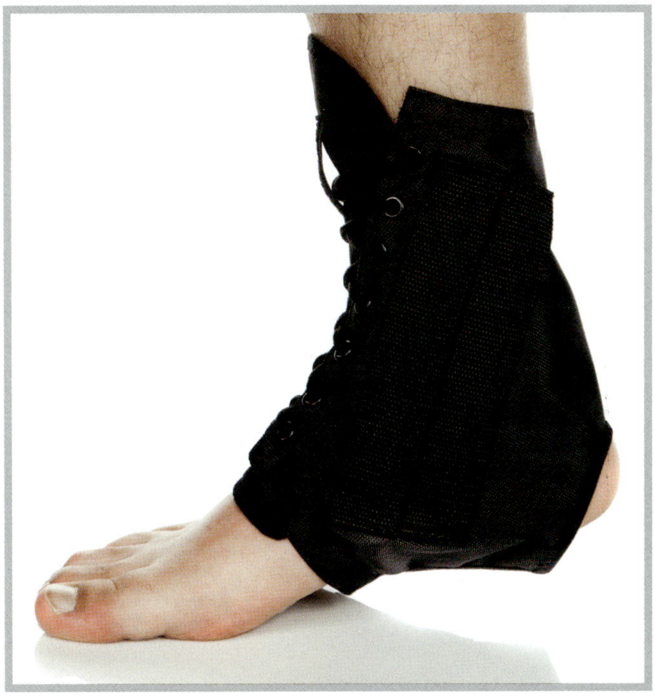

ABSCHNITT ZWEI

DIE GELENKE TRAINIEREN

Nun, da Sie wissen, wie Ihre Gelenke funktionieren, ist es Zeit, sich zu bewegen. Dieser Abschnitt enthält eine Reihe an Übungen, die in verschiedene Schwierigkeitsgrade unterteilt sind – von Anfängern bis zu Fortgeschrittenen. Sie konzentrieren sich entweder auf bestimmte Gelenke oder trainieren den gesamten Körper.

STUFE EINS

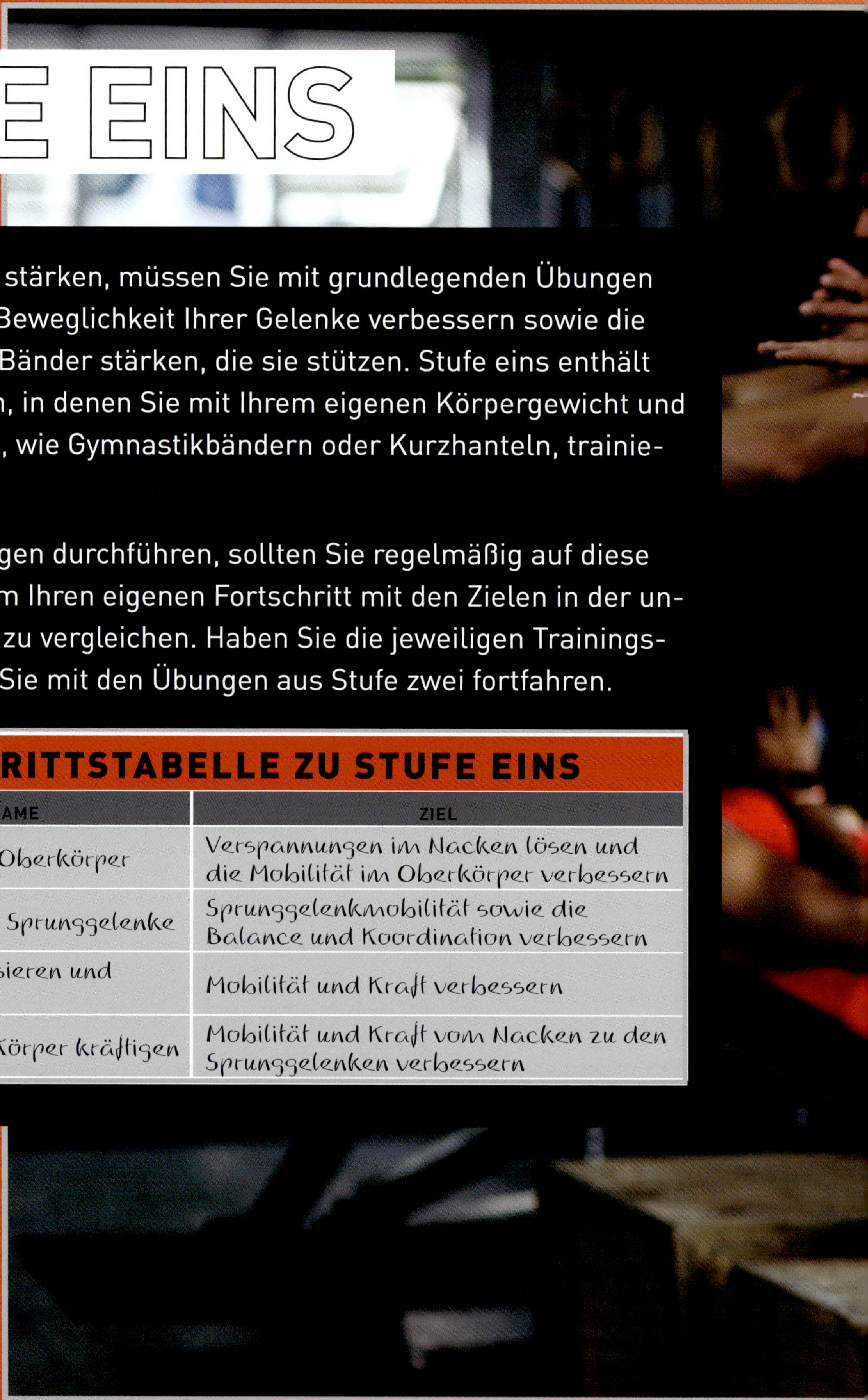

Um Ihre Gelenke zu stärken, müssen Sie mit grundlegenden Übungen anfangen und die Beweglichkeit Ihrer Gelenke verbessern sowie die Muskeln, Sehnen und Bänder stärken, die sie stützen. Stufe eins enthält vier Trainingseinheiten, in denen Sie mit Ihrem eigenen Körpergewicht und leichten Widerständen, wie Gymnastikbändern oder Kurzhanteln, trainieren werden.

Während Sie die Übungen durchführen, sollten Sie regelmäßig auf diese Seite zurückkehren, um Ihren eigenen Fortschritt mit den Zielen in der unten stehenden Tabelle zu vergleichen. Haben Sie die jeweiligen Trainingsziele erreicht, können Sie mit den Übungen aus Stufe zwei fortfahren.

FORTSCHRITTSTABELLE ZU STUFE EINS

EINHEIT	NAME	ZIEL
A	Mobilität im Oberkörper	Verspannungen im Nacken lösen und die Mobilität im Oberkörper verbessern
B	Mobilität der Sprunggelenke	Sprunggelenkmobilität sowie die Balance und Koordination verbessern
C	Hüfte mobilisieren und stärken	Mobilität und Kraft verbessern
D	Den ganzen Körper kräftigen	Mobilität und Kraft vom Nacken zu den Sprunggelenken verbessern

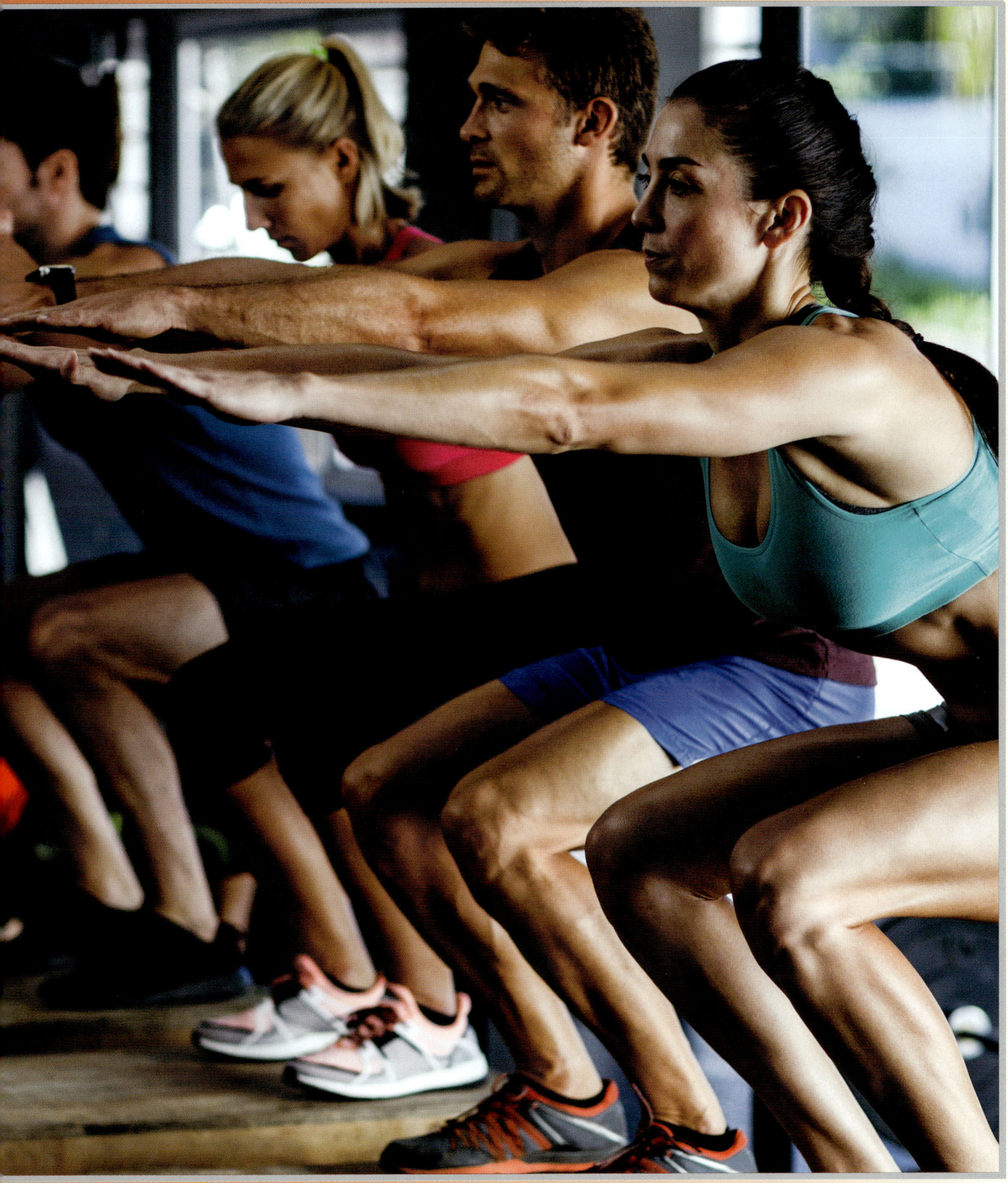

Stufe eins

EINHEIT A

Mobilität im Oberkörper

Die erste Trainingseinheit trainiert die oberen Körperregionen und beansprucht den Nacken sowie die Schultern. Egal ob man oft am Computer sitzt oder schwer hebt – dieser Bereich ist häufig sehr verspannt. Die folgende Trainingseinheit für Anfänger löst solche Verspannung und lockert Schultern und Muskeln.

1. ISOMETRISCHE DEHNÜBUNGEN

(Seite 30–31)

Für jede Dehnübung 3 Sätze durchführen; Dehnung auf jeder Seite 15 Sekunden halten

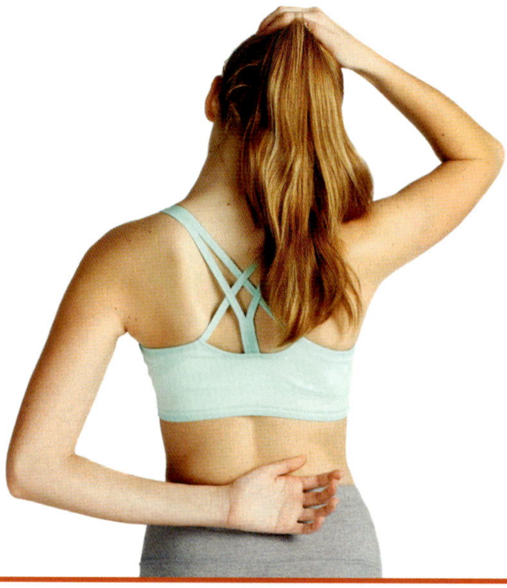

2. BEWEGUNGSUMFANG DER SCAPULA

(Seite 32–33)

Ganze Dehnübung drei Mal wiederholen

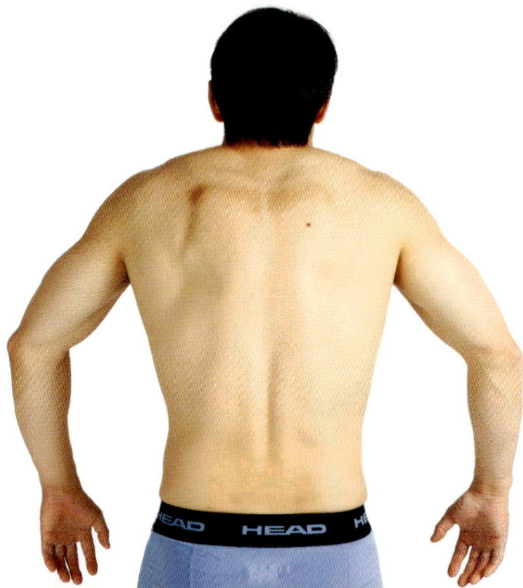

3. TRIZEPS-/ SCHULTERDEHNUNG
(Seite 34–35)

3 Sätze; Dehnung auf jeder Seite 15 Sekunden halten

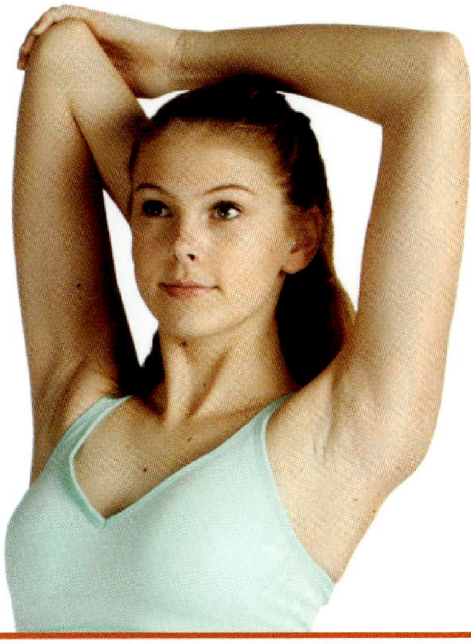

BENÖTIGTE GERÄTE

- ✗ Gymnastikband
- ✗ Widerstandsband
- ✗ Gymnastikball
- ✗ Medizinball
- ✗ Kurzhanteln
- ✗ Trainingsmatte
- ✓ Stuhl (optional)
- ✗ Kiste
- ✗ Steppbrett
- ✗ Schaumstoffrolle

4. DEHNÜBUNGEN FÜR DIE SCHULTER
(Seite 36–37)

Für jede Dehnübung 3 Sätze durchführen; Dehnung auf jeder Seite 15 Sekunden halten

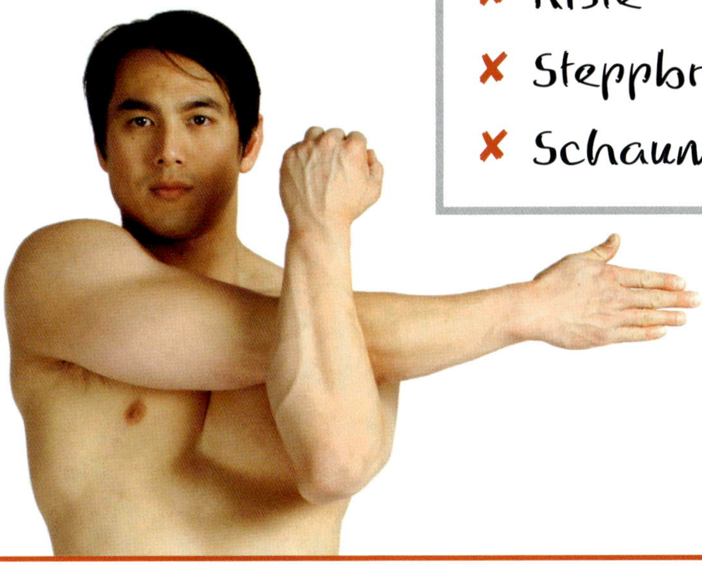

5. STERNE
(Seite 38–39)

Ganze Dehnübung fünf Mal wiederholen

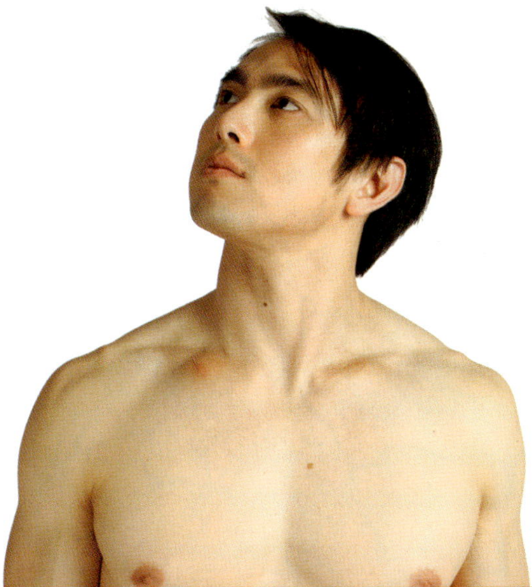

ISOMETRISCHE DEHNÜBUNGEN

1 Im Sitzen oder Stehen Nacken, Schultern und Oberkörper gerade halten. Den Nacken leicht beugen.

2 Die Handfläche auf die Stirn legen, diese leicht in die Handfläche drücken und dabei die Haltung nicht verändern.

3 10 Sekunden halten und locker lassen. Drei Mal wiederholen und in die Ausgangsposition zurückkehren.

Isometrische Flexion

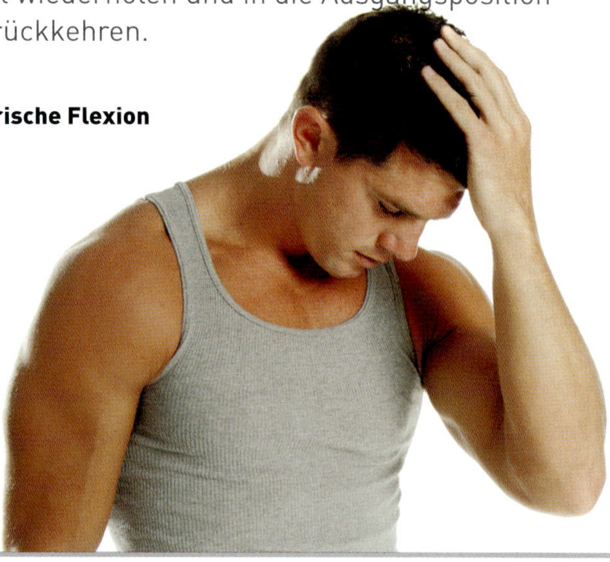

4 Die Hände verschränken und die Handflächen auf den Hinterkopf legen.

5 Den Hinterkopf in die Handflächen drücken. Die Position für 10 Sekunden halten und dann locker lassen. Drei Mal wiederholen und dann in die Ausgangsposition zurückkehren.

Isometrische Extension

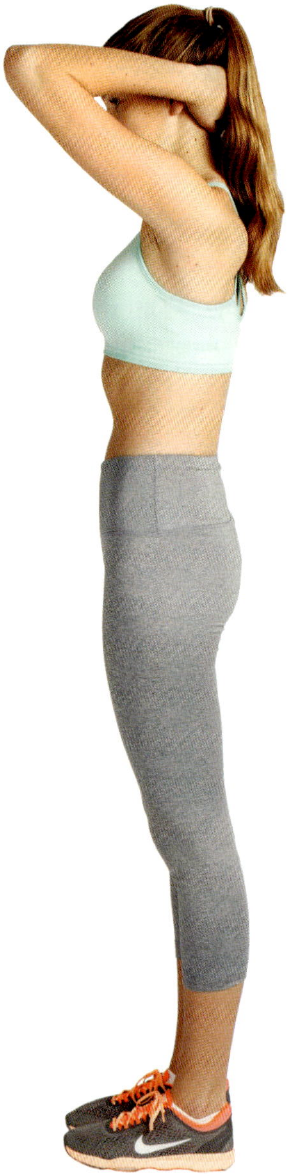

Isometrische Rotation

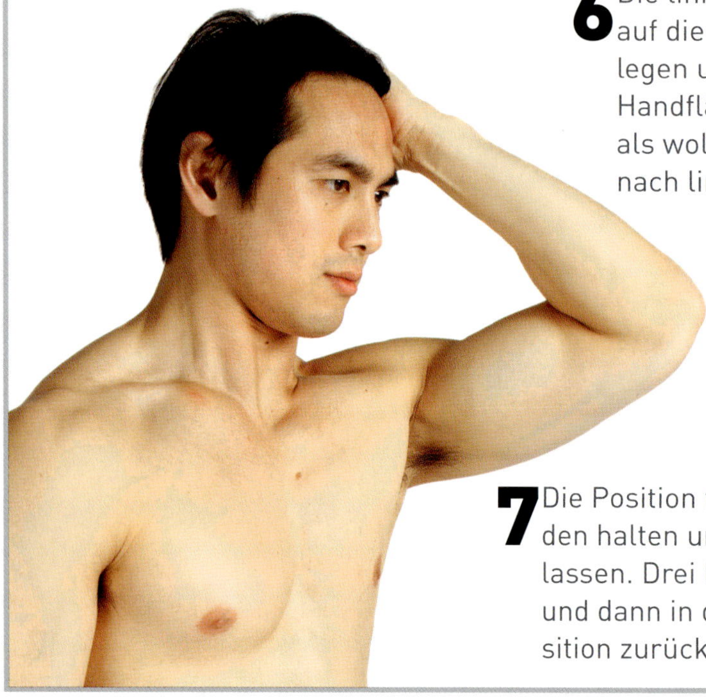

6 Die linke Handfläche auf die linke Schläfe legen und diese in die Handfläche drücken, als wolle man den Kopf nach links drehen.

7 Die Position für 10 Sekunden halten und dann locker lassen. Drei Mal wiederholen und dann in die Ausgangsposition zurückkehren.

RICHTIGE HALTUNG

- Nur leichten Druck ausüben – besonders bei Anfängern versteift die Nackenmuskulatur, wenn man sie zu sehr beansprucht.
- Bewegungen im Nacken vermeiden.

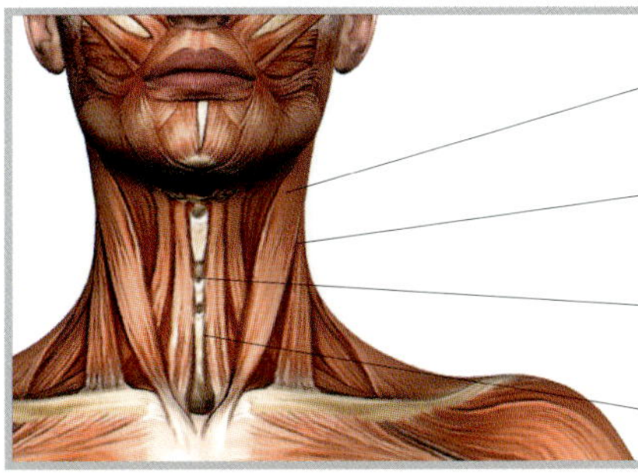

PRIMÄR BETEILIGTE MUSKELN

- levator scapulae
- scalenus
- semispinalis
- splenius
- sternocleidomastoideus
- trapezius
- longus capitis
- longus colli
- rectus capitis lateralis

BEREICH

- Schultern
- Nacken

ART

- Kraft
- Mobilität

GERÄTE

- Keine

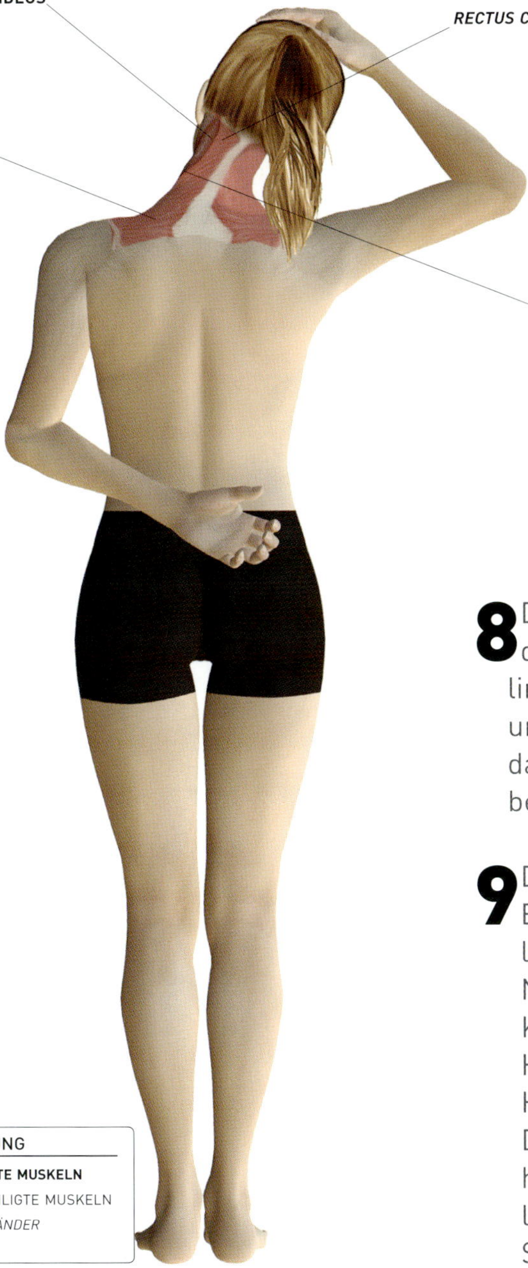

Seitlich isometrisch

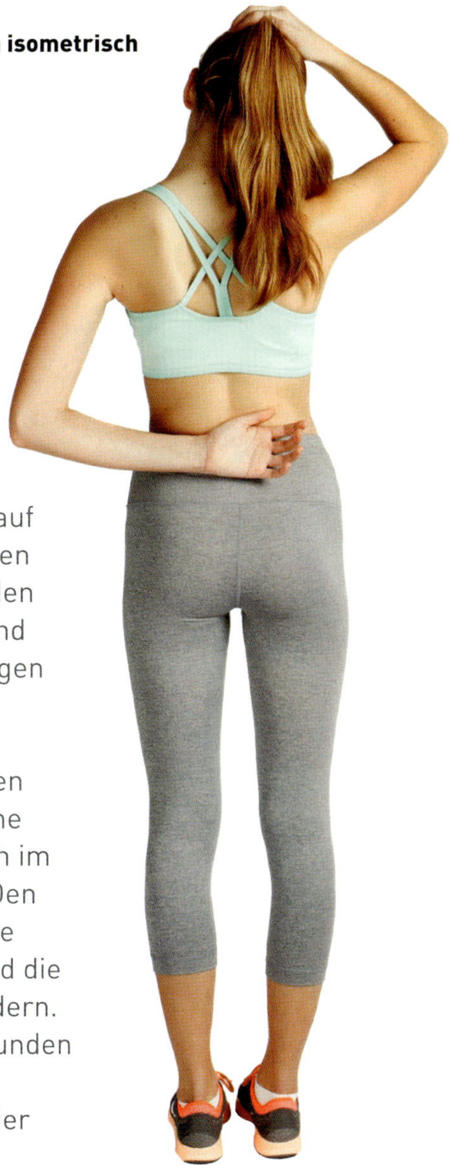

8 Die rechte Handfläche auf den Kopf legen. Dann den linken Handrücken auf den unteren Rücken legen und dabei den Arm am Ellbogen beugen.

9 Den Kopf zum gebeugten Ellbogen neigen, bis eine leichte Dehnung seitlich im Nacken zu spüren ist. Den Kopf beim Dehnen in die Handfläche drücken und die Haltung dabei nicht ändern. Die Position für 10 Sekunden halten und dann locker lassen. Drei Mal auf jeder Seite wiederholen.

ANMERKUNG

FETT = PRIMÄR BETEILIGTE MUSKELN
HELL = SEKUNDÄR BETEILIGTE MUSKELN
KURSIV = SEHNEN UND BÄNDER
* TIEFE MUSKELN

BEWEGUNGSUMFANG DER SCAPULA

1 Im Sitzen oder Stehen Nacken, Schultern und Oberkörper in einer entspannten und neutralen Position halten. Das Kinn gerade halten und den Blick nach vorn richten.

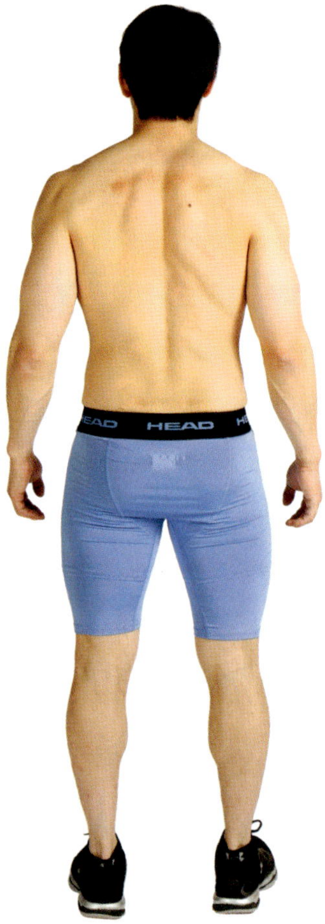

2 Die Arme an die Seite legen und den Ellbogen leicht beugen. Die Handflächen zeigen nach oben oder zueinander.

3 Die Schultern nach vorn rollen und darauf achten, die Schulterblätter von der Wirbelsäule weg zu ziehen.

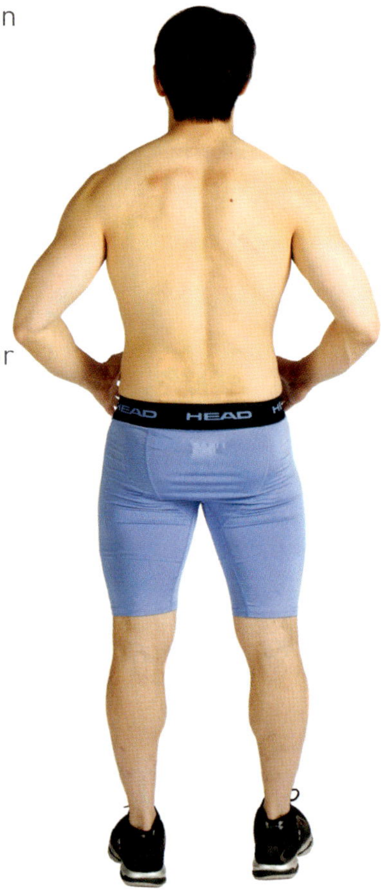

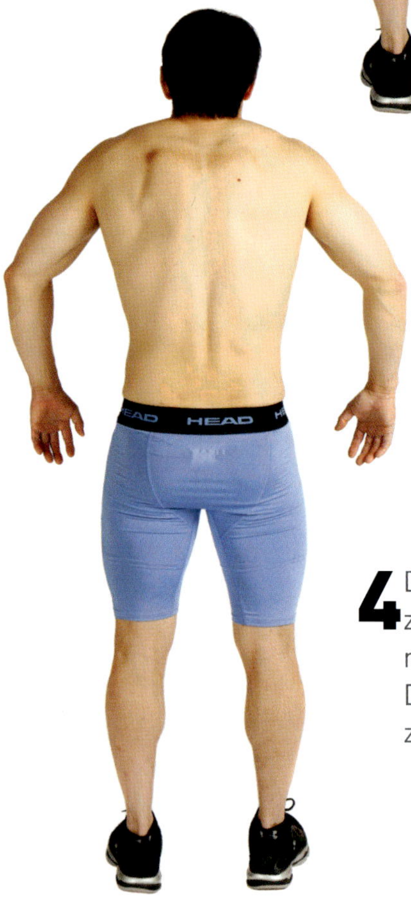

4 Die Schultern zurück und leicht nach oben rollen. Die Schulterblätter zusammendrücken.

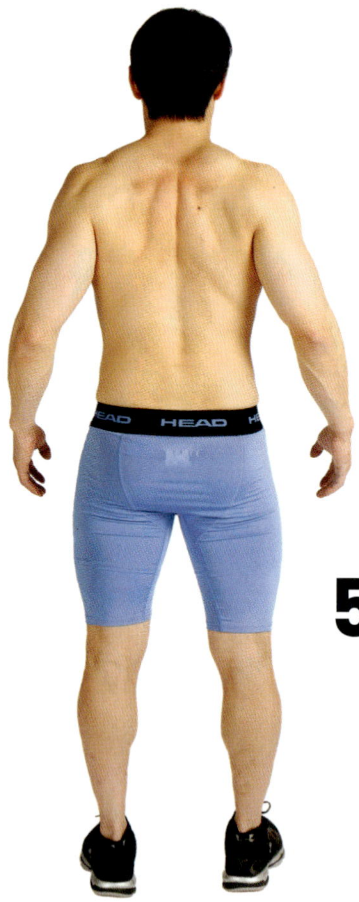

5 Die Schultern nach unten und nach hinten rollen.

PRIMÄR BETEILIGTE MUSKELN

- trapezius
- levator scapulae
- erector spinae

BEREICH
- Schultern

ART
- Mobilität

GERÄTE
- Keine

ANMERKUNG
FETT = PRIMÄR BETEILIGTE MUSKELN
HELL = SEKUNDÄR BETEILIGTE MUSKELN
* TIEFE MUSKELN

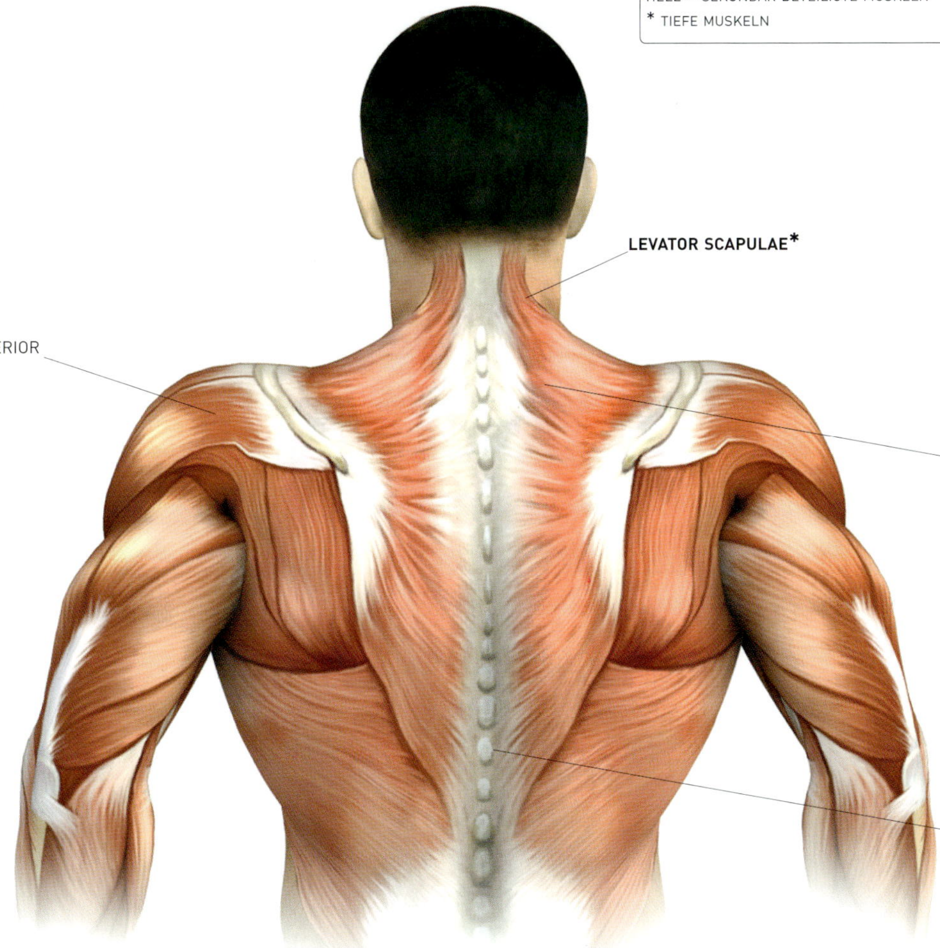

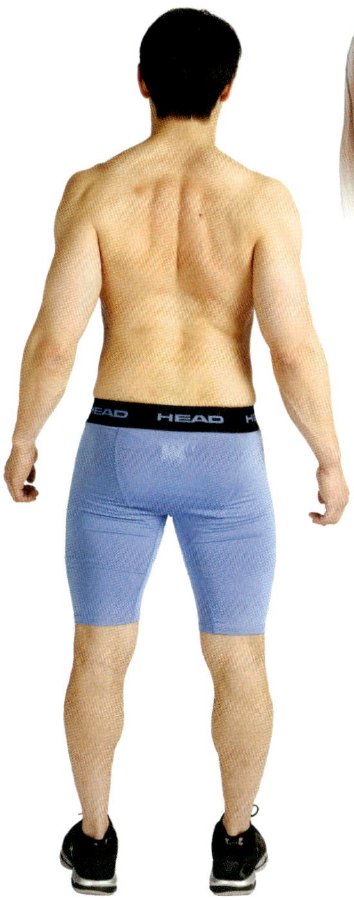

6 Die Schultern senken und dabei die Schulterblätter zusammengedrückt halten.

7 Die Schultern wieder in die neutrale Ausgangsposition senken.

8 Die ganze Übung drei Mal wiederholen.

RICHTIGE HALTUNG
- Die Schultern kontrolliert und gleichmäßig bewegen.
- Den Oberkörper ruhig halten, während die Schultern rollen.

TRIZEPS-/SCHULTERDEHNUNG

1 Mit geschlossenen Beinen aufrecht stehen. Die Knie leicht beugen und das Becken leicht nach vorne strecken. Die Brust heben und die Schultern nach unten und nach hinten drücken.

2 Mit der rechten Hand zum Hinterkopf greifen, den Arm am Ellbogen beugen und versuchen, den Ellbogen zur Mitte des Hinterkopfs zu bringen. Die rechte Hand liegt zwischen den beiden Schulterblättern.

3 Den rechten Ellbogen mit der linken Hand greifen und leicht ziehen, um die Dehnung zu intensivieren, dabei den Ellbogen ruhig halten. Den Ellbogen so weit nach hinten ziehen, bis auf der Unterseite des Arms eine Dehnung zu spüren ist. Die Dehnung für 15 Sekunden halten, locker lassen und drei Mal wiederholen. Den Ellbogen loslassen und in die Ausgangsposition zurückkehren.

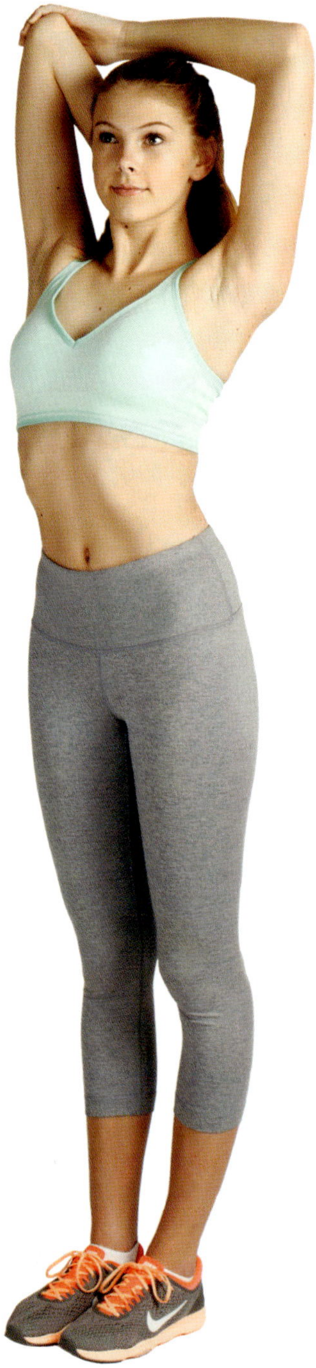

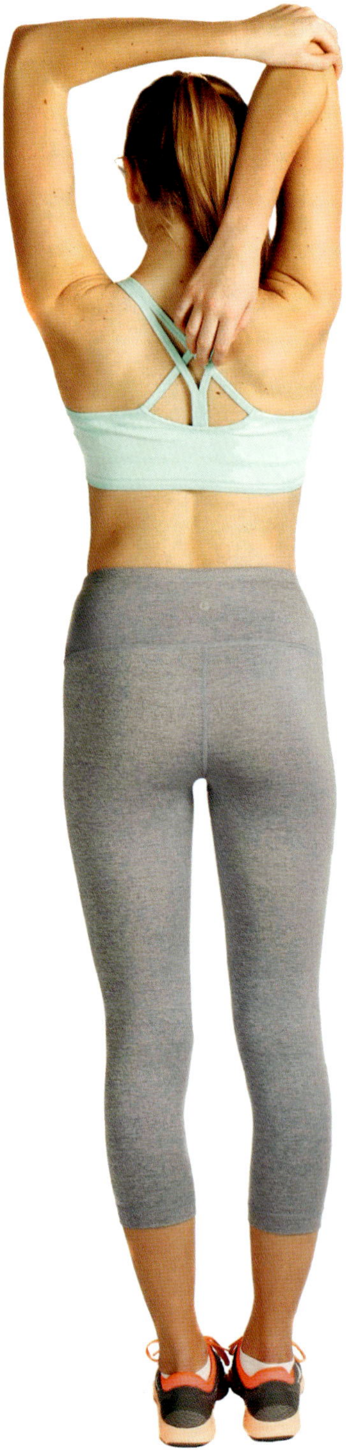

RICHTIGE HALTUNG

- Die Schultern nach unten und nach hinten gedrückt halten.
- Die Körpermitte stabil halten und das Becken leicht gestreckt halten.
- Den Kopf und/oder den Nacken nicht nach vorn neigen, da so die Wirbelsäule verschoben wird.
- Nicht den Atem anhalten.

4 Alle Schritte mit dem anderen Arm wiederholen. Die ganze Übung insgesamt drei Mal wiederholen. Dabei die Seiten abwechseln.

PRIMÄR BETEILIGTE MUSKELN

- triceps brachii
- infraspinatus
- teres major
- teres minor

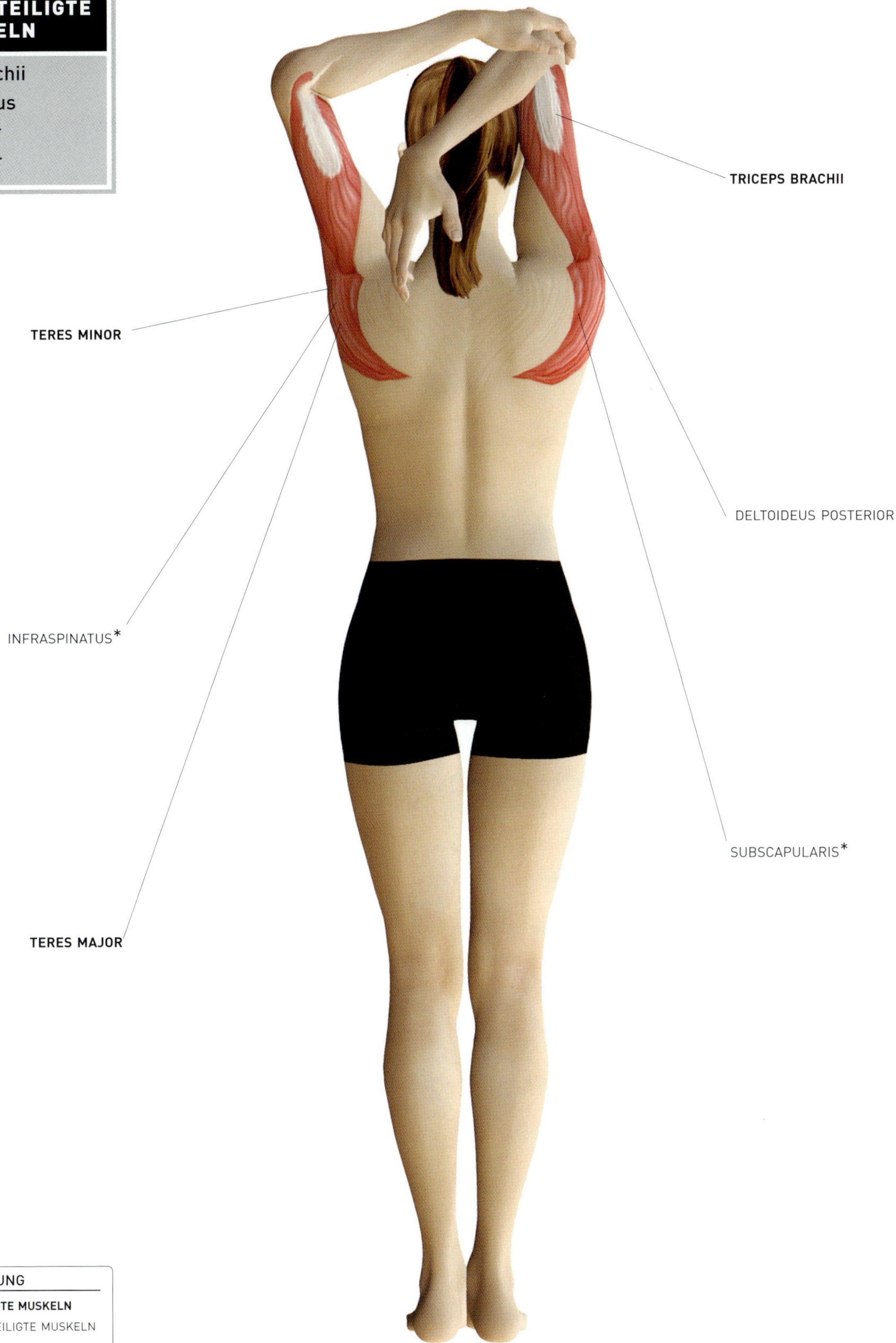

BEREICH

- Schultern
- Ellbogen

ART

- Mobilität
- Flexibilität

GERÄTE

- Keine

ANMERKUNG

FETT = PRIMÄR BETEILIGTE MUSKELN
HELL = SEKUNDÄR BETEILIGTE MUSKELN
* TIEFE MUSKELN

DEHNÜBUNGEN FÜR DIE SCHULTER

1 Aufrecht stehen und Nacken, Schultern und Oberkörper in einer entspannten und neutralen Position halten. Das Kinn gerade halten und den Blick nach vorn richten.

2 Einen Arm auf Brusthöhe quer über den Körper legen. Mit der anderen Hand leicht auf den Ellbogen drücken. Die Dehnung für 15 Sekunden halten, locker lassen und drei Mal wiederholen.

3 In die Ausgangsposition zurückkehren und auf der anderen Seite wiederholen.

Schulterdehnung I

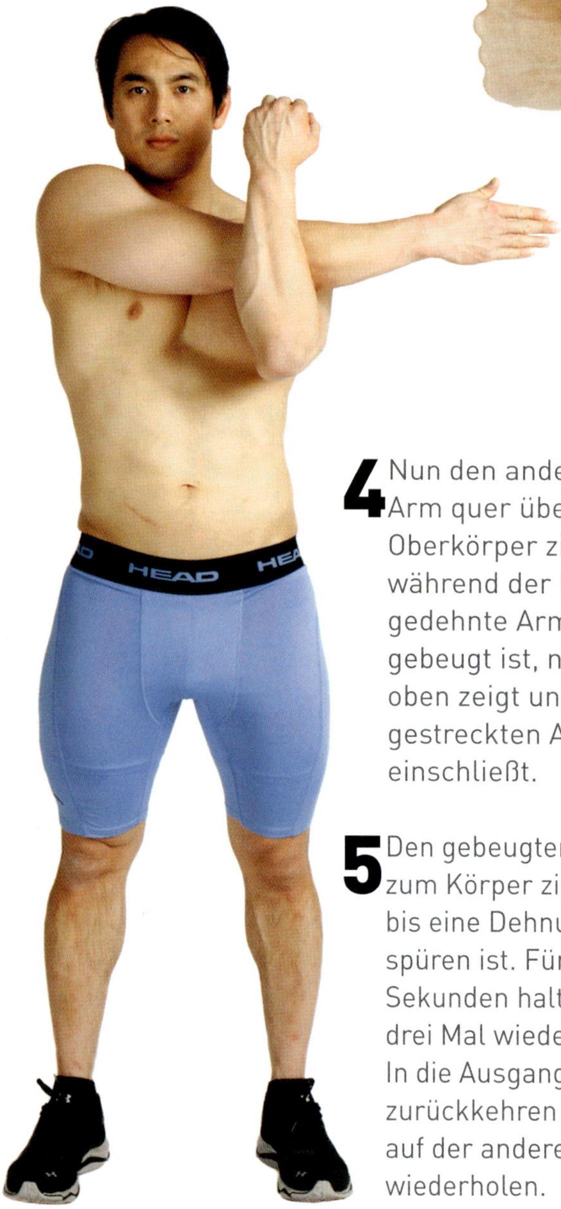

Schulterdehnung II

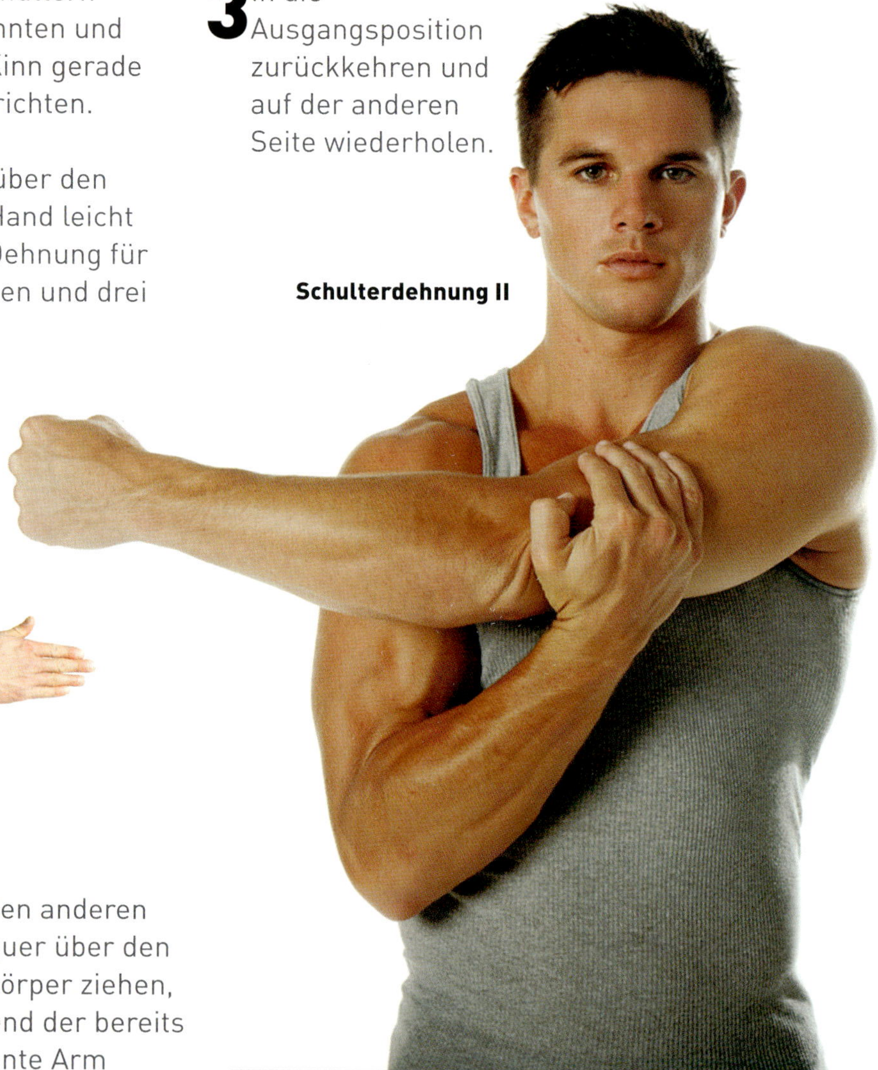

4 Nun den anderen Arm quer über den Oberkörper ziehen, während der bereits gedehnte Arm gebeugt ist, nach oben zeigt und den gestreckten Arm einschließt.

5 Den gebeugten Arm zum Körper ziehen, bis eine Dehnung zu spüren ist. Für 15 Sekunden halten und drei Mal wiederholen. In die Ausgangsposition zurückkehren und auf der anderen Seite wiederholen.

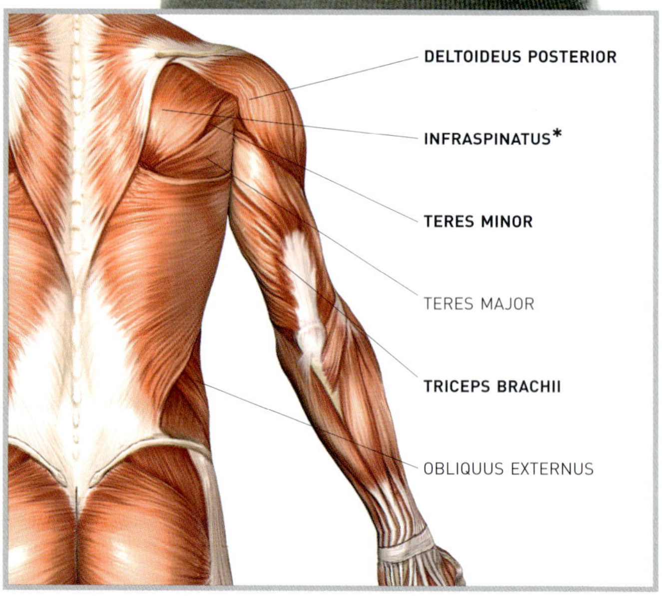

BEREICH

- Schultern

ART

- Mobilität

GERÄTE

- Keine

Delta-, Pecrotialis-, und Bizepsdehnung

6 In die Ausgangsposition zurückkehren, die Knie dann leicht beugen und das Becken leicht nach vorn strecken. Die Brust heben und die Schultern nach unten und nach hinten drücken.

7 Die Hände hinter dem Rücken verschränken, die Arme strecken, die Handgelenke nach innen drehen, und die Handflächen zum Gesäß ziehen.

8 Die Dehnung für 15 Sekunden halten und dann locker lassen. Drei Mal wiederholen.

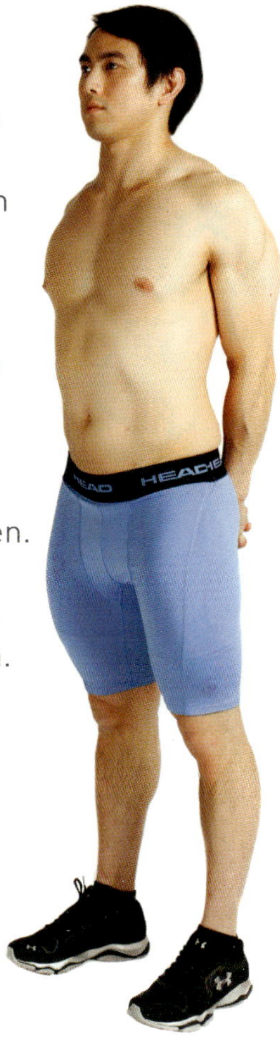

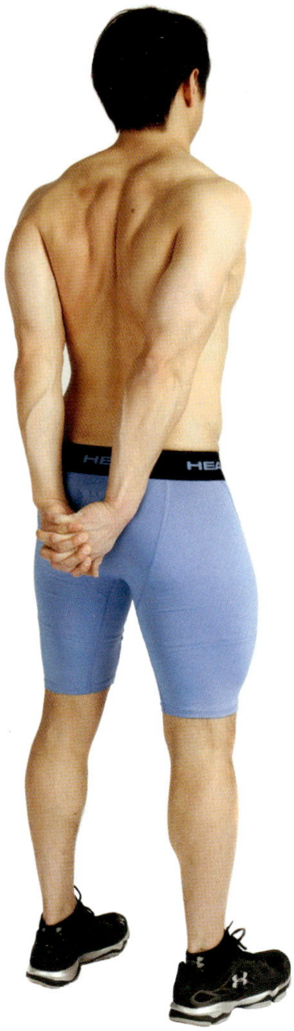

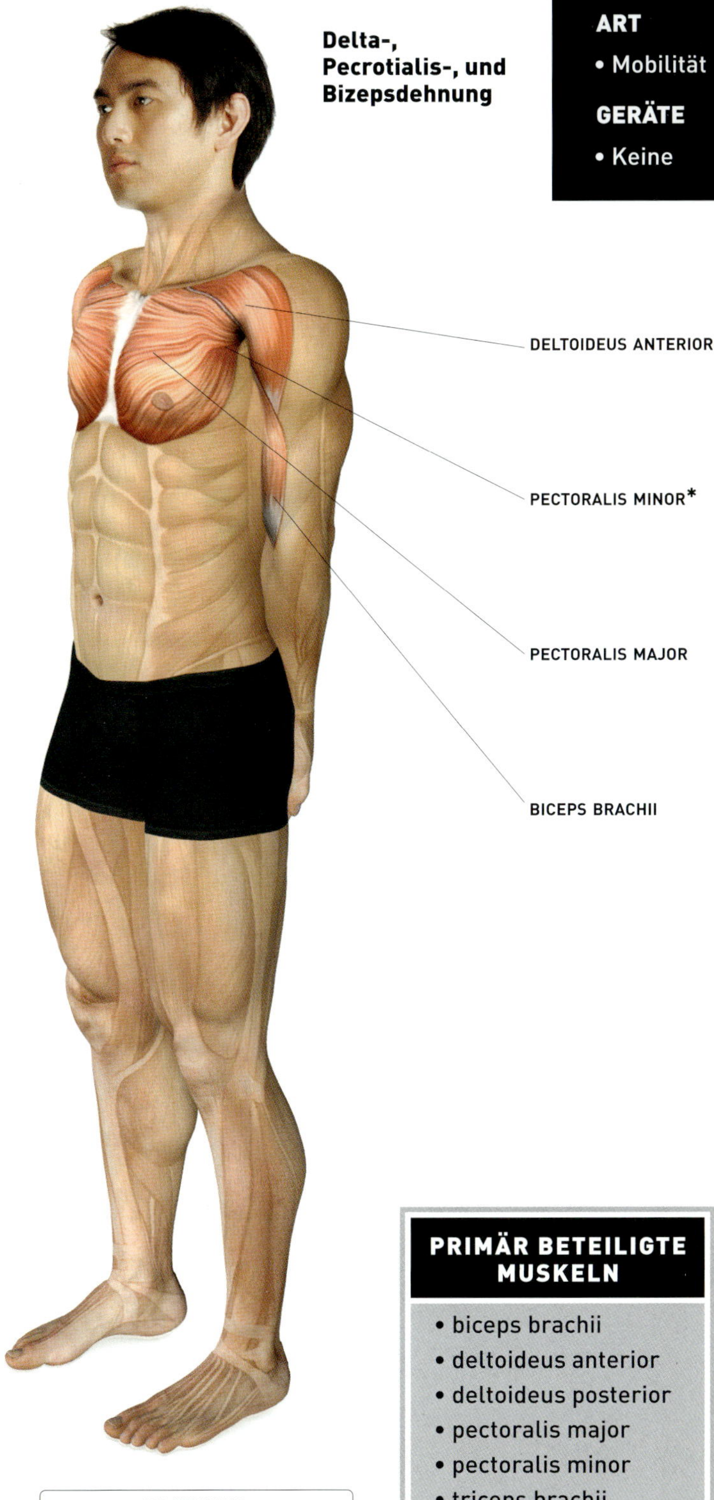

RICHTIGE HALTUNG

- Die Schultern gleichmäßig bewegen.
- Den Oberkörper nicht bewegen, während die Schultern rollen.

ANMERKUNG

FETT = PRIMÄR BETEILIGTE MUSKELN
HELL = SEKUNDÄR BETEILIGTE MUSKELN
* TIEFE MUSKELN

PRIMÄR BETEILIGTE MUSKELN

- biceps brachii
- deltoideus anterior
- deltoideus posterior
- pectoralis major
- pectoralis minor
- triceps brachii
- teres minor
- infraspinatus

STERNE

1 Sitzend oder stehend Nacken, Schultern und Oberkörper in einer neutralen Position und das Kinn gerade halten, Blick nach vorn.

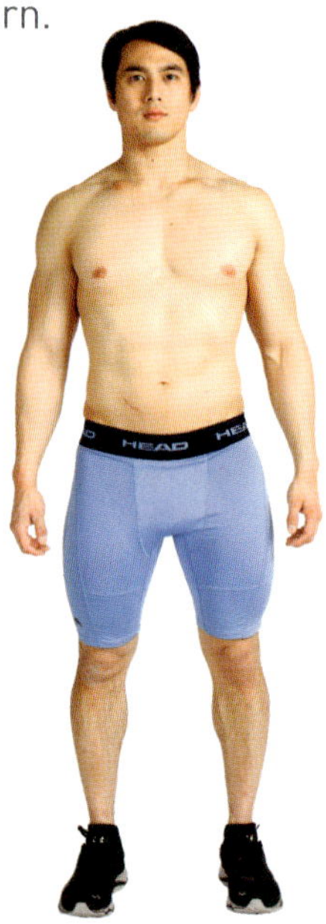

2 Einen imaginären Stern mit einer vertikalen, einer horizontalen und zwei diagonalen Linien vorstellen. Mit Kopf und Nacken den vertikalen Linien des Sterns drei Mal von oben nach unten folgen.

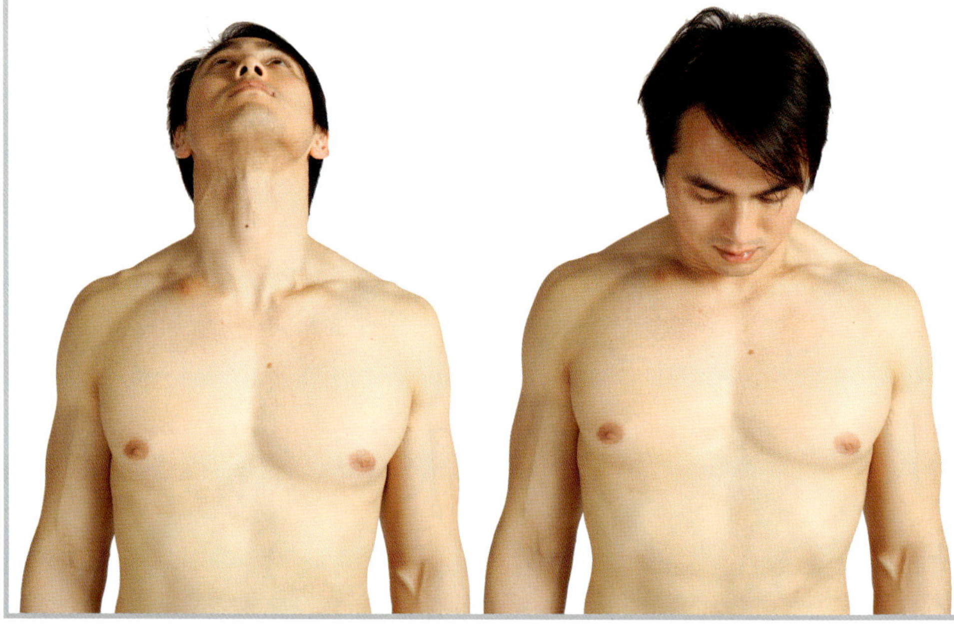

3 Nun einmal der horizontalen Linie von rechts nach links folgen.

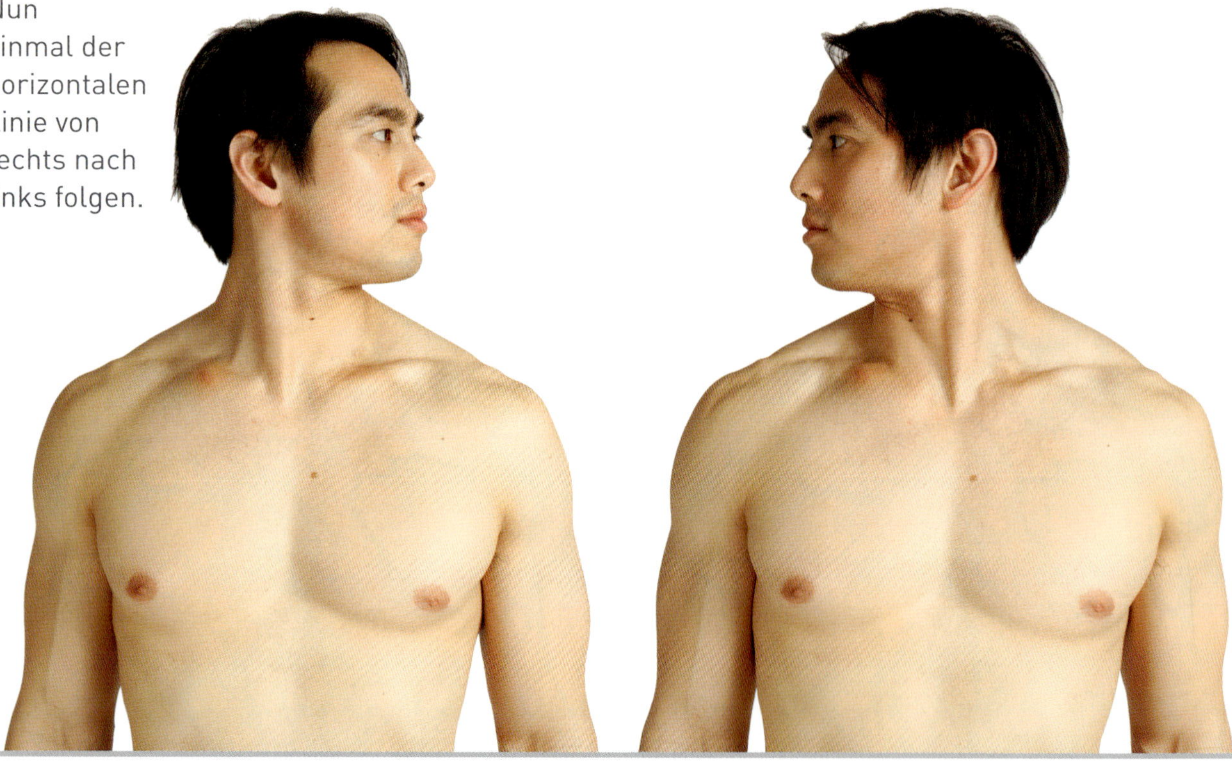

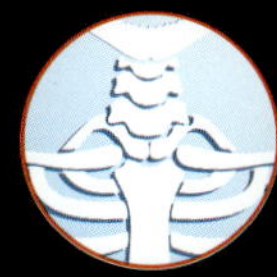

BEREICH
- Nacken

ART
- Mobilität

GERÄTE
- Keine

4 Nun der diagonalen Linie von rechts nach links folgen

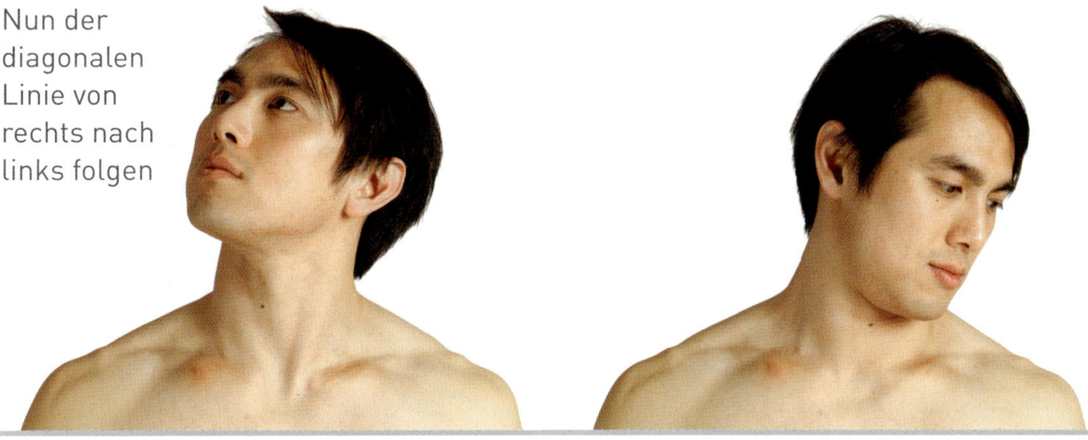

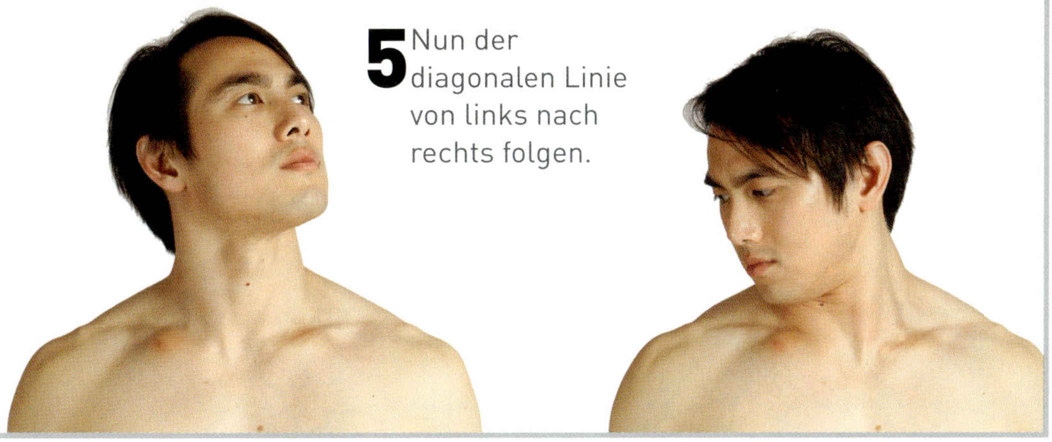

5 Nun der diagonalen Linie von links nach rechts folgen.

RICHTIGE HALTUNG
- Den Nacken gleichmäßig und kontrolliert bewegen.
- Die Schultern nicht hochziehen oder anspannen.

ANMERKUNG

FETT = PRIMÄR BETEILIGTE MUSKELN
HELL = SEKUNDÄR BETEILIGTE MUSKELN
* TIEFE MUSKELN

6 In die Ausgangsposition zurückkehren und die gesamte Übung fünf Mal wiederholen.

PRIMÄR BETEILIGTE MUSKELN
- trapezius
- splenius
- sternocleidomastoideus
- levator scapulae
- scalenus
- semispinalis

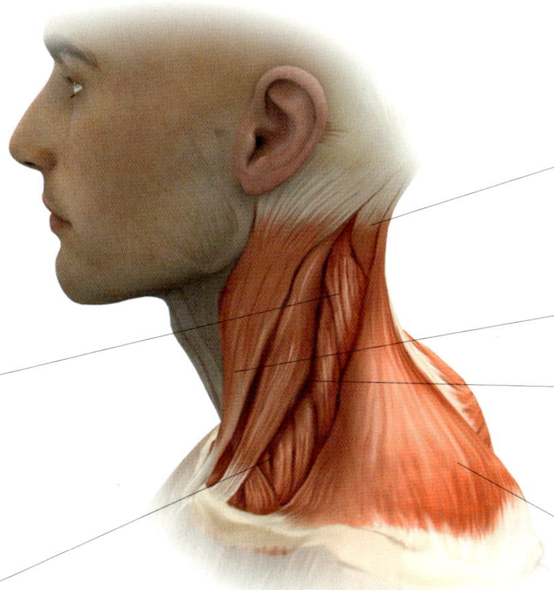

Stufe eins

EINHEIT B

Mobilität der Sprunggelenke

Die Sprunggelenke leisten viel. Sie treiben den Körper beim Gehen oder Laufen an und halten das Gleichgewicht, während sie zeitgleich das Körpergewicht stützen. Da sie leicht verzerren und verstauchen, ist es wichtig, dass sie stark und flexibel sind. Diese Trainingseinheit enthält fünf Übungen, die die Flexibilität verbessern und den Bewegungsumfang vergrößern.

1. SPRUNGGELENKSROTATION
(Seite 42–43)

Zwei Sätze zu je 10 Wiederholungen auf jeder Seite

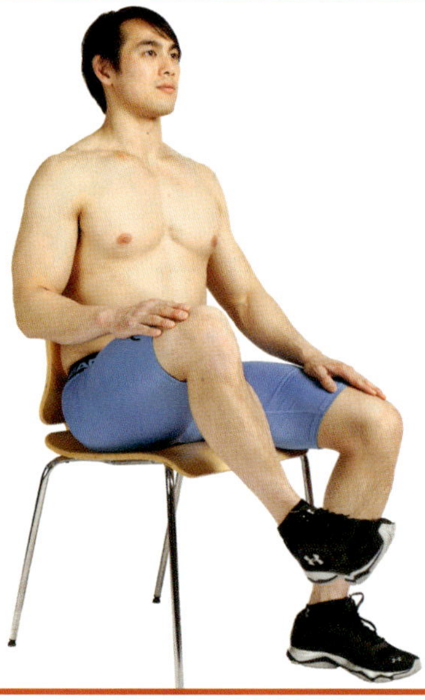

2. DEHNÜBUNGEN FÜR DEN FUSS
(Seite 44–45)

Einmal auf jeder Seite dehnen; 10 Sekunden halten

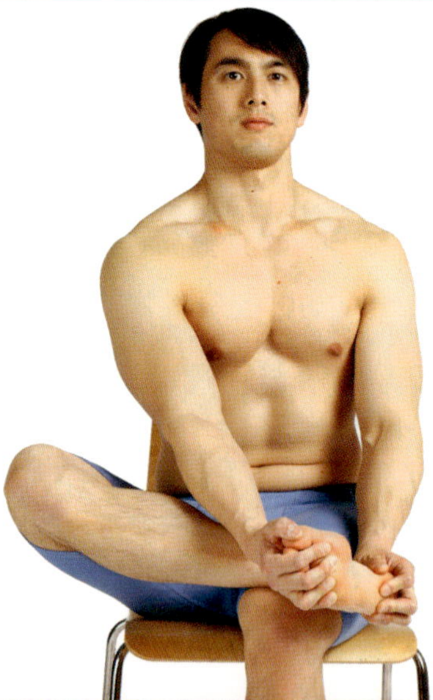

3. FUSSGELENK MIT GYMNASTIKBAND DEHNEN

(Seite 46–47)

Einmal auf jeder Seite dehnen; 10 Sekunden halten

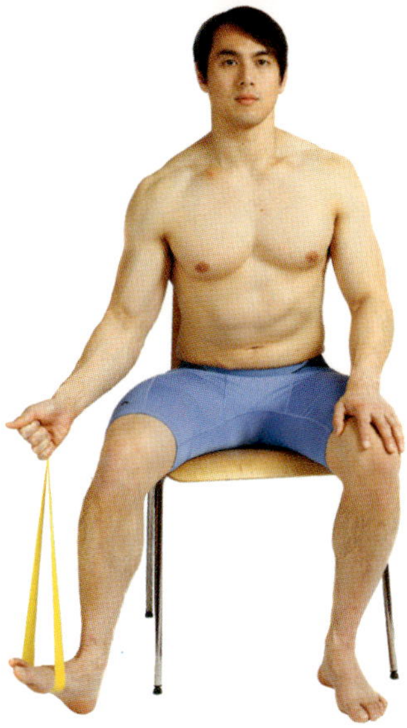

BENÖTIGTE GERÄTE

- ✔ Gymnastikband
- ✘ Widerstandsband
- ✘ Gymnastikball
- ✘ Medizinball
- ✘ Kurzhanteln
- ✘ Trainingsmatte
- ✔ Stuhl
- ✘ Kiste
- ✔ Steppbrett
- ✘ Schaumstoffrolle

4. SPRUNGGELENKROTATION (INNEN/AUSSEN)

(Seite 48–49)

Zwei Sätze zu je 10 Wiederholungen auf jeder Seite

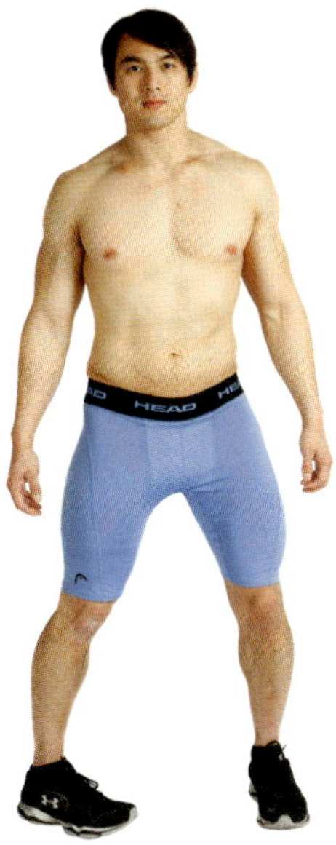

5. DIE ZEHEN HOCH

(Seite 50–51)

Zwei Sätze zu je 15 Wiederholungen auf jeder Seite

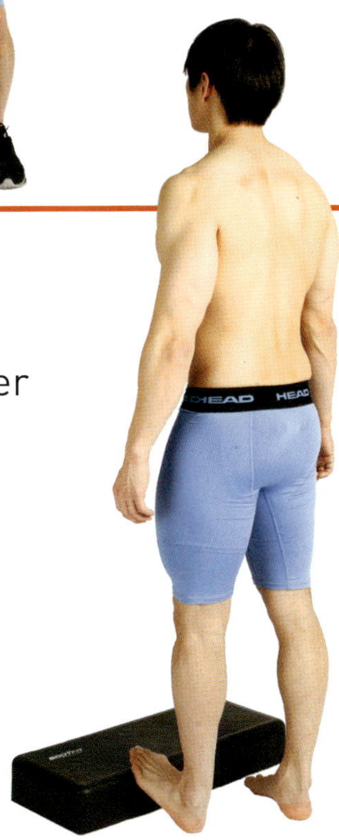

SPRUNGGELENKSROTATION

1 Aufrecht hinsetzen und die Füße nebeneinander stellen.

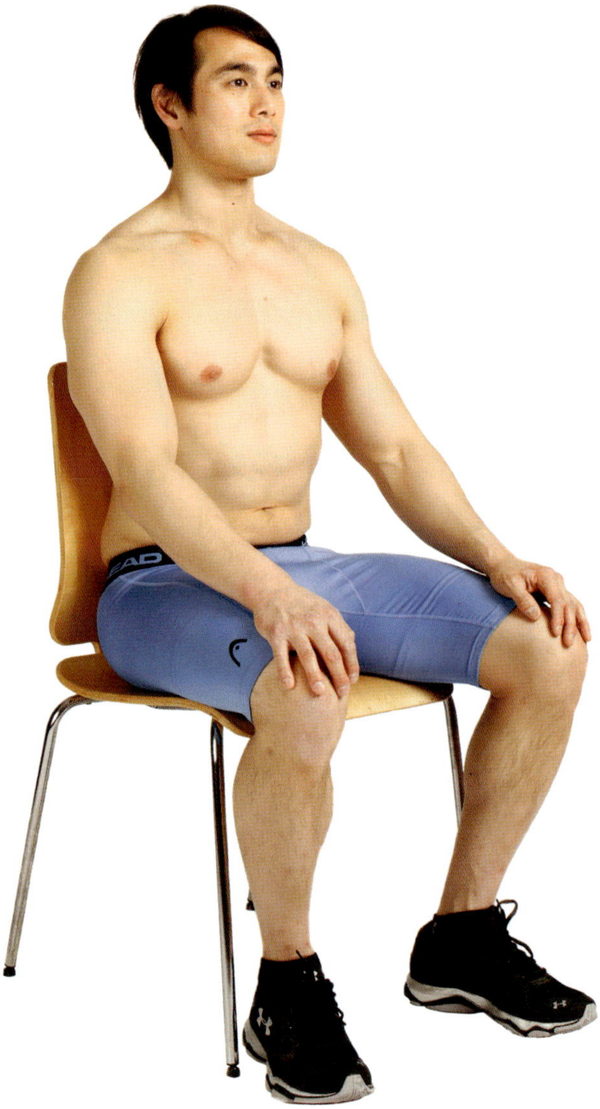

2 Einen Fuß einige Zentimeter vom Boden heben.

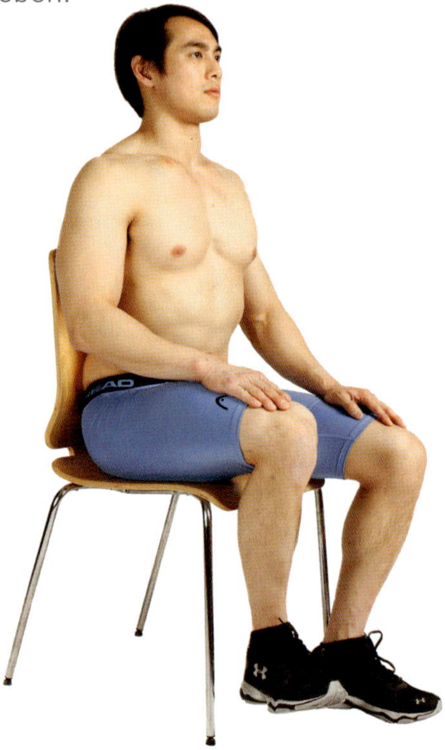

3 Den hochgehobenen Fuß nach innen drehen. In der Mitte der Drehung stehenbleiben und den Fuß dann in die andere Richtung drehen.

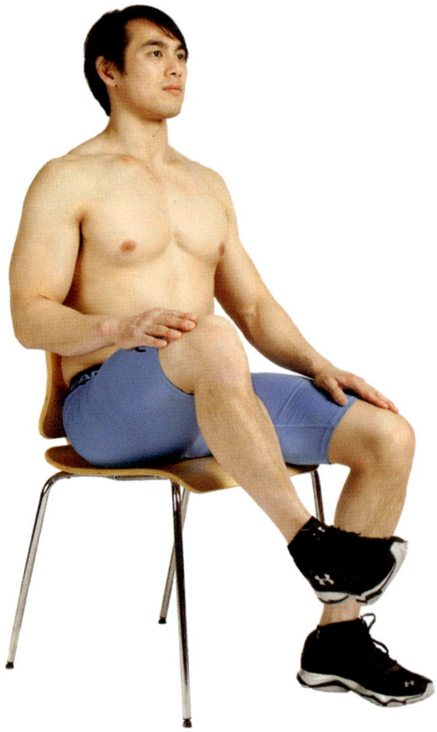

RICHTIGE HALTUNG

- Den Fuß aus dem Sprunggelenk heraus drehen.
- Gerade sitzen.
- Den Rest des Körpers ruhig halten, während Fuß und Sprunggelenk rotieren.
- Den Oberkörper nicht drehen.
- Den Oberkörper nicht zur Seite lehnen.

BEREICH

- Sprung-
  gelenke

ART

- Mobilität

GERÄTE

- Stuhl

ANMERKUNG

FETT = PRIMÄR BETEILIGTE MUSKELN
HELL = SEKUNDÄR BETEILIGTE MUSKELN
* TIEFE MUSKELN

PRIMÄR BETEILIGTE MUSKELN

- peroneus longus

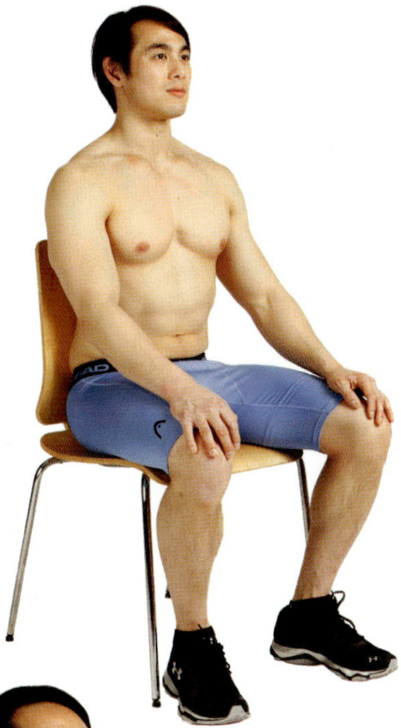

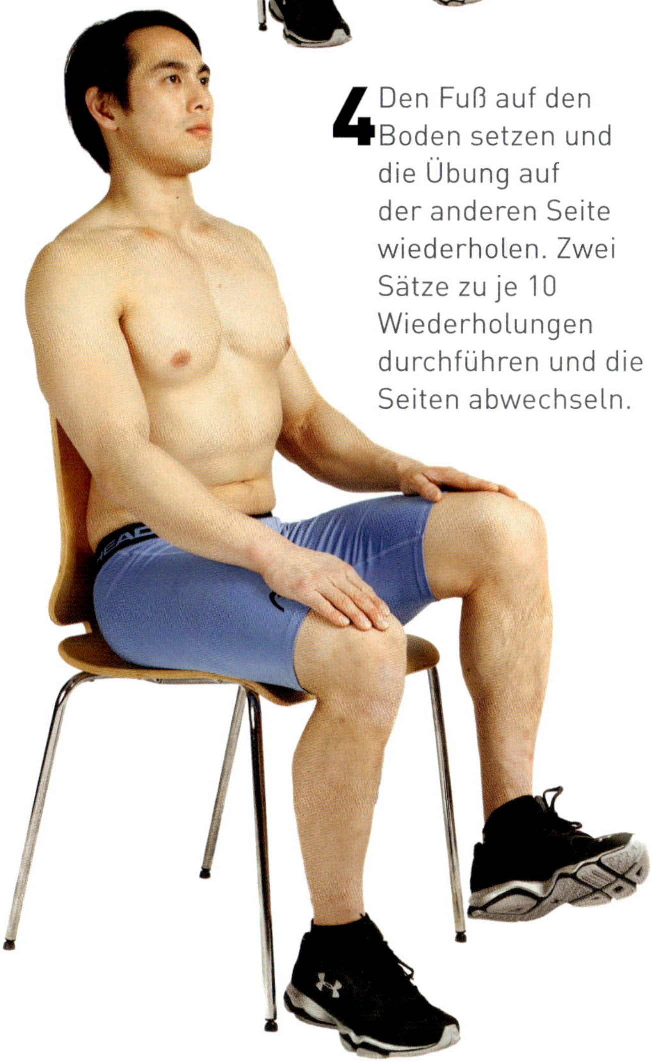

4 Den Fuß auf den Boden setzen und die Übung auf der anderen Seite wiederholen. Zwei Sätze zu je 10 Wiederholungen durchführen und die Seiten abwechseln.

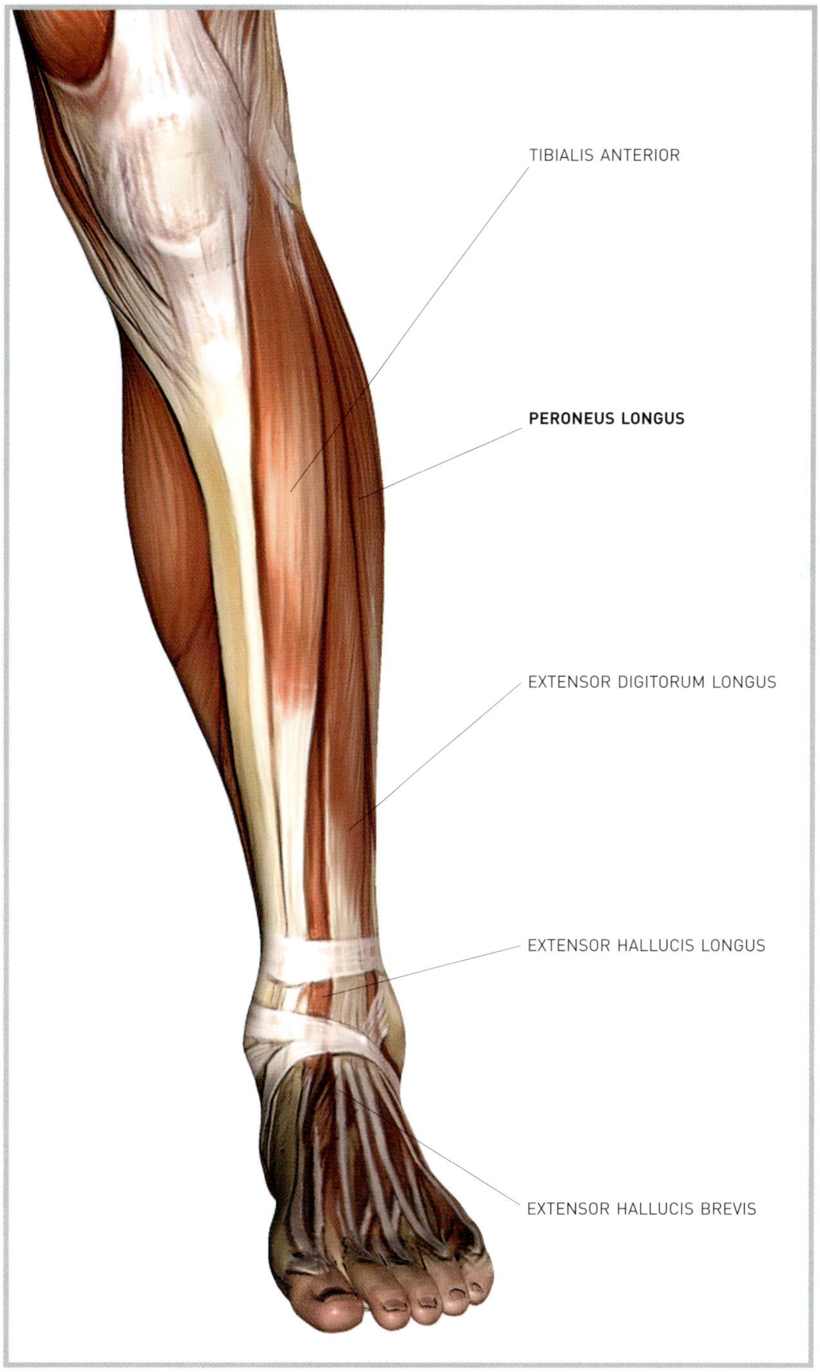

DEHNUNÜBUNGEN FÜR DEN FUSS

1 Auf einen Stuhl setzen und das rechte Bein über das linke kreuzen, sodass der Knöchel auf dem linken Oberschenkel liegt.

2 Den rechten Knöchel mit der rechten Hand und die rechten Zehen mit der linken Hand greifen. Nach unten drücken und dabei die Handfläche auf die Zehengelenke drücken, sodass sie nach innen zeigen. 10 Sekunden halten. Das Bein wechseln und die Sequenz auf der anderen Seite wiederholen.

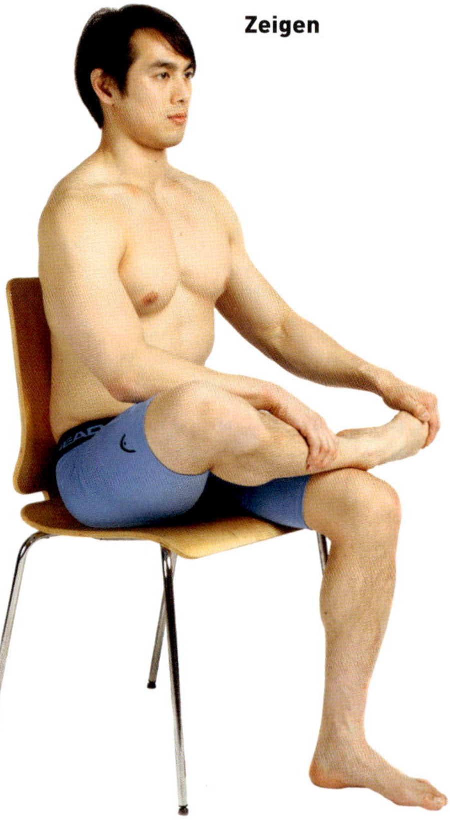

Zeigen

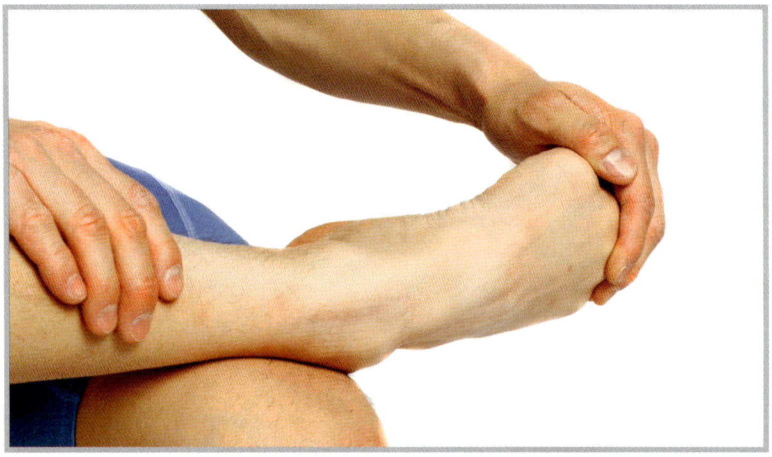

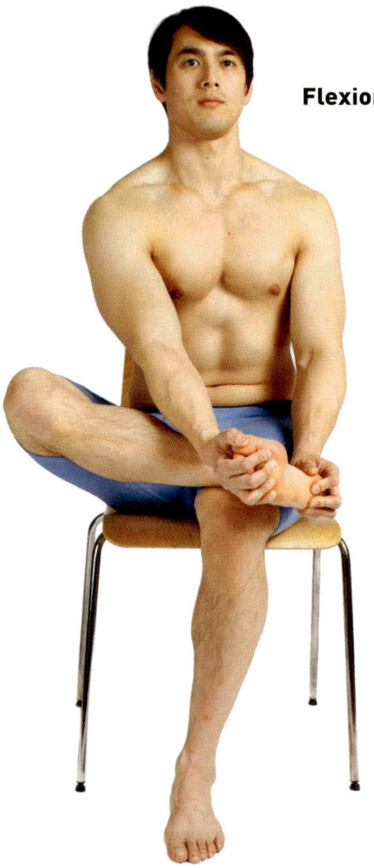

Flexion

RICHTIGE HALTUNG

- Den Fuß nicht wegrutschen lassen – Knöchel und Ferse stabilisieren.
- Während der Neigung fest mit den Handflächen drücken – sie müssen stärker drücken als die Finger.
- Während der Steigung fest mit den Fingern drücken – sie müssen stärker drücken als die Handflächen.

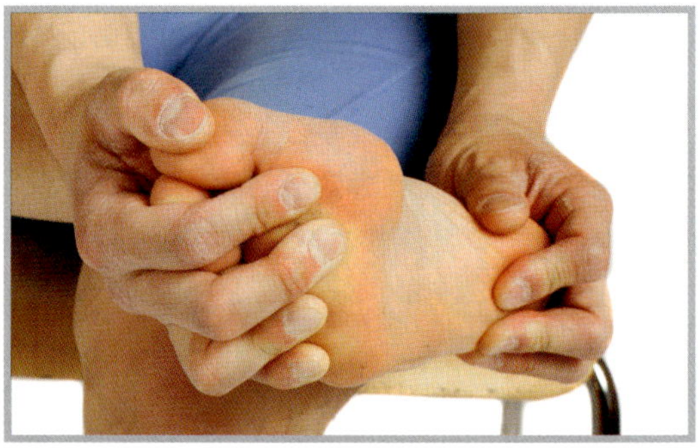

3 Noch im Sitzen das rechte Bein wieder über das linke kreuzen, sodass der Knöchel auf dem Oberschenkel liegt.

4 Die rechte Ferse mit der linken Hand und die Zehen sowie den Fußballen mit der rechten Hand greifen.

5 Die Zehen nach hinten ziehen, sodass im Fußrücken eine Dehnung zu spüren ist. 10 Sekunden halten. Das Bein wechseln und die Sequenz auf der anderen Seite wiederholen.

BEREICH

- Sprung-gelenke

ART

- Mobilität

GERÄTE

- Stuhl

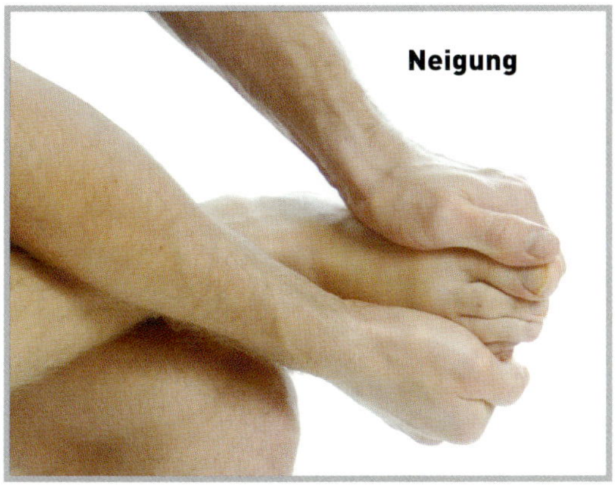

Neigung

6 Das rechte Bein wieder über das linke kreuzen, sodass der Knöchel auf dem Oberschenkel liegt. Den Fuß greifen, sodass die Handfläche auf dem Fußrücken liegt und die Finger die Fußsohle umschließen.

7 Den Fußrücken mit der Handfläche nach unten drücken und gleichzeitig die Fußsohle mit den Fingern nach oben drücken, so entsteht eine Neigung. 10 Sekunden halten. Das Bein wechseln und die Sequenz auf der anderen Seite wiederholen.

PRIMÄR BETEILIGTE MUSKELN

- extensor digitorum longus
- extensor digitorum brevis
- tibialis anterior
- extensor hallucis longus
- extensor hallucis brevis
- flexor digitorum brevis
- quadratus plantae
- flexor digiti minimi brevis
- flexor hallucis brevis
- lumbricales
- plantar interosseous
- abductor hallucis
- abductor digiti minimi

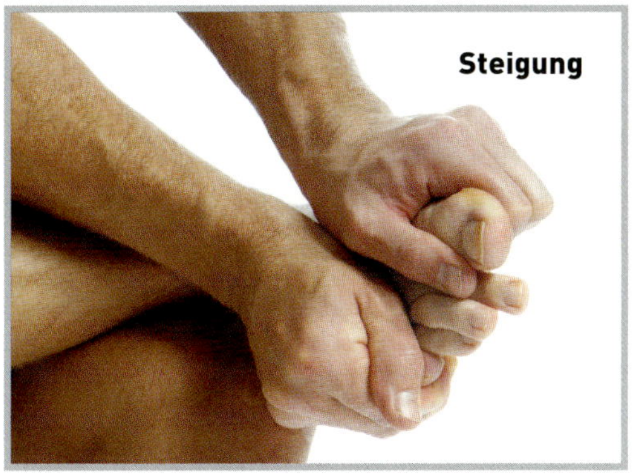

Steigung

8 Das rechte Bein wieder über das linke kreuzen, sodass der Knöchel auf dem Oberschenkel liegt. Den Fuß greifen, sodass die Handfläche auf dem Fußrücken liegt und die Finger die Fußsohle umschließen.

9 Den Fußrücken mit der Handfläche nach unten drücken und gleichzeitig die Fußsohle mit den Fingern nach oben drücken, so entsteht eine Steigung. 10 Sekunden halten. Das Bein wechseln und die Sequenz auf der anderen Seite wiederholen.

ANMERKUNG

FETT = PRIMÄR BETEILIGTE MUSKELN
HELL = SEKUNDÄR BETEILIGTE MUSKELN
* TIEFE MUSKELN

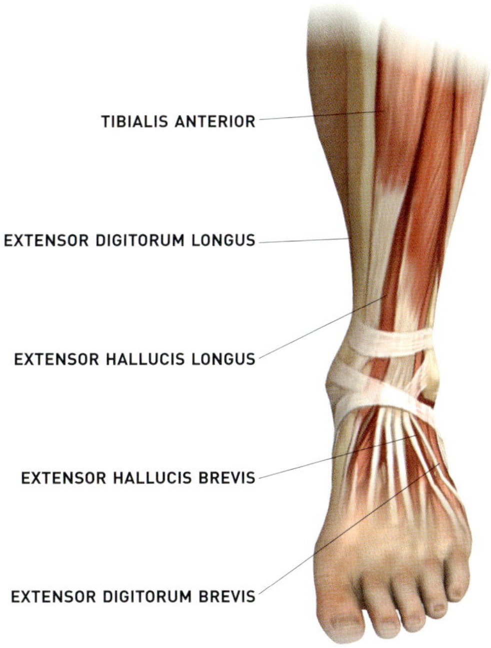

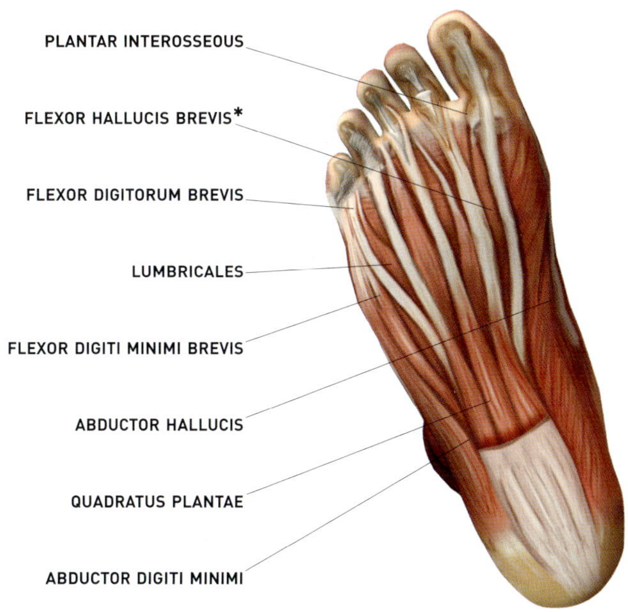

FUSSGELENK MIT GYMNASTIKBAND DEHNEN

1 Auf einen Stuhl setzen und die Füße flach auf den Boden setzen.

2 Ein Gymnastikband um die rechte Fußsohle legen und beide Enden des Bands mit der rechten Hand greifen.

3 Das Band und den rechten Fuß nach rechts ziehen, dabei das rechte Bein stabil halten und so die Innenseite des Fußgelenks dehnen.

4 Das Bein wechseln und die Sequenz auf der anderen Seite wiederholen.

RICHTIGE HALTUNG

- Statt eines Gymnastikbands kann auch ein Handtuch verwendet werden.
- Das Gewicht nicht auf die Seite verlagern, zu der man sich dehnt. Das Gewicht soll gleichmäßig auf die Sitzknochen verteilt werden.

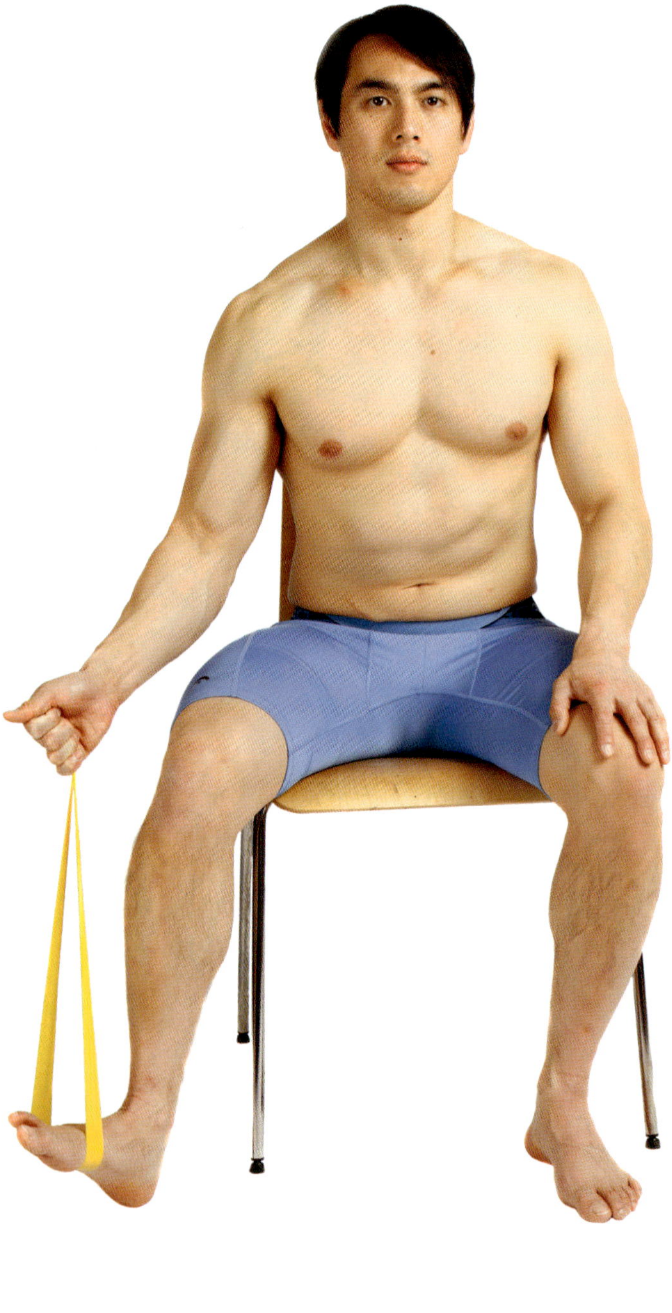

Flügeldehnung

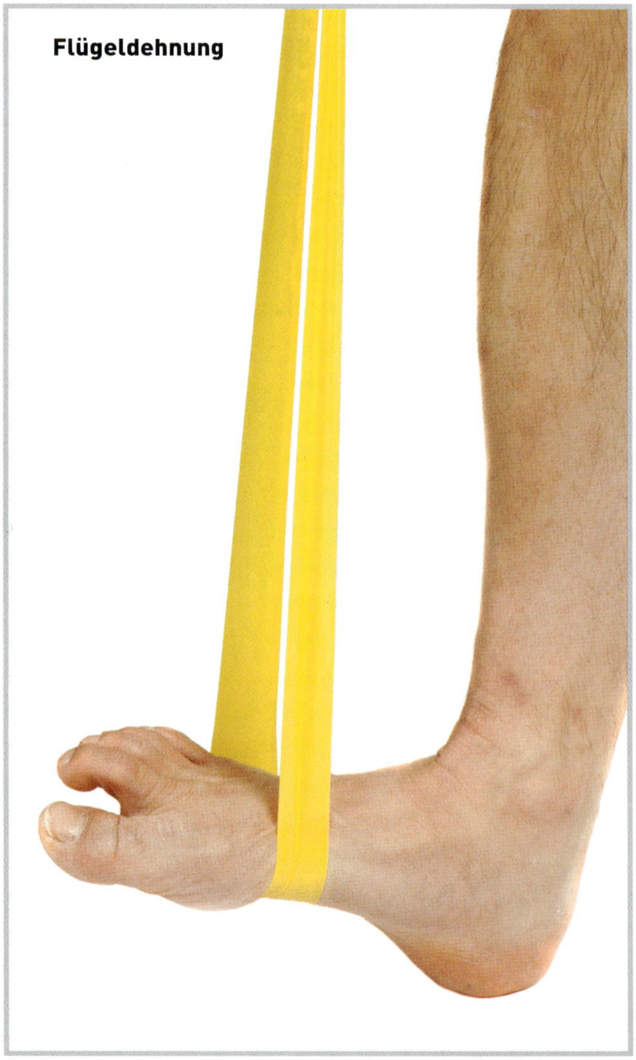

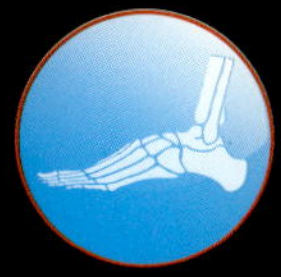

5 Während das Band noch um den linken Fuß gewickelt ist, das Gymnastikband zur rechten Seite ziehen und die Außenseite des Sprunggelenks dehnen. Dabei den linken Fuß stabil halten.

6 Das Bein wechseln und die Sequenz auf der anderen Seite wiederholen.

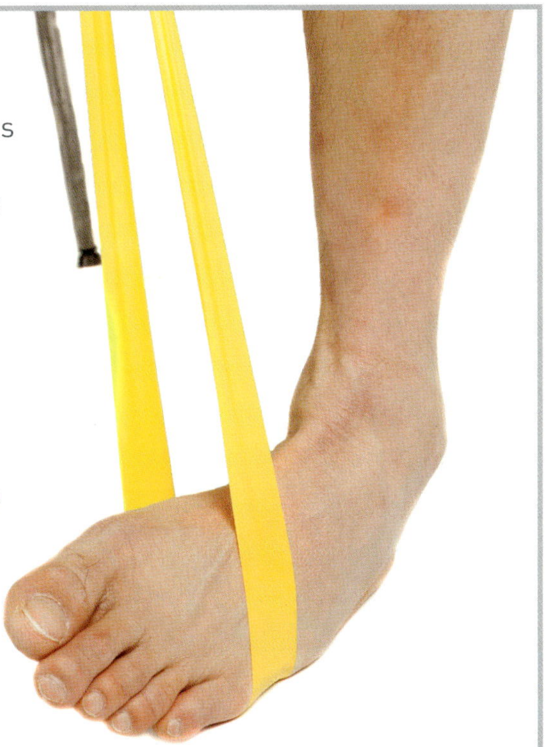

Sicheldehnung

PRIMÄR BETEILIGTE MUSKELN

- peroneus longus
- peroneus brevis
- soleus
- gastrocnemius
- tibialis posterior

BEREICH
- Sprunggelenke

ART
- Mobilität

GERÄTE
- Gymnastikband
- Stuhl

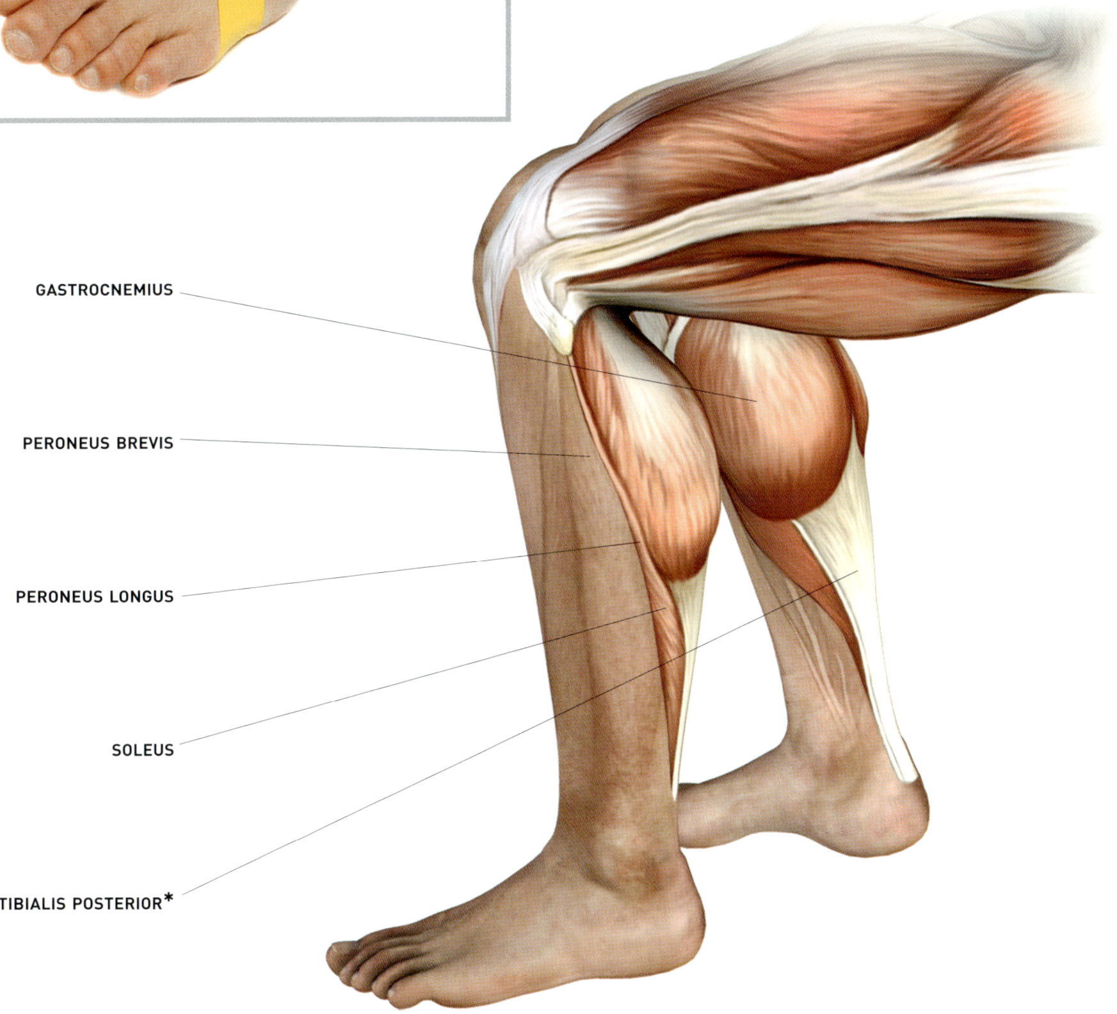

ANMERKUNG

FETT = PRIMÄR BETEILIGTE MUSKELN

HELL = SEKUNDÄR BETEILIGTE MUSKELN

* TIEFE MUSKELN

SPRUNGGELENKROTATION (INNEN/AUSSEN)

1 Mit den Füßen etwas mehr als hüftbreit auseinander stehen. Den Großteil des Gewichts auf ein Bein verlagern.

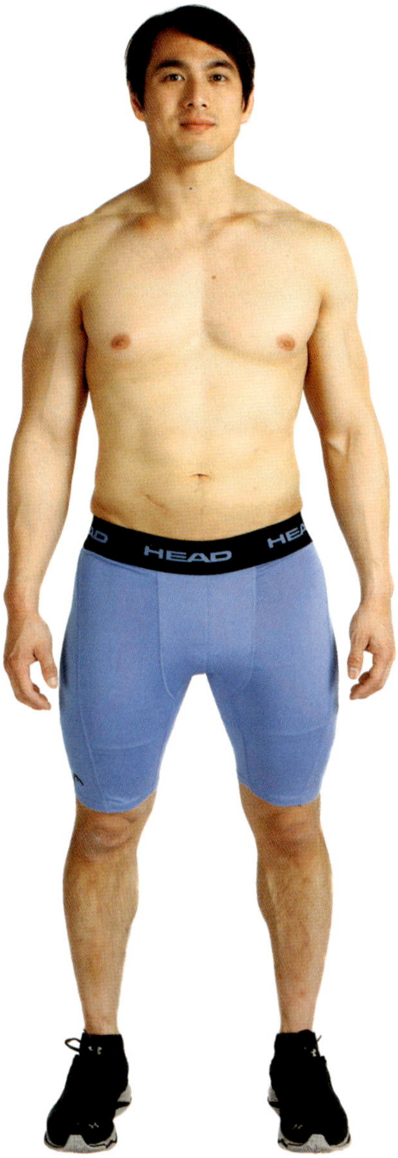

2 Den Fuß des anderen Beins aus der Hüfte heraus nach innen drehen.

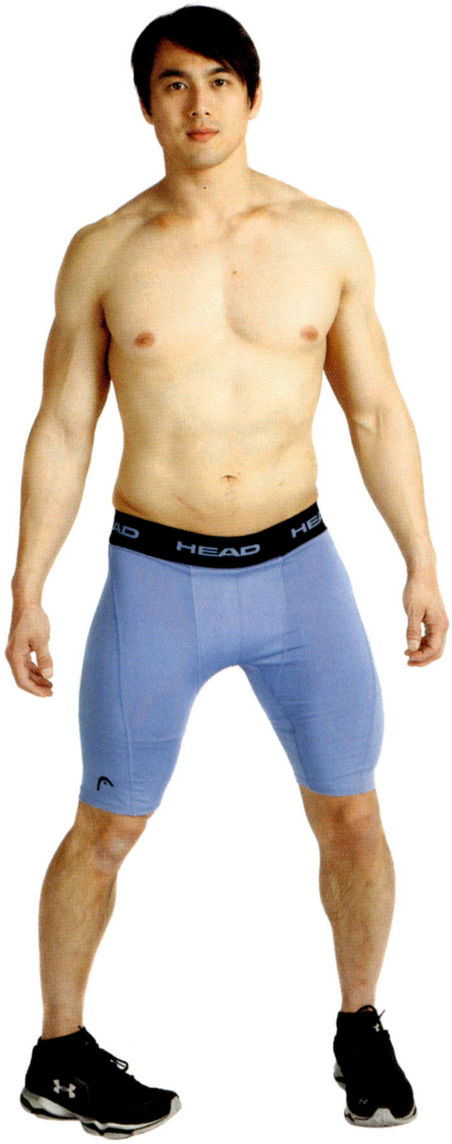

RICHTIGE HALTUNG
- Den Oberkörper gerade halten.
- Aus der Hüfte heraus drehen.
- Den Rest des Körpers ruhig halten, während die Hüften und die Beine bewegt werden.
- Nicht zur Seite lehnen.
- Den Fuß nicht zu weit nach innen oder außen drehen, nur so weit, dass es noch angenehm ist.

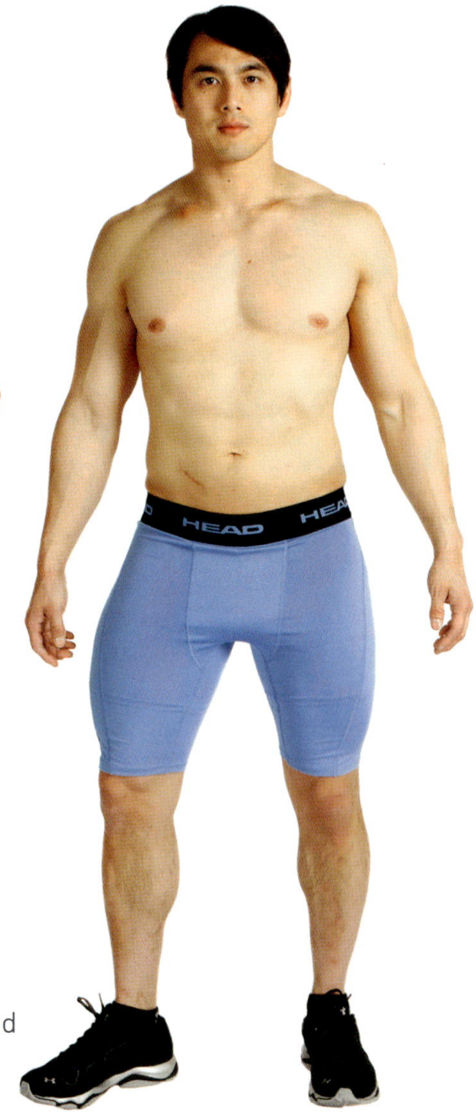

3 Den Fuß wieder zur Mitte und dann nach außen drehen.

BEREICH
- Sprung-gelenke

ART
- Mobilität

GERÄTE
- Keine

ANMERKUNG

FETT = PRIMÄR BETEILIGTE MUSKELN
HELL = SEKUNDÄR BETEILIGTE MUSKELN
KURSIV = SEHNEN UND BÄNDER
* TIEFE MUSKELN

PRIMÄR BETEILIGTE MUSKELN
- peroneus brevis

4 Den Fuß wieder zur Mitte drehen und auf der anderen Seite wiederholen. Zwei Sätze zu 10 Wiederholungen auf jeder Seite durchführen. Die Seiten dabei abwechseln.

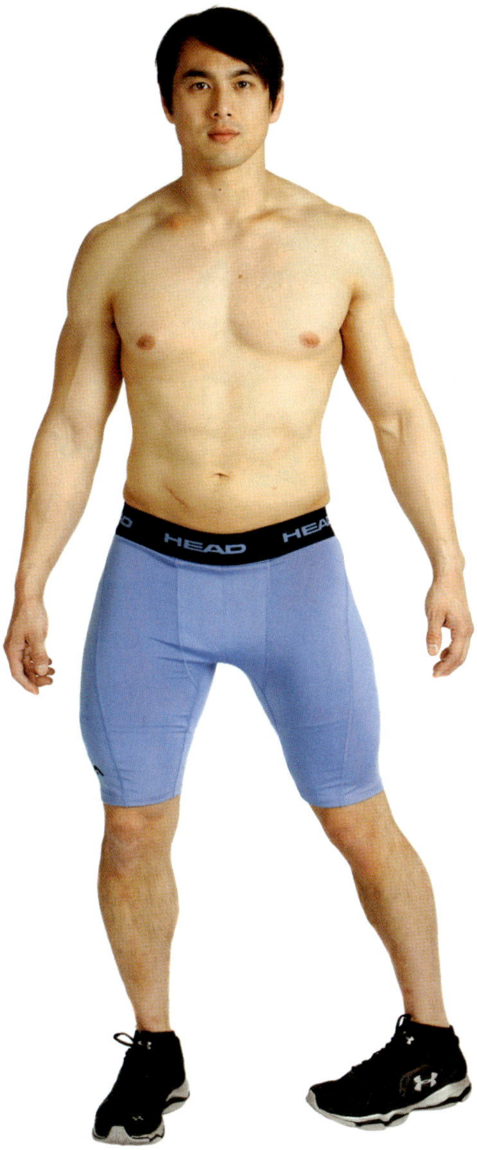

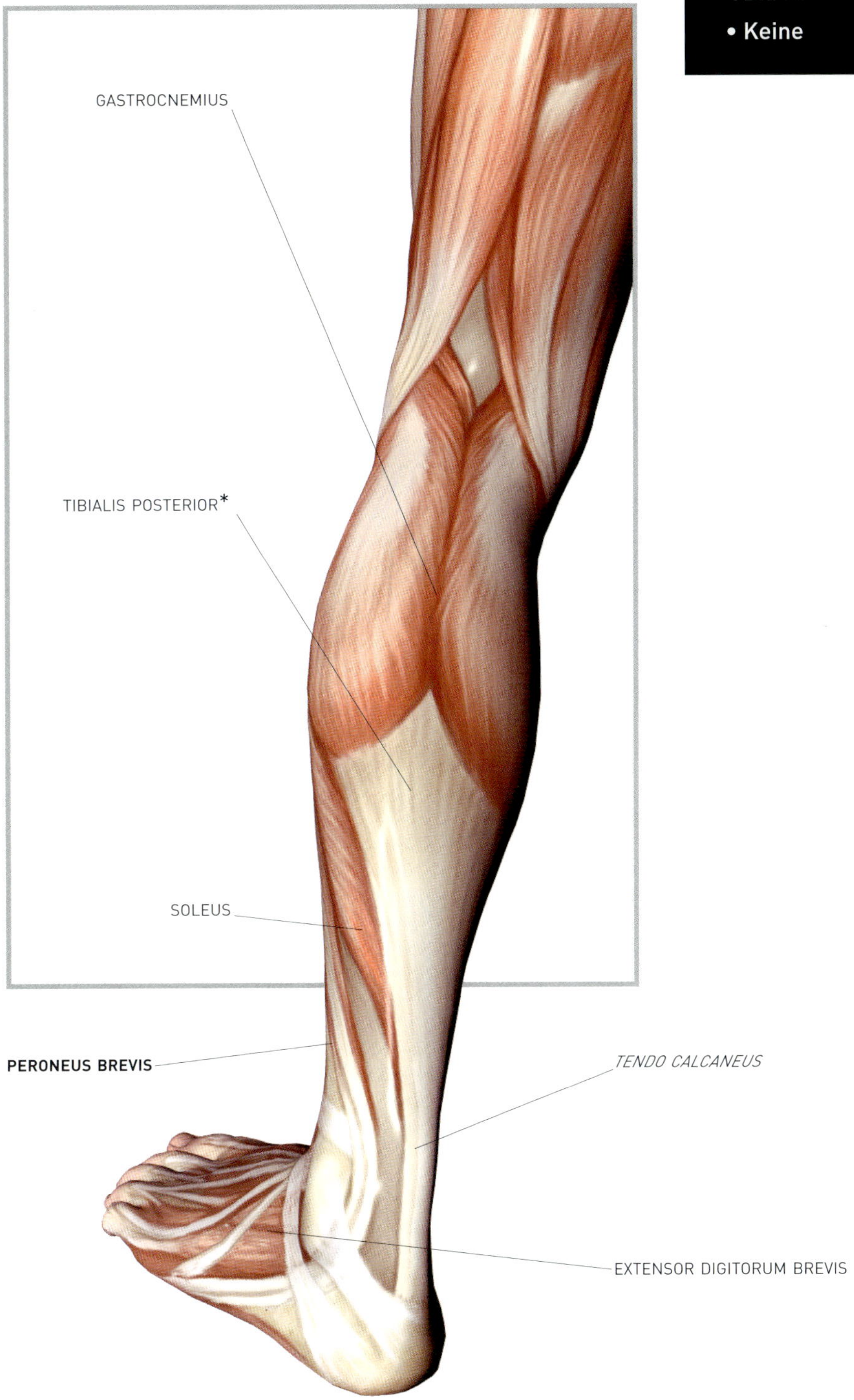

DIE ZEHEN HOCH

1 Vor ein Steppbrett stellen. Beine und Füße sind parallel zueinander und schulterbreit geöffnet. Die Knie leicht beugen und das Becken leicht nach vorn strecken. Die Brust heben und die Schultern nach unten und nach hinten drücken.

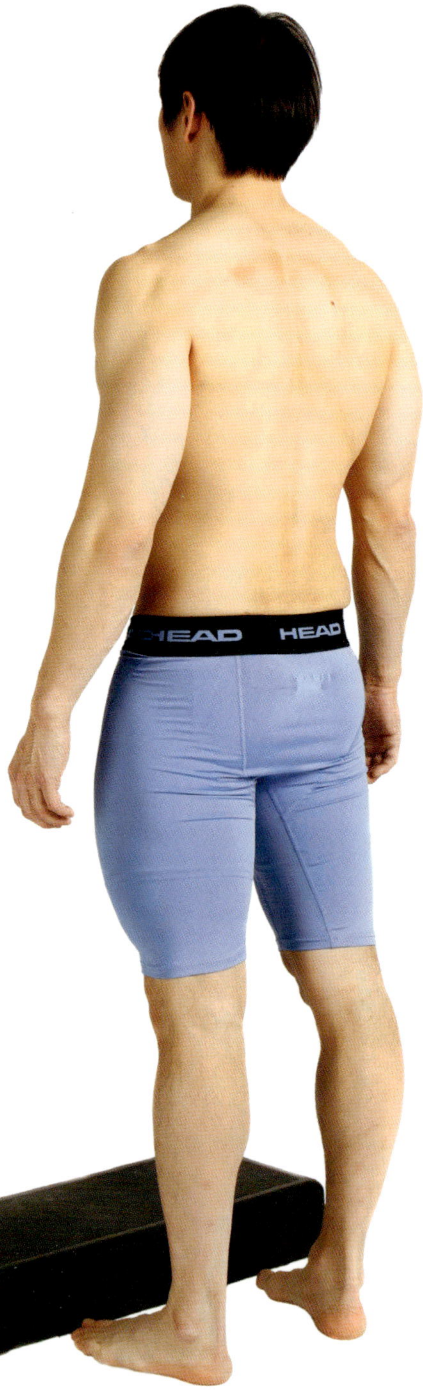

2 Den rechten Fußballen auf das Steppbrett stellen.

3 Die Hüfte nach vorn ziehen und dabei die Knie gerade halten.

4 Locker lassen, den Fuß wechseln und auf der anderen Seite wiederholen. Zwei Sätze zu je 15 Wiederholungen auf jedem Bein durchführen.

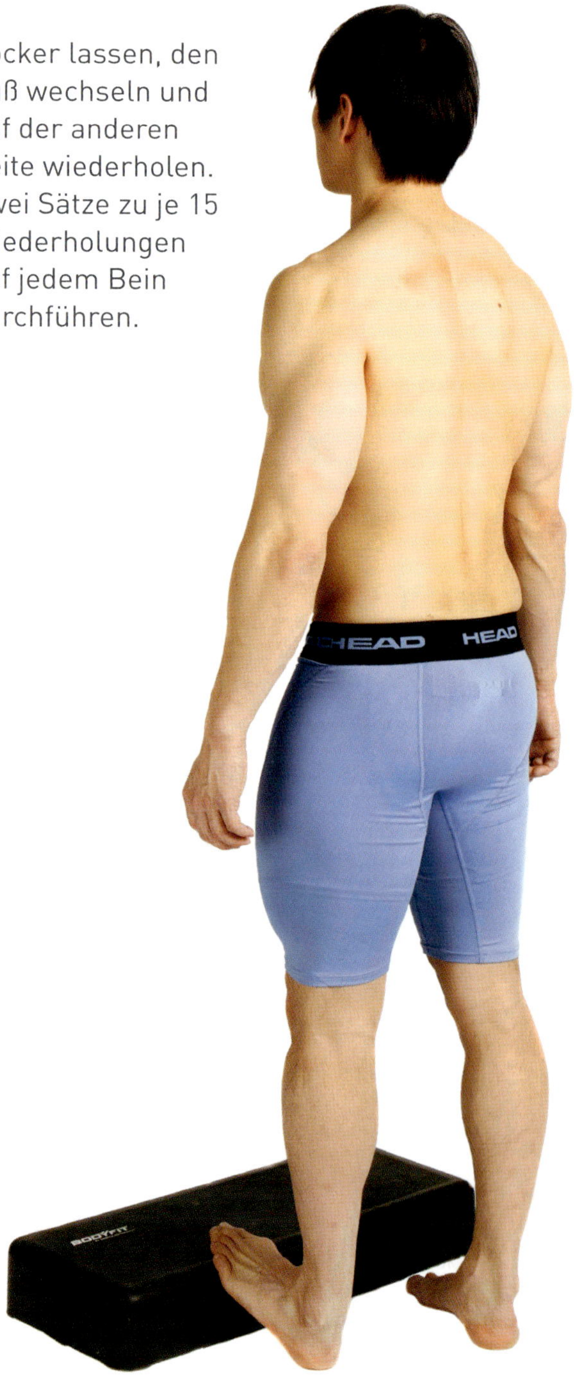

RICHTIGE HALTUNG
- Um den Kopf der Wadenmuskeln zu beanspruchen, vom großen zum kleinen Zeh vor und zurück rollen und das Körpergewicht über die Zehen verteilen.

BEREICH
- Sprung-gelenke

ART
- Mobilität
- Kraft

GERÄTE
- Steppbrett

PRIMÄR BETEILIGTE MUSKELN
- gastrocnemius
- soleus
- tendo calcaneus (Achilles tendon)

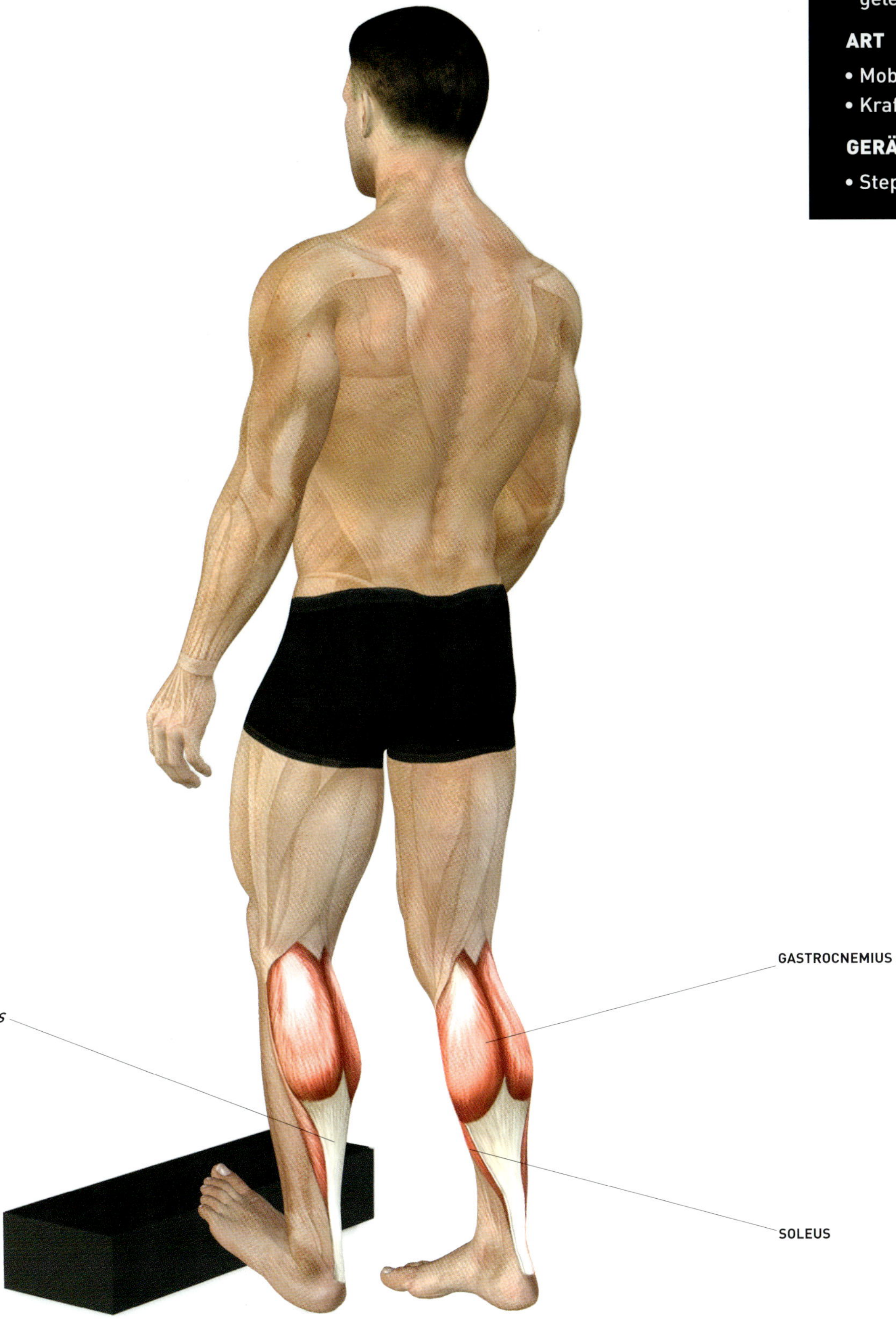

ANMERKUNG

FETT = PRIMÄR BETEILIGTE MUSKELN

HELL = SEKUNDÄR BETEILIGTE MUSKELN

KURSIV = SEHNEN UND BÄNDER

* TIEFE MUSKELN

Stufe eins

EINHEIT C

Hüfte mobilisieren und stärken

An den Hüften abzunehmen sollte beim Trainieren nicht das einzige Ziel sein – auch die Mobilität der Hüften sollte verbessert werden. Die folgende Trainingseinheit kombiniert zwei einfache Bewegungen auf der Trainingsmatte mit Übungen, bei denen Gymnastikbänder verwendet werden. Solche Bänder bieten Widerstand, wodurch sie den Körper stärken und den Bewegungsumfang vergrößern.

1. MOBILISIERUNG DER HINTEREN HÜFTE
(Seite 54–55)

1–2 Minuten lang auf jeder Seite

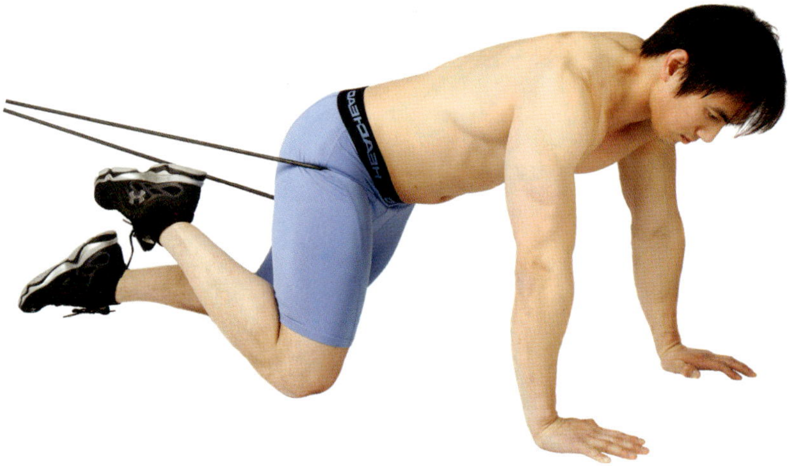

2. MOBILISIERUNG DER VORDEREN HÜFTE
(Seite 56–57)

1–2 Minuten lang auf jeder Seite

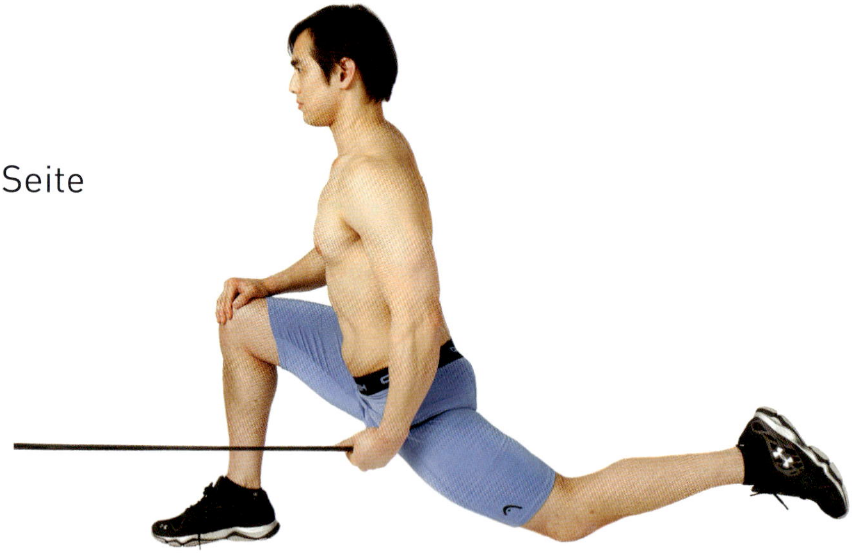

BENÖTIGTE GERÄTE

- ✔ Gymnastikband
- ✔ Widerstandsband
- ✘ Gymnastikball
- ✘ Medizinball
- ✘ Kurzhanteln
- ✔ Trainingsmatte
- ✘ Stuhl
- ✘ Kiste
- ✘ Steppbrett
- ✘ Schaumstoffrolle

3. MOBILISIERUNG DER HÜFTE

(Seite 58–59)

Drei Sätze zu je 10 Wiederholungen auf jeder Seite

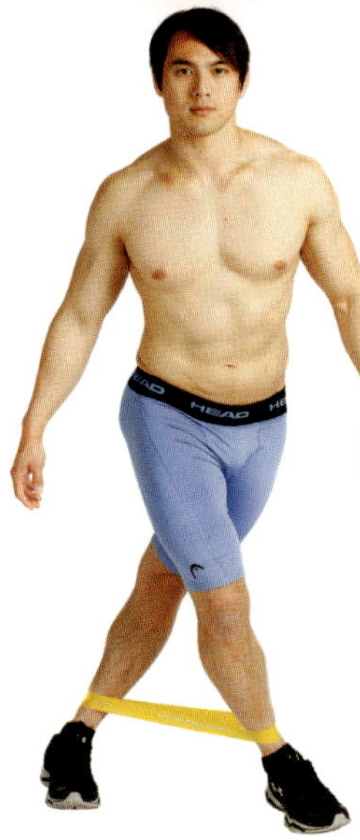

4. DEHNUNG DER INNEREN HÜFTROTATOREN

(Seite 60–61)

10-mal auf jeder Seite wiederholen

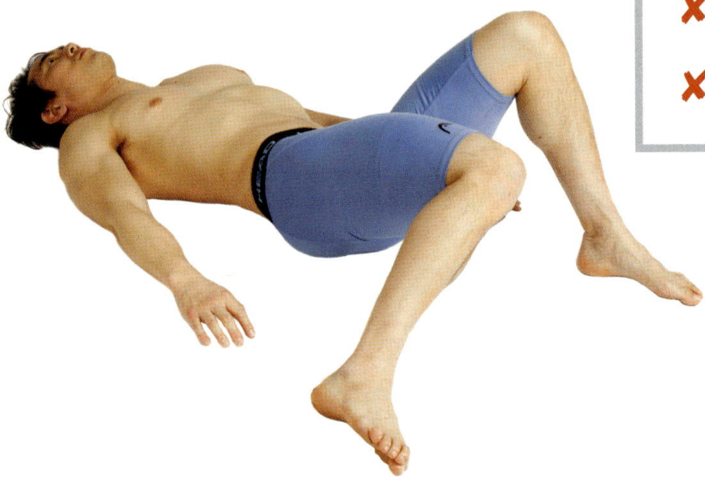

5. BEIN AUF ALLEN VIEREN HEBEN

(Seite 62–63)

10 Wiederholungen auf jeder Seite

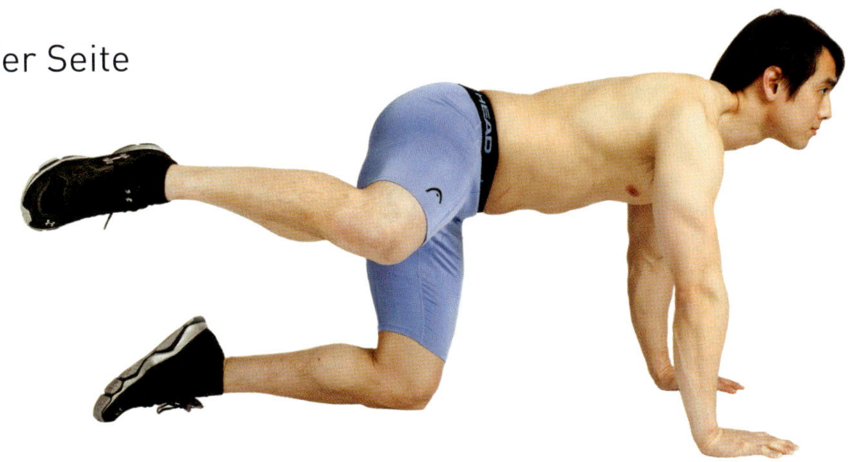

MOBILISIERUNG DER HINTEREN HÜFTE

1 Ein Gymnastikband an einem stabilen Objekt befestigen. Auf eine Trainingsmatte knien und das Band um den rechten Oberschenkel legen. Die Hände vor den Körper legen, sodass man auf allen Vieren kniet.

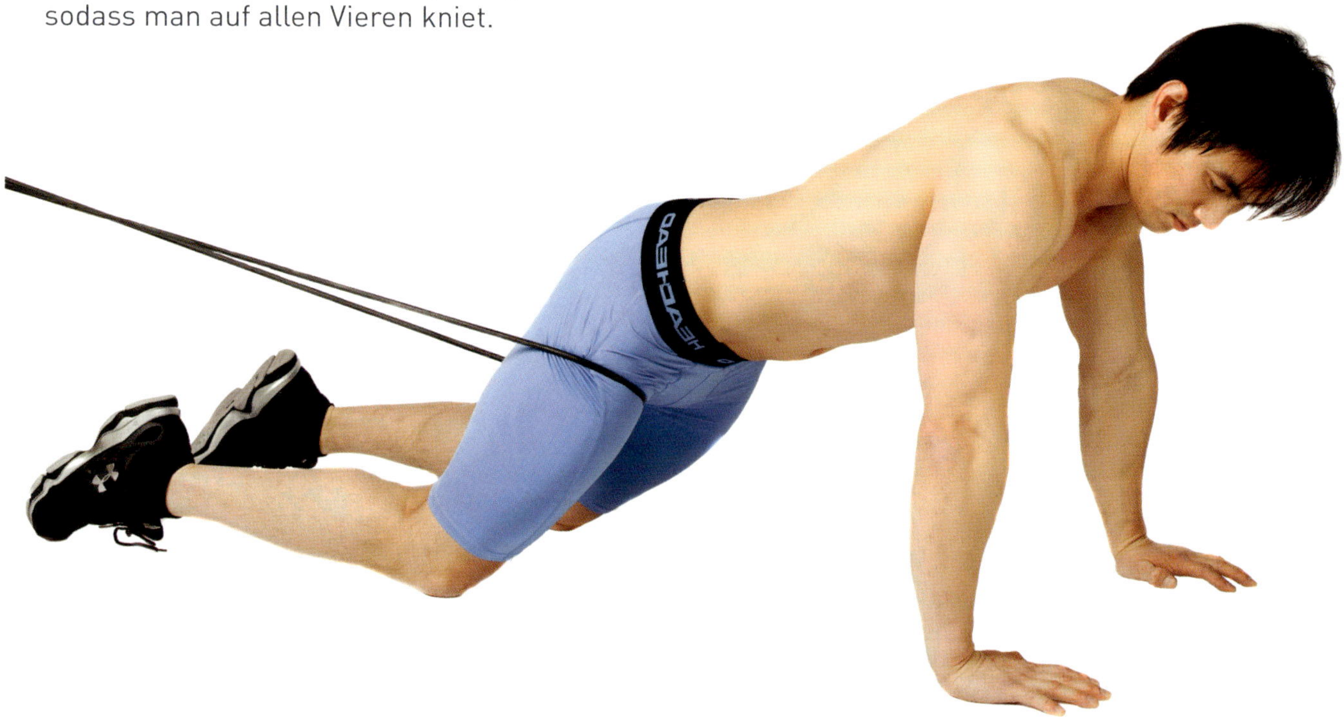

2 Die Spannkraft des Bands nutzen und mit der rechten Hüfte nach hinten schwingen.

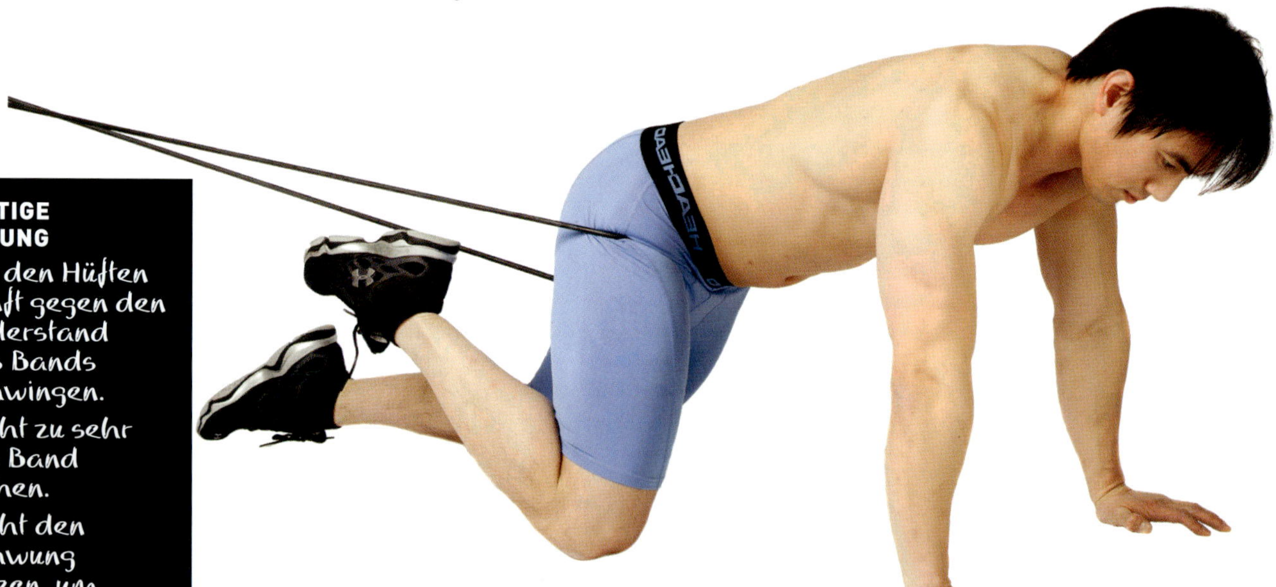

RICHTIGE HALTUNG

- Mit den Hüften sanft gegen den Widerstand des Bands schwingen.
- Nicht zu sehr am Band ziehen.
- Nicht den Schwung nutzen, um die Bewegung auszuführen.

BEREICH

- Hüften

ART

- Mobilität

GERÄTE

- Gymnastikband
- Trainingsmatte

3 Mit der Hüfte nach vorn schwingen und für eine bis zwei Minuten vor und zurück schwingen. Die Seite wechseln und die Übung auf dem anderen Bein wiederholen.

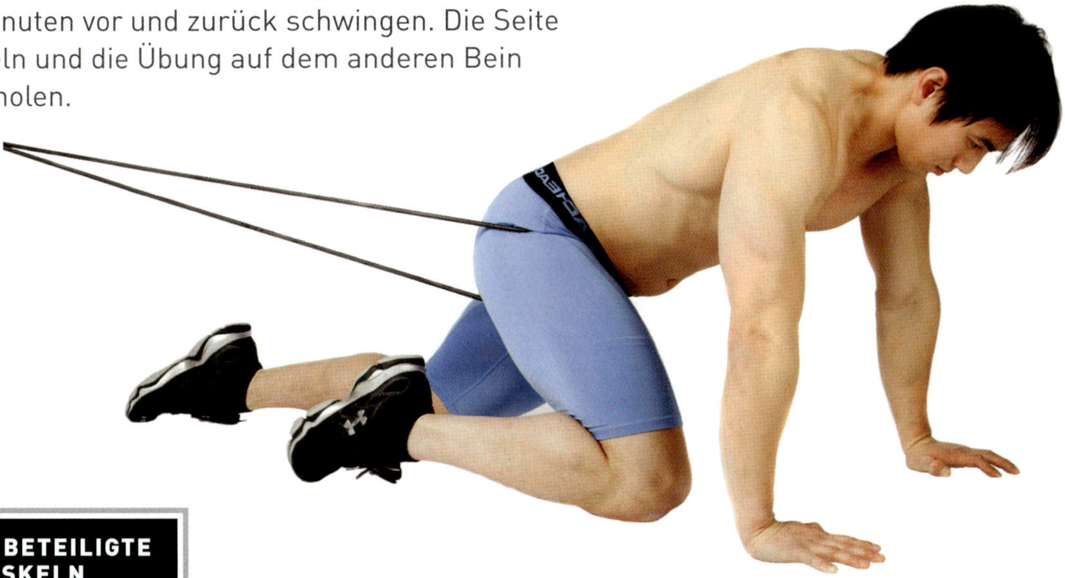

PRIMÄR BETEILIGTE MUSKELN

- iliopsoas
- sartorius
- rectus femoris
- gluteus maximus
- vastus lateralis
- vastus intermedius
- vastus medialis

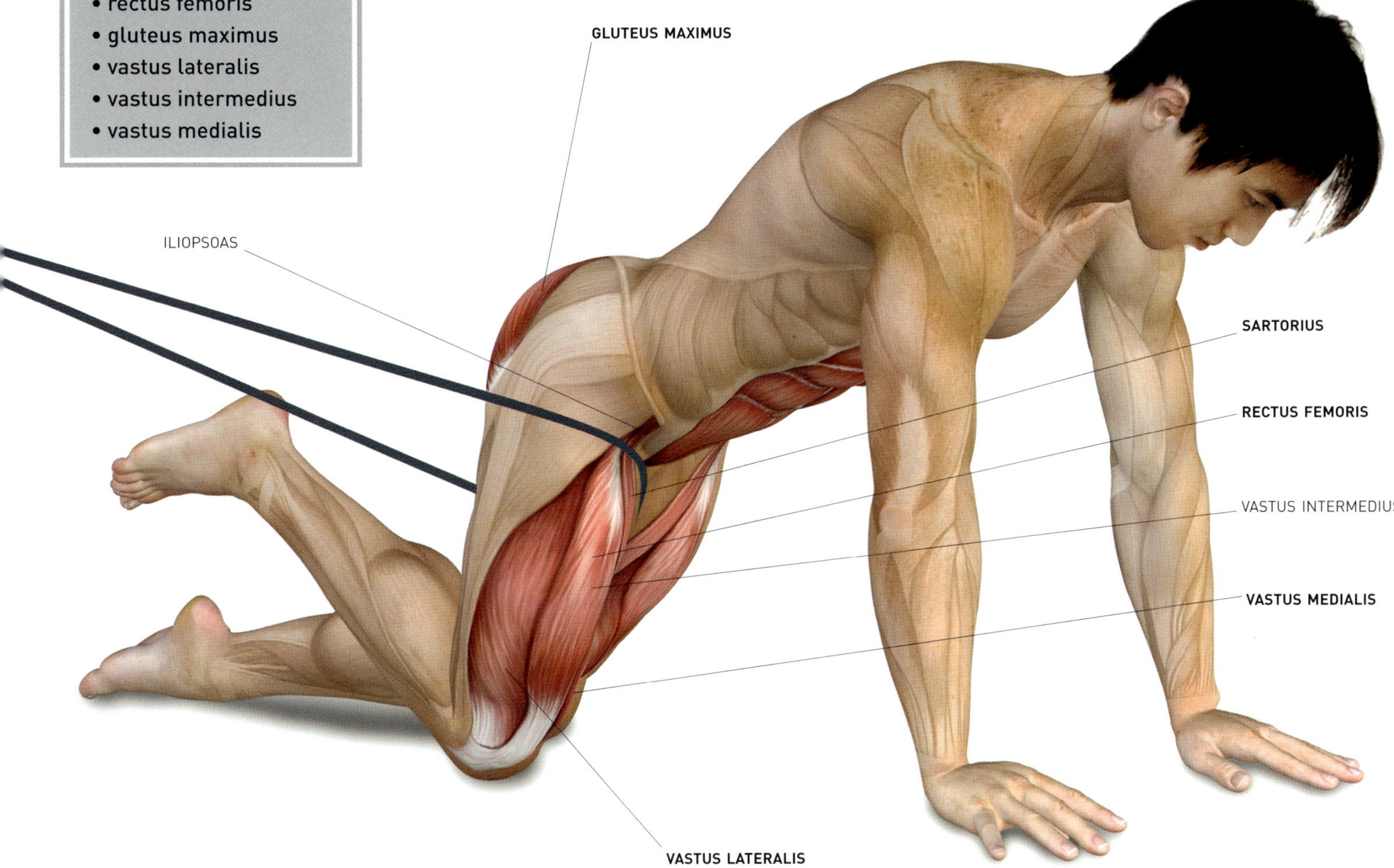

MOBILISIERUNG DER VORDEREN HÜFTE

1 Mit einem Bein hinknien und den Fuß des anderen Beins vor sich flach auf den Boden setzen. Ein Gymnastikband um das hintere Bein, zwischen Gesäß und Oberschenkel, legen.

RICHTIGE HALTUNG

- Langsam, sacht und kontrolliert bewegen..
- Den Rücken gerade halten.
- Das Knie nicht drehen.
- Den Rücken nicht krümmen.

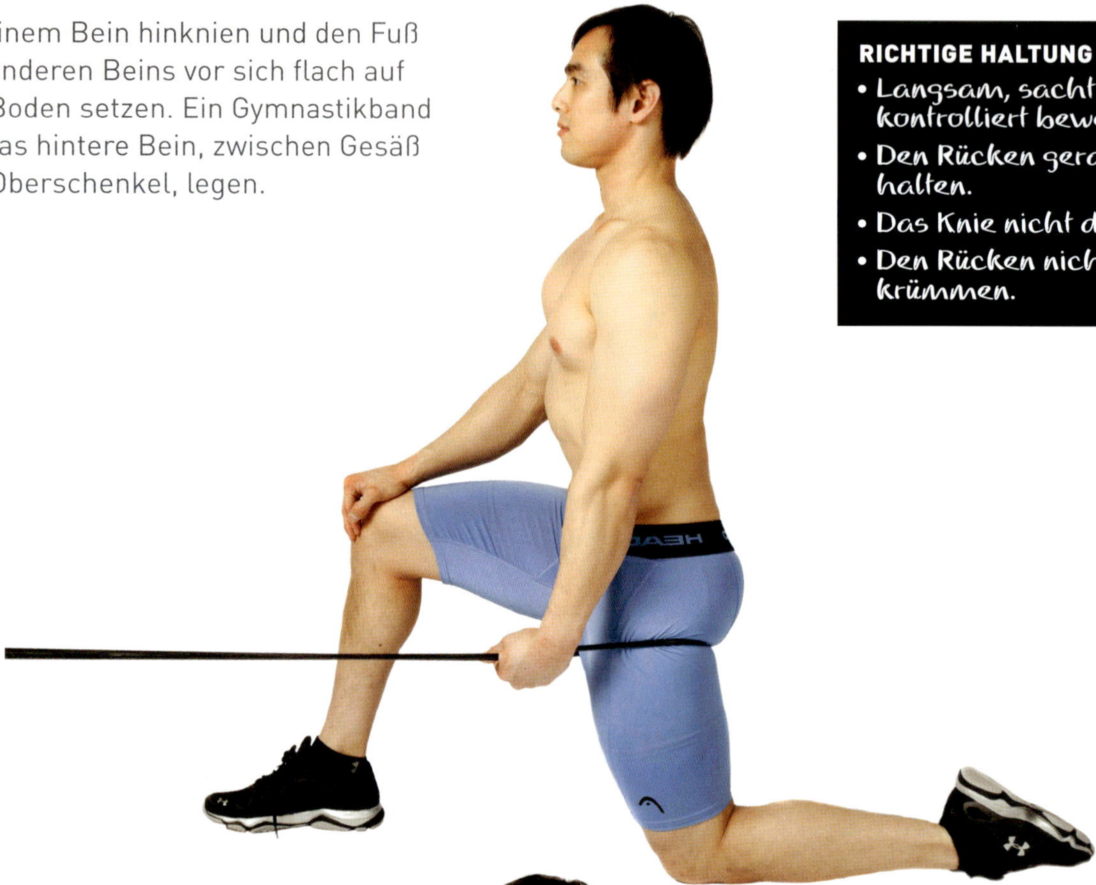

2 Die Hüften langsam nach vorn drehen.

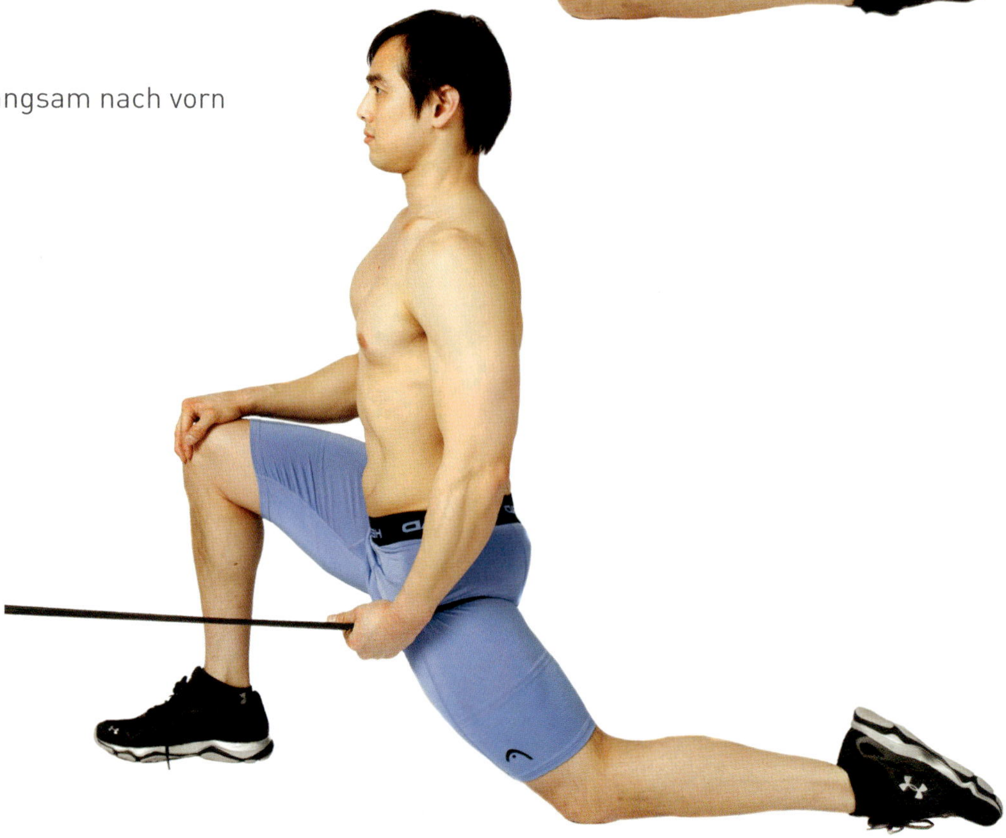

3 Die Hüften eine bis zwei Minuten lang vor und zurück drehen. Die Seite wechseln und die Übung auf der anderen Hüfte wiederholen.

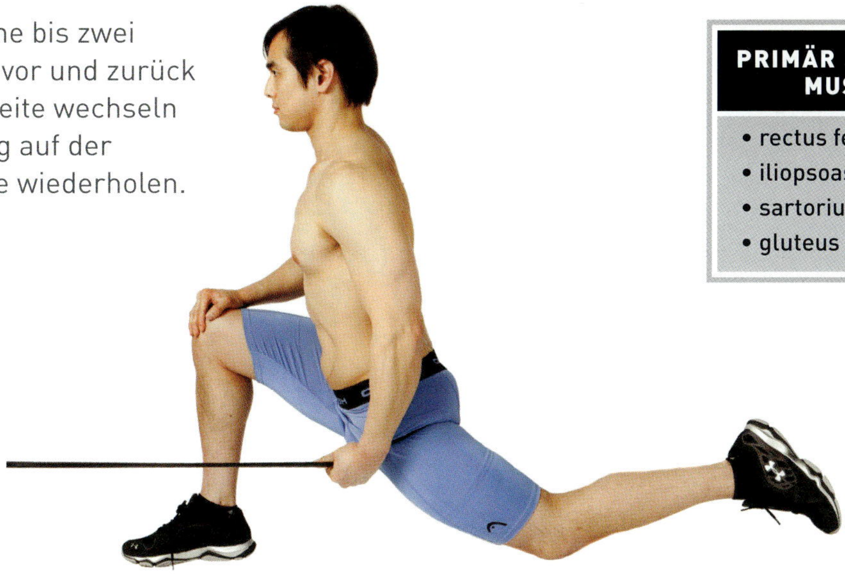

PRIMÄR BETEILIGTE MUSKELN

- rectus femoris
- iliopsoas*
- sartorius
- gluteus maximus

BEREICH
- Hüften

ART
- Mobilität

GERÄTE
- Gymnastik-band

ANMERKUNG

FETT = PRIMÄR BETEILIGTE MUSKELN

HELL = SEKUNDÄR BETEILIGTE MUSKELN

* TIEFE MUSKELN

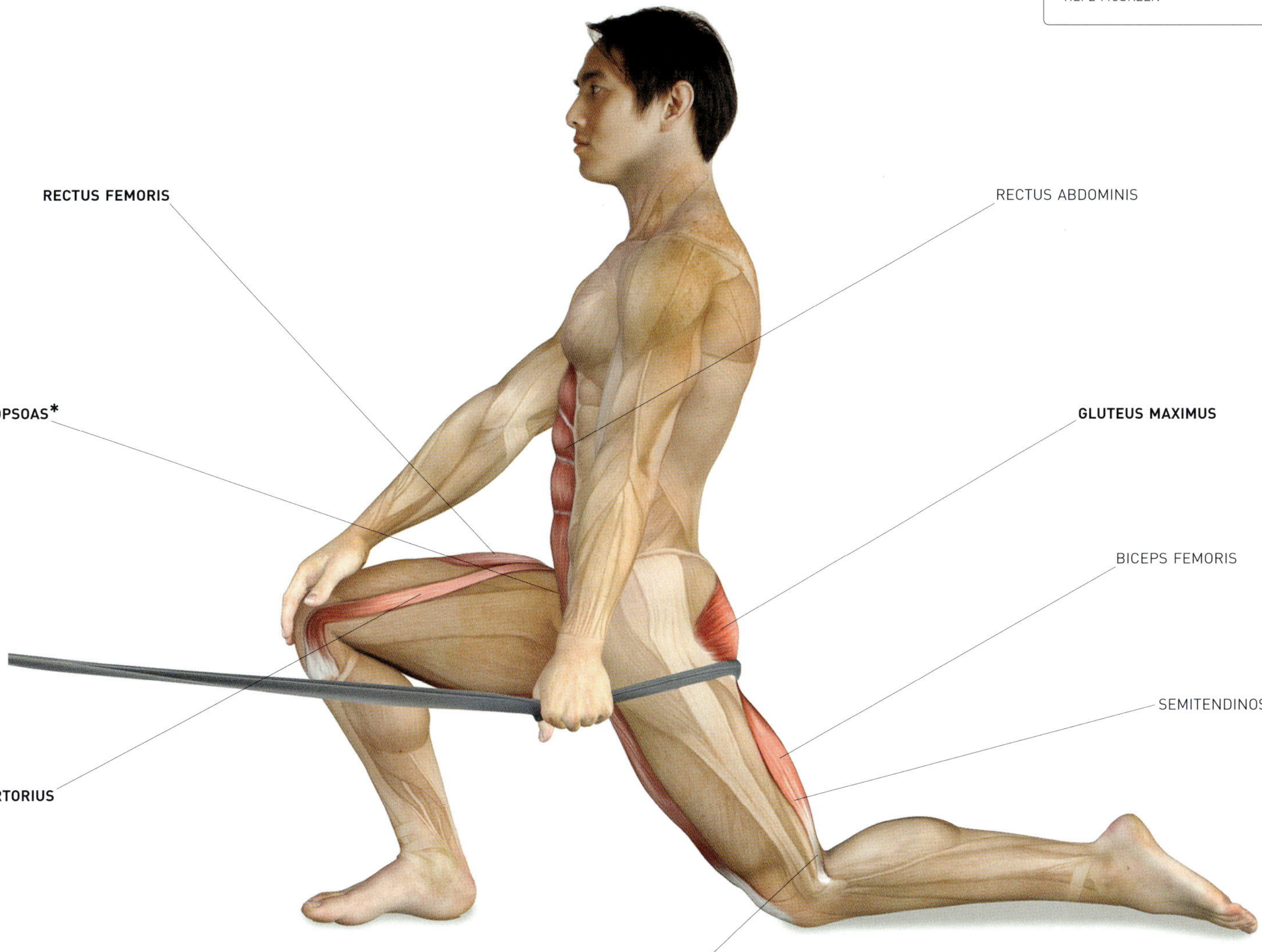

MOBILISIERUNG DER HÜFTE

1 Mit den Füßen schulterbreit auseinander stehen und ein Gymnastikband oder ein Widerstandsband um die Fußknöchel legen. Die Hüfte leicht nach vorn ziehen, die Brust heben und die Schultern nach unten und nach hinten drücken.

2 Die Hände auf die Hüften legen, das Bein langsam nach hinten beugen und dabei den Kopf oben und die Schultern hinten halten. Drei Sätze zu je 10 Wiederholungen durchführen und in die Ausgangsposition zurückkehren.

3 Rücken und Knie gerade halten und das Bein langsam nach vorn ausstrecken. Drei Sätze zu je 10 Wiederholungen durchführen und die Sequenz auf der anderen Seite wiederholen.

Flexion

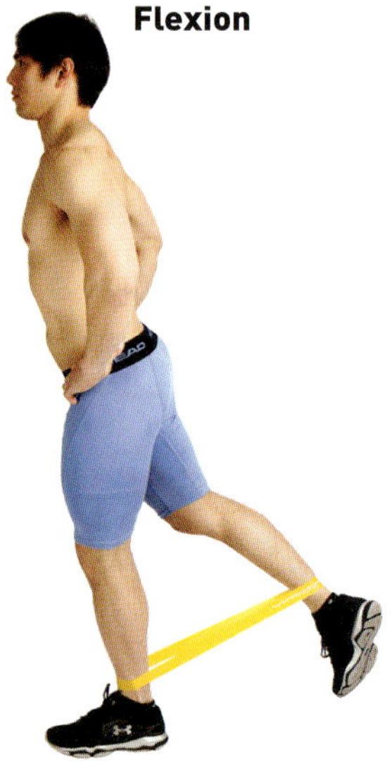

Extension

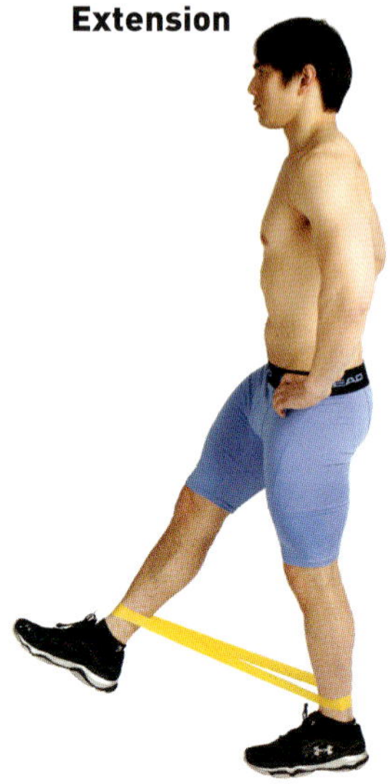

4 In die Ausgangsposition zurückkehren und mit der linken Hand abstützen, beispielsweise auf einer Stuhllehne.

5 Das rechte Bein abspreizen, dabei Knie und Rücken gerade halten und die Füße nach vorn richten. 10-mal wiederholen, in die Ausgangsposition zurückkehren und die Sequenz auf der anderen Seite wiederholen.

6 Die Beine überkreuzen und das linke Bein nach vorn und vom Körper weg strecken. Für zwei Sekunden halten und 10-mal wiederholen. In die Ausgangsposition zurückkehren und die Sequenz auf der anderen Seite wiederholen.

Abduktion

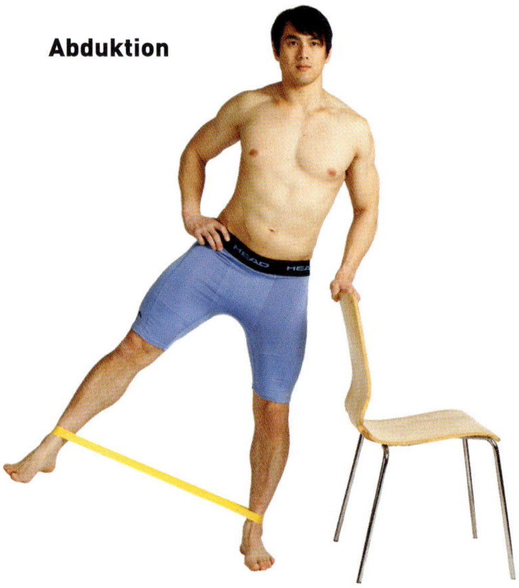

Adduktion

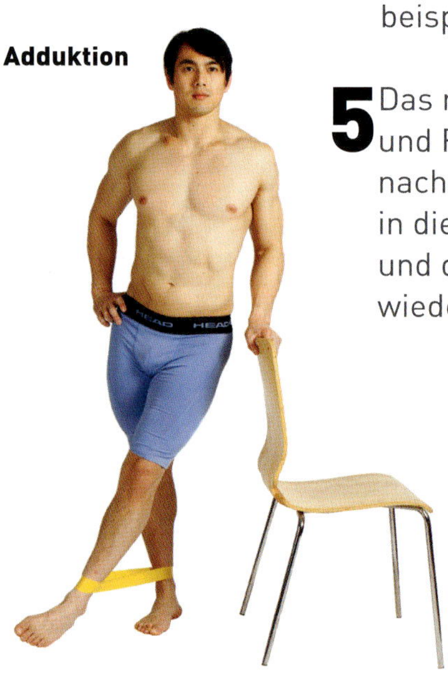

ANMERKUNG

FETT = PRIMÄR BETEILIGTE MUSKELN

HELL = SEKUNDÄR BETEILIGTE MUSKELN

* TIEFE MUSKELN

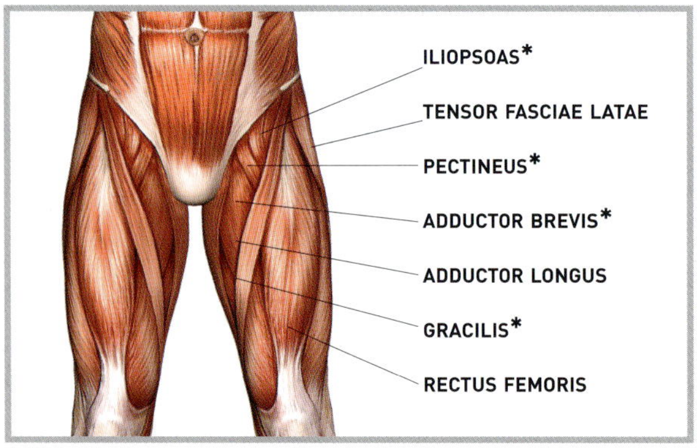

RICHTIGE HALTUNG

- Während der Extension die Gesäßmuskeln anspannen.
- Während der Flexion die Muskeln im vorderen Oberschenkel und der Hüfte anspannen.
- Während der Abduktion und Adduktion die Muskeln im seitlichen Oberschenkel der Hüfte anspannen.
- Den Oberkörper nicht zur Seite, nach hinten oder nach vorn lehnen.

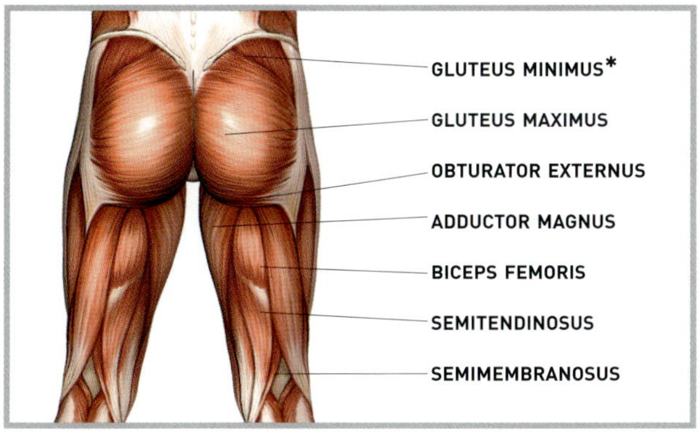

PRIMÄR BETEILIGTE MUSKELN

- iliopsoas
- gracilis
- pectineus
- obturator externus
- tensor fasciae latae
- rectus femoris
- biceps femoris
- semitendinosus
- semimembranosus
- adductor brevis
- adductor longus
- adductor magnus
- gluteus maximus
- gluteus minimus

BEREICH
- Hüften

ART
- Mobilität

GERÄTE
- Gymnastikband
- Stuhl

7 In die Ausgangsposition zurückkehren, einen großen Schritt zur Seite machen und dabei den Kopf oben und die Schultern hinten halten. Die Knie leicht beugen und aufrecht stehen.

8 Den zweiten Fuß dann neben den ersten stellen und dabei langsam und kontrolliert bewegen. Drei Sätze zu je 10 Wiederholungen durchführen und die Sequenz dann in der anderen Richtung wiederholen.

Zur Seite

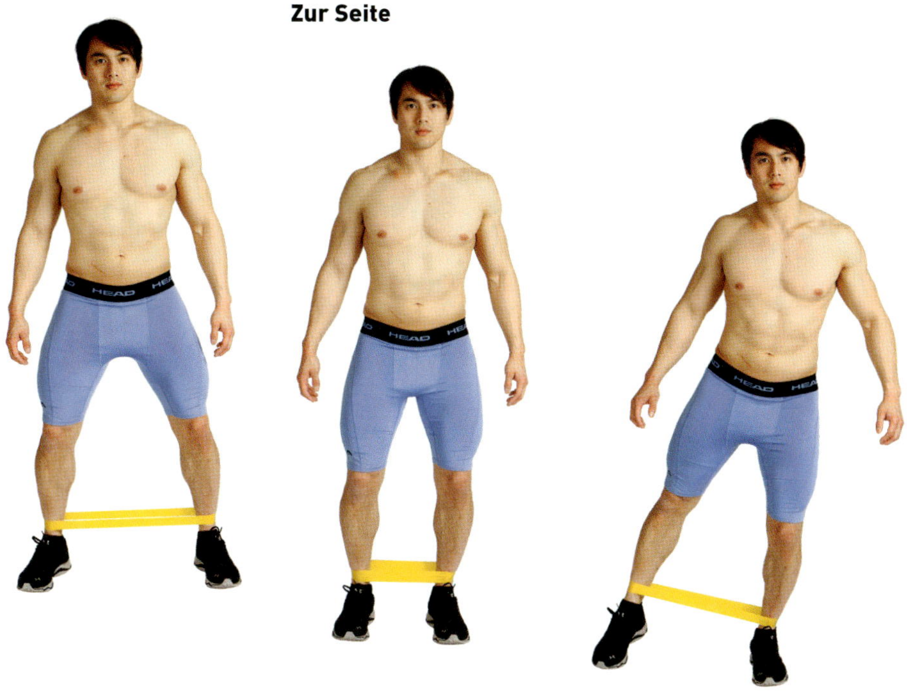

Über Kreuz

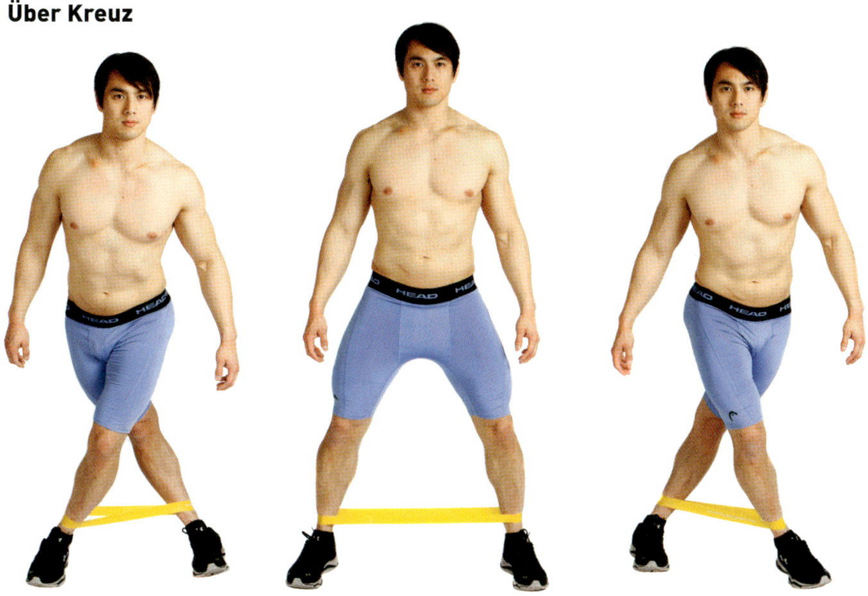

9 In die Ausgangsposition zurückkehren und mit dem linken Fuß ausschreiten, bis das Band gespannt ist. Dann den linken Fuß über den rechten kreuzen.

10 Den rechten Fuß vor den linken setzen und mit dem linken Fuß ausschreiten. Mit beiden Füßen drei Schritte nach links machen. In die Ausgangsposition zurückkehren, den rechten Fuß über den linken kreuzen und nach rechts gehen. Drei Sätze zu je 10 Wiederholungen in jeder Richtung durchführen.

DEHNUNG DER INNEREN HÜFTROTATOREN

1 Mit dem Gesicht nach oben hinlegen und die Arme an die Seite legen.

2 Die Knie beugen und die Füße weiter als schulterbreit auseinander stellen.

RICHTIGE HALTUNG

- Die Bauchmuskeln anspannen und die Hände auf den Boden legen, um den unteren Rücken zu stützen.
- Den unteren Rücken und das Gesäß nicht heben.
- Die Bewegungen müssen nicht groß sein. Die Hüfte nur 5–10cm weit drehen.

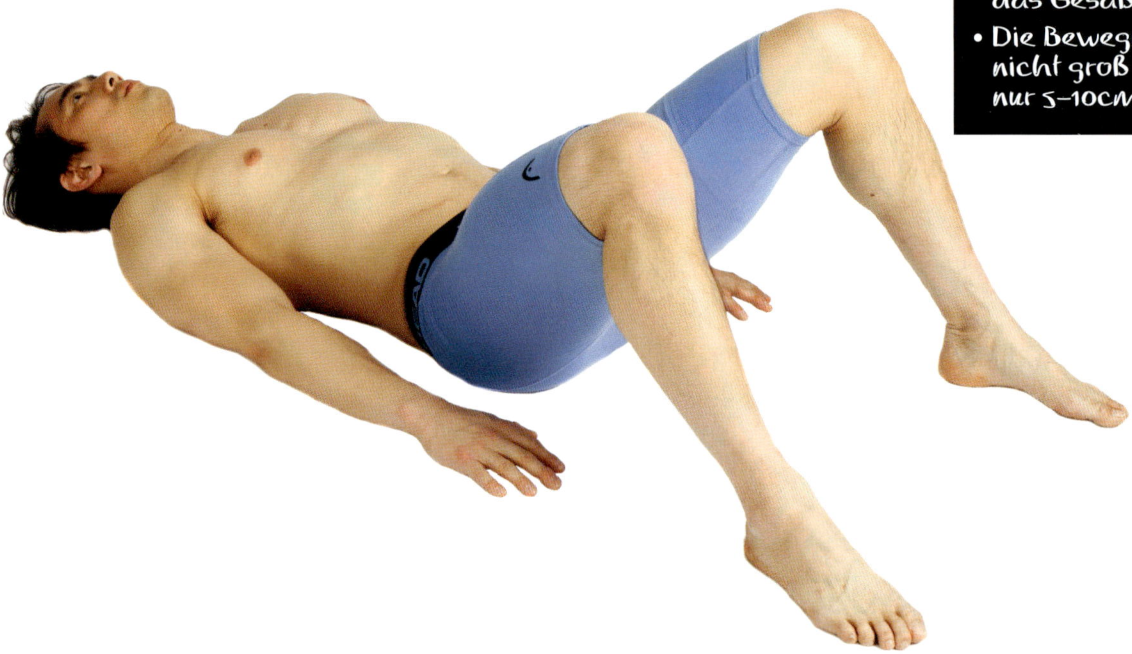

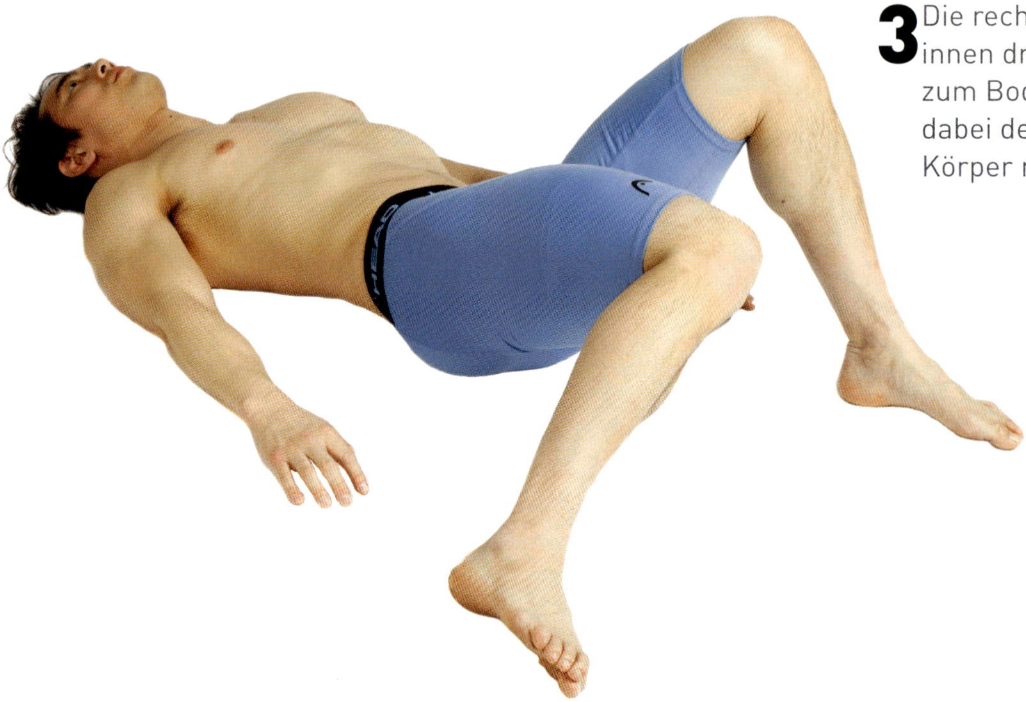

3 Die rechte Hüfte nach innen drehen, das Knie zum Boden ziehen und dabei den restlichen Körper ruhig halten.

4 Langsam in die Ausgangsposition zurückkehren und die Übung auf dem anderen Bein wiederholen. Insgesamt 10-mal auf jeder Seite wiederholen.

PRIMÄR BETEILIGTE MUSKELN

- gluteus medius
- gluteus minimus
- tensor fasciae latae

BEREICH

- Hüften

ART

- Mobilität

GERÄTE

- Trainingsmatte

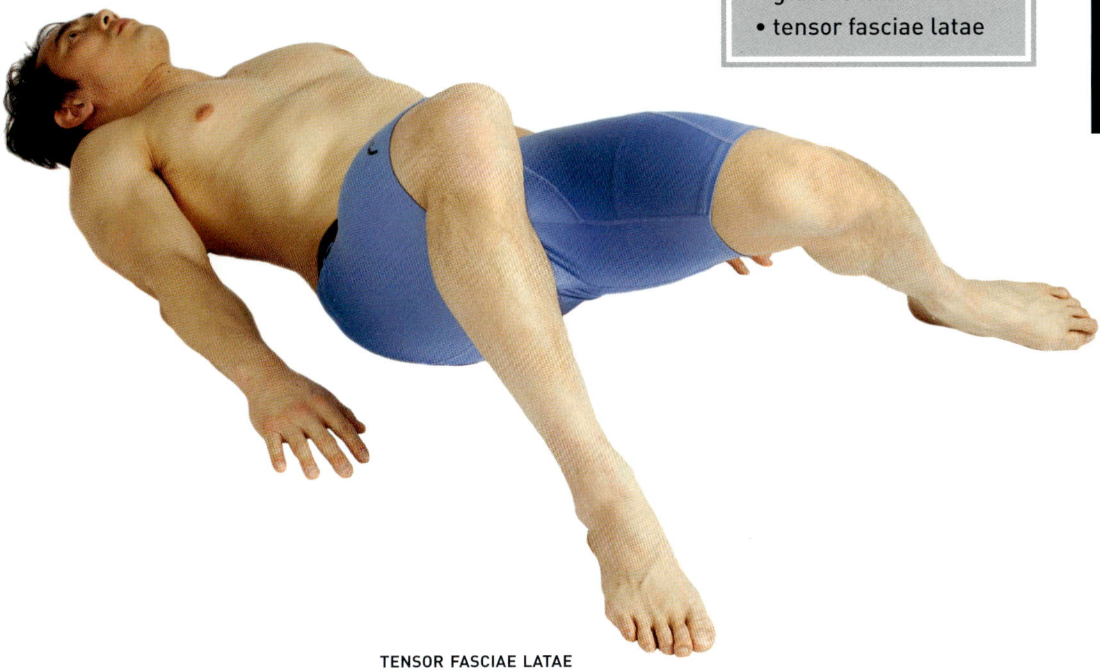

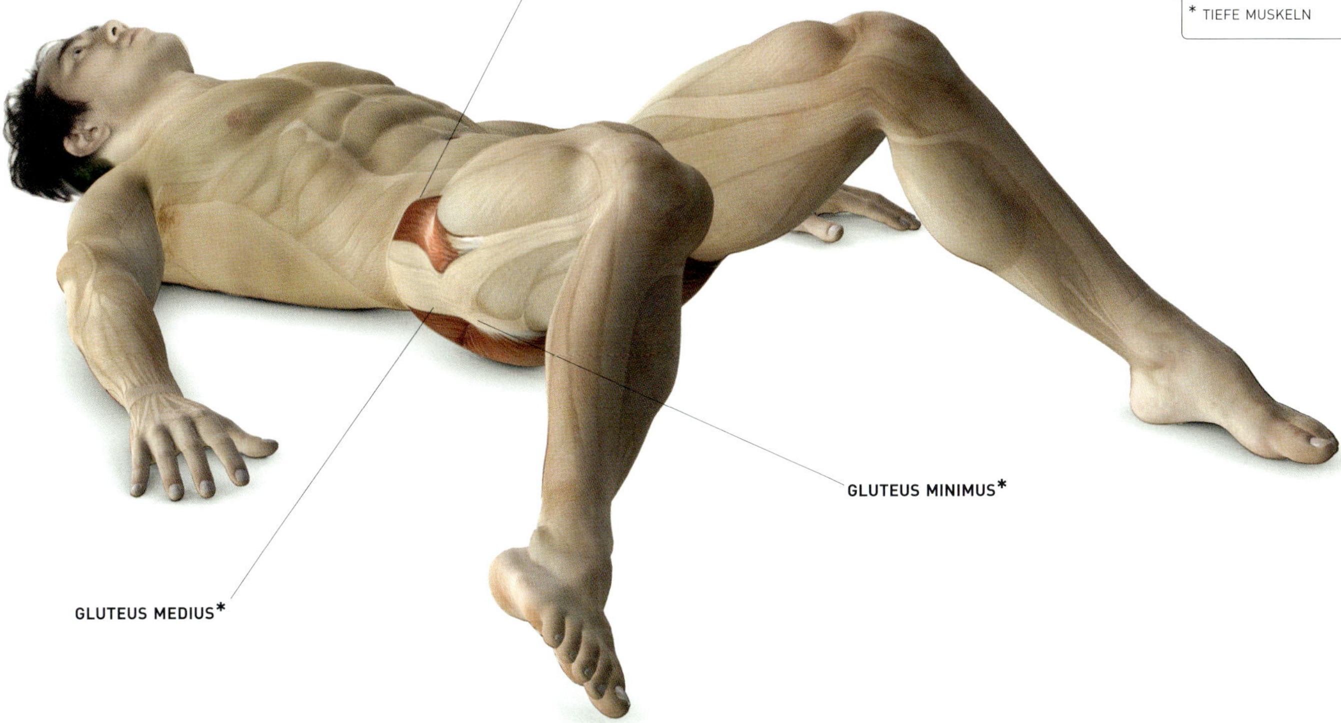

ANMERKUNG

FETT = PRIMÄR BETEILIGTE MUSKELN

HELL = SEKUNDÄR BETEILIGTE MUSKELN

* TIEFE MUSKELN

BEIN AUF ALLEN VIEREN HEBEN

1 Auf einer Trainingsmatte auf allen Vieren abstützen und dabei die Wirbelsäule in einer neutralen Position halten.

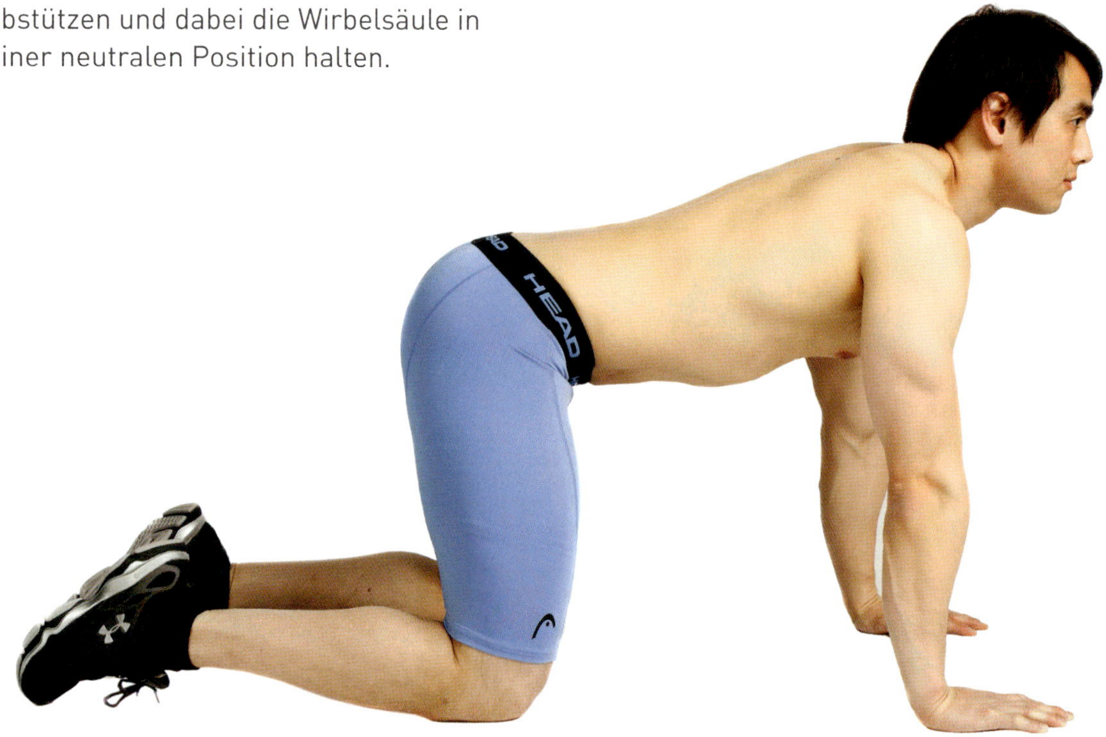

2 Das Gewicht regelmäßig verteilen und das gebeugte rechte Knie zur Seite ausstrecken.

3 Das Bein heben und senken, ohne die Hüften zu bewegen. Die Übung 10-mal wiederholen und dann das Bein wechseln.

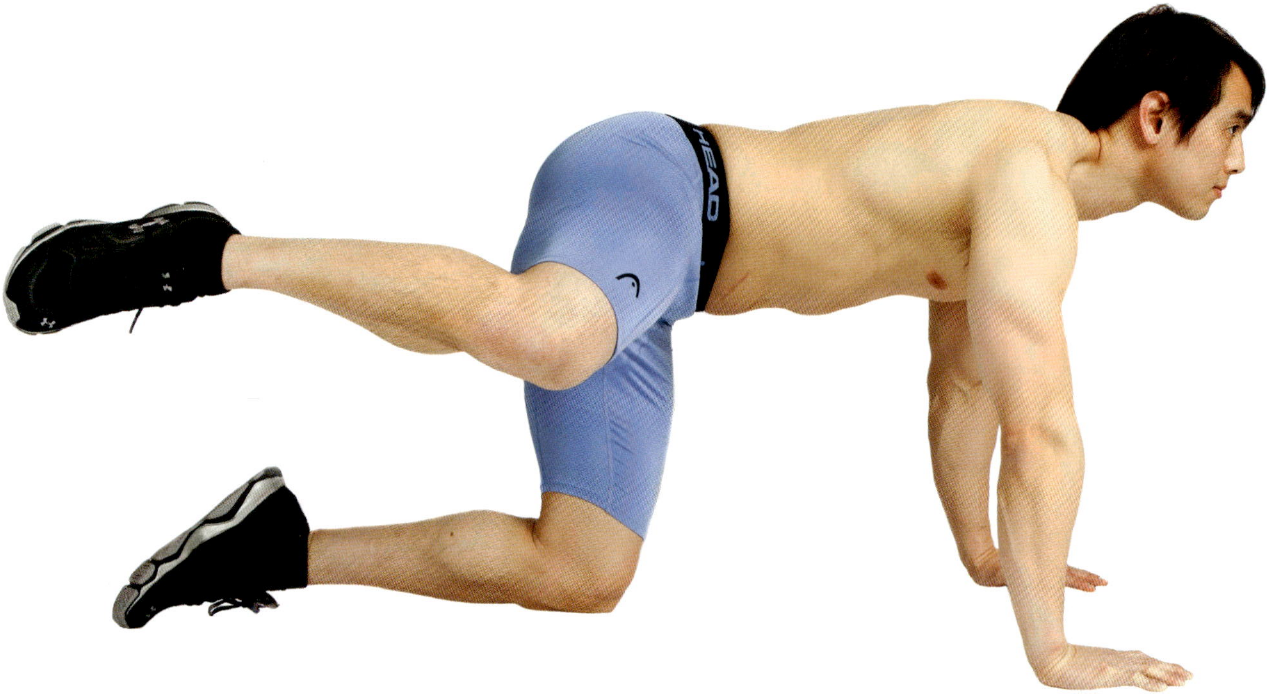

RICHTIGE HALTUNG
- Die Wirbelsäule in einer neutralen Position halten und den unteren Rücken nicht einsinken lassen.
- Das Kinn einziehen und den Kopf in einer neutralen Position halten.
- Die Hände aus den Schultern heraus in den Boden drücken, damit die Schultern nicht einsinken.
- Die Hüfte beim Beinheben nicht heben.

PRIMÄR BETEILIGTE MUSKELN
- iliopsoas
- sartorius
- rectus femoris
- gluteus maximus
- vastus lateralis
- vastus intermedius
- vastus medialis

BEREICH
- Hüften

ART
- Mobilität

GERÄTE
- Trainingsmatte

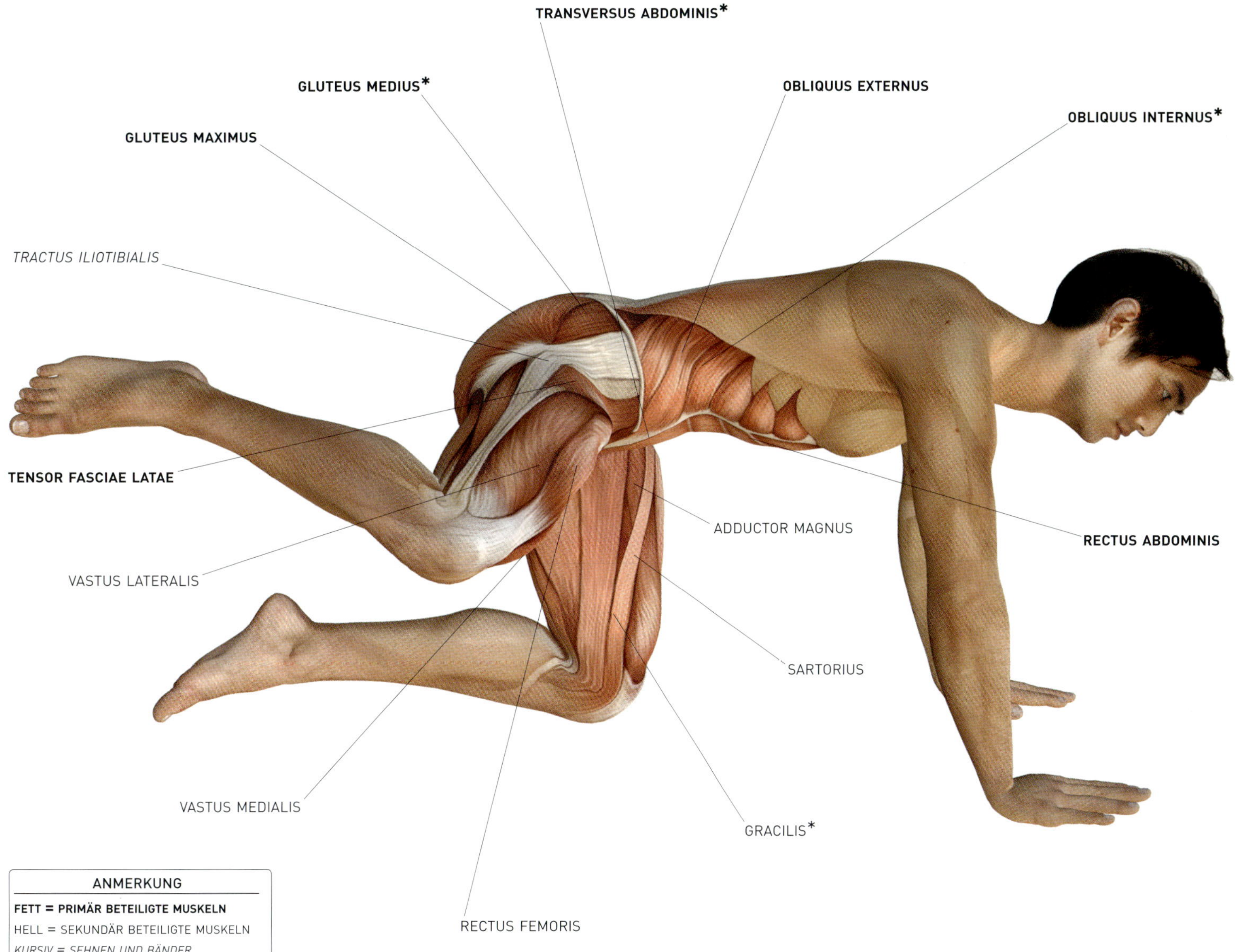

ANMERKUNG
FETT = PRIMÄR BETEILIGTE MUSKELN
HELL = SEKUNDÄR BETEILIGTE MUSKELN
KURSIV = SEHNEN UND BÄNDER
* TIEFE MUSKELN

Stufe eins

EINHEIT D

Den ganzen Körper kräftigen

Die folgende Trainingseinheit enthält fünf Übungen, die Gelenke, Muskeln, Sehnen und Bänder intensiv trainieren. Sie führt auch grundlegende Übungen ein: Kniebeugen und Ausfallschritte trainieren den Unterkörper, und Armbeugen mit Kurzhanteln trainieren Arme und Schultern. Zu Beginn des Trainings sollten die Hanteln ein angemessenes Gewicht haben, das dann langsam erhöht wird.

1. KNIEBEUGE
(Seite 66–67)

Zwei Sätze zu je 10 Wiederholungen

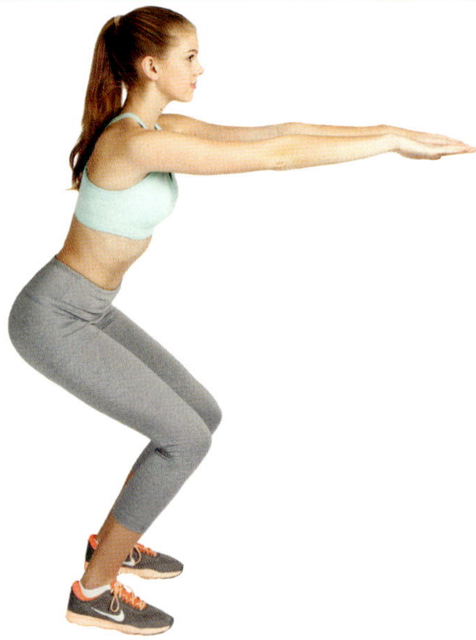

2. GLEITENDER AUSFALLSCHRITT
(Seite 68–69)

25 Wiederholungen auf jeder Seite

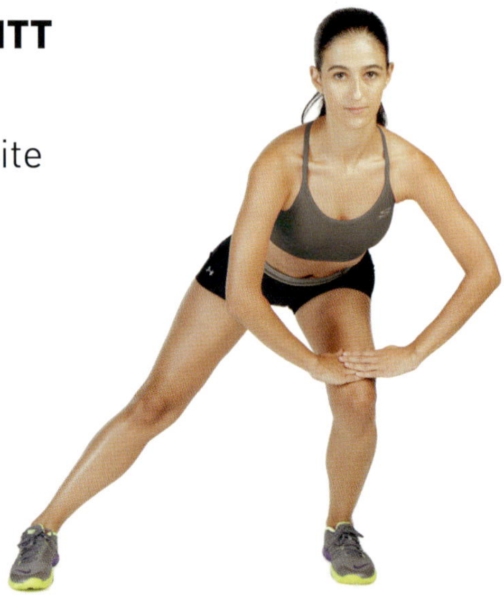

BENÖTIGTE GERÄTE

- ✗ Gymnastikband
- ✗ Widerstandsband
- ✗ Gymnastikball
- ✗ Medizinball
- ✓ Kurzhanteln
- ✗ Trainingsmatte
- ✗ Stuhl
- ✗ Kiste
- ✗ Steppbrett
- ✗ Schaumstoffrolle

3. STUHLPOSE
(Seite 70–71)

Drei Sätze; die Pose für 15–30 Sekunden halten

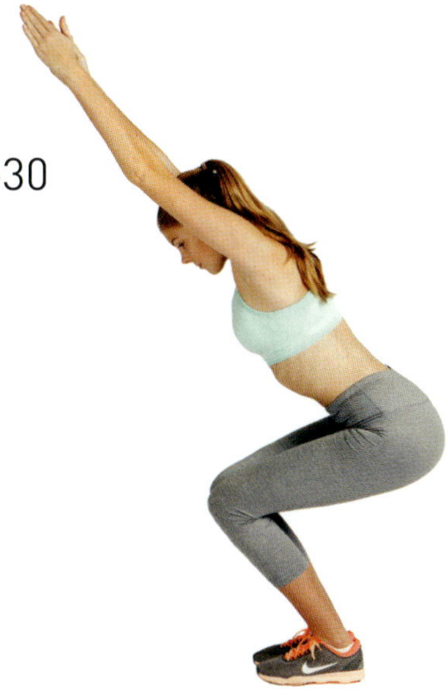

4. SCHULTERBEUGE
(Seite 72–73)

25 Wiederholungen

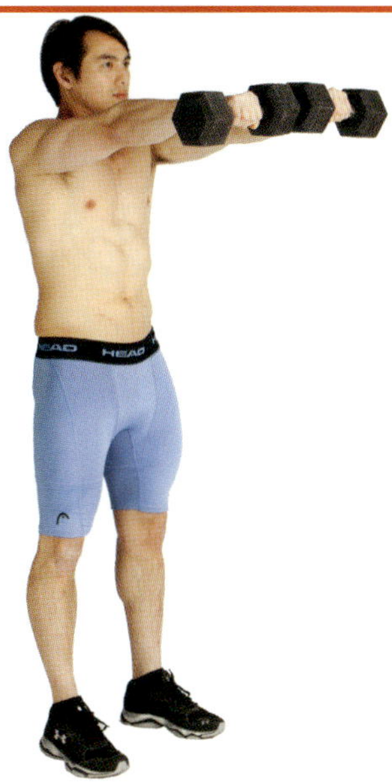

5. ABWECHSELNDES HANTELHEBEN
(Seite 74–75)

Drei Sätze zu je 15 Wiederholungen auf jeder Seite

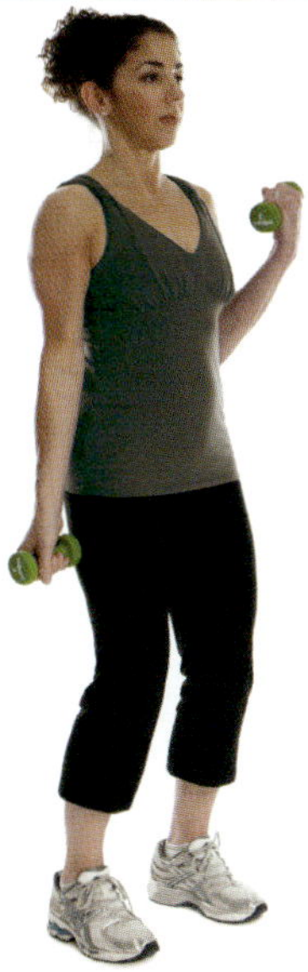

KNIEBEUGE

1 Mit geschlossenen Beinen aufrecht stehen und die Knie leicht beugen. Das Becken nach vorn ziehen, die Brust heben und die Schultern nach unten und nach hinten drücken.

RICHTIGE HALTUNG

- Die Brust gerade halten.
- Die Bauchmuskeln einziehen.
- Die Zehen während der Bewegung nach oben ziehen.
- Das Gewicht beim Aufrichten nach der Kniebeuge in den Boden drücken, um die Beinmuskeln mit dem Körpergewicht zu belasten.
- Die Fersen nicht vom Boden heben.
- Nicht zu schnell aufrichten.

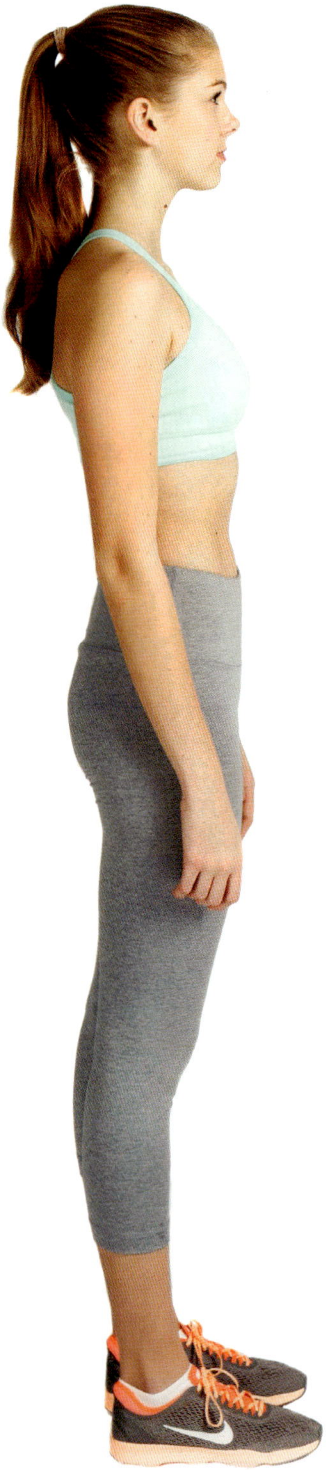

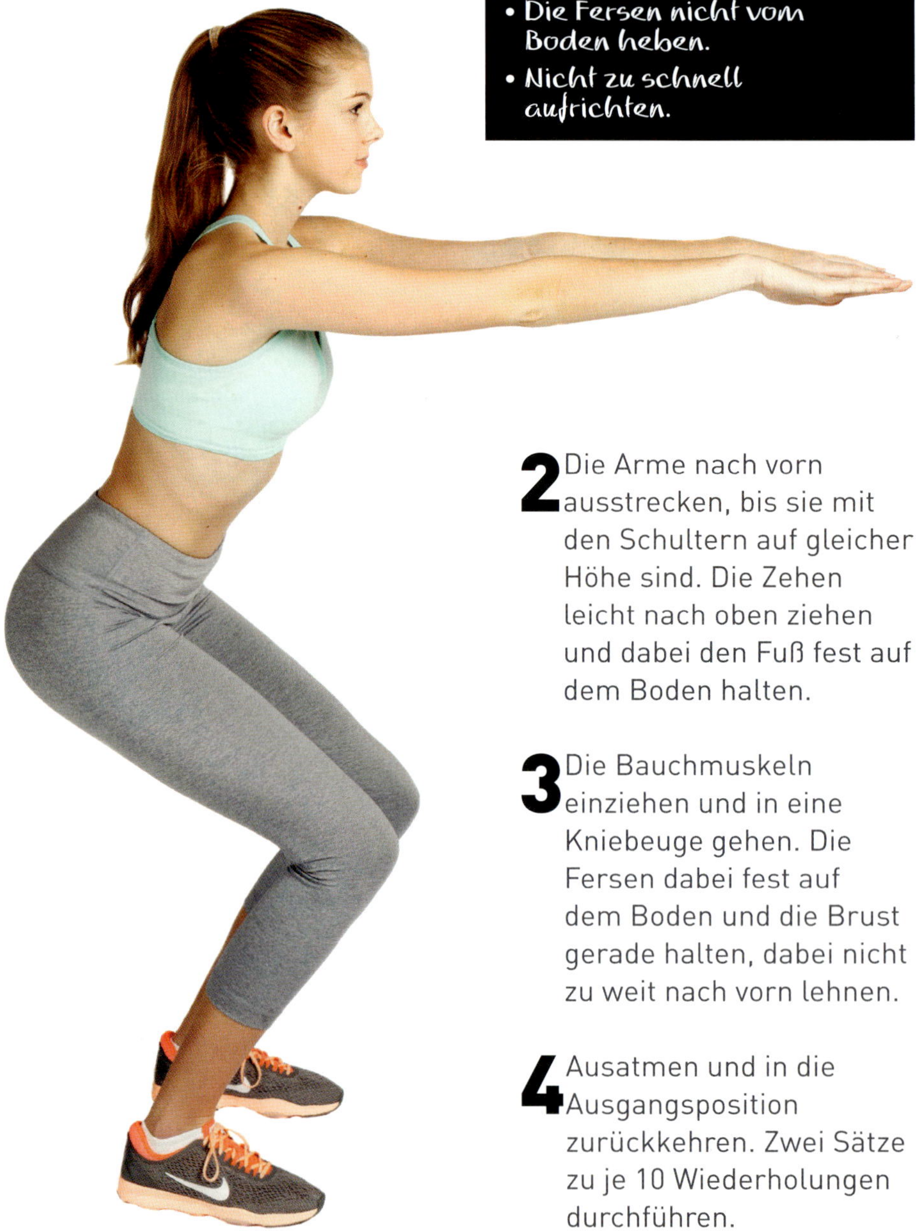

2 Die Arme nach vorn ausstrecken, bis sie mit den Schultern auf gleicher Höhe sind. Die Zehen leicht nach oben ziehen und dabei den Fuß fest auf dem Boden halten.

3 Die Bauchmuskeln einziehen und in eine Kniebeuge gehen. Die Fersen dabei fest auf dem Boden und die Brust gerade halten, dabei nicht zu weit nach vorn lehnen.

4 Ausatmen und in die Ausgangsposition zurückkehren. Zwei Sätze zu je 10 Wiederholungen durchführen.

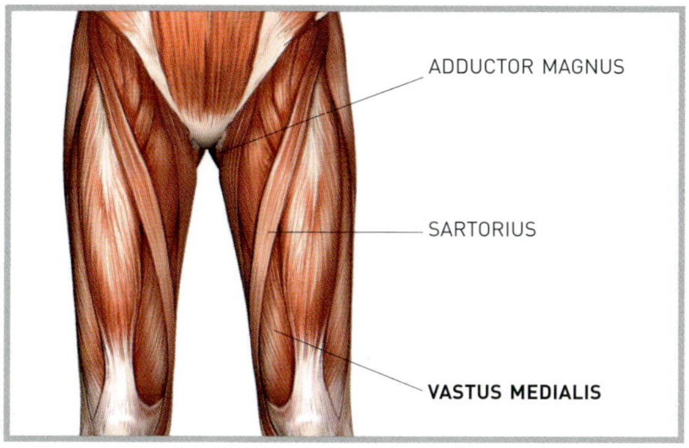

ANMERKUNG

FETT = PRIMÄR BETEILIGTE MUSKELN

HELL = SEKUNDÄR BETEILIGTE MUSKELN

* TIEFE MUSKELN

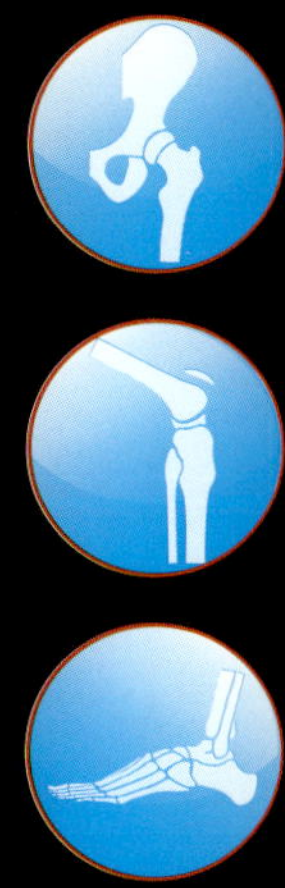

BEREICH

- Hüften
- Knie
- Sprung-gelenke

ART

- Kraft
- Balance

GERÄTE

- Keine

PRIMÄR BETEILIGTE MUSKELN

- biceps femoris
- rectus femoris
- tibialis anterior
- gastrocnemius
- soleus
- gluteus maximus
- abductor hallucis
- vastus medialis

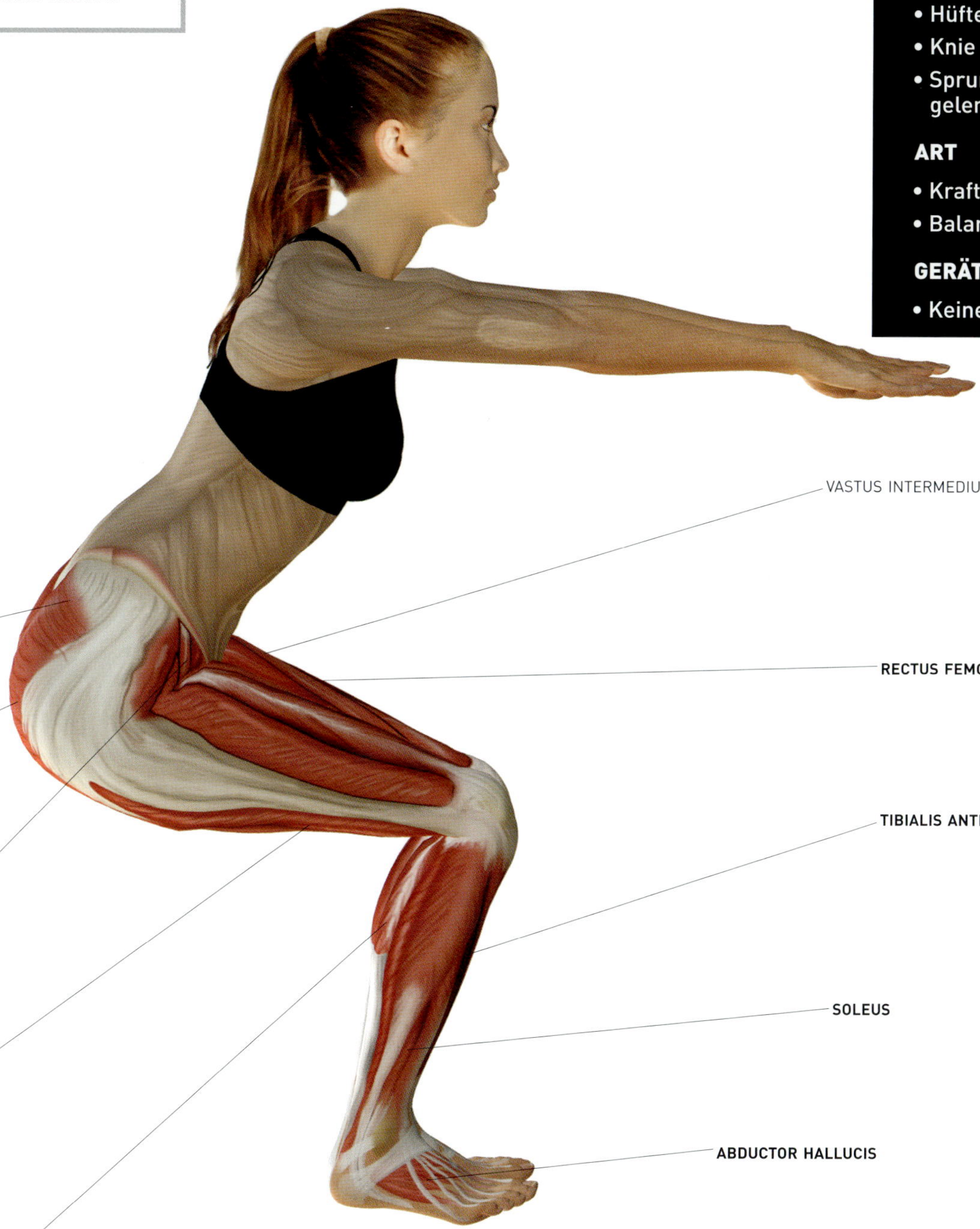

GLEITENDER AUSFALLSCHRITT

1 Mit den Füßen mehr als schulterbreit auseinander stehen. Die Zehen sind nach vorn gerichtet.

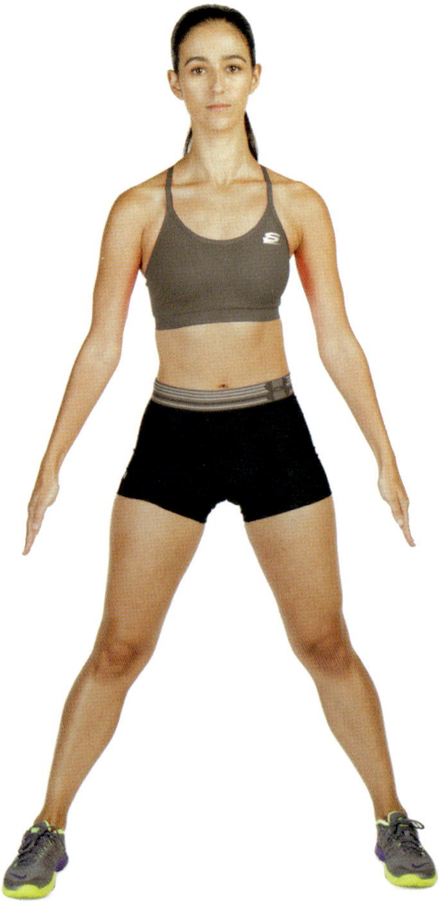

2 Einen seitlichen Ausfallschritt nach links machen, leicht nach vorn beugen und die Hände auf das gebeugte Knie legen.

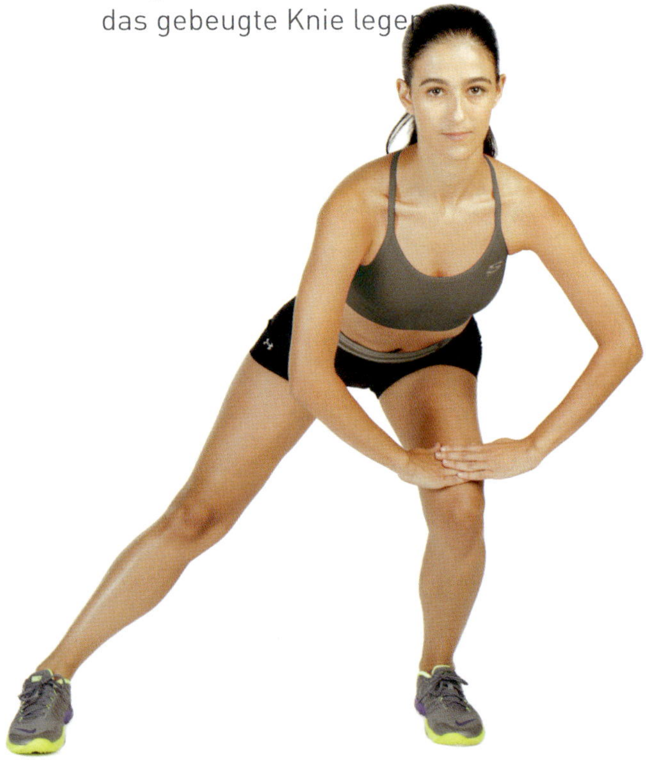

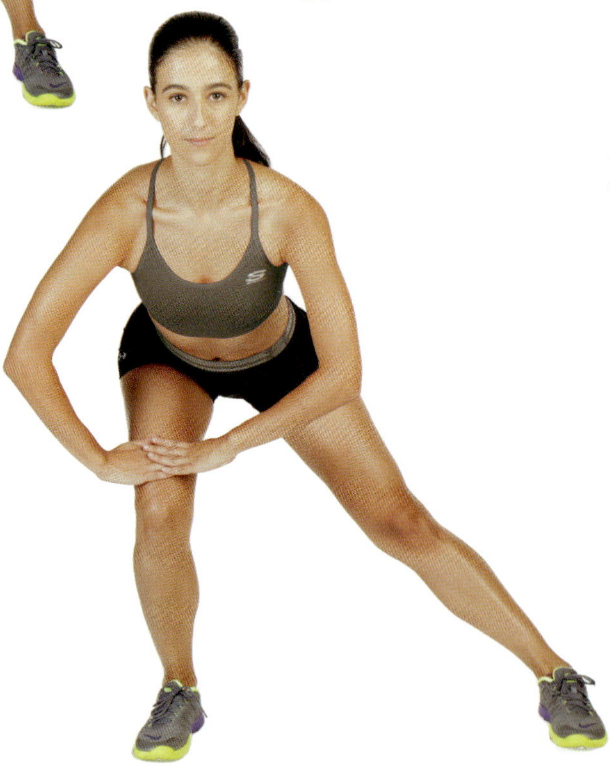

3 Die Seite wechseln, die Hände auf das andere Knie legen und die Übung wiederholen. Die Geschwindigkeit beibehalten und immer wieder vor und zurück gleiten. 25 Mal wiederholen.

RICHTIGE HALTUNG

- Die Zehen nach unten drücken, um die Bewegung auszuführen.
- Die Bewegungen sollen gleichmäßig und kontrolliert sein.
- Die Knie sollen die Zehen nicht überragen.

PRIMÄR BETEILIGTE MUSKELN

- rectus femoris
- vastus lateralis
- vastus intermedius
- vastus medialis
- soleus
- gastrocnemius
- biceps femoris
- semitendinosus
- semimembranosus
- gluteus maximus

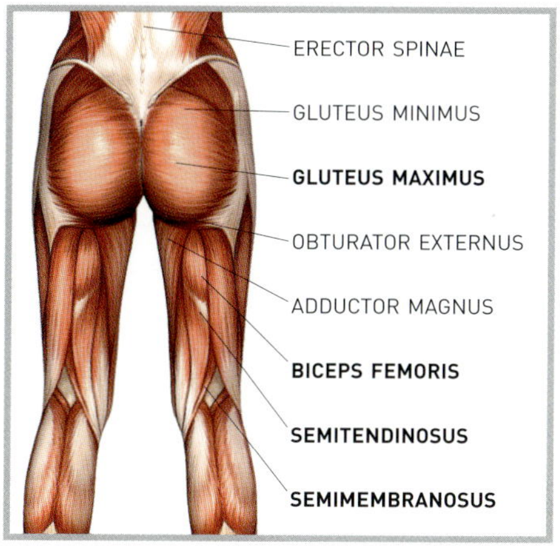

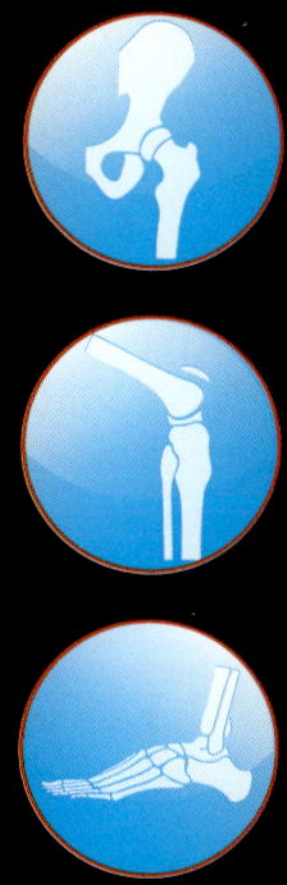

BEREICH

- Hüften
- Knie
- Sprung-gelenke

ART

- Kraft
- Mobilität

GERÄTE

- Keine

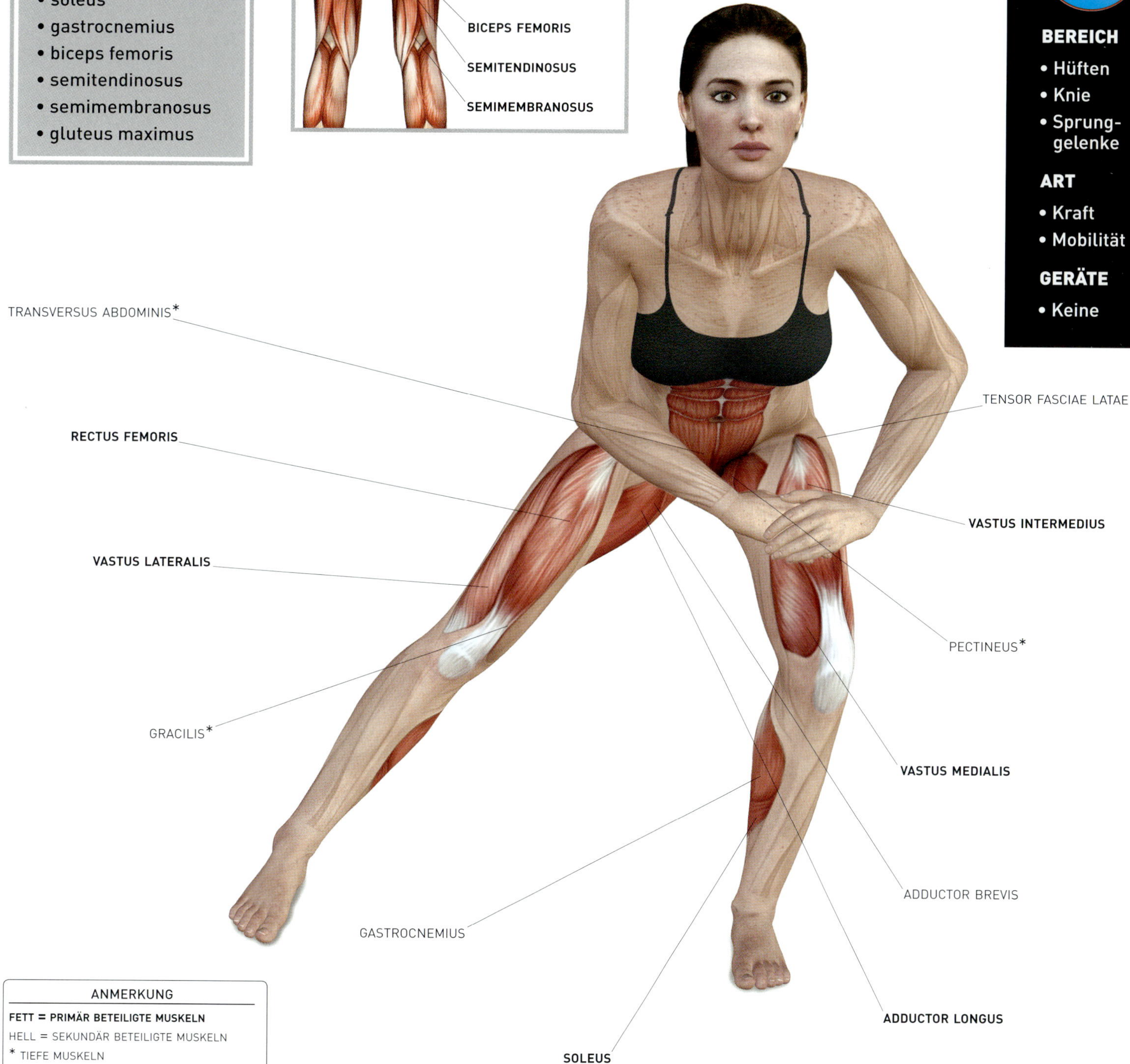

ANMERKUNG

FETT = PRIMÄR BETEILIGTE MUSKELN
HELL = SEKUNDÄR BETEILIGTE MUSKELN
* TIEFE MUSKELN

STUHLPOSE

1 Aufrecht stehen, die Füße zusammen stellen und die Arme an die Seite legen.

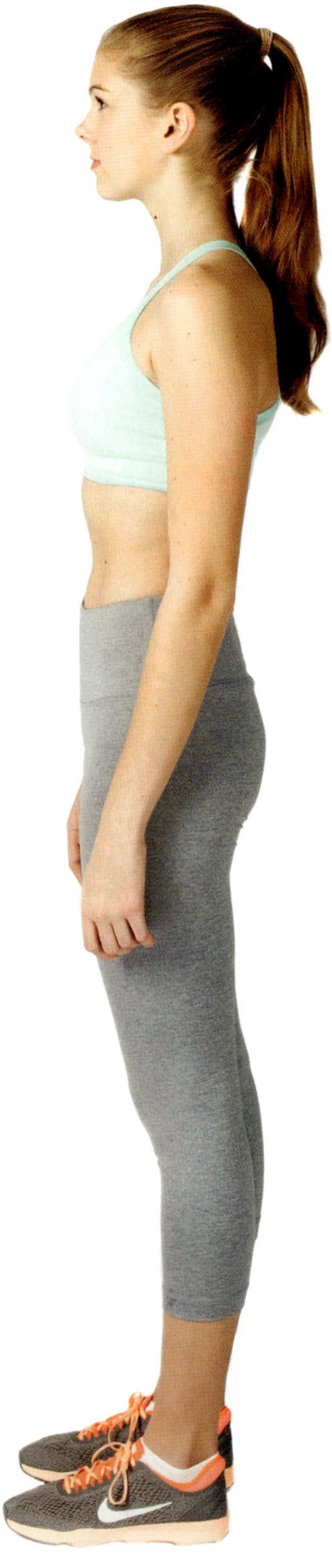

RICHTIGE HALTUNG

- Den Rücken nicht krümmen.
- Nur mit den Oberschenkeln, Knien und Hüften in die Hocke gehen. So hat der Unterkörper eine korrekte Haltung.

PRIMÄR BETEILIGTE MUSKELN

- erector spinae
- extensor digitorum
- triceps brachii
- biceps brachii
- deltoideus medialis
- infraspinatus
- teres major
- biceps femoris
- semitendinosus
- semimembranosus
- soleus
- tibialis anterior
- rectus femoris
- vastus lateralis
- vastus medialis
- vastus intermedius

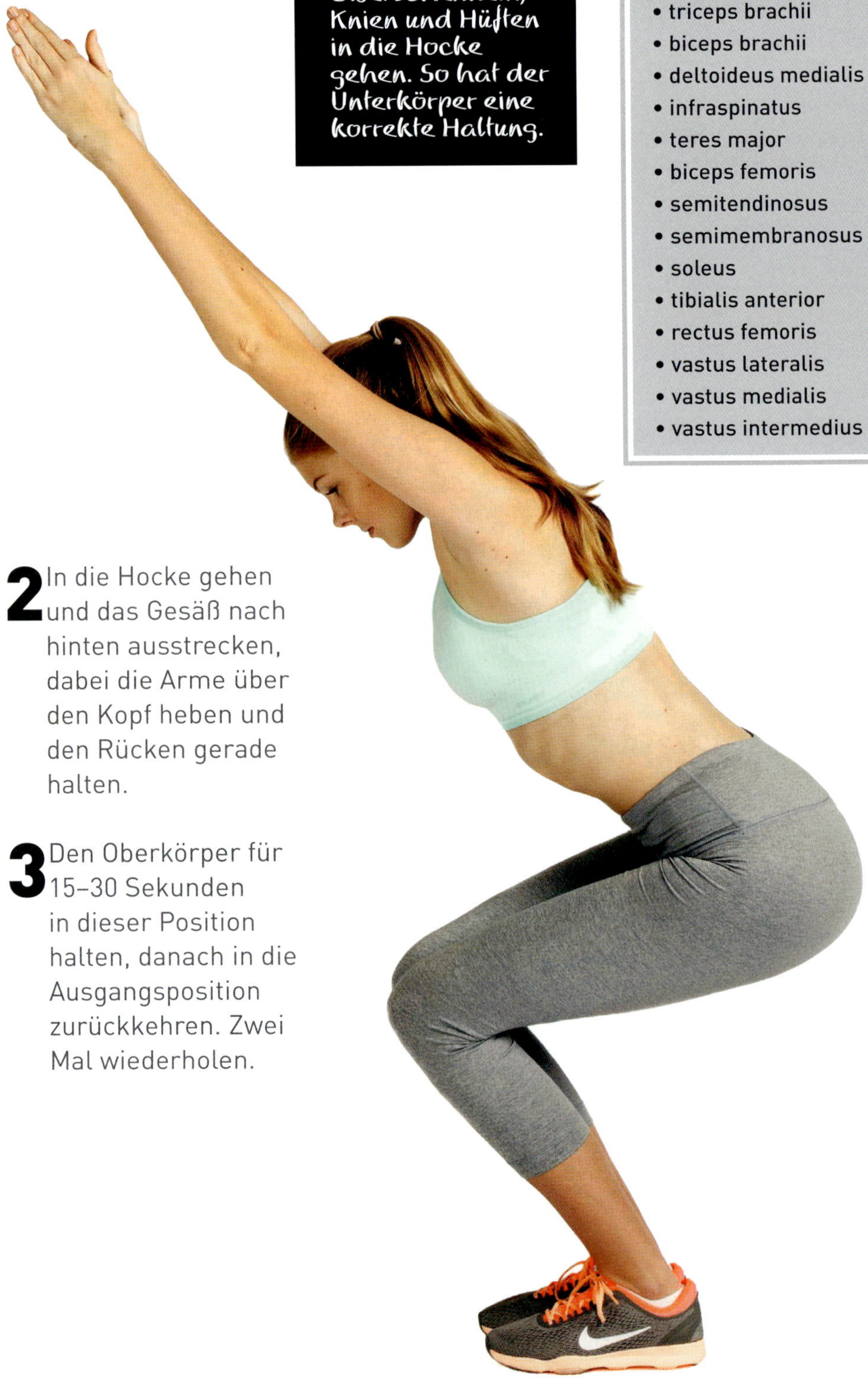

2 In die Hocke gehen und das Gesäß nach hinten ausstrecken, dabei die Arme über den Kopf heben und den Rücken gerade halten.

3 Den Oberkörper für 15–30 Sekunden in dieser Position halten, danach in die Ausgangsposition zurückkehren. Zwei Mal wiederholen.

BEREICH
- Ganzer Körper

ART
- Mobilität

GERÄTE
- Keine

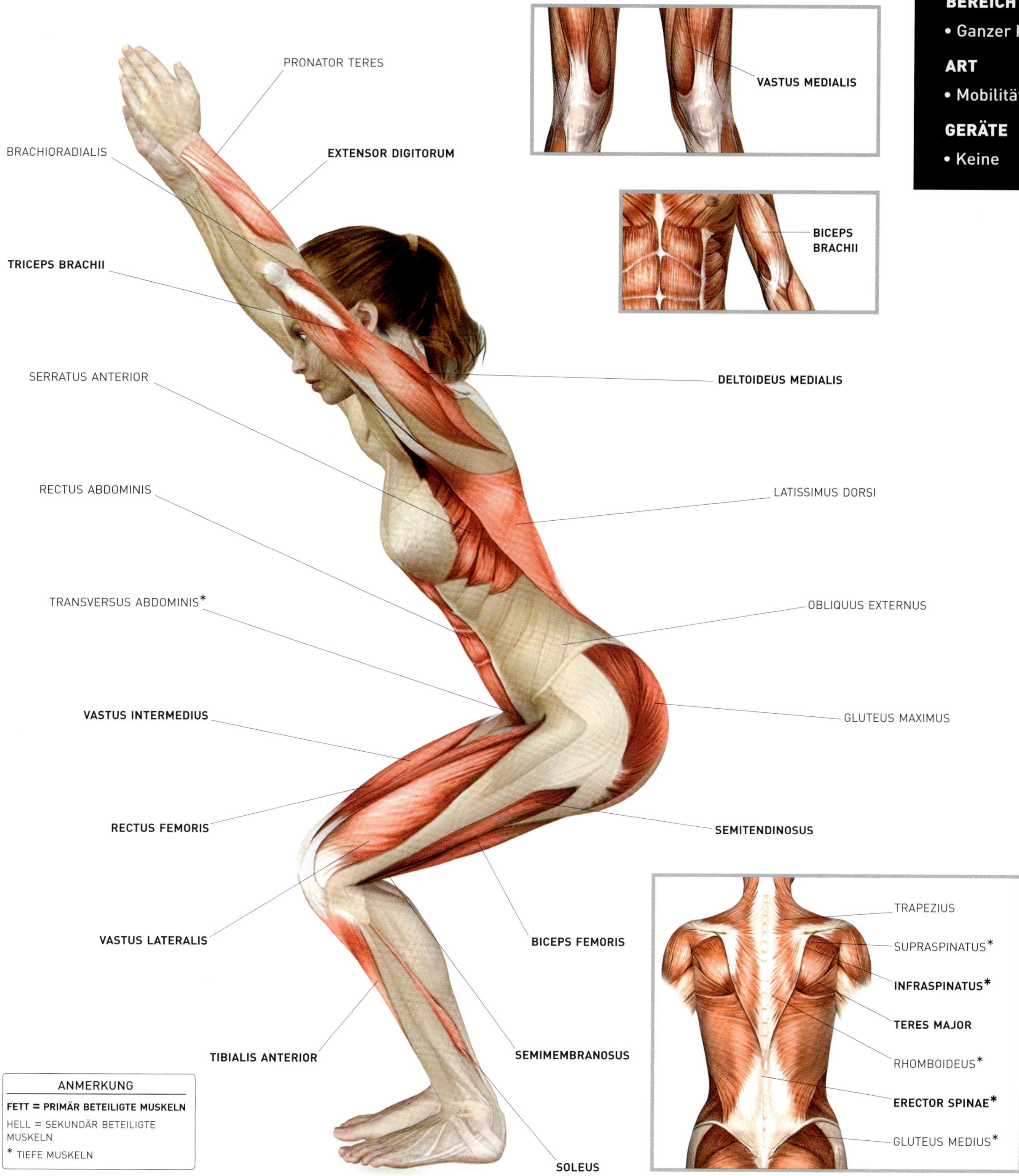

ANMERKUNG

FETT = PRIMÄR BETEILIGTE MUSKELN

HELL = SEKUNDÄR BETEILIGTE MUSKELN

* TIEFE MUSKELN

SCHULTERBEUGE

1 Aufrecht stehen und eine Kurzhantel in jeder Hand halten.

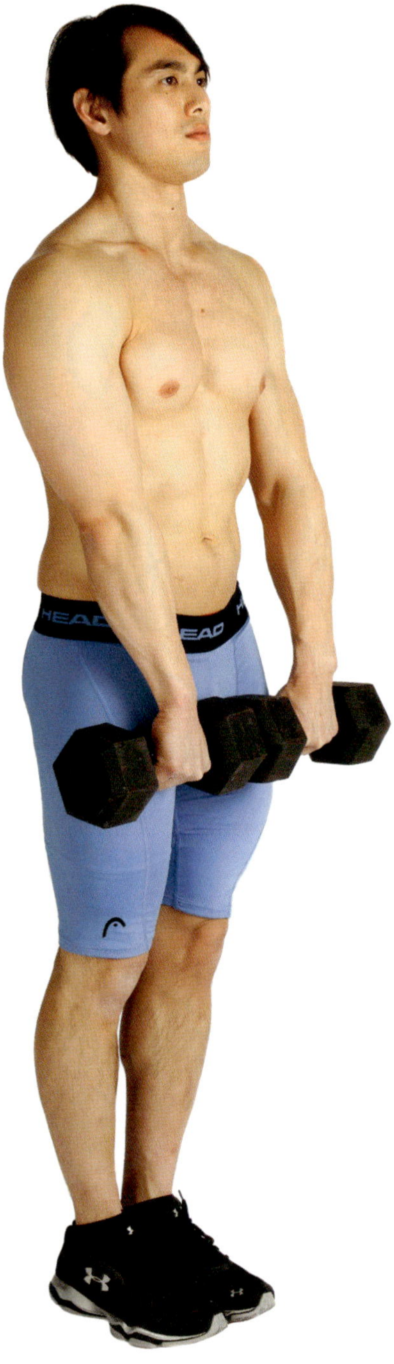

2 Beide Arme gerade nach vorn ausstrecken, bis sie auf Schulterhöhe sind.

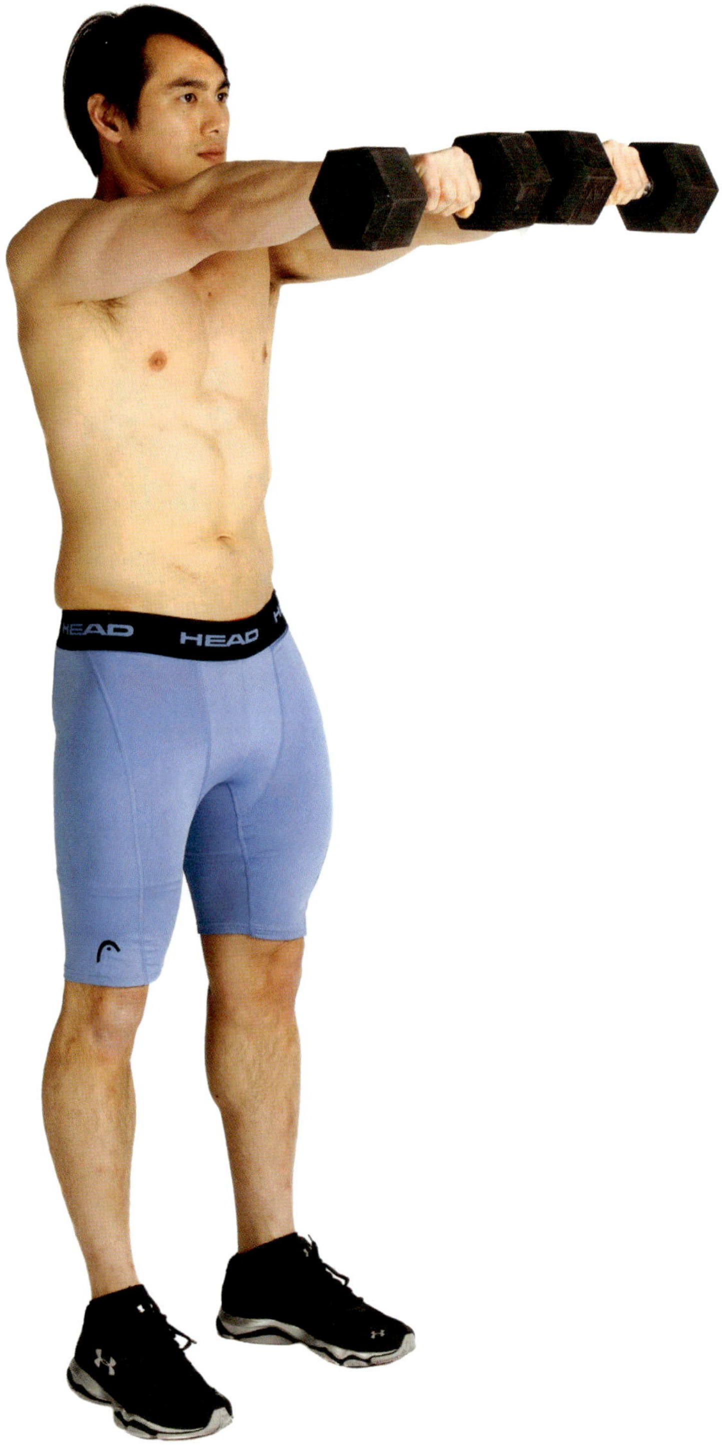

3 Die Gewichte langsam wieder senken und in die Ausgangsposition zurückkehren. Die Übung 25 Mal wiederholen.

BEREICH
- Schultern

ART
- Kraft

GERÄTE
- Kurzhanteln

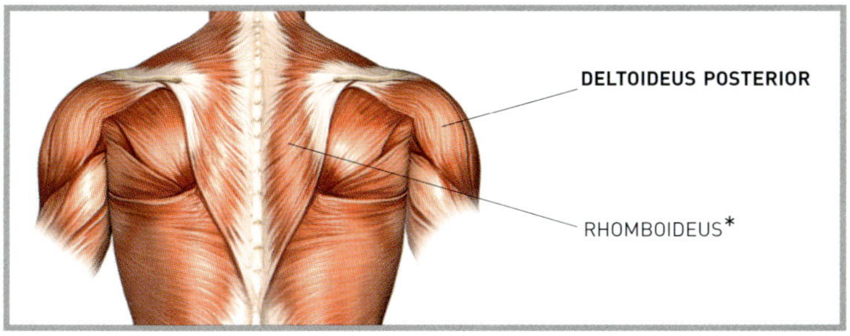

ANMERKUNG
FETT = PRIMÄR BETEILIGTE MUSKELN
HELL = SEKUNDÄR BETEILIGTE MUSKELN
* TIEFE MUSKELN

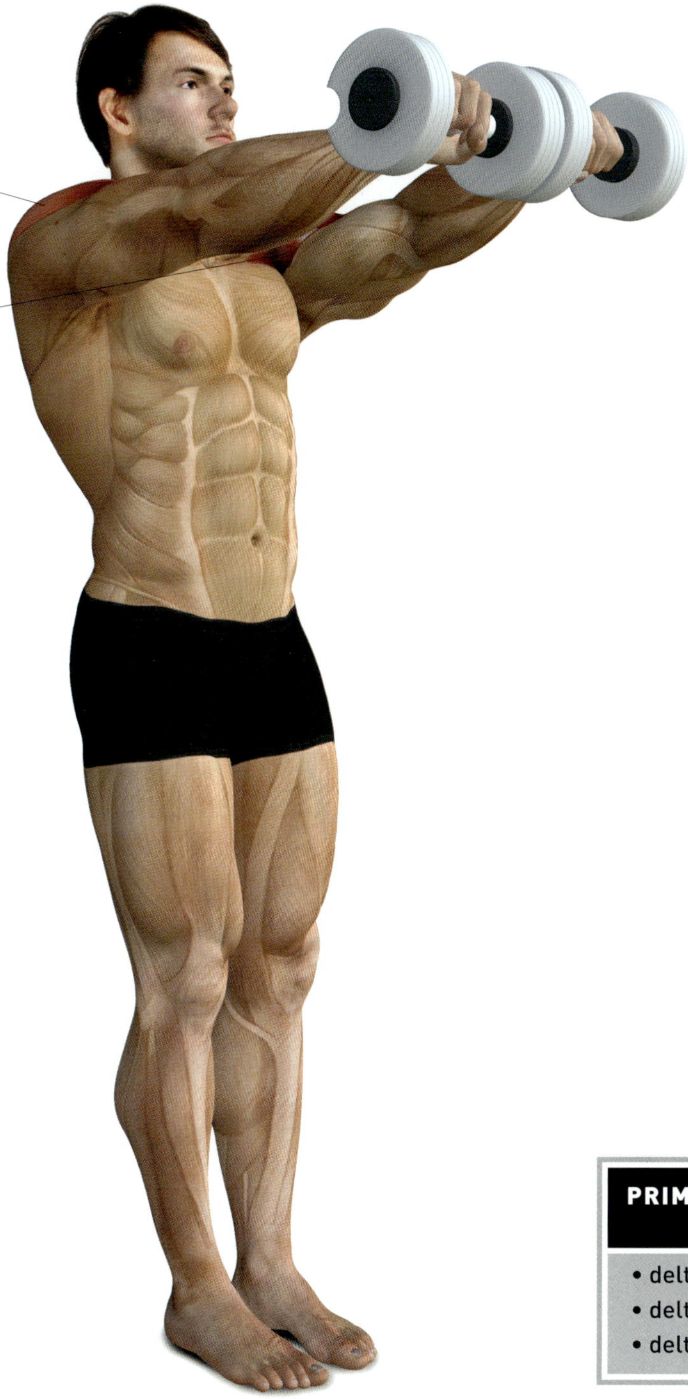

RICHTIGE HALTUNG
- Die Gewichte nah zur Seite senken, ohne, dass sie auf der Seite aufliegen.
- Den unteren Rücken beim Heben der Gewichte nicht ruckartig bewegen.

PRIMÄR BETEILIGTE MUSKELN
- deltoideus anterior
- deltoideus medialis
- deltoideus posterior

ABWECHSELNDES HANTELHEBEN

1 Mit den Füßen fest auf dem Boden und schulterbreit auseinander stehen, die Knie leicht beugen. Ein Handgewicht oder eine Kurzhantel in der Hand halten und die Arme an die Seite legen. Die Handflächen nach vorn richten.

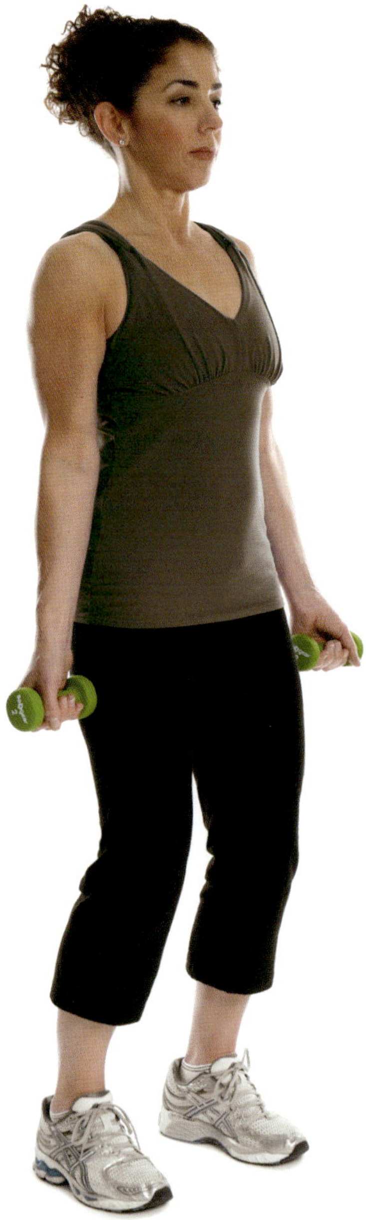

2 Mit gleichmäßigen und kontrollierten Bewegungen einen Arm beugen und das Gewicht zur Schulter heben.

3 Einen Arm senken, gleichzeitig den anderen heben und auf der anderen Seite wiederholen. Drei Sätze zu je 15 Wiederholungen auf jedem Arm durchführen und dabei die Seiten abwechseln.

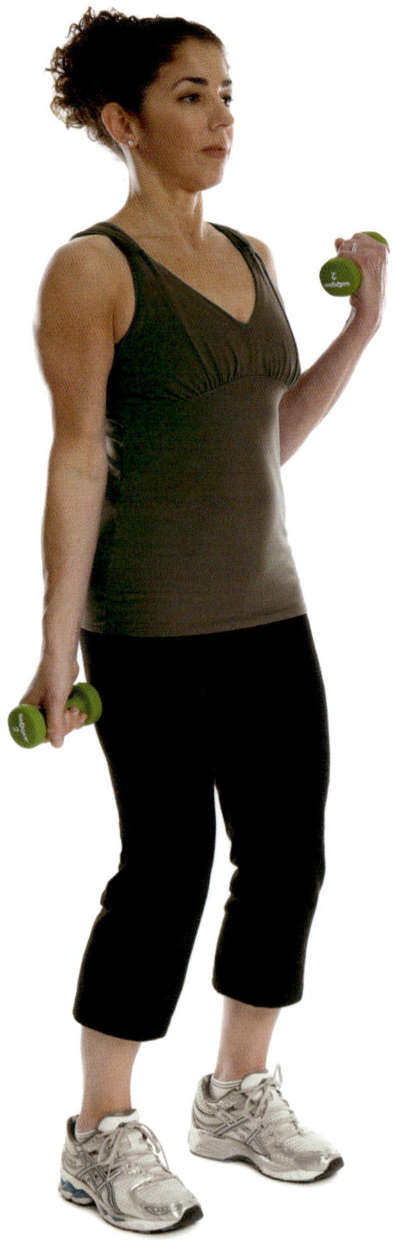

RICHTIGE HALTUNG

- Die Knie während der Übung locker lassen.
- Den Blick nach vorn richten.
- Den einen Arm still halten, während sich der andere bewegt.
- Den Oberkörper ruhig halten.
- Die Gewichte nicht schwingen, sondern die Arme kontrolliert und langsam bewegen.
- Den Rücken nicht krümmen.
- Nicht vornüber sinken.

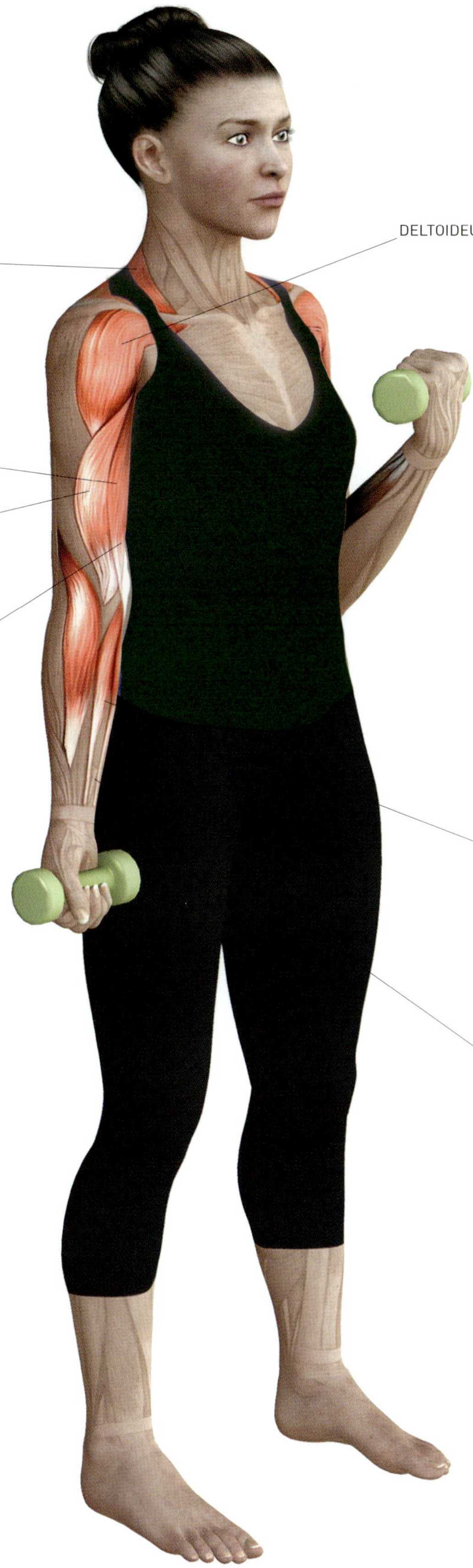

BEREICH
- Ellbogen
- Handgelenke

ART
- Kraft

GERÄTE
- Kurzhanteln

ANMERKUNG

FETT = PRIMÄR BETEILIGTE MUSKELN

HELL = SEKUNDÄR BETEILIGTE MUSKELN

* TIEFE MUSKELN

PRIMÄR BETEILIGTE MUSKELN

- biceps brachii

STUFE ZWEI

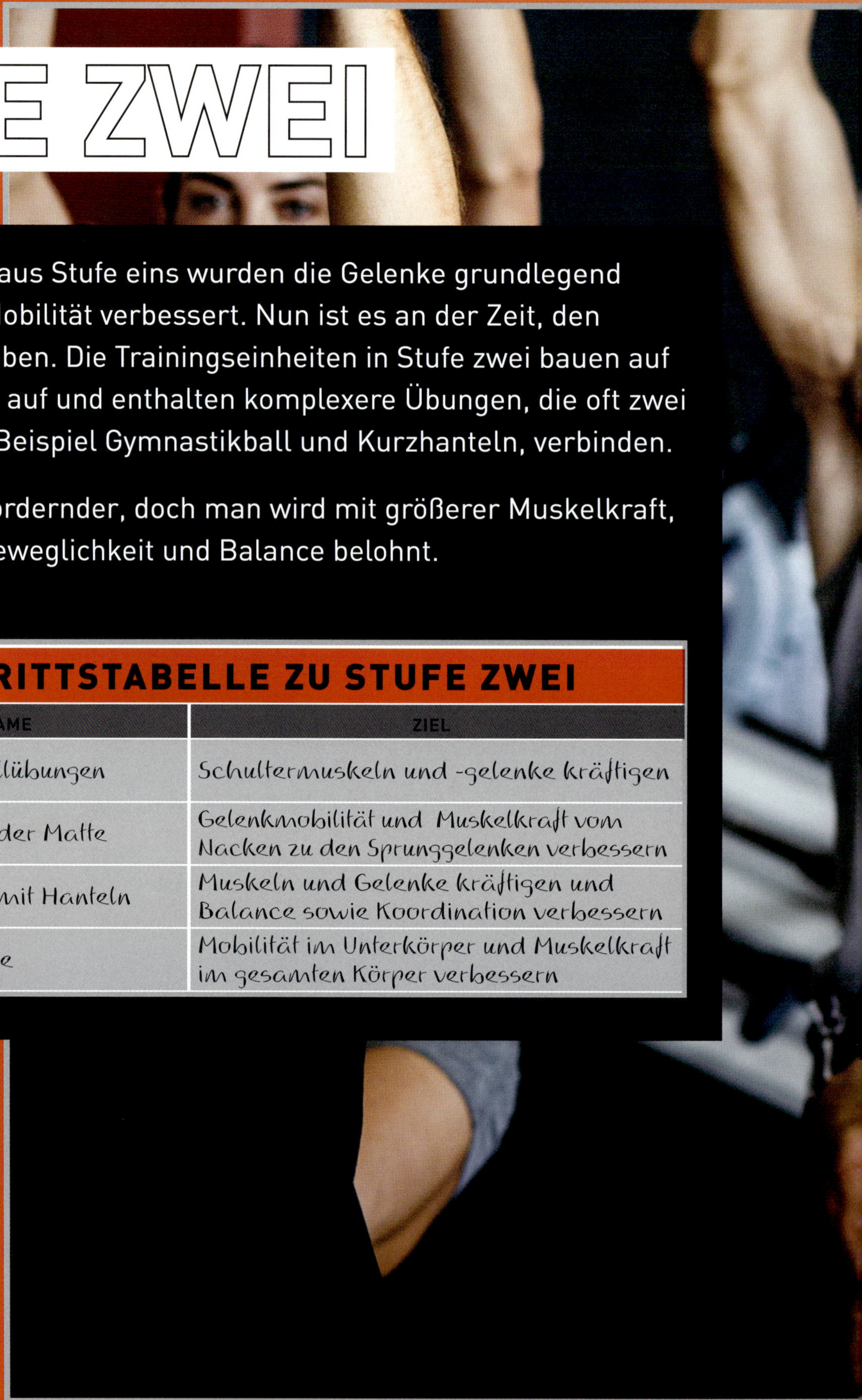

Durch die Übungen aus Stufe eins wurden die Gelenke grundlegend gestärkt und die Mobilität verbessert. Nun ist es an der Zeit, den Fortschritt voranzutreiben. Die Trainingseinheiten in Stufe zwei bauen auf bisherigen Leistungen auf und enthalten komplexere Übungen, die oft zwei Trainingsgeräte, zum Beispiel Gymnastikball und Kurzhanteln, verbinden.

Stufe zwei ist herausfordernder, doch man wird mit größerer Muskelkraft, besserer Ausdauer, Beweglichkeit und Balance belohnt.

FORTSCHRITTSTABELLE ZU STUFE ZWEI

EINHEIT	NAME	ZIEL
A	Gymnastikballübungen	Schultermuskeln und -gelenke kräftigen
B	Übungen auf der Matte	Gelenkmobilität und Muskelkraft vom Nacken zu den Sprunggelenken verbessern
C	Krafttraining mit Hanteln	Muskeln und Gelenke kräftigen und Balance sowie Koordination verbessern
D	Ausfallschritte	Mobilität im Unterkörper und Muskelkraft im gesamten Körper verbessern

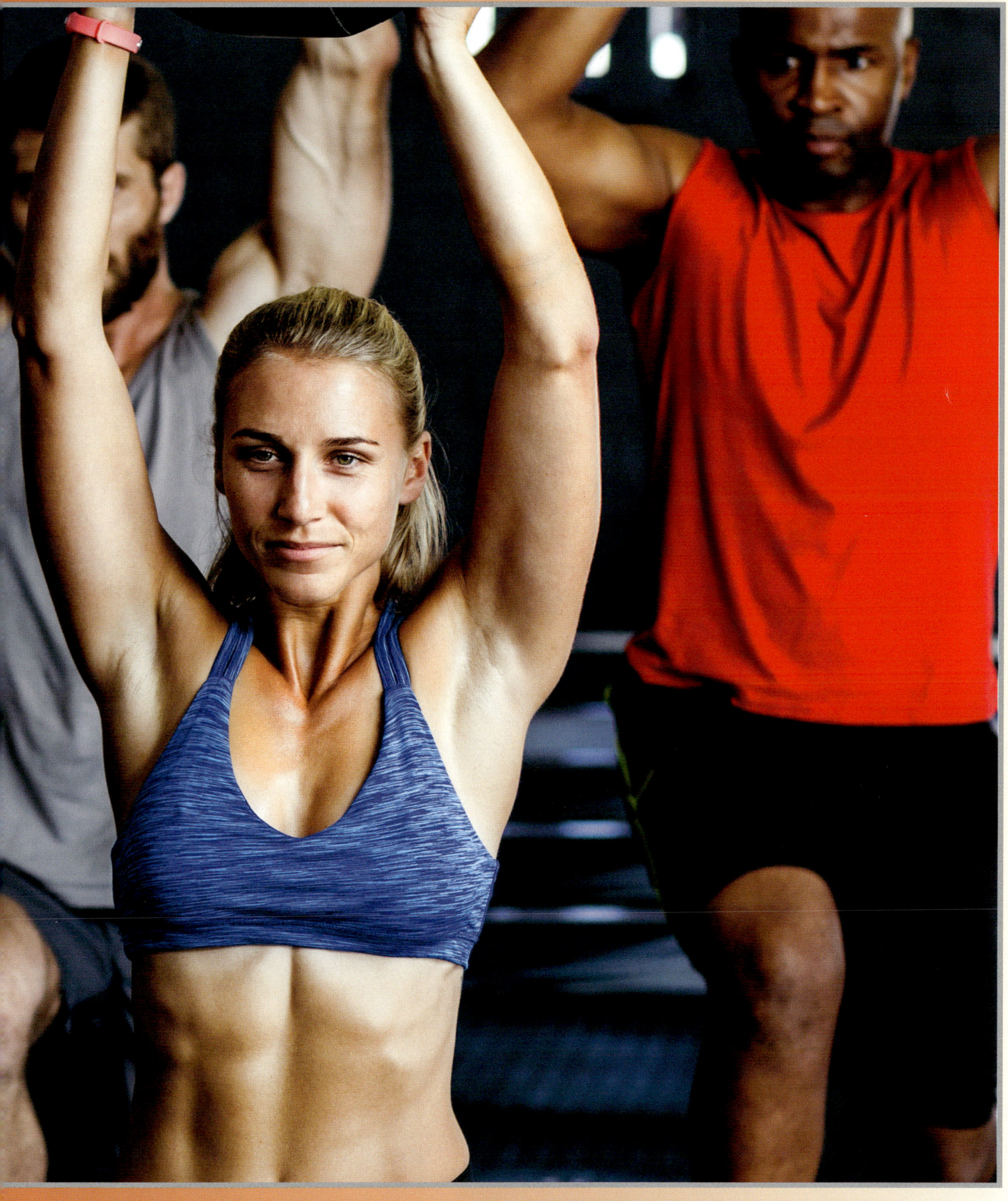

Stufe zwei

EINHEIT A

Gymnastikballübungen

Freie Gewichte mit dem Gymnastikball zu kombinieren verstärkt den Trainingseffekt. Auf dem instabilen Gymnastikball wird man gezwungen, die Rumpfmuskulatur während den Übungen anzuspannen. Eine kräftige Rumpfmuskulatur stabilisiert den ganzen Körper und hilft, das Gleichgewicht zu halten und Verletzungen zu vermeiden.

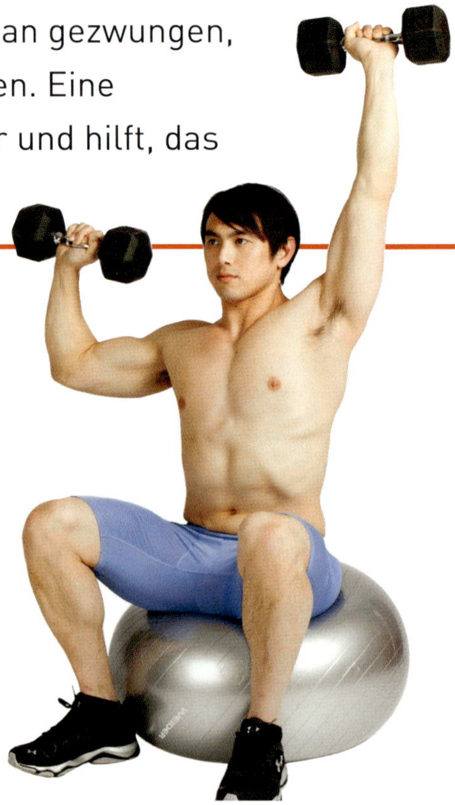

1. HANTELHEBEN IM SITZEN

(Seite 80–81)

12 bis 15 Wiederholungen auf jeder Seite; Seiten abwechseln

2. „W" AUF DEM GYMNASTIKBALL

(Seite 82–83)

Zwei Sätze zu je 12–15 Wiederholungen

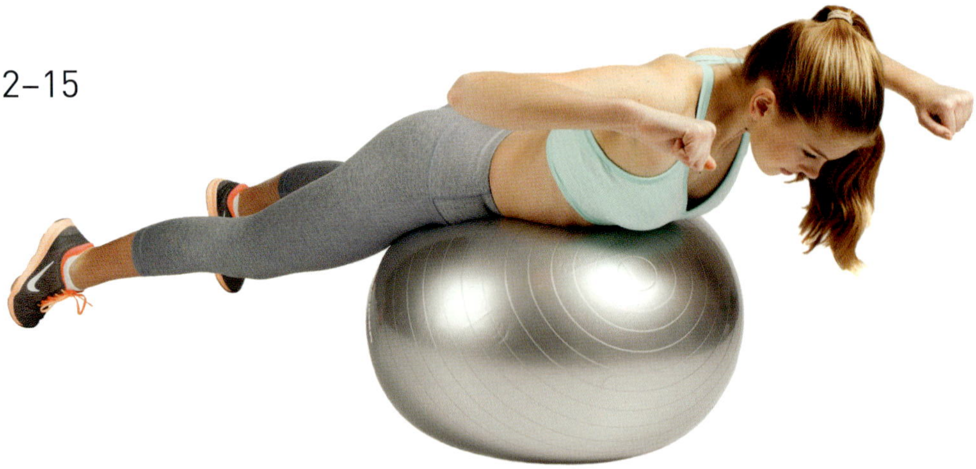

BENÖTIGTE GERÄTE

- ✗ Gymnastikband
- ✗ Widerstandsband
- ✓ Gymnastikball
- ✗ Medizinball
- ✓ Kurzhanteln
- ✗ Trainingsmatte
- ✗ Stuhl
- ✗ Kiste
- ✗ Steppbrett
- ✗ Schaumstoffrolle

3. HANTELHEBEN AUF DEM GYMNASTIKBALL

(Seite 84–85)

Drei Sätze zu je 15 Wiederholungen

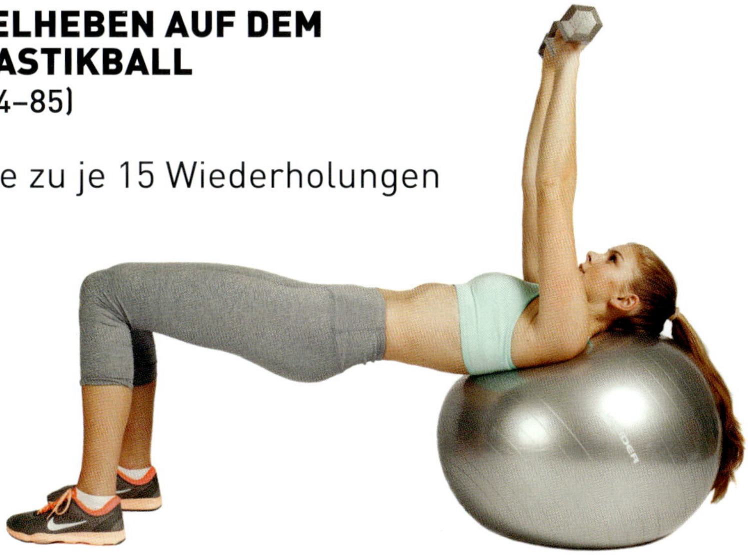

4. FLUG AUF DEM GYMNASTIKBALL

(Seite 86–87)

Drei Sätze zu je 15 Wiederholungen

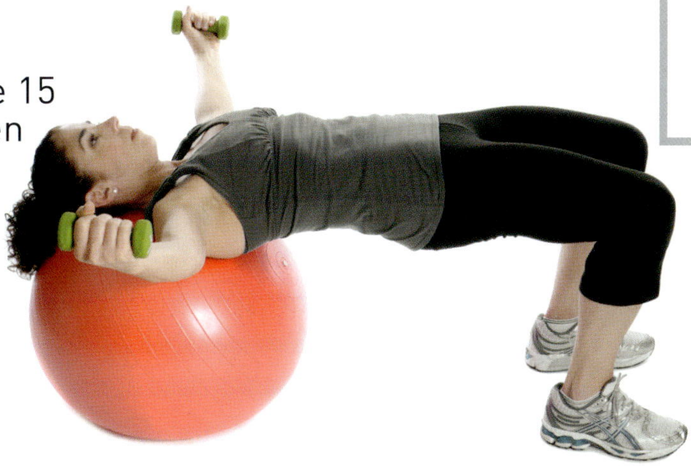

5. AUF DEM GYMNASTIKBALL SEITLICH HEBEN

(Seite 88–89)

Zwei Sätze zu je 12–15 Wiederholungen

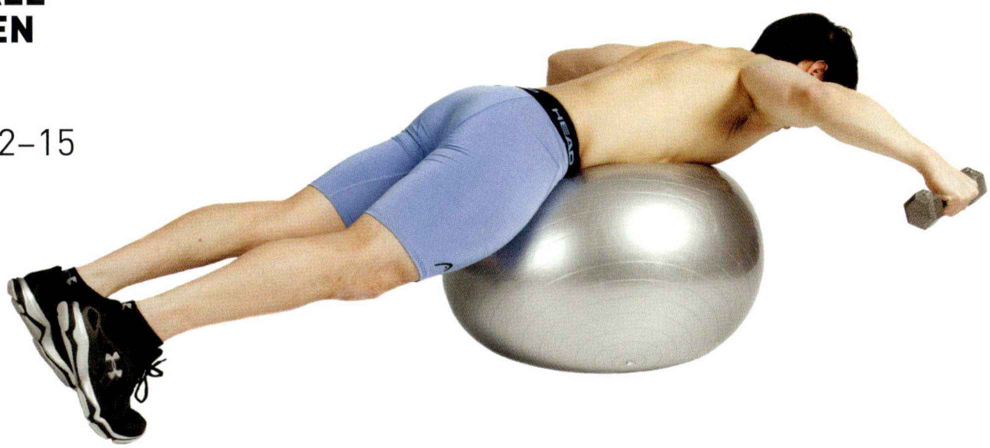

HANTELHEBEN IM SITZEN

1 Auf einem Gymnastikball gut ausbalanciert und in einer neutralen Position sitzen. Die Hüfte direkt in der Mitte des Balls platzieren und eine Kurzhantel in jeder Hand halten. Die Gewichte über die Schultern heben. Die Ellbogen sollen mit dem Handgelenk in einer Linie sein.

PRIMÄR BETEILIGTE MUSKELN

- deltoideus anterior

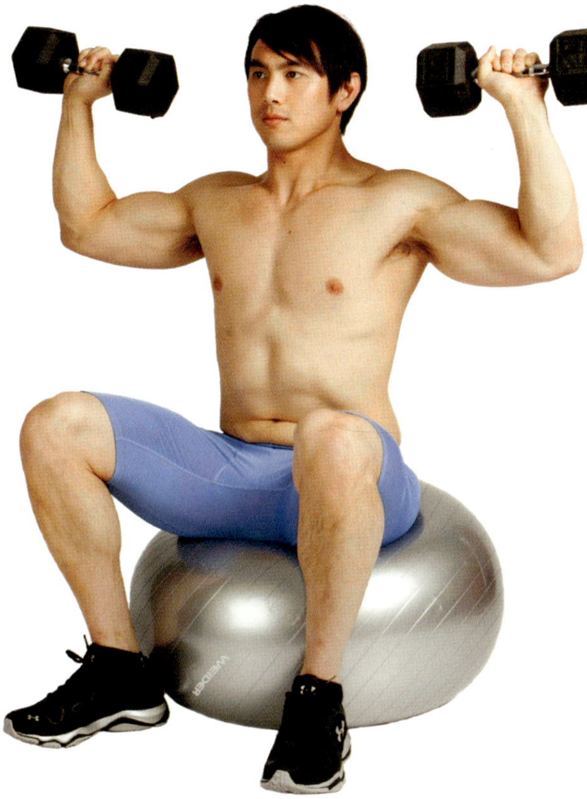

2 Einen Arm nach oben heben, bis er ganz ausgestreckt ist, und ihn dann wieder senken.

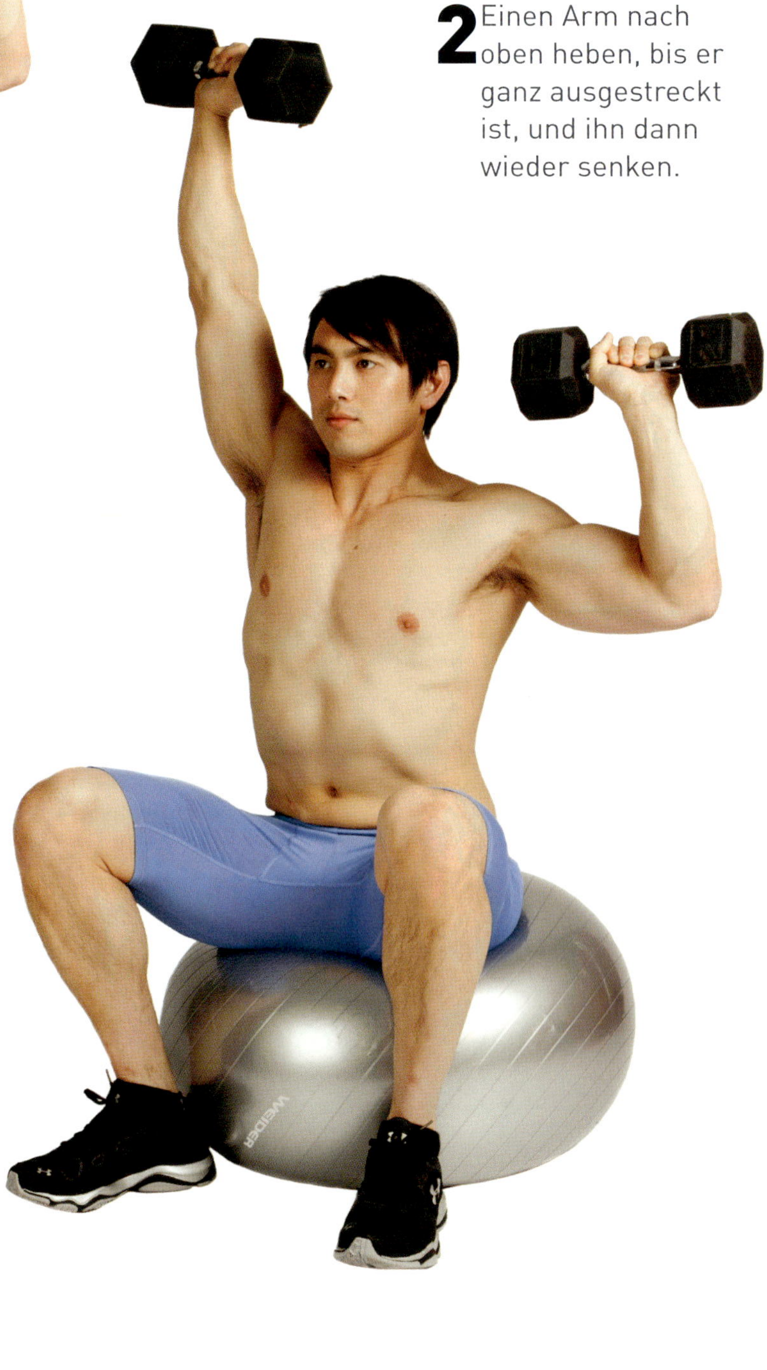

RICHTIGE HALTUNG

- Die Bewegungen sollen langsam und kontrolliert sein.
- Am höchsten Punkt der Bewegung die Position halten und dann in die Ausgangsposition zurückkehren. Die Muskeln angespannt halten, bis der Satz beendet ist.
- Die Arme nicht zu weit unter die Schultern senken.
- Den Nacken nicht anspannen.
- Beim Heben der Gewichte nicht wackeln.

3 Die Übung auf dem anderen Arm wiederholen. Die Arme insgesamt 12 bis 15-mal wechseln.

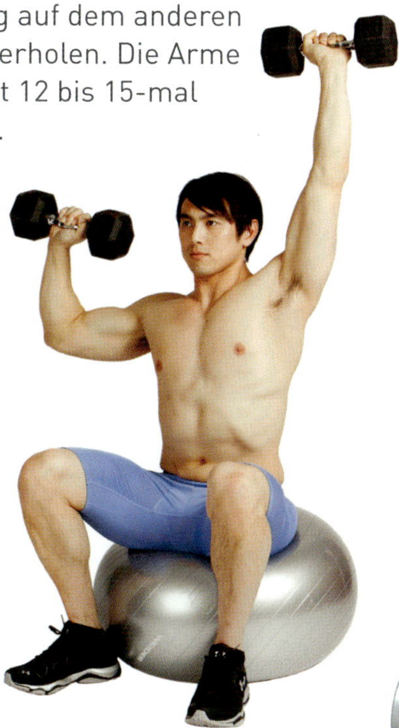

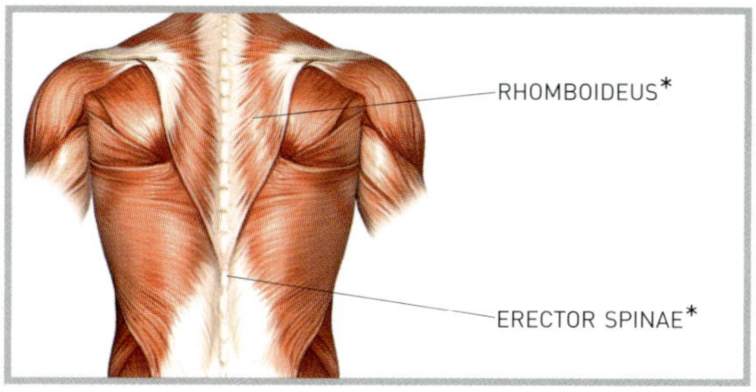

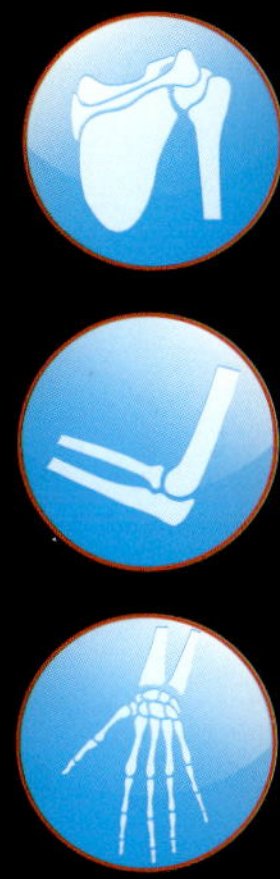

BEREICH
- Schultern
- Ellbogen
- Handgelenke

ART
- Kraft

GERÄTE
- Gymnastikball
- Kurzhanteln

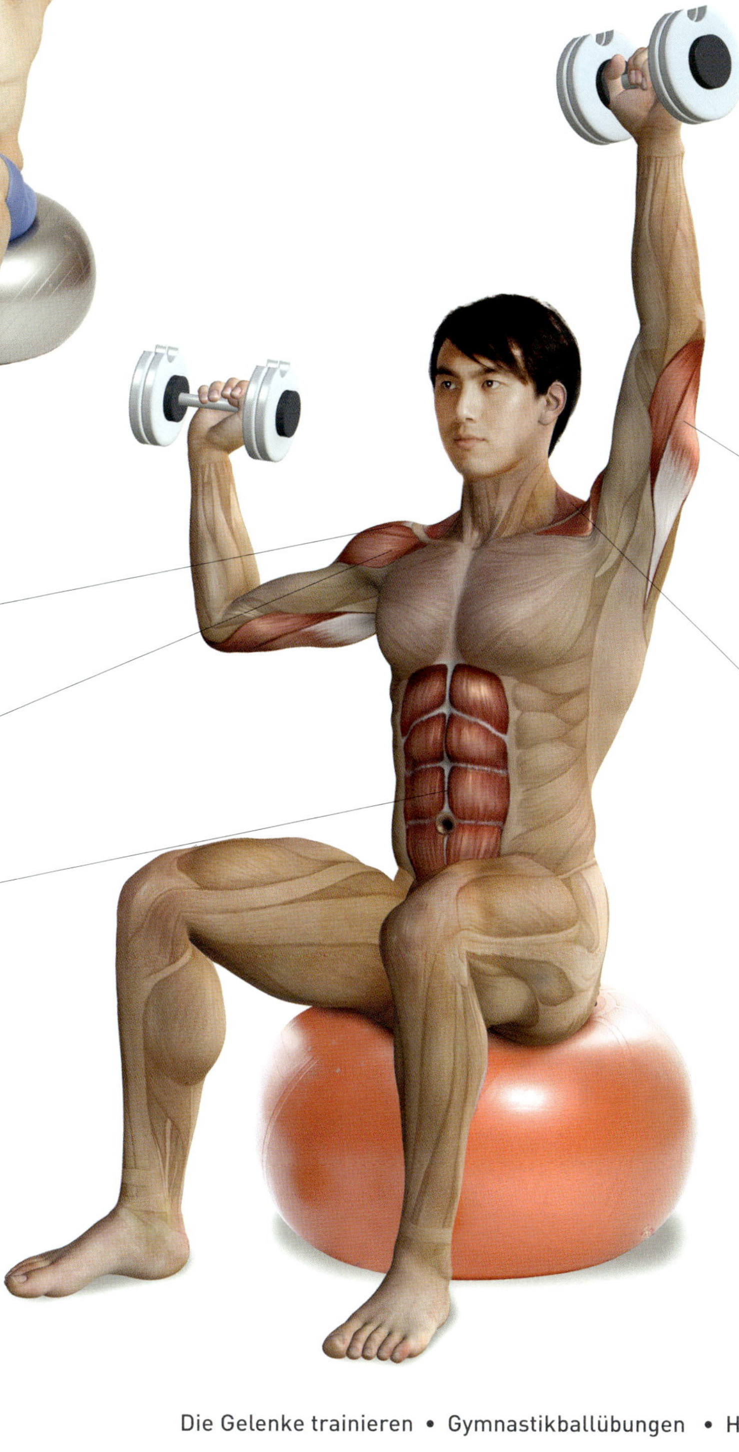

ANMERKUNG

FETT = PRIMÄR BETEILIGTE MUSKELN

HELL = SEKUNDÄR BETEILIGTE MUSKELN

* TIEFE MUSKELN

„W“ AUF DEM GYMNASTIKBALL

1 Mit dem Gesicht nach unten auf einen Gymnastikball legen. Den Rücken dabei gerade halten, die Beine ausstrecken und die Brust vom Ball heben. Die Ellbogen beugen und nah an die Seite legen.

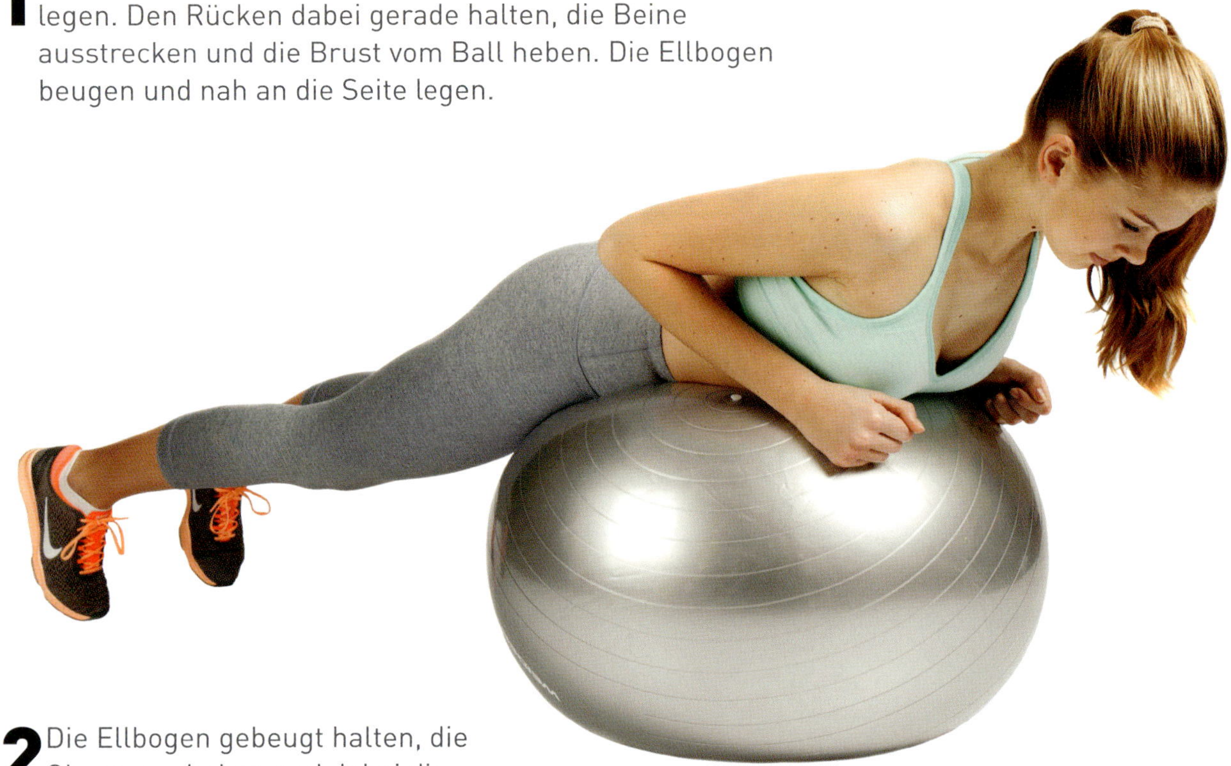

2 Die Ellbogen gebeugt halten, die Oberarme heben und dabei die Schulterblätter zusammendrücken. Die Arme bilden am höchsten Punkt der Bewegung ein „W“.

3 Die Position kurz halten und dann langsam wieder in die Ausgangsposition zurückkehren. Zwei Sätze zu je 12–15 Wiederholungen durchführen.

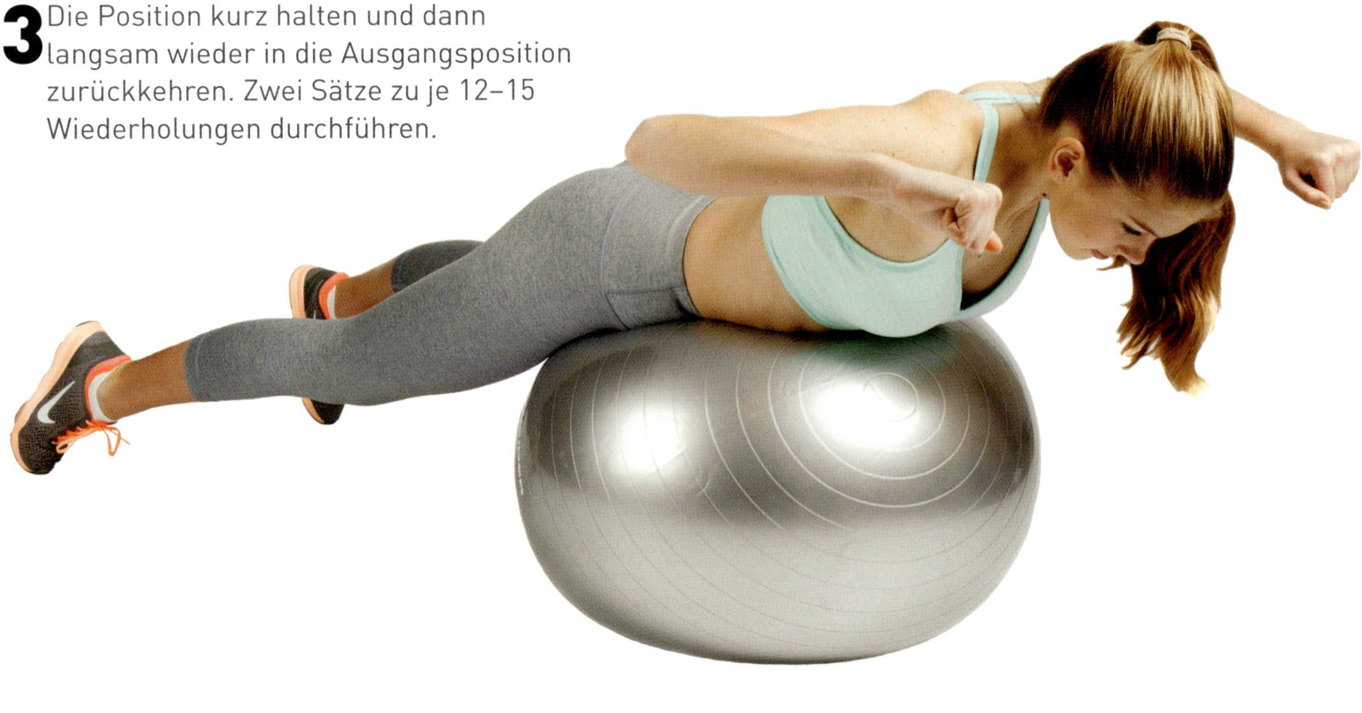

RICHTIGE HALTUNG
- Die Arme während der Übung angewinkelt halten.
- Die Bewegung soll an eine Umarmung erinnern.
- Die Bewegungen nicht zu schnell ausführen.

PRIMÄR BETEILIGTE MUSKELN
- deltoideus posterior

BEREICH
- Schultern
- Ellbogen

ART
- Kraft
- Mobilität
- Balance

GERÄTE
- Gymnastikball

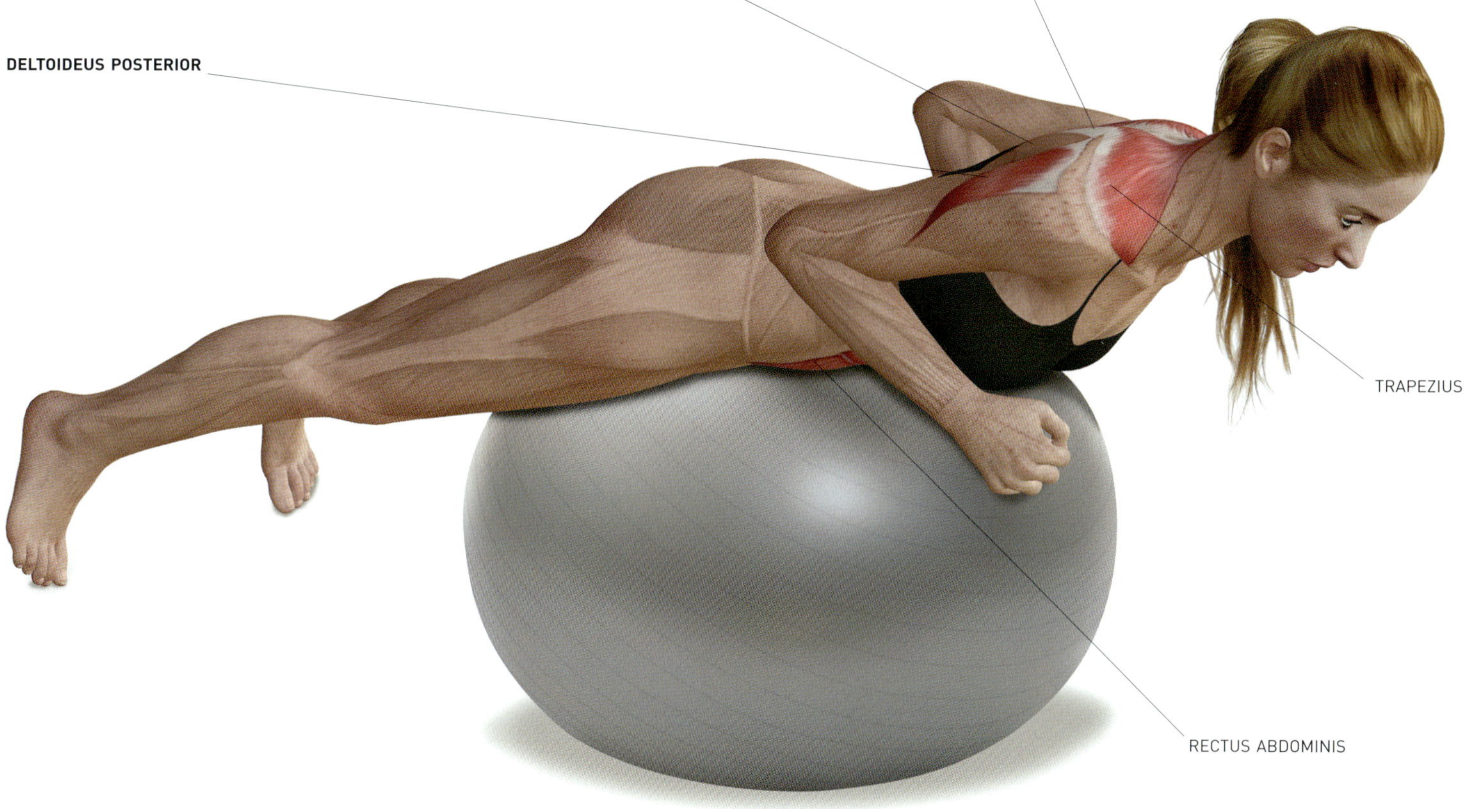

ANMERKUNG
FETT = PRIMÄR BETEILIGTE MUSKELN
HELL = SEKUNDÄR BETEILIGTE MUSKELN
* TIEFE MUSKELN

HANTELHEBEN AUF DEM GYMNASTIKBALL

1 Mit dem Gesicht nach oben auf einen Gymnastikball legen, den oberen Rücken, Nacken und Kopf dabei stützen. Den Oberkörper strecken und die Knie in einem rechten Winkel beugen. Die Füße etwas mehr als schulterbreit auseinander fest auf den Boden stellen. Ein Handgewicht oder eine Kurzhantel in jeder Hand halten und die Ellbogen beugen, sodass die Gewichte mit den Schultern auf einer Linie sind.

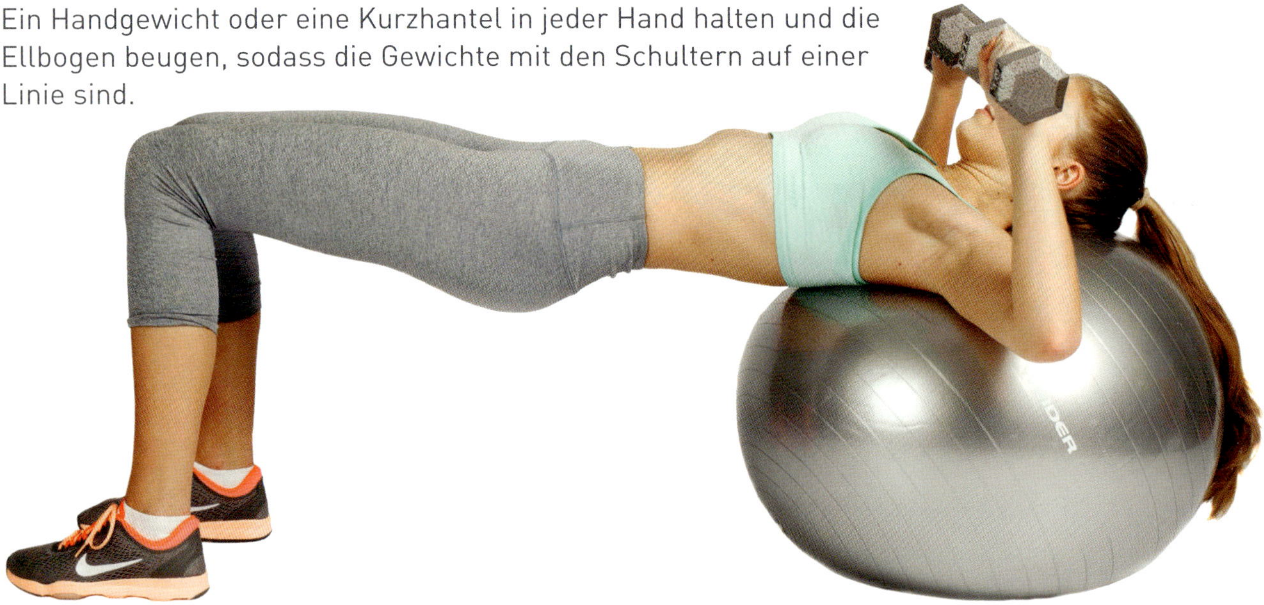

2 Die Körperrückseite leicht senken, sodass der Oberkörper geneigt ist.

3 Die Arme heben, bis sie ganz ausgestreckt sind.

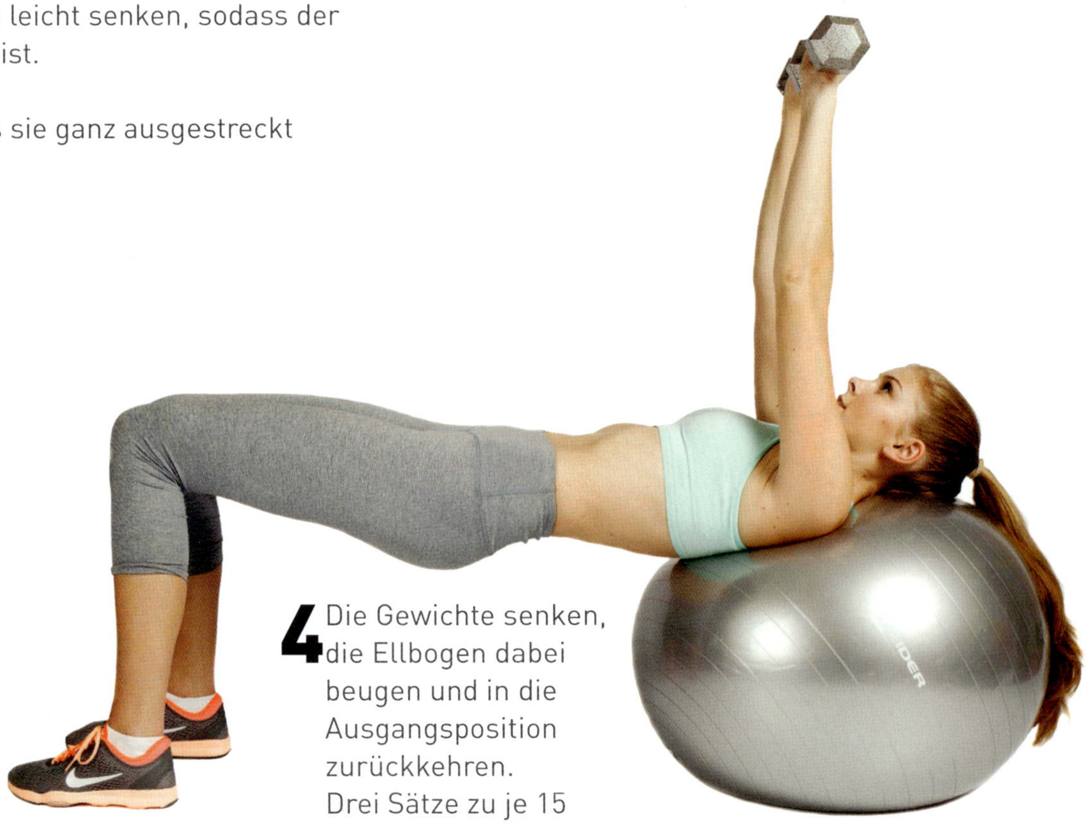

RICHTIGE HALTUNG

- Die Gewichte kontrolliert senken.
- Die Fersen fest in den Boden drücken.
- Die Gewichte sollen nicht von der Brust abfedern.
- Den unteren Rücken nicht einsinken lassen.
- Die Handgelenke sollen mit den Schultern eine Linie bilden.

4 Die Gewichte senken, die Ellbogen dabei beugen und in die Ausgangsposition zurückkehren. Drei Sätze zu je 15 Wiederholungen durchführen.

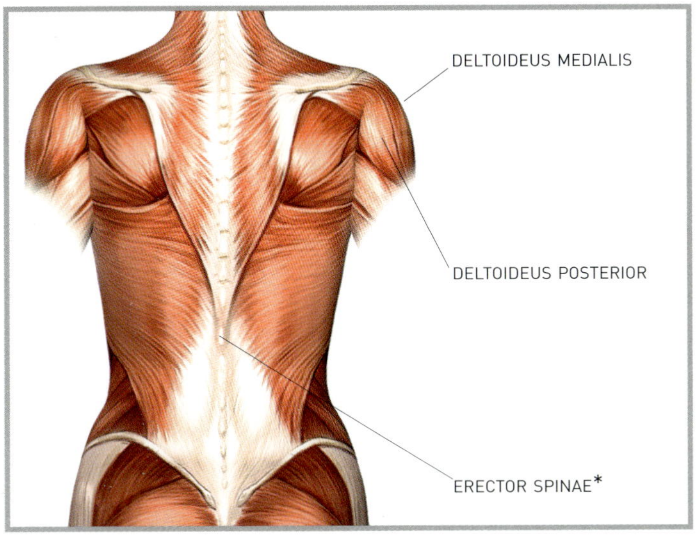

PRIMÄR BETEILIGTE MUSKELN

- pectoralis major
- pectoralis minor

ANMERKUNG

FETT = PRIMÄR BETEILIGTE MUSKELN

HELL = SEKUNDÄR BETEILIGTE MUSKELN

* TIEFE MUSKELN

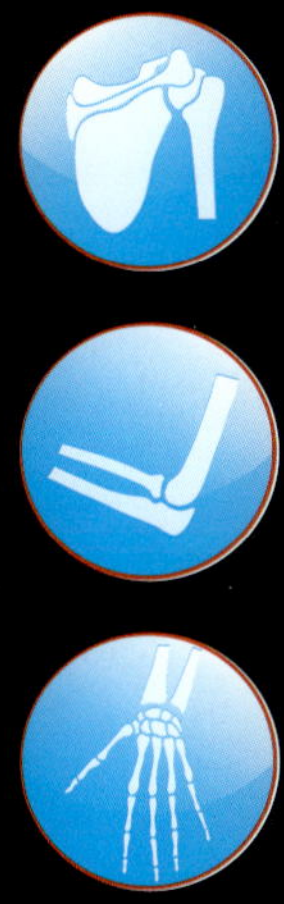

BEREICH

- Schultern
- Ellbogen
- Handgelenke

ART

- Kraft
- Balance

GERÄTE

- Kurzhanteln
- Gymnastikball

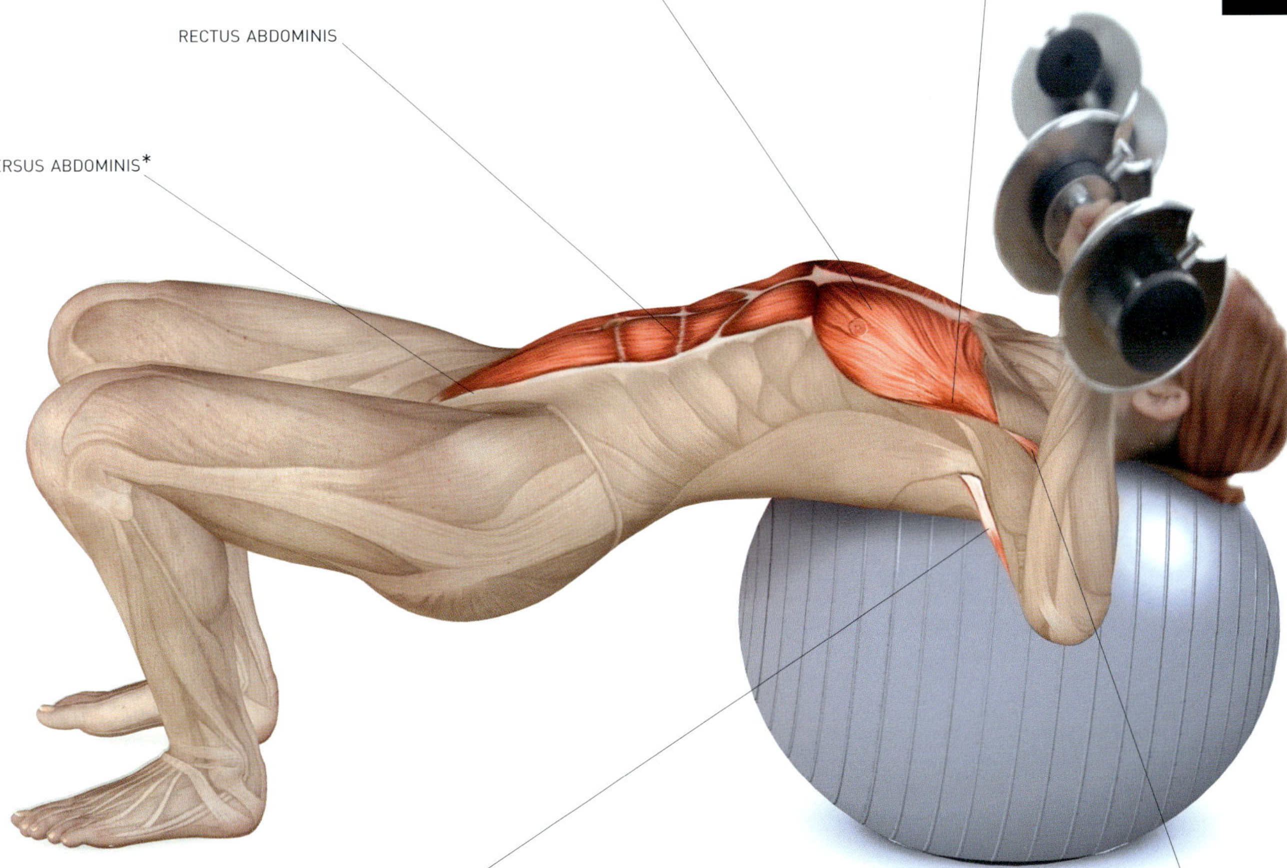

FLUG AUF DEM GYMNASTIKBALL

1 Mit dem Gesicht nach oben auf einen Gymnastikball legen, den oberen Rücken, Nacken und Kopf dabei stützen. Den Oberkörper strecken und die Knie in einem rechten Winkel beugen. Die Füße etwas mehr als schulterbreit auseinander fest auf den Boden stellen. Ein Handgewicht oder eine Kurzhantel in jeder Hand halten und die Arme gerade nach oben ausstrecken.

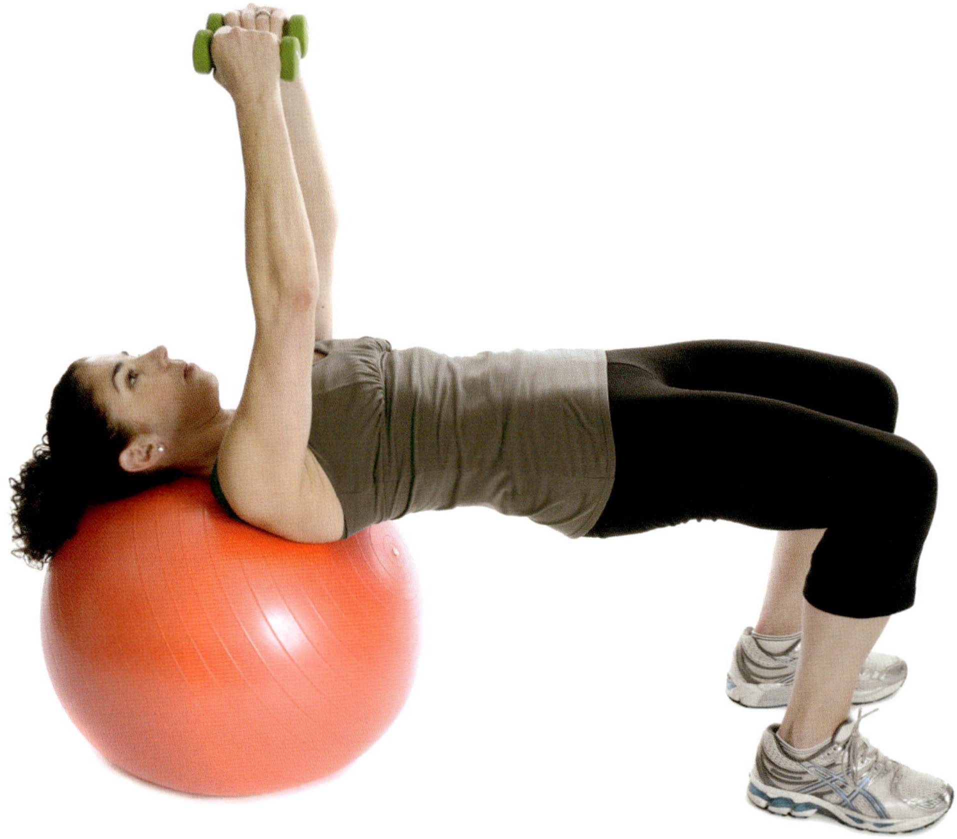

2 Die Arme zur Seite senken und den restlichen Körper dabei ruhig halten.

3 In die Ausgangsposition zurückkehren. Die Übung wiederholen und insgesamt 3 Sätze zu je 15 Wiederholungen durchführen.

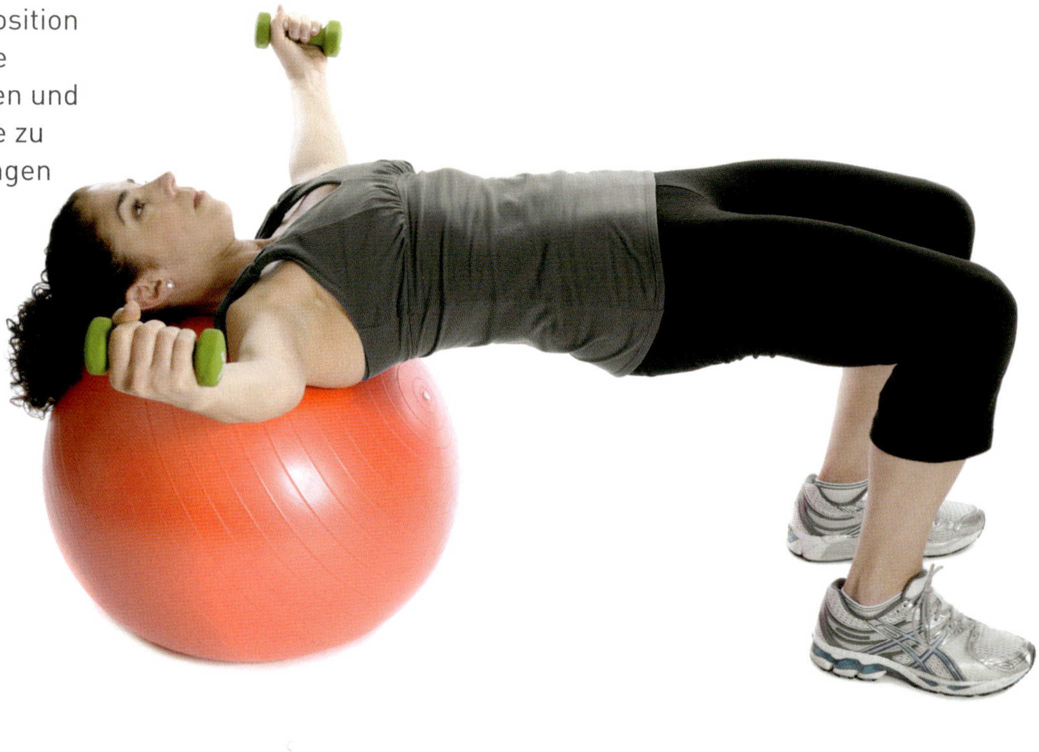

RICHTIGE HALTUNG

- Beim Heben der Gewichte sollen die Arme direkt über den Schultern sein.
- Den Oberkörper während der Übung stabil halten und die Füße fest auf dem Boden halten.
- Die Bauchmuskeln angespannt halten.
- Gesäß und Becken heben, sodass Oberschenkel, Oberkörper und Nacken eine gerade Linie bilden.
- Die Arme kontrolliert und gleichmäßig bewegen.
- Den Rücken nicht krümmen.
- Die Arme nicht schwingen.

PRIMÄR BETEILIGTE MUSKELN

- deltoideus anterior
- pectoralis major
- pectoralis minor

ANMERKUNG

FETT = PRIMÄR BETEILIGTE MUSKELN

HELL = SEKUNDÄR BETEILIGTE MUSKELN

* TIEFE MUSKELN

BEREICH

- Schultern
- Ellbogen
- Handgelenke

ART

- Kraft
- Balance

GERÄTE

- Kurzhanteln
- Gymnastikball

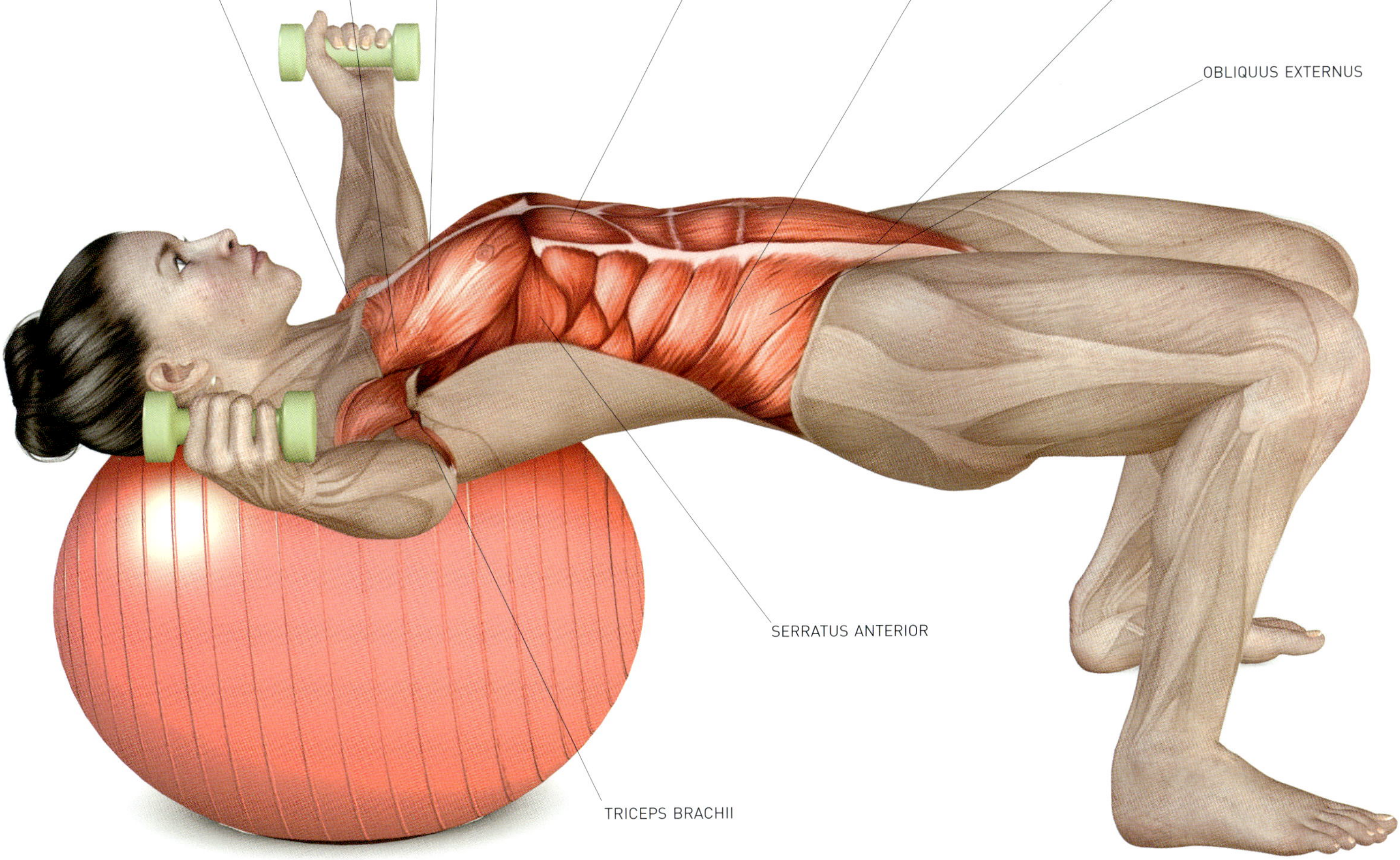

AUF DEM GYMNASTIKBALL SEITLICH HEBEN

1 Mit dem Gesicht nach unten auf einen Gymnastikball legen und eine Kurzhantel in jeder Hand halten. Die Arme an die Seite legen, die Handflächen nach innen richten und die Beine für mehr Stabilität leicht öffnen.

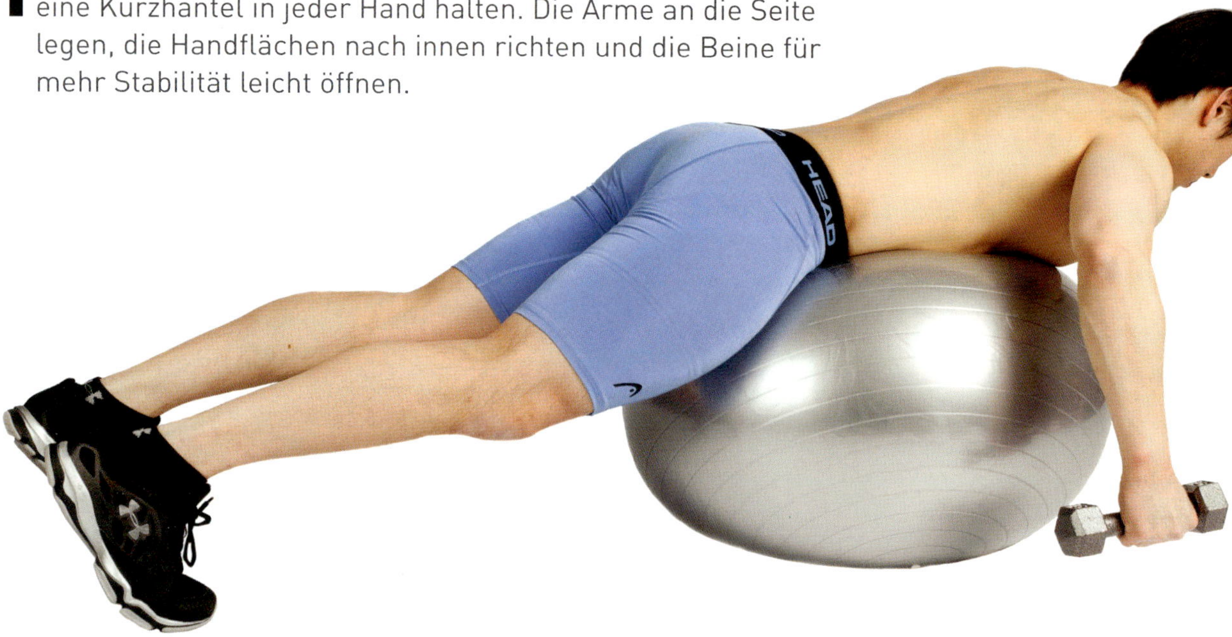

2 Die Arme wie bei einer Umarmung zur Seite ausstrecken und leicht beugen.

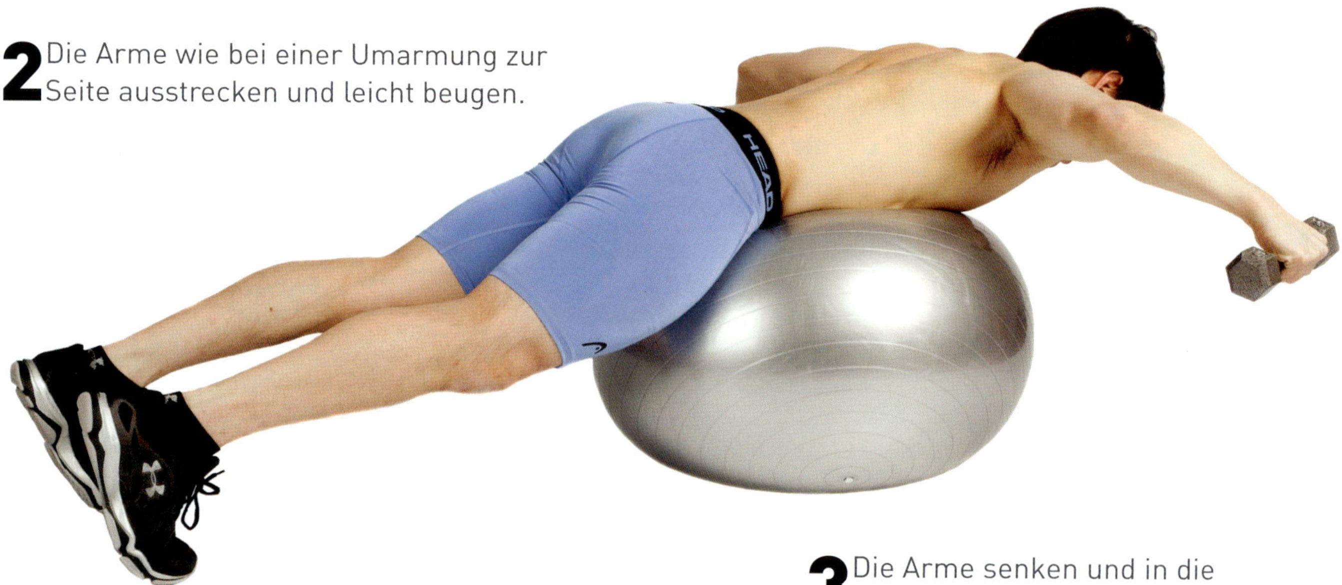

3 Die Arme senken und in die Ausgangsposition zurückkehren. Drei Sätze zu je 12–15 Wiederholungen durchführen.

RICHTIGE HALTUNG

- Die Ellbogen während der gesamten Übung leicht beugen.
- Die Ellbogen so hoch wie möglich heben, sodass beide auf derselben Höhe sind.
- Den Oberkörper während der Übung nicht bewegen.
- Die Gewichte sollen den Boden nicht berühren.

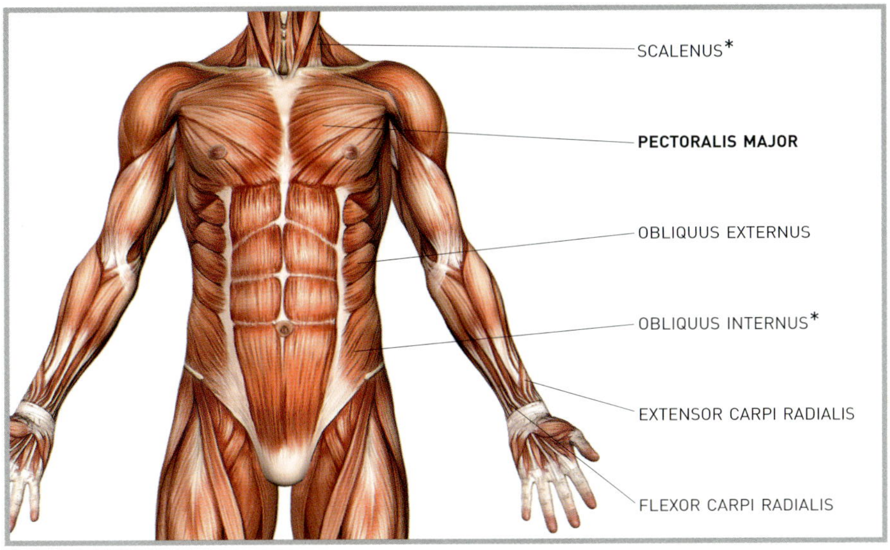

PRIMÄR BETEILIGTE MUSKELN

- deltoideus posterior
- deltoideus medialis
- rhomboideus
- teres minor
- trapezius
- pectoralis major

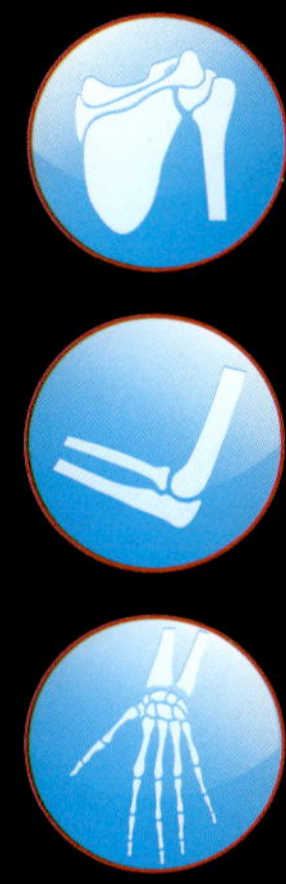

BEREICH

- Schultern
- Ellbogen
- Handgelenke

ART

- Kraft

GERÄTE

- Gymnastikball
- Kurzhanteln

ANMERKUNG

FETT = PRIMÄR BETEILIGTE MUSKELN
HELL = SEKUNDÄR BETEILIGTE MUSKELN
* TIEFE MUSKELN

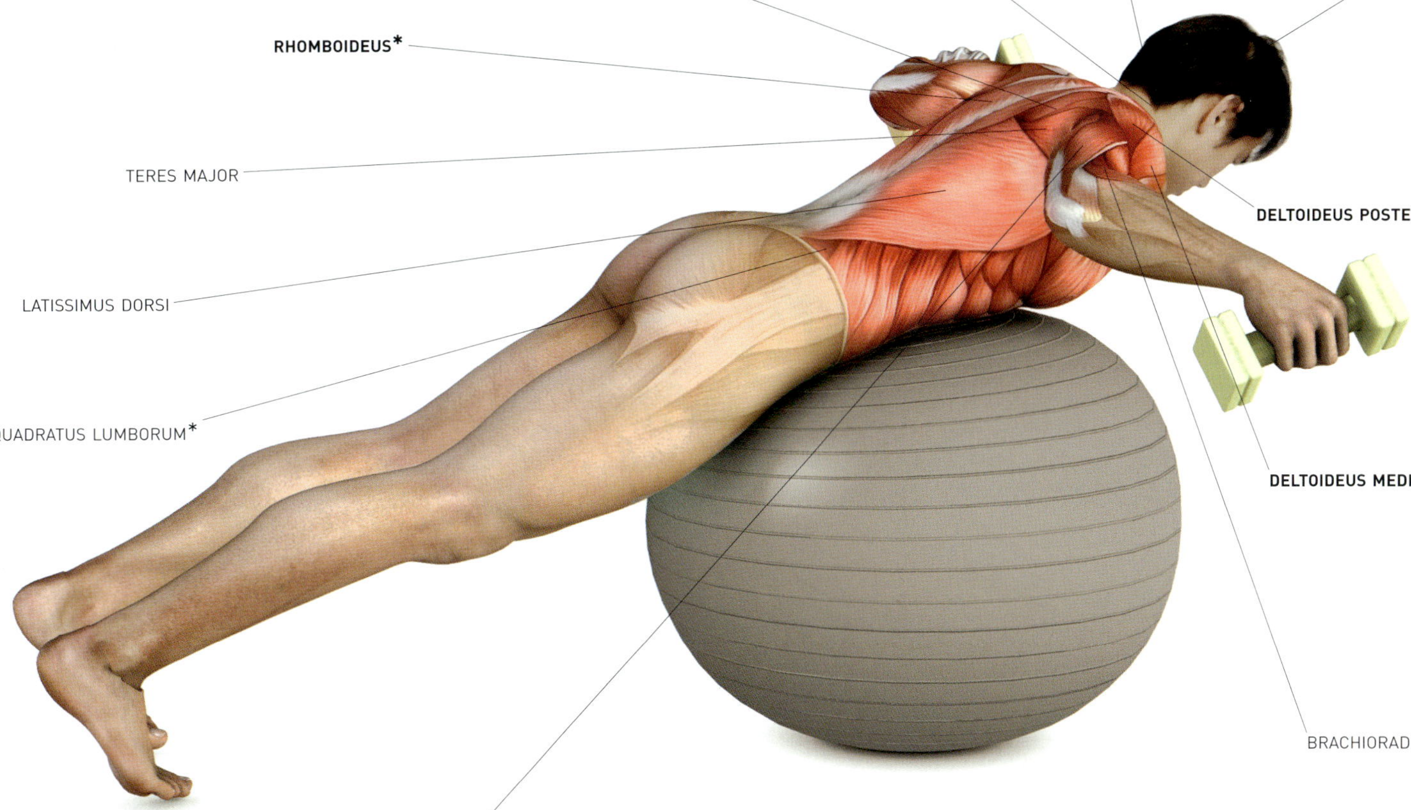

Stufe zwei

EINHEIT B

Übungen auf der Matte

Nur weil man liegt, bedeutet das nicht, dass die Übung leicht ist. Die folgenden Übungen auf der Trainingsmatte stärken die Muskeln und verbessern die Mobilität. Sie führen auch zwei grundsätzliche Übungen ein: die Schulterbrücke und den Liegestütz – beide in verschiedenen Variationen. Wem die normalen Liegestütze noch zu schwer sind, kann sie auch auf Knien ausführen.

1. MIT EINEM BEIN KREISEN

(Seite 92–93)

10 Wiederholungen auf jeder Seite

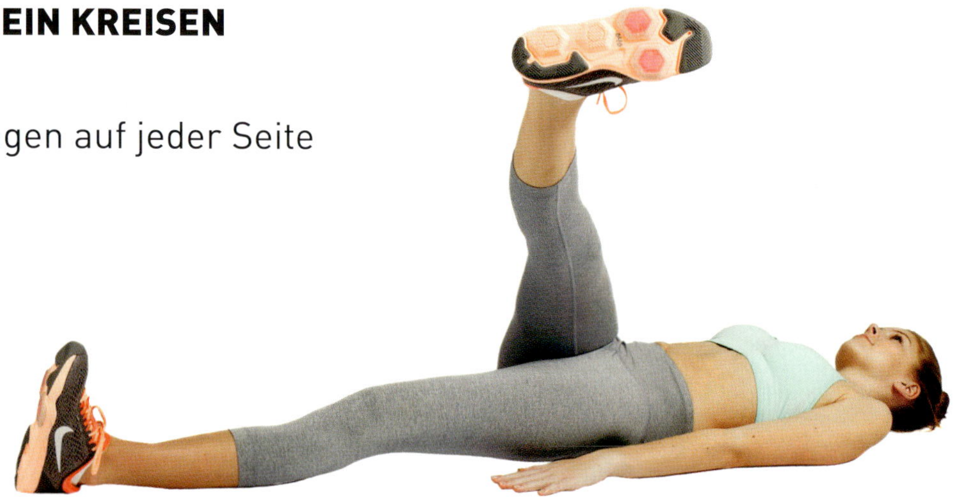

2. MUSCHEL

(Seite 94–95)

Die gesamte Sequenz 10-mal auf jeder Seite wiederholen

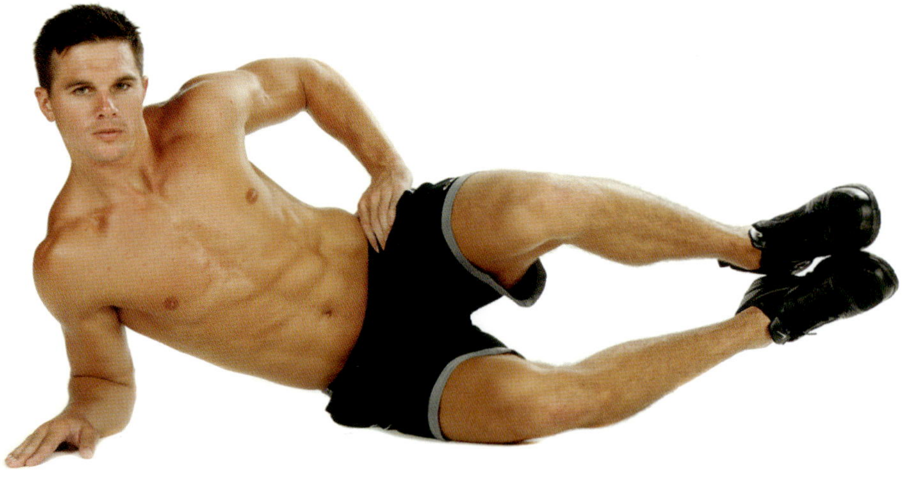

BENÖTIGTE GERÄTE

- ✗ Gymnastikbands
- ✗ Widerstandsband
- ✗ Gymnastikball
- ✗ Medizinball
- ✗ Kurzhanteln
- ✓ Trainingsmatte
- ✗ Stuhl
- ✗ Kiste
- ✗ Steppbrett
- ✗ Schaumstoffrolle

3. KNIEBEUGE IM LIEGEN
(Seite 96–97)

Ein Mal auf jeder Seite wiederholen

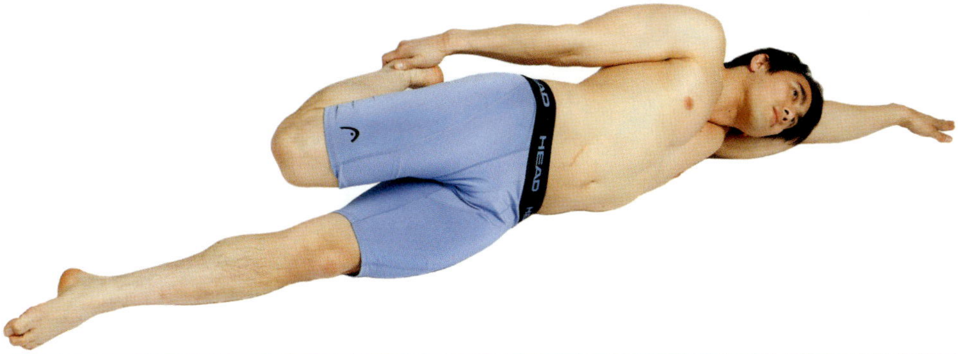

4. SCHULTERBRÜCKE
(Seite 98–99)

3 Sätze; die Position für 30 Sekunden bis 1 Minute halten.

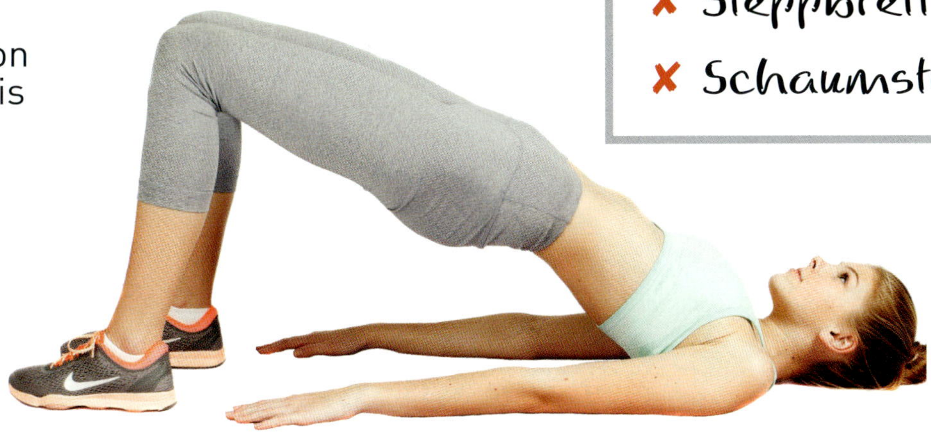

5. LIEGESTÜTZ
(Seite 100–101)

Zwei Sätze zu je 10 Wiederholungen

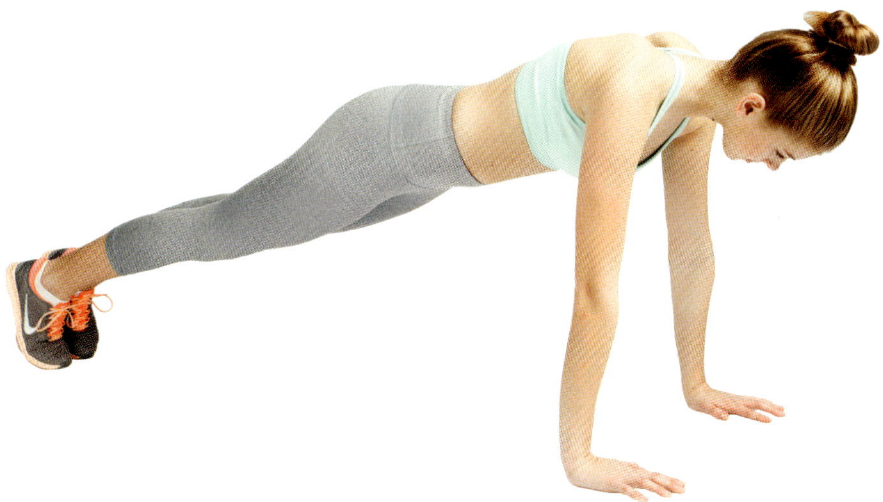

MIT EINEM BEIN KREISEN

1 Mit dem Gesicht nach oben auf eine Trainingsmatte legen. Beine und Arme seitlich ausstrecken.

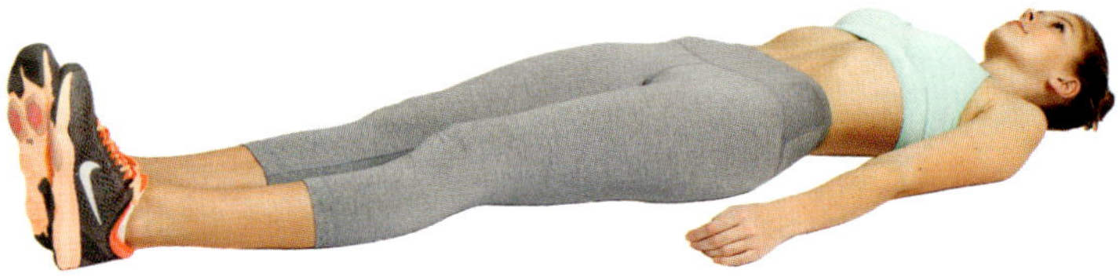

RICHTIGE HALTUNG

- Hüften und Oberkörper stabil halten, während das Bein bewegt wird.
- Das ausgestreckte Bein von der Hüfte zum Fuß strecken.
- Mit dem Bein nur kleine Kreise machen, um stabiler zu sein.

2 Das rechte Knie zur Brust ziehen und dann das Bein gerade in die Luft strecken. Den restlichen Körper auf dem Boden halten, beide Beine ausstrecken und die Schultern nach hinten und nach unten drücken.

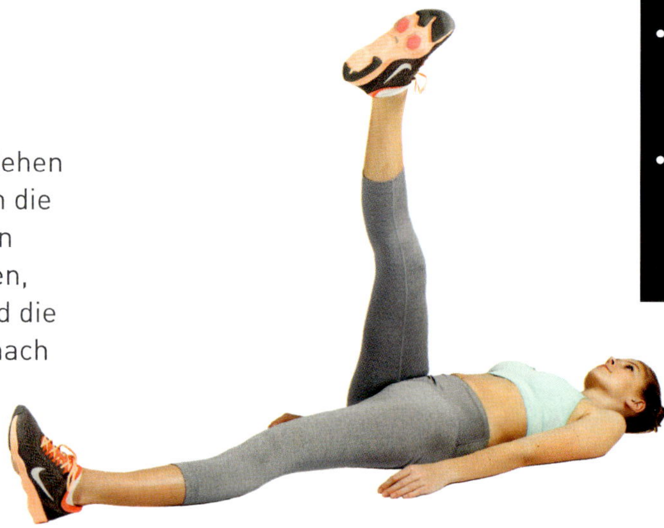

3 Das ausgestreckte Bein zur linken Schulter ausstrecken, eine Kreisbewegung machen und wieder zur Mitte zurückkehren. Zwischen den Wiederholungen das Bein kurz oben halten, um die Bewegung zu intensivieren.

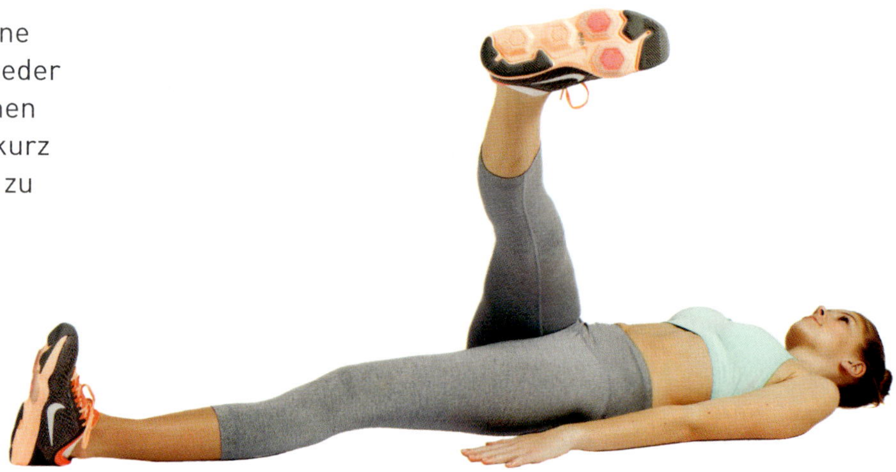

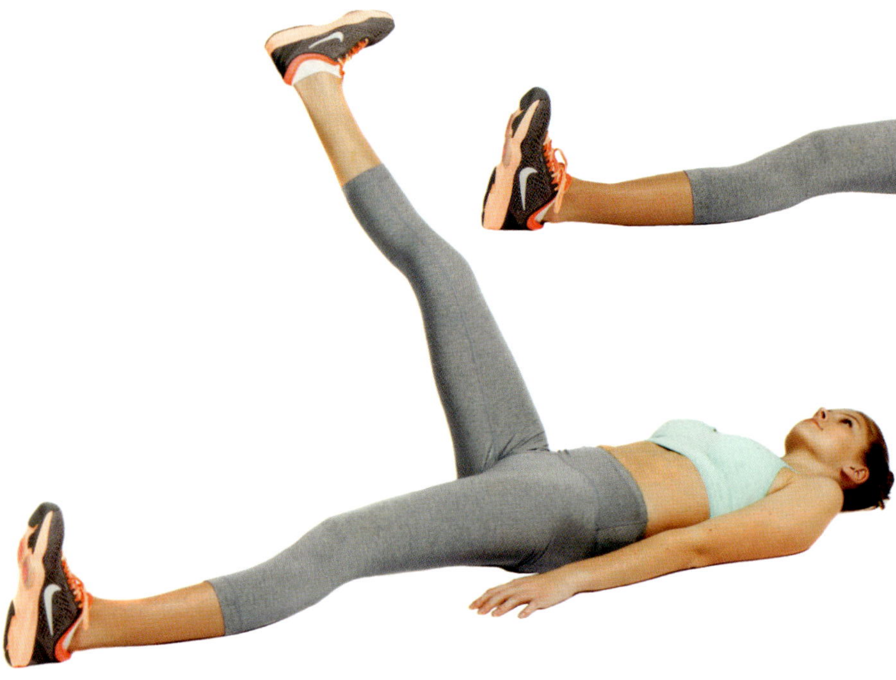

4 Nun die Richtung wechseln. Das Bein zeigt nun vom Körper weg. In die Ausgangsposition zurückkehren und die Übung mit dem anderen Bein wiederholen. Die Übung mit jedem Bein 10 Mal wiederholen.

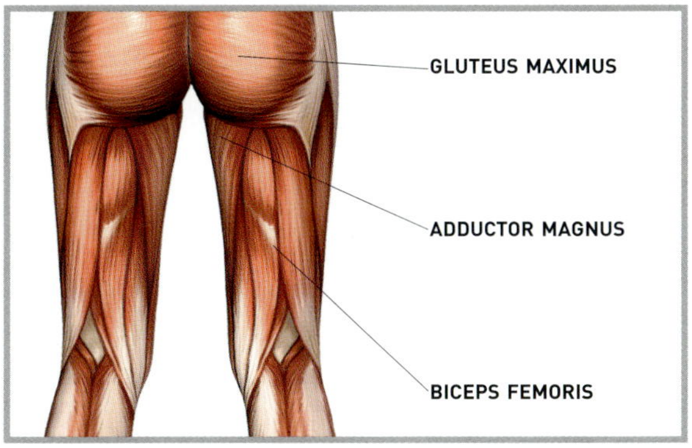

PRIMÄR BETEILIGTE MUSKELN

- rectus abdominis
- obliquus externus
- rectus femoris
- biceps femoris
- triceps brachii
- gluteus maximus
- adductor magnus
- vastus lateralis
- vastus medialis
- tensor fasciae latae

BEREICH

- Hüften

ART

- Kraft
- Mobilität

GERÄTE

- Trainingsmatte

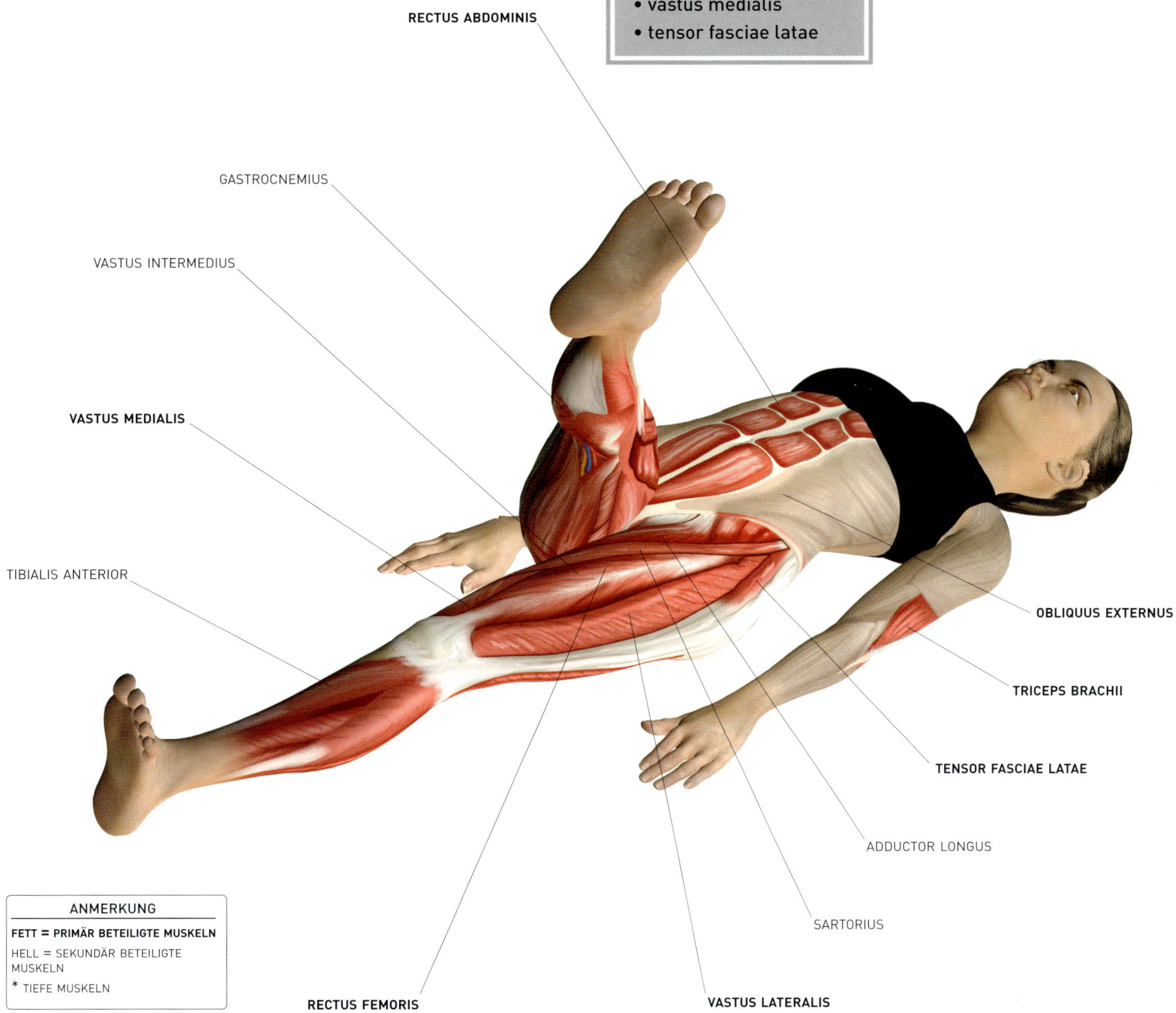

ANMERKUNG

FETT = PRIMÄR BETEILIGTE MUSKELN

HELL = SEKUNDÄR BETEILIGTE MUSKELN

* TIEFE MUSKELN

MUSCHEL

1 Seitlich und mit dem Gesicht nach links auf eine Trainingsmatte legen, die Knie anwinkeln und aufeinander legen. Den linken Ellbogen beugen und direkt unter der Schulter platzieren, sodass der Unterarm den Oberkörper stützt. Die linke Hand an die Hüfte legen.

RICHTIGE HALTUNG

- Die Hüften gerade halten und leicht nach vorn ziehen.
- Schultern und Unterarm während der gesamten Übung in den Boden drücken.
- Schultern und Nacken locker lassen.
- Die Hüften beim Heben des Knies nicht bewegen.

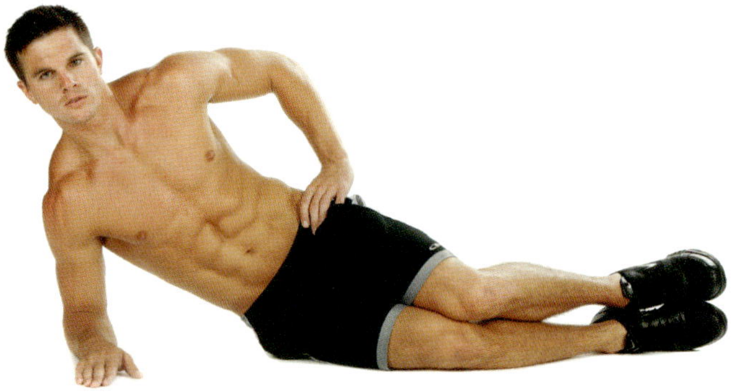

2 Das linke Knie heben, ohne die Hüfte zu bewegen und dann in die Ausgangsposition zurückkehren. 10-mal wiederholen.

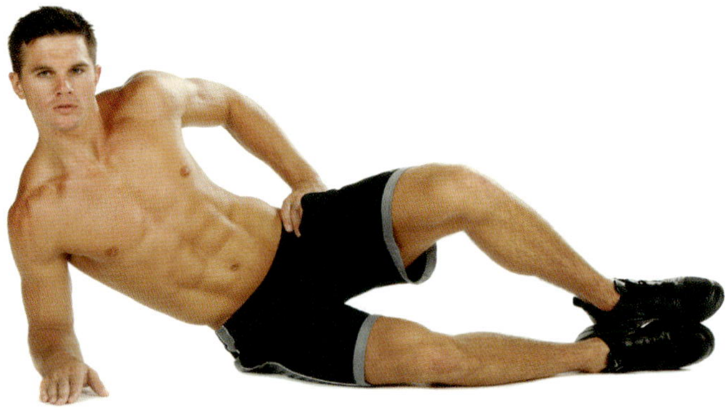

3 Beide Knöchel vom Boden heben. Dabei soll der Oberkörper eine gerade Linie bilden.

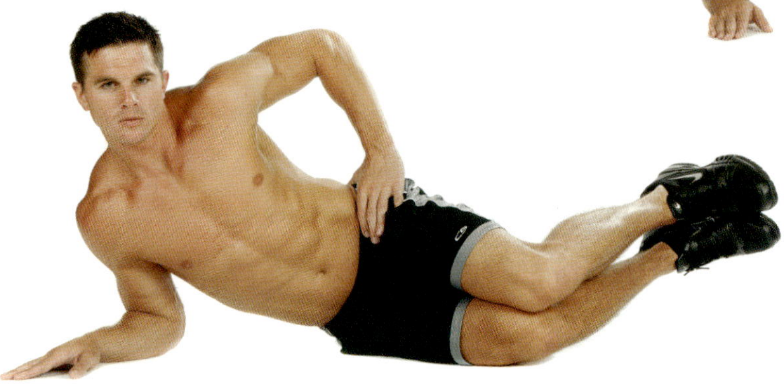

4 Während die Knöchel noch oben sind, das linke Knie heben und senken, sodass die Beine geöffnet und geschlossen werden. 10-mal wiederholen.

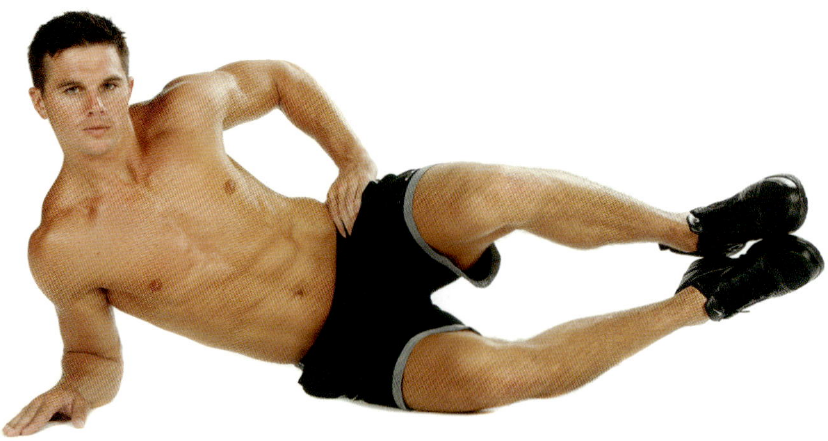

5 Nun wieder beide Knöchel heben. Dann das linke Knie heben, um die Beine zu öffnen, und das linke Bein ausstrecken. Dabei die Position der Oberschenkel nicht verändern. Das Knie anwinkeln und in die Ausgangsposition zurückkehren. 10-mal wiederholen, das Bein wechseln und von vorn beginnen.

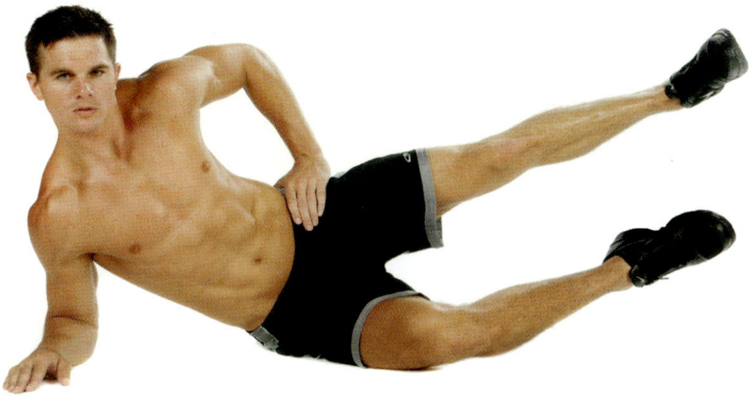

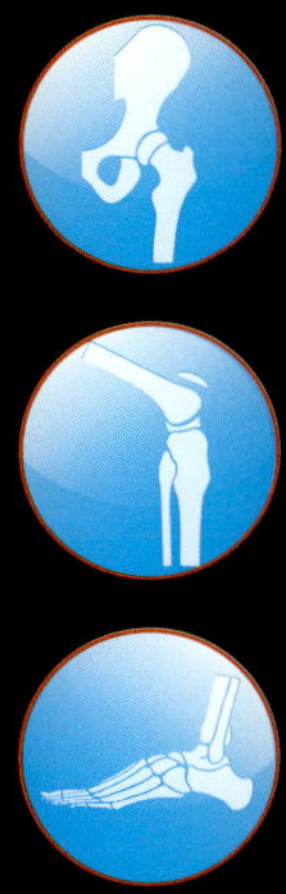

BEREICH

- Hüften
- Knie
- Sprung-gelenke

ART

- Kraft
- Mobilität

GERÄTE

- Trainings-matte

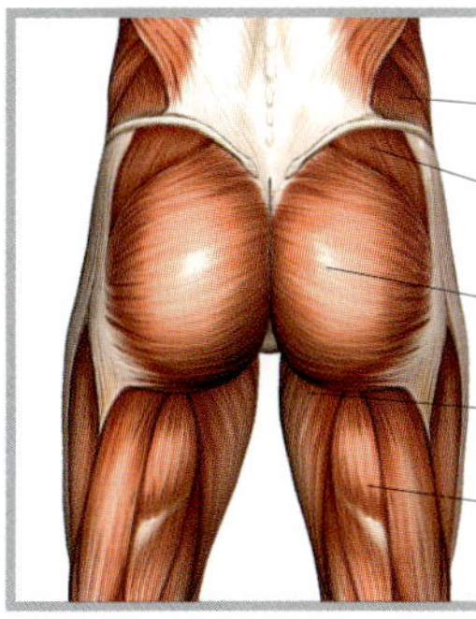

ANMERKUNG

FETT = PRIMÄR BETEILIGTE MUSKELN

HELL = SEKUNDÄR BETEILIGTE MUSKELN

* TIEFE MUSKELN

PRIMÄR BETEILIGTE MUSKELN

- rectus abdominis
- obliquus internus
- obliquus externus
- tensor fasciae latae
- adductor magnus
- adductor longus
- iliopsoas
- gluteus medius
- quadratus lumborum

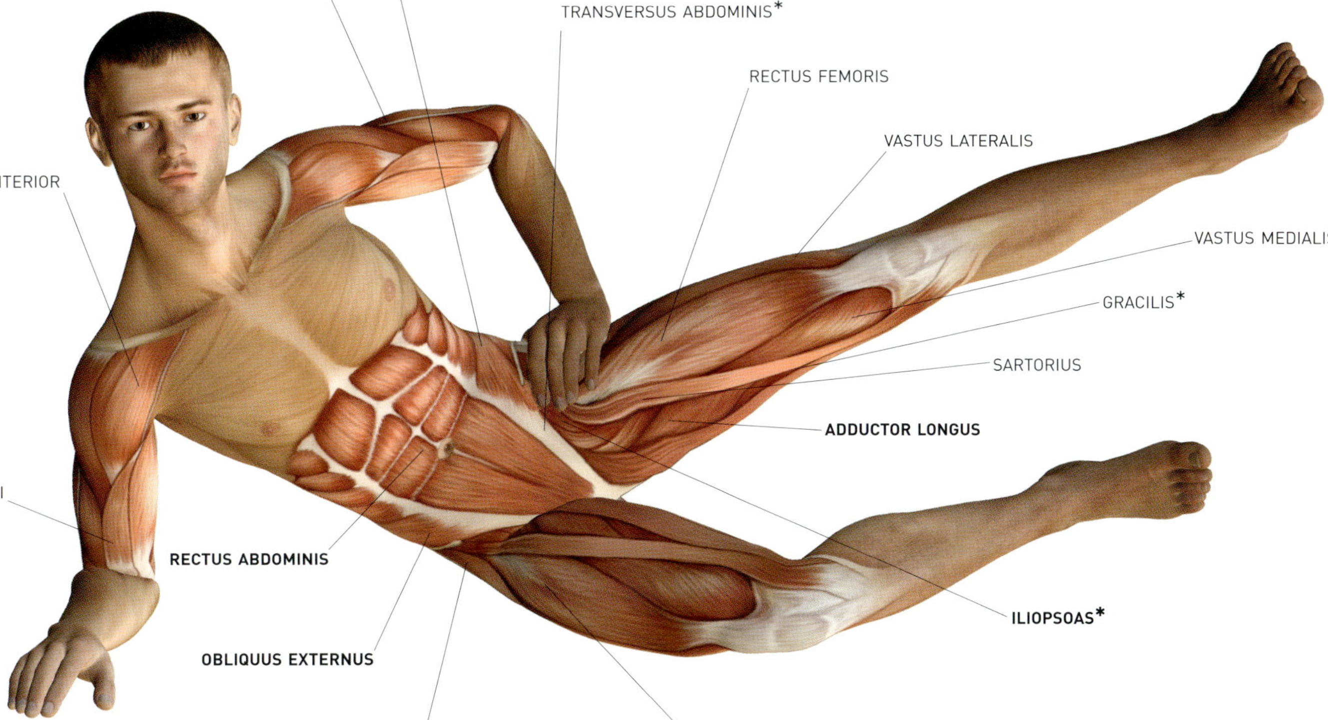

KNIEBEUGE IM LIEGEN

1 Seitlich und mit dem Gesicht nach rechts auf eine Matte legen. Die Beine sind dabei ausgestreckt und der Körper bildet eine gerade Linie. Den linken Arm ausstrecken und den Kopf auf den Oberarm legen.

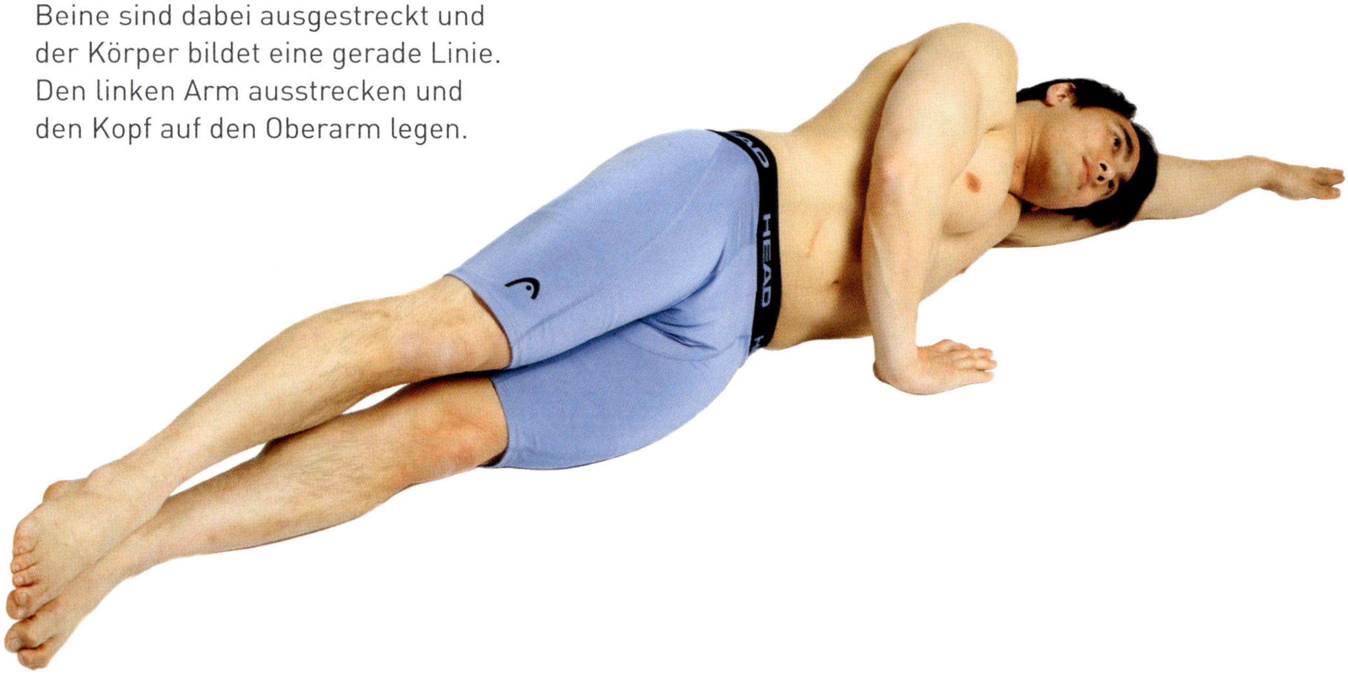

2 Das rechte Knie anwinkeln und den Knöchel mit der rechten Hand greifen.

3 Den Knöchel während des Dehnens zum Gesäß ziehen.

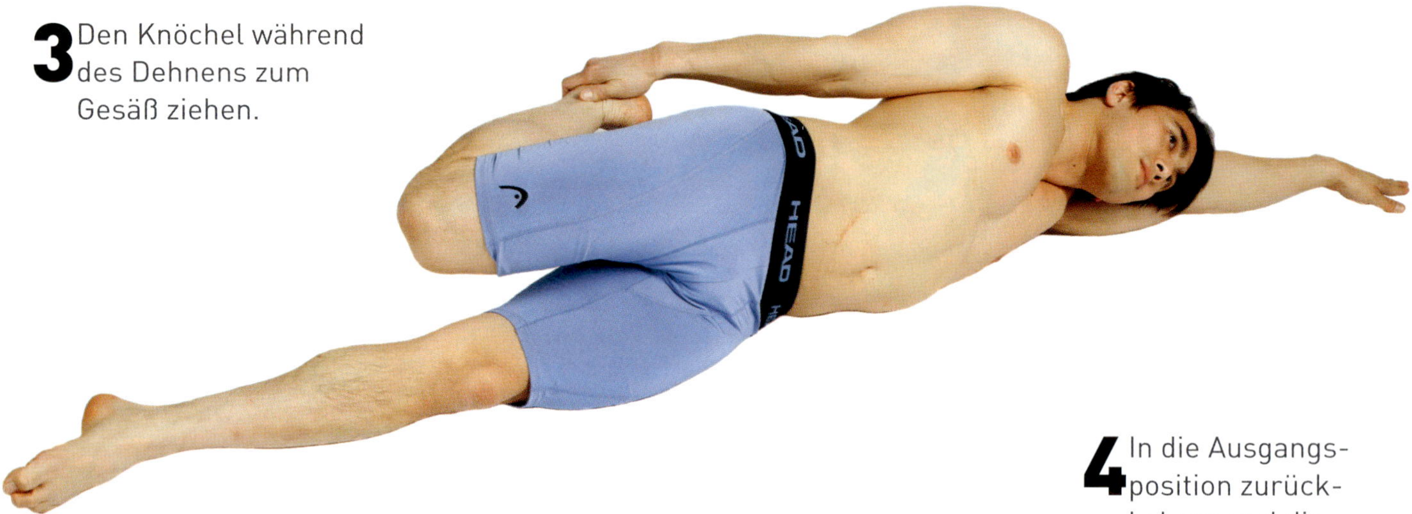

4 In die Ausgangsposition zurückkehren und die Übung auf der anderen Seite wiederholen.

BEREICH

- Knie

ART

- Mobilität

GERÄTE

- Trainingsmatte

RICHTIGE HALTUNG

- Die Knie zusammenhalten, ein Knie über dem anderen.
- Das Becken leicht nach vorn ziehen und die Brust heben, um die Rumpf zu beanspruchen und zu dehnen.
- Die Füße ausstrecken, sodass sie mit den Beinen eine Linie bilden.
- Nicht auf die Gesäßmuskeln zurücklehnen.
- Wenn der Boden zu ungemütlich ist, kann ein Handtuch unter die Hüfte gelegt werden.

PRIMÄR BETEILIGTE MUSKELN

- rectus femoris
- vastus lateralis
- vastus intermedius
- vastus medialis

ANMERKUNG

FETT = PRIMÄR BETEILIGTE MUSKELN
HELL = SEKUNDÄR BETEILIGTE MUSKELN
* TIEFE MUSKELN

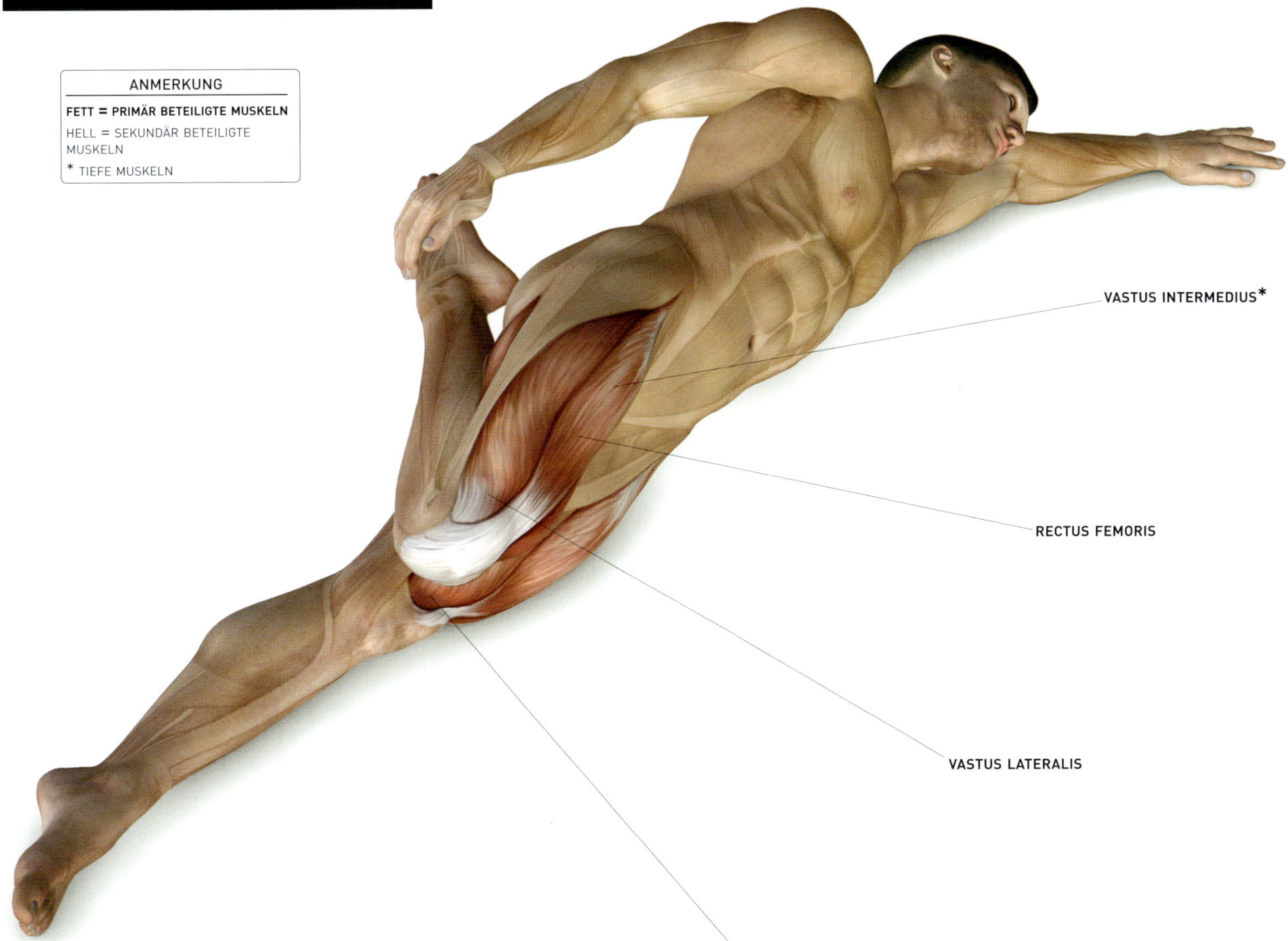

SCHULTERBRÜCKE

1 Mit dem Gesicht nach oben auf eine Matte legen. Die Knie sind angewinkelt, die Füße auf dem Boden. Die Arme sind seitlich ausgestreckt und leicht vom Körper abgewinkelt.

RICHTIGE HALTUNG

- Das Gewicht mit den Fersen, nicht mit den Zehen, hochdrücken.
- Füße und Knie sollen in einer Linie sein.
- Arme und Füße auf dem Boden lassen.
- Die Bauchmuskeln in der endgültigen Position nicht mehr als die Oberschenkel beanspruchen.
- Den Oberkörper nicht einsinken lassen und den Rücken nicht krümmen.

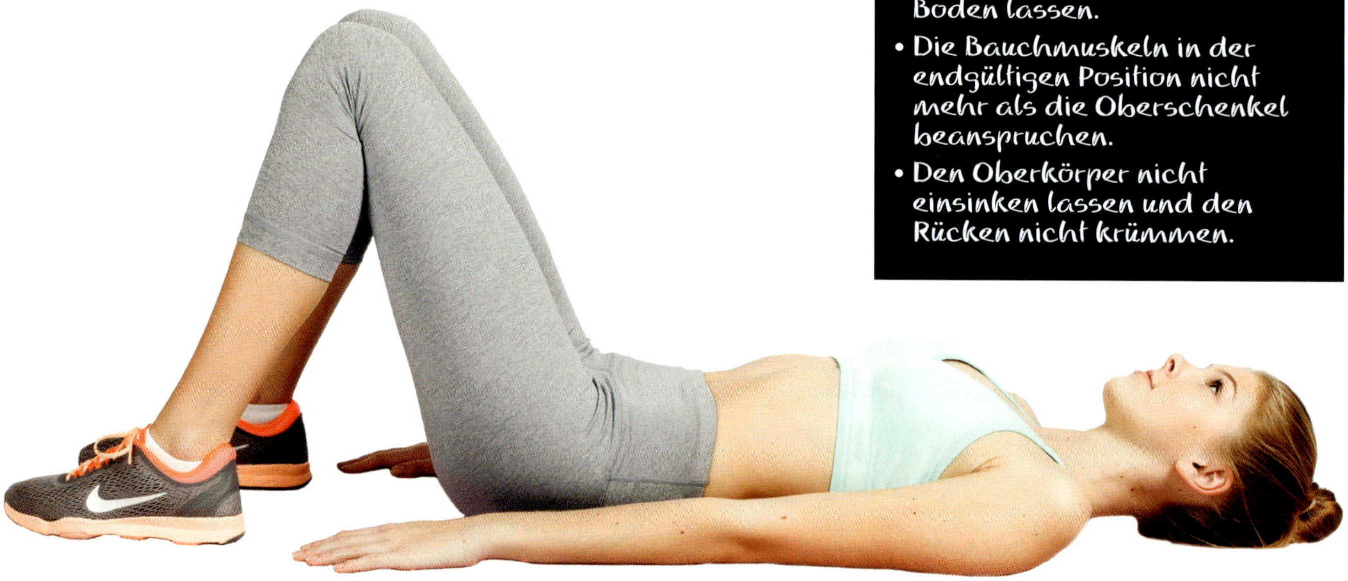

2 Die Fersen in den Boden drücken und dabei das Becken hochheben, bis Oberkörper und Oberschenkel eine gerade Linie bilden. Für 30 Sekunden bis eine Minute halten und dann das Becken wieder senken. Fünf Mal wiederholen.

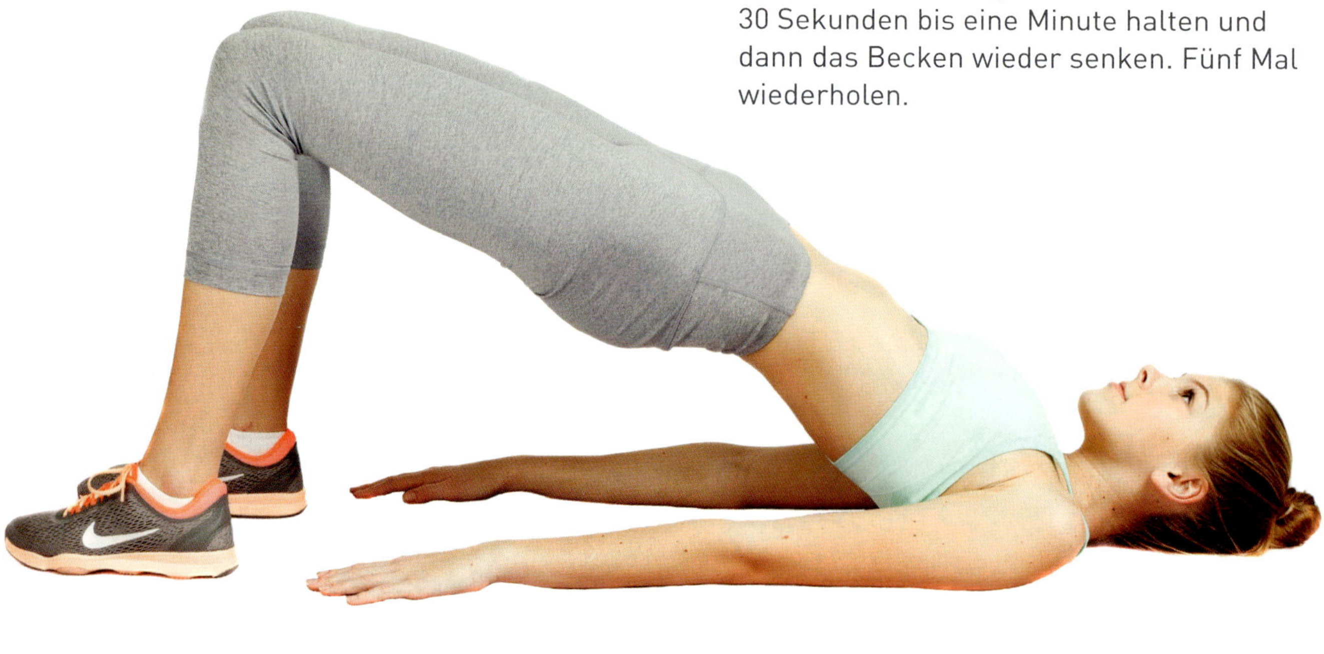

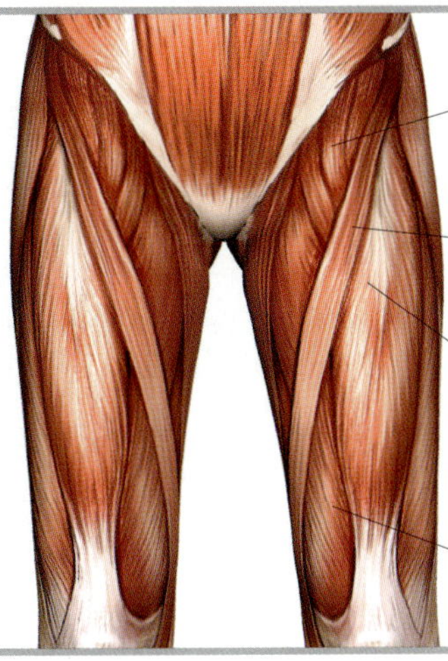

PRIMÄR BETEILIGTE MUSKELN

- erector spinae
- iliopsoas
- sartorius
- rectus femoris
- gluteus maximus
- gluteus medius
- gluteus minimus
- vastus lateralis
- vastus intermedius
- vastus medialis

BEREICH

- Ganzer Körper

ART

- Kraft

GERÄTE

- Trainingsmatte

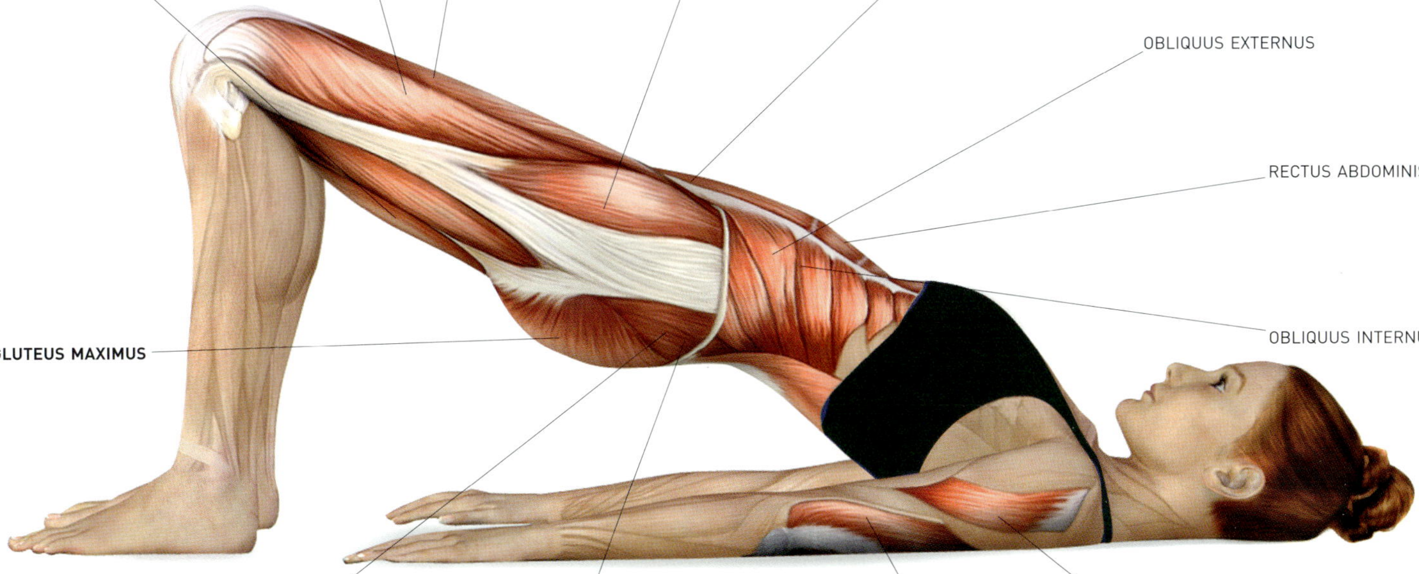

ANMERKUNG

FETT = PRIMÄR BETEILIGTE MUSKELN
HELL = SEKUNDÄR BETEILIGTE MUSKELN
* TIEFE MUSKELN

LIEGESTÜTZ

1 Auf dem Boden oder auf einer Matte in eine Liegestützposition gehen. Die Hände sind direkt unter den Schultern oder mehr als schulterbreit auseinander. Die Zehen im Boden verankern, um den Unterkörper beim Hochheben zu stabilisieren.

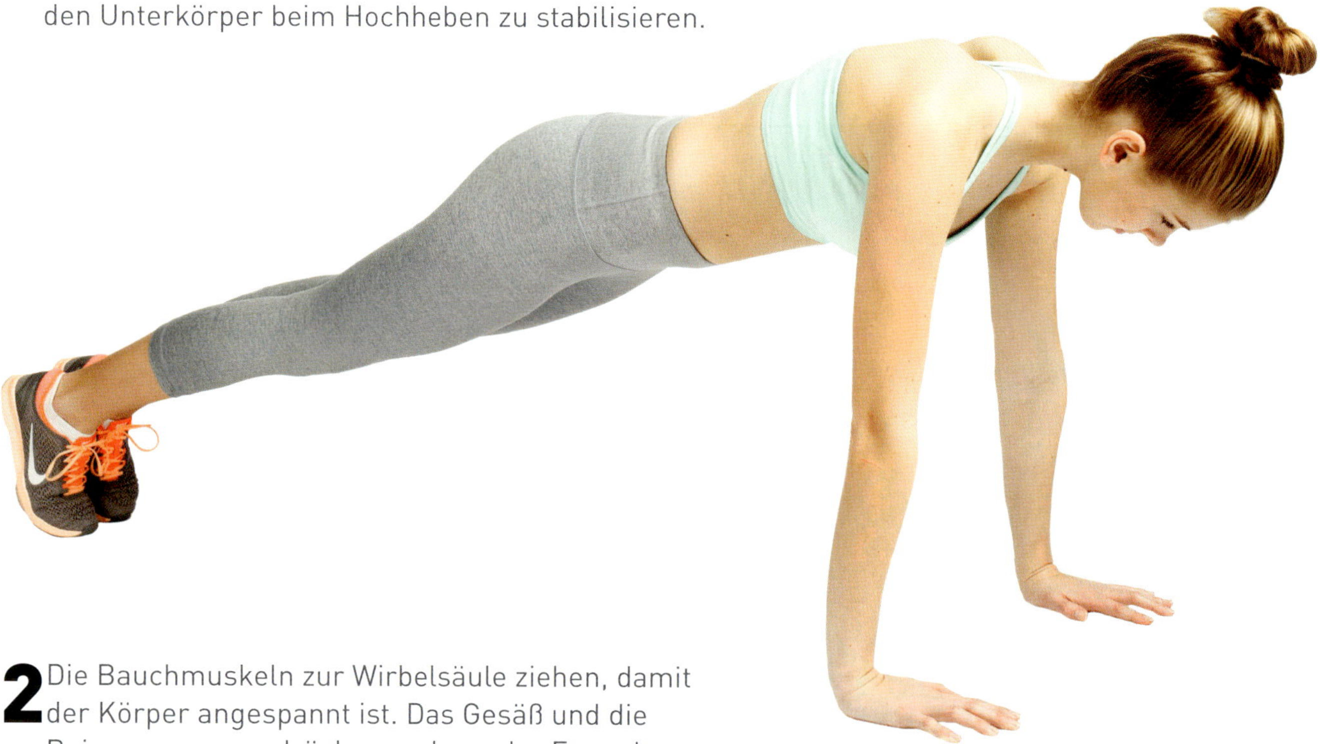

2 Die Bauchmuskeln zur Wirbelsäule ziehen, damit der Körper angespannt ist. Das Gesäß und die Beine zusammendrücken und aus der Ferse heraus dehnen. Der Körper soll eine gerade Linie bilden.

3 Die Arme beugen und den Oberkörper senken, bis die Brust den Boden berührt.

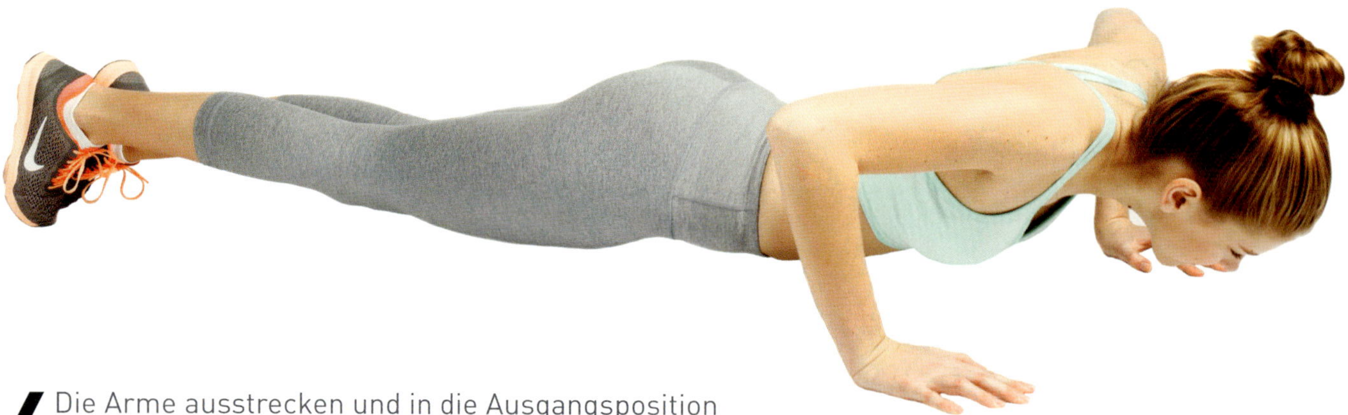

4 Die Arme ausstrecken und in die Ausgangsposition zurückzukehren, um eine Wiederholung zu beenden. Zwei Sätze zu je 10 Wiederholungen durchführen.

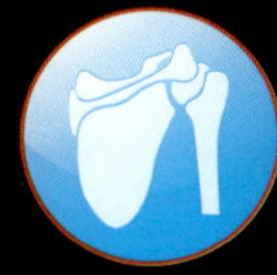
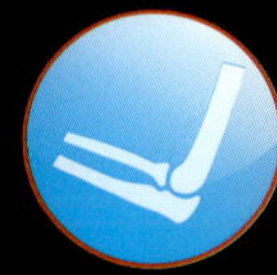
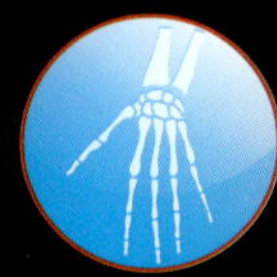

BEREICH
- Schultern
- Ellbogen
- Handgelenke

ART
- Kraft

GERÄTE
- Trainings-
matte

RICHTIGE HALTUNG
- Die Finger leicht ausbreiten, damit die Ellbogen sich beim Senken des Oberkörpers zur Hüfte drehen können. Dies verhindert eine Schultersehenentzündung.
- Wenn der Rücken nicht gerade gehalten werden kann oder Rückenschmerzen auftreten, kann der Liegestütz auch vereinfacht und auf beiden Knien durchgeführt werden.
- Die Ellbogen beim Senken des Oberkörpers nicht zur Seite drehen., um die vorderen Deltamuskeln zu entlasten.
- Die Hüften nicht nach oben drücken.

ANMERKUNG

FETT = PRIMÄR BETEILIGTE MUSKELN
HELL = SEKUNDÄR BETEILIGTE MUSKELN
* TIEFE MUSKELN

PRIMÄR BETEILIGTE MUSKELN
- triceps brachii
- pectoralis major
- pectoralis minor
- coracobrachialis
- deltoideus anterior
- rectus abdominis
- transversus abdominis
- obliquus externus
- obliquus internus
- trapezius

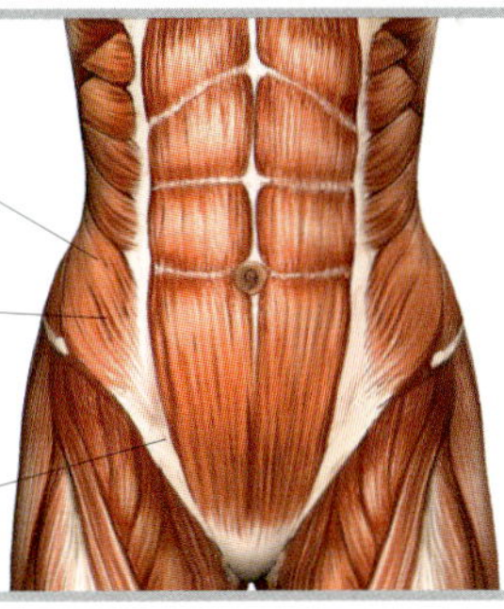

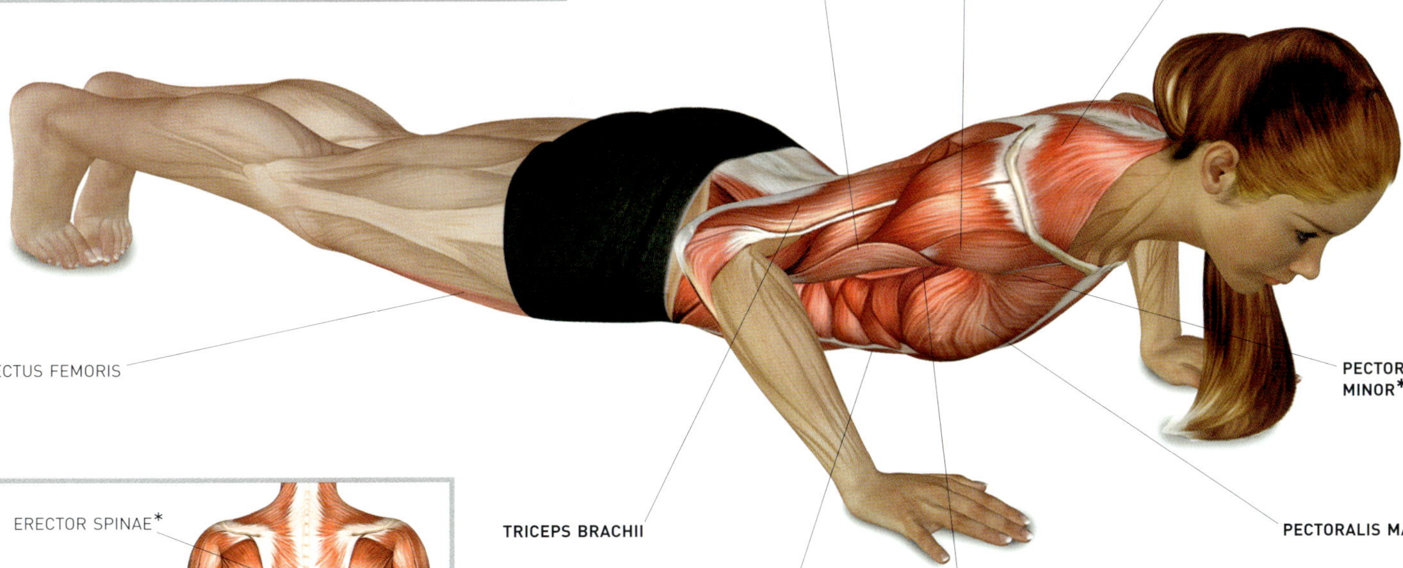

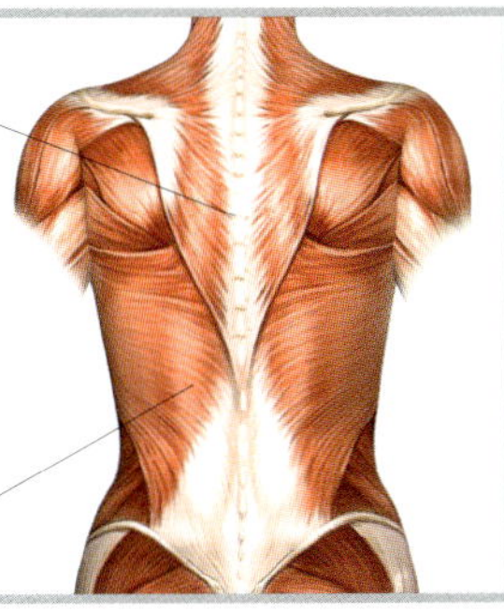

Stufe zwei

EINHEIT C

Krafttraining mit Hanteln

Wie jedes Training mit freien Gewichten, baut auch die folgende Trainingseinheit Muskeln auf, die die Gelenke stützen und schützen. Sie beginnt mit klassischem seitlichen Hantelheben, einfachen Hebe- und Senkbewegungen, und setzt dann mit Übungen fort, die sowohl den Unter- als auch den Oberkörper trainieren. Solche Übungen verbessern die Balance und Koordination.

1. SEITLICHES HANTELHEBEN

(Seite 104–105)

Drei Sätze zu je 10 Wiederholungen

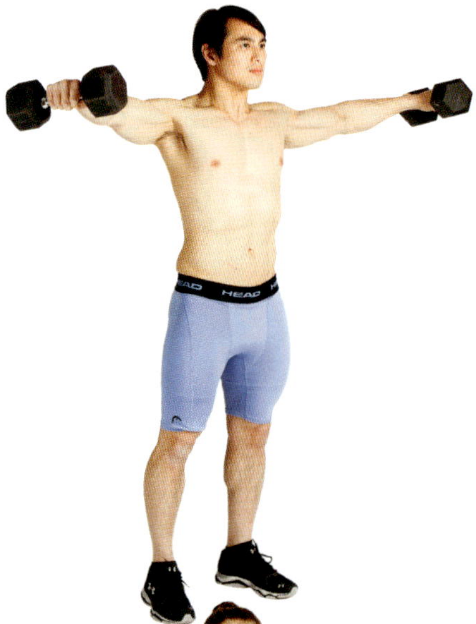

2. SEITWÄRTSSCHRITT MIT ARMBEUGE

(Seite 106–107)

20 Wiederholungen auf jeder Seite

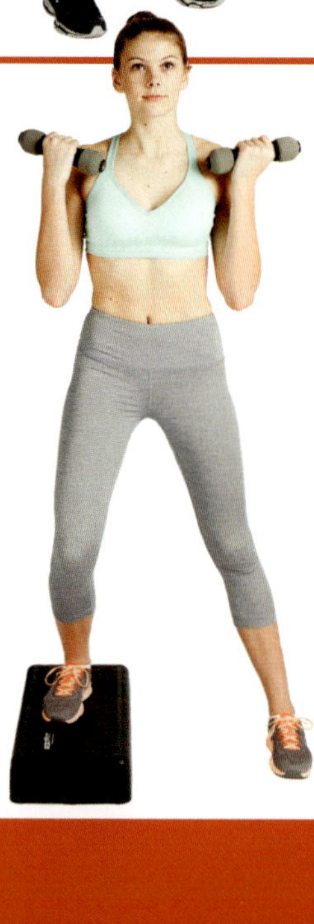

3. WADENHEBEN MIT KURZHANTEL
(Seite 108–109)

Zwei Sätze zu je 10–12 Wiederholungen

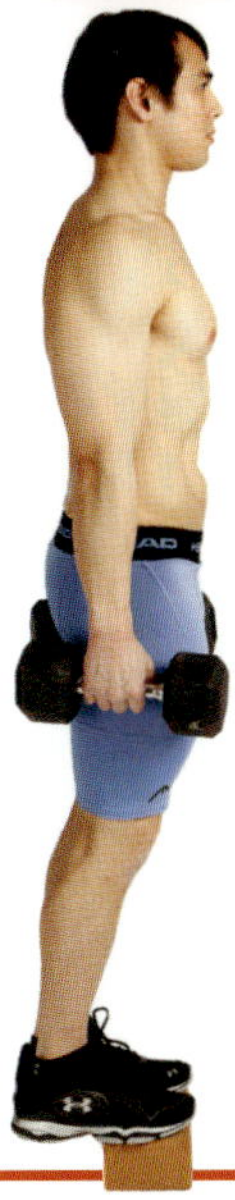

BENÖTIGTE GERÄTE

- ✘ Gymnastikbands
- ✘ Widerstandsband
- ✘ Gymnastikball
- ✘ Medizinball
- ✔ Kurzhanteln
- ✘ Trainingsmatte
- ✘ Stuhl
- ✘ Kiste
- ✔ Steppbrett
- ✘ Schaumstoffrolle

4. KNIEHEBEN MIT KURZHANTEL
(Seite 110–111)

10–12 Wiederholungen auf jeder Seite

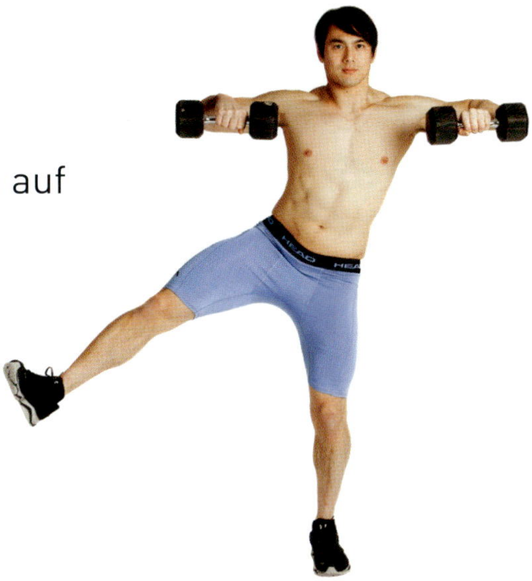

5. AUSFALLSCHRITT MIT KURZHANTELN
(Seite 112–113)

10–12 Wiederholungen auf jeder Seite

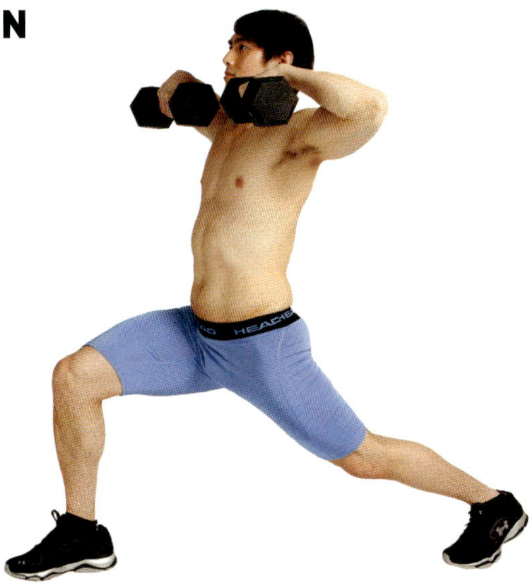

SEITLICHES HANTELHEBEN

1 Mit einer Kurzhantel in jeder Hand und den Füßen schulterbreit auseinander aufrecht stehen, dabei die Knie leicht beugen. Die Ellbogen leicht beugen und die Handflächen zum Körper richten.

RICHTIGE HALTUNG

- Die Ellbogen während der Bewegung in einer fixen und leicht gebeugten Position halten.
- Die Ellbogen sollen am höchsten Punkt der Bewegung mit den Schultern in einer Linie sein.
- Beim Heben der Hanteln ausatmen und beim Senken einatmen.
- Die Brust oben halten.
- Die Schultern unten halten.
- Nicht den Schwung nutzen, um die Hanteln zu heben.
- Die Ellbogen sollen nicht tiefer als die Handgelenke sein – so würden die vorderen statt der mittleren Deltamuskeln die Bewegung ausführen.

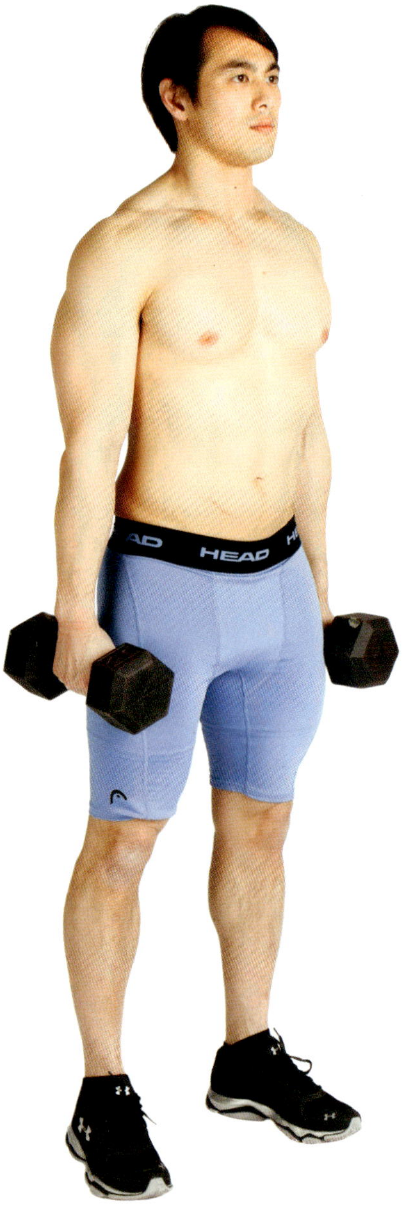

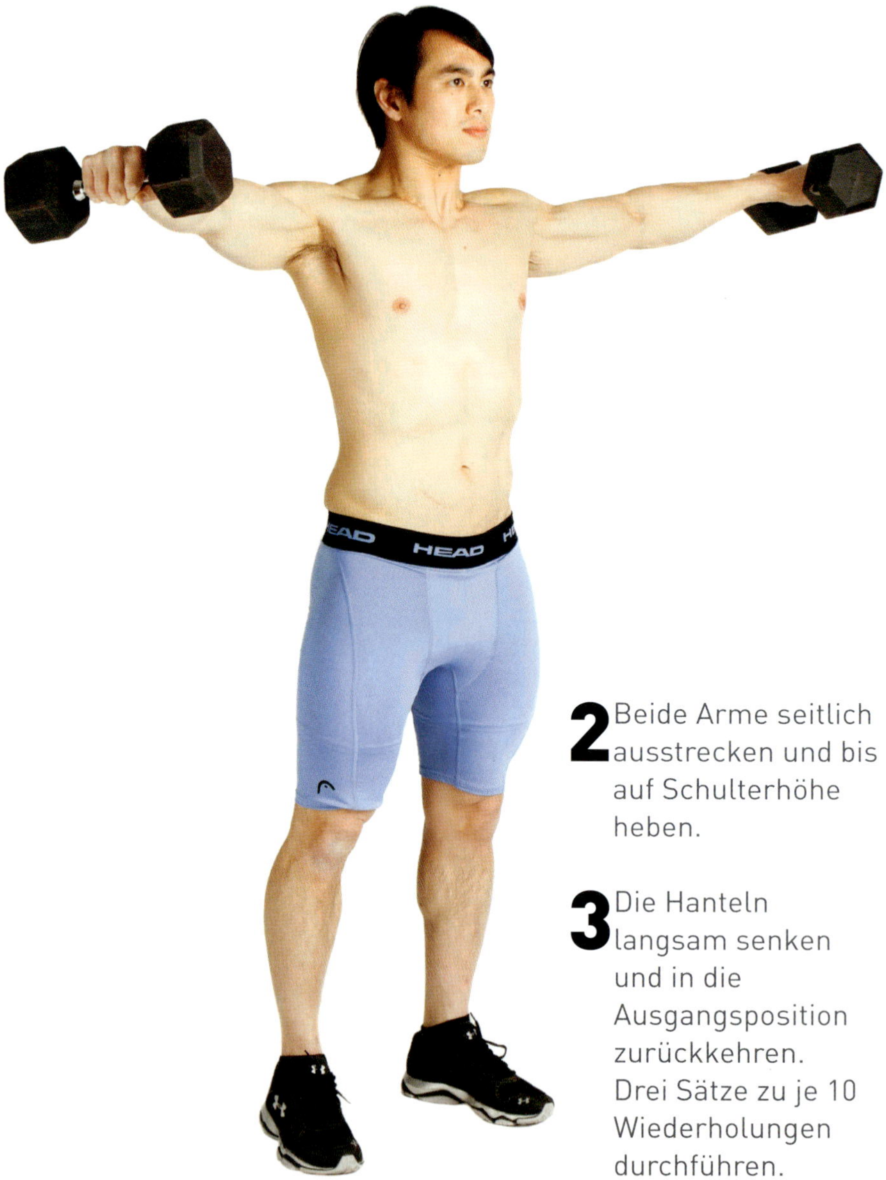

2 Beide Arme seitlich ausstrecken und bis auf Schulterhöhe heben.

3 Die Hanteln langsam senken und in die Ausgangsposition zurückkehren. Drei Sätze zu je 10 Wiederholungen durchführen.

BEREICH
- Schultern

ART
- Kraft
- Mobilität

GERÄTE
- Kurzhanteln

ANMERKUNG

FETT = PRIMÄR BETEILIGTE MUSKELN
HELL = SEKUNDÄR BETEILIGTE MUSKELN
* TIEFE MUSKELN

PRIMÄR BETEILIGTE MUSKELN
- deltoideus medialis

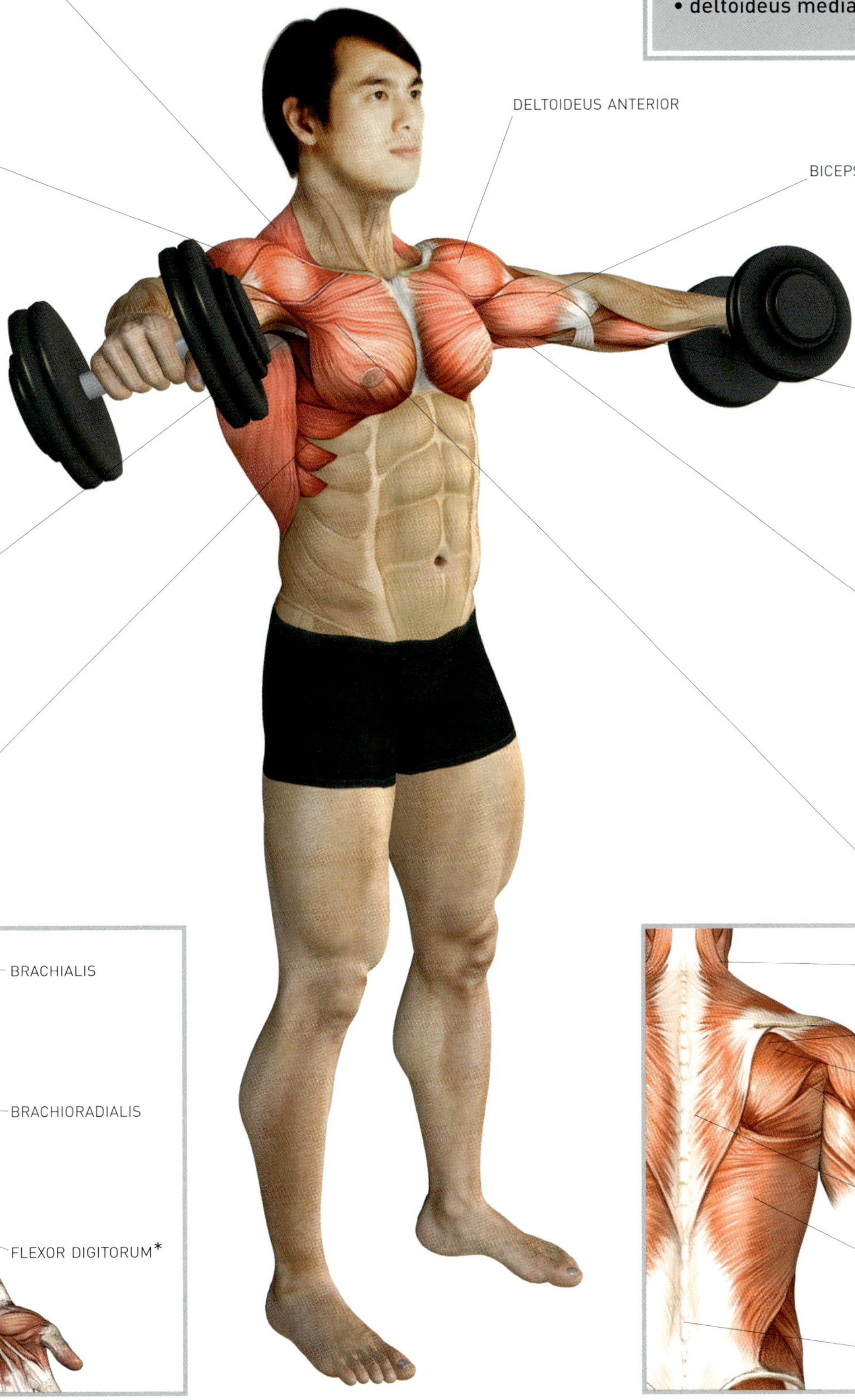

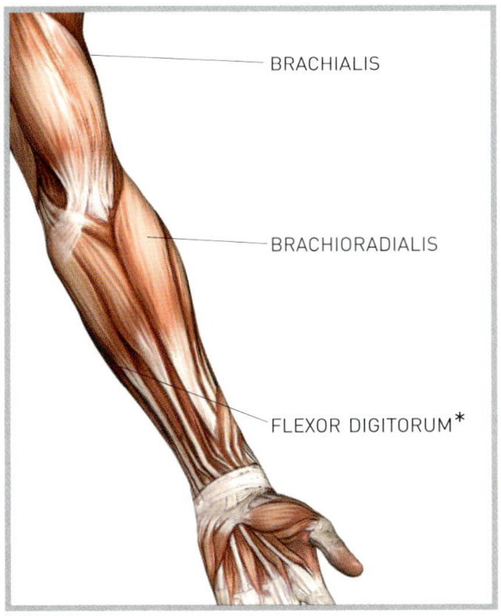

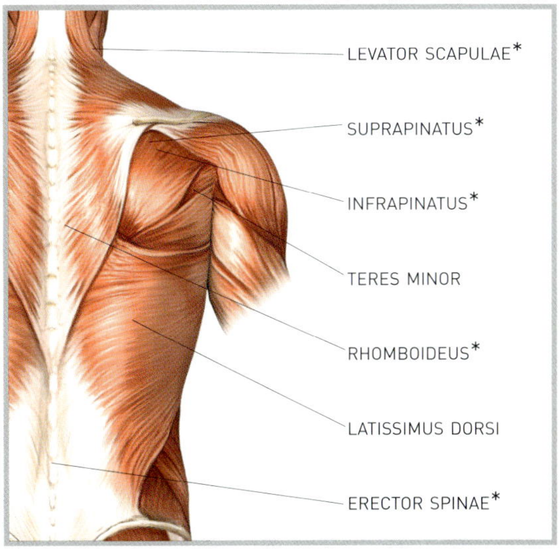

SEITWÄRTSSCHRITT MIT ARMBEUGE

1 Mit den Füßen hüftbreit auseinander links neben ein Steppbrett stellen und die Arme, mit einer Kurzhantel in jeder Hand, an die Seite legen.

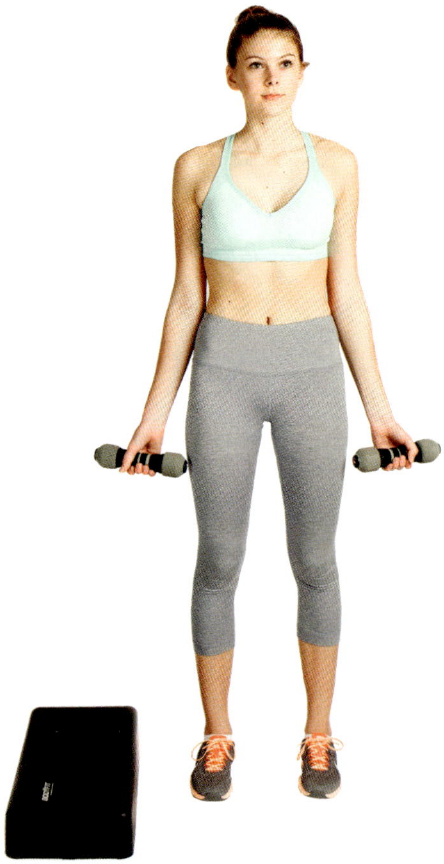

2 Mit dem rechten Fuß auf das Steppbrett steigen. Gleichzeitig die Ellbogen beugen und die Hanteln zur Brust ziehen.

3 Die Hanteln wieder senken und mit dem linken Fuß auf das Steppbrett steigen, sodass die Füße nebeneinander stehen.

4 Die Hanteln zur Brust ziehen und mit dem linken Fuß vom Steppbrett heruntersteigen. Danach die Hanteln senken und gleichzeitig mit dem rechten Fuß heruntersteigen. Nun sollte das Steppbrett auf der anderen Seite sein.

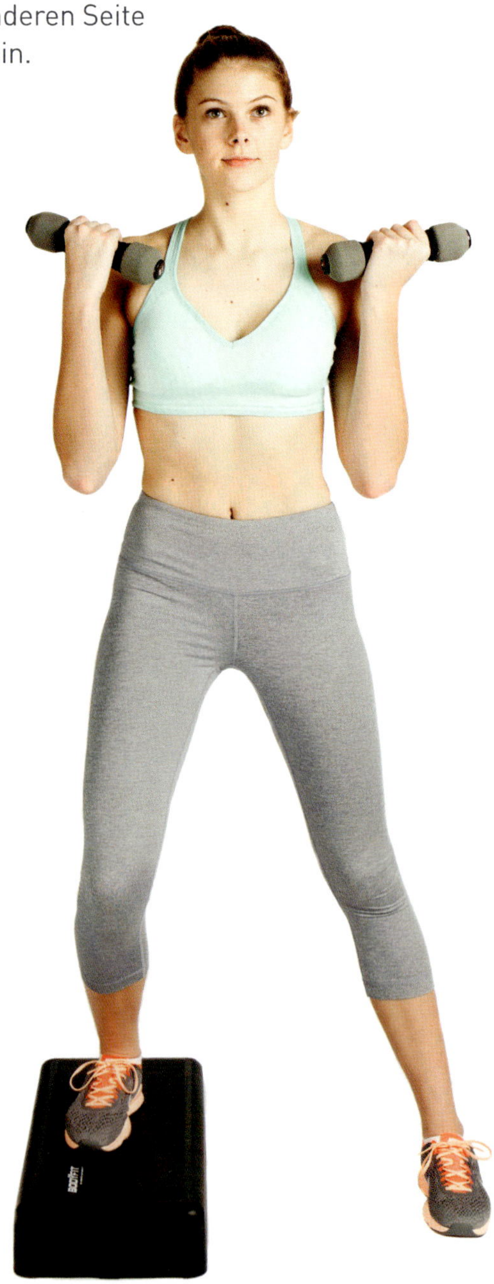

RICHTIGE HALTUNG

- Die Oberarme beim Heben und Senken der Hanteln ruhig halten.
- Die Bewegungen sollen kontrolliert und sanft sein.
- Den Körper nach vorne richten.
- Die Bauchmuskeln anspannen, damit sie beansprucht werden.
- Den Blick nach vorn richten.
- Die Schultern von den Ohren wegdrücken.
- Den Nacken nicht drehen.
- Die Schultern nicht hochziehen.
- Den Rücken nicht krümmen.
- Nur so schnell bewegen, dass die richtige Haltung bewahrt werden kann.

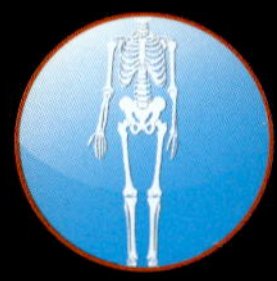

BEREICH
- Ganzer Körper

ART
- Kraft
- Balance

GERÄTE
- Kurzhanteln
- Steppbrett

PRIMÄR BETEILIGTE MUSKELN
- biceps brachii
- vastus intermedius
- rectus femoris
- vastus lateralis
- vastus medialis
- gluteus maximus

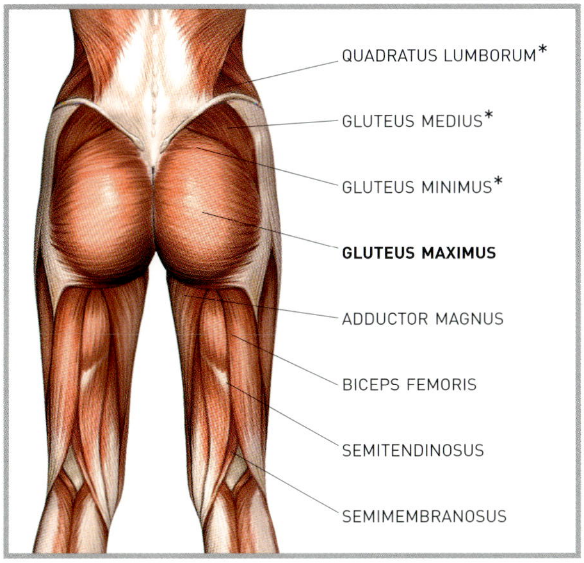

5 Diese Übung in gleichmäßiger Geschwindigkeit 20 Mal wiederholen. Danach das Steppbrett neben den linken Fuß legen und die Übung 20 Mal in entgegengesetzter Richtung wiederholen.

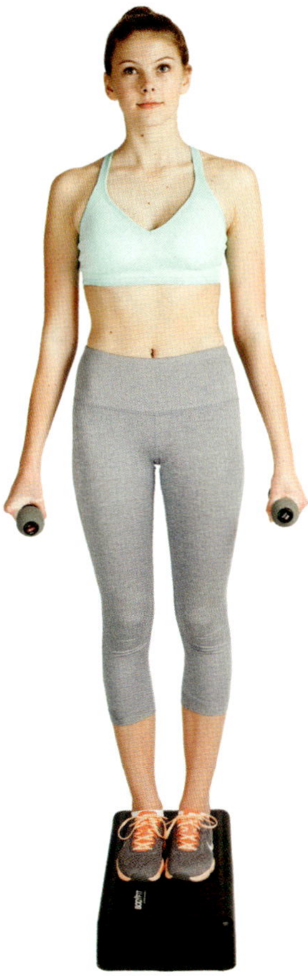

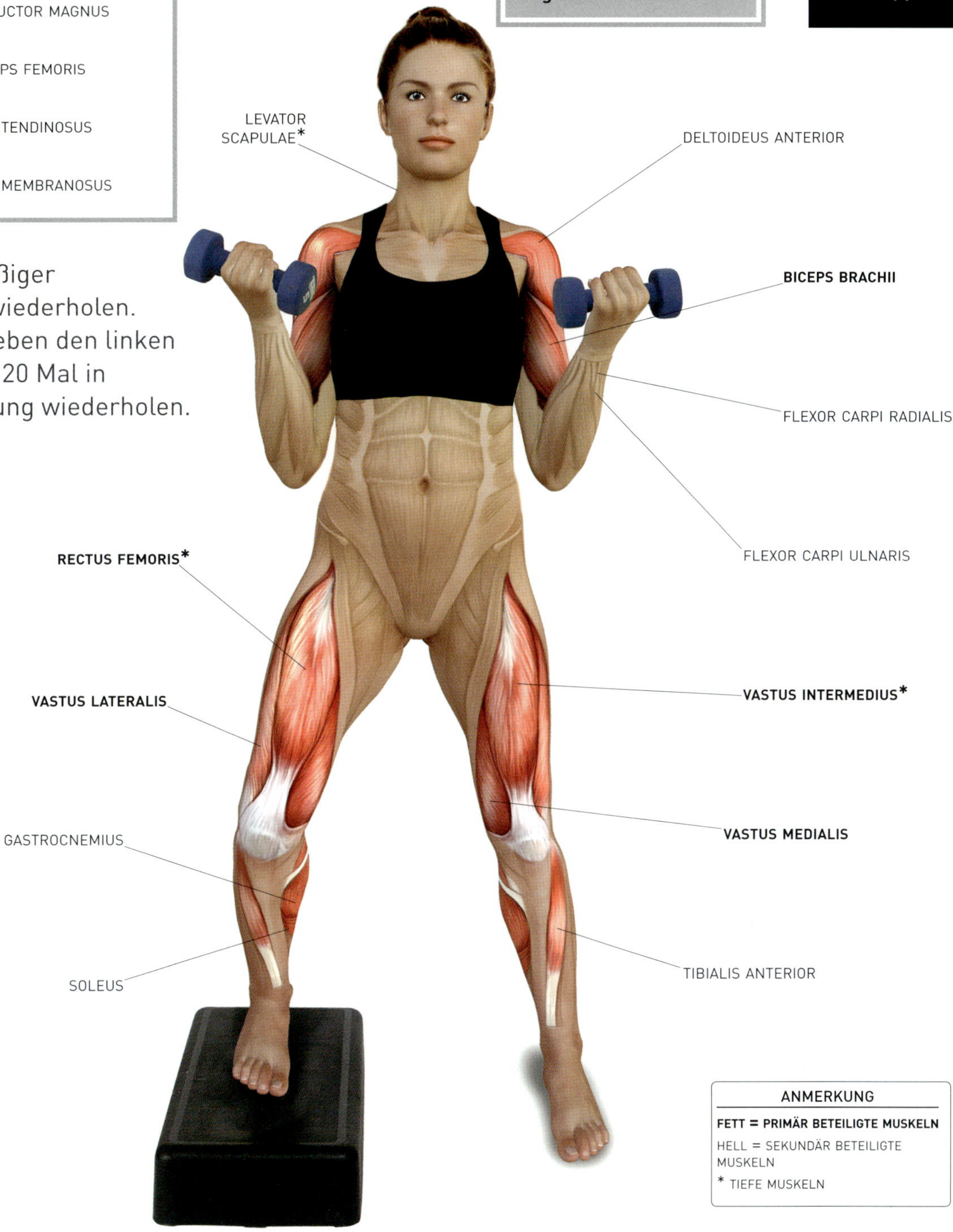

ANMERKUNG

FETT = PRIMÄR BETEILIGTE MUSKELN

HELL = SEKUNDÄR BETEILIGTE MUSKELN

* TIEFE MUSKELN

WADENHEBEN MIT KURZHANTELN

1 Mit einer Kurzhantel in jeder Hand aufrecht stehen. Die Arme sind an der Seite und die Fußballen auf dem Rand eines Steppbretts.

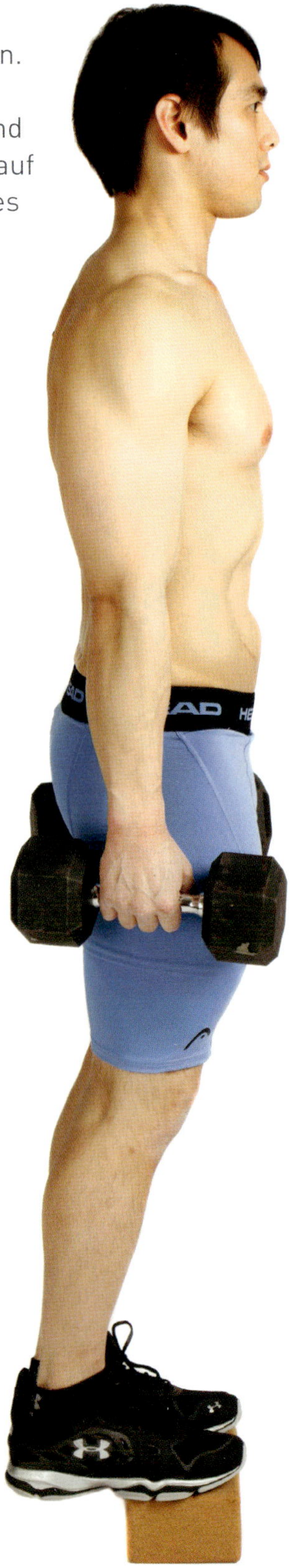

2 Die Fersen heben und die oberen Wadenmuskeln anspannen. Danach die Fersen wieder senken. Zwei Sätze zu je 12–15 Wiederholungen durchführen.

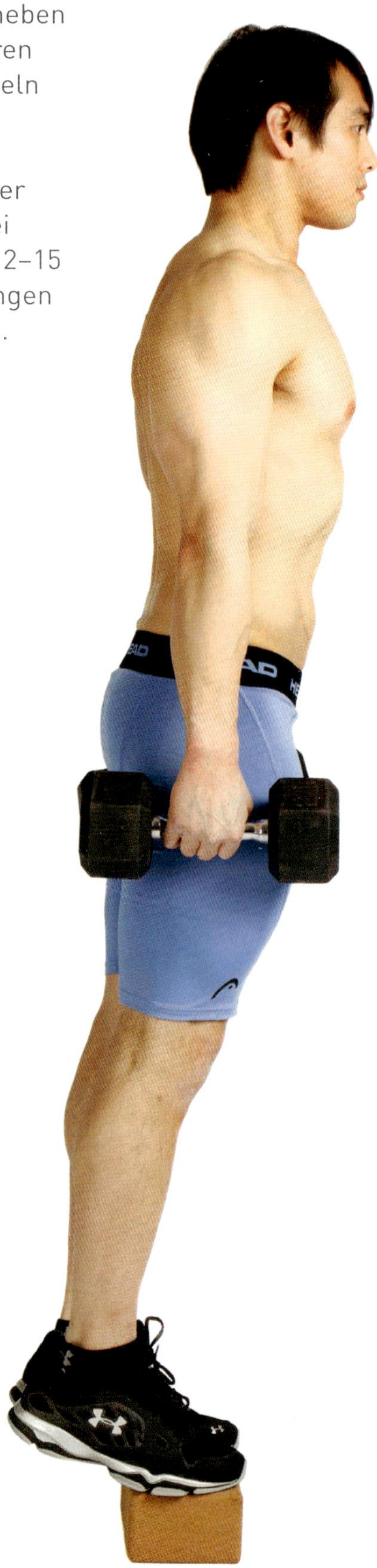

RICHTIGE HALTUNG

- Den vollen Bewegungsumfang ausnutzen.
- Die Zehen während der Bewegung gerade nach vorn richten.
- Nicht schnell oder schwunghaft bewegen.
- Federnde und ruckartige Bewegungen vermeiden.
- Die Wadenmuskeln bei jeder Wiederholung stark anspannen.

PRIMÄR BETEILIGTE MUSKELN

- gastrocnemius
- soleus

BEREICH

- Sprunggelenke

ART

- Kraft
- Balance

GERÄTE

- Kurzhanteln
- Steppbrett

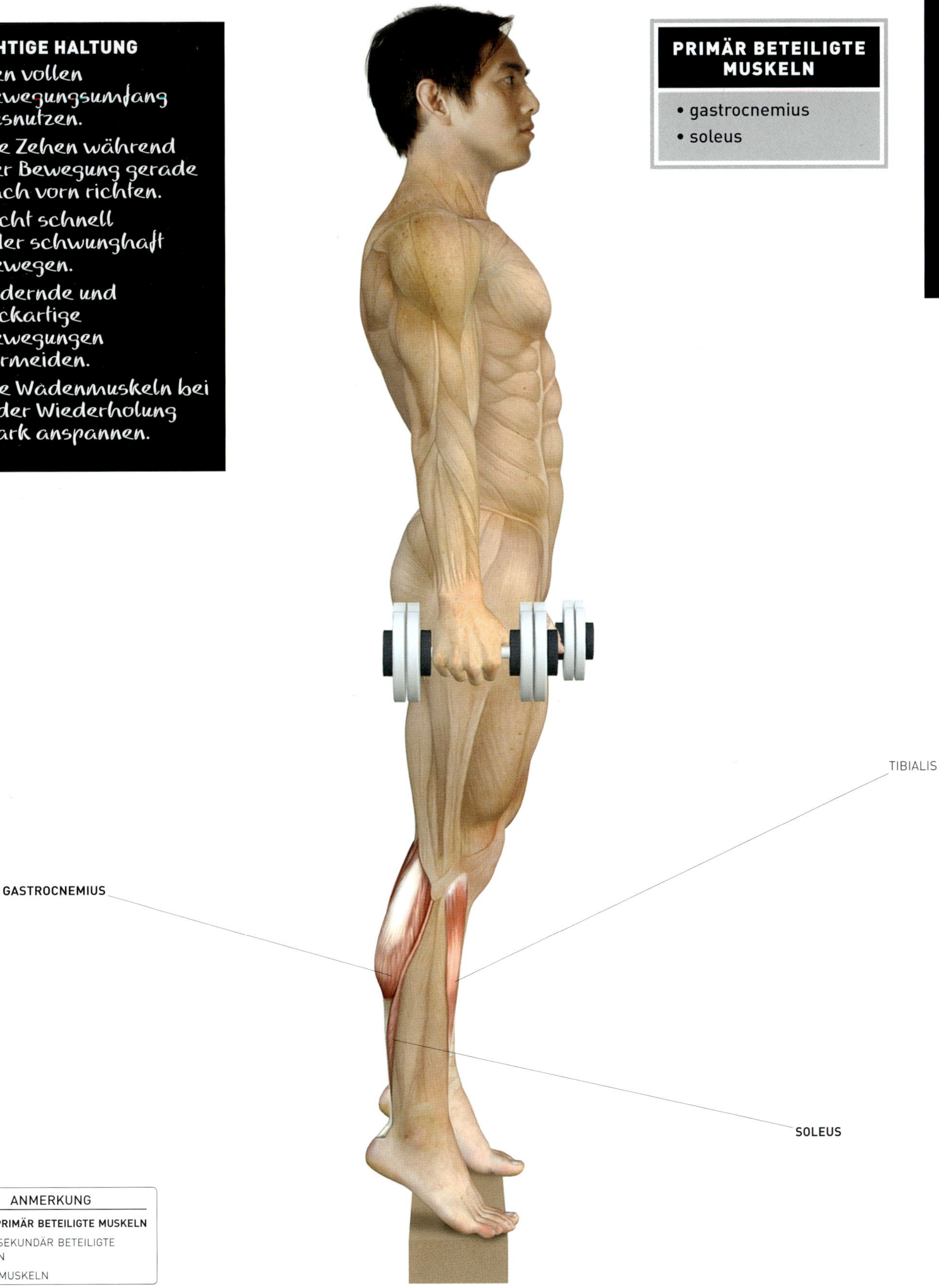

ANMERKUNG

FETT = PRIMÄR BETEILIGTE MUSKELN

HELL = SEKUNDÄR BETEILIGTE MUSKELN

* TIEFE MUSKELN

KNIEHEBEN MIT KURZHANTELN

1 Mit den Füßen hüftbreit auseinander stehen und eine Kurzhantel in jeder Hand halten.

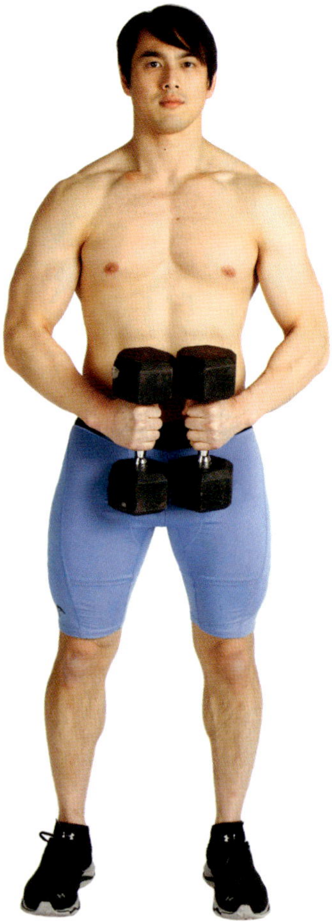

RICHTIGE HALTUNG

- Den Oberkörper nach vorn richten.
- Den Bauchnabel zur Wirbelsäule ziehen, sodass die Bauchmuskeln angespannt sind.
- Den Blick nach vorn richten.
- Die Wirbelsäule in einer neutralen Position halten.
- Das Standbein im Boden verankern.
- Den Oberkörper nicht drehen.

2 Das Gewicht auf das linke Bein verlagern, das rechte Knie anwinkeln und das Bein heben. Gleichzeitig die Arme heben, bis die Gewichte fast auf Schulterhöhe sind. Die Position kurz halten, um das Gleichgewicht zu finden.

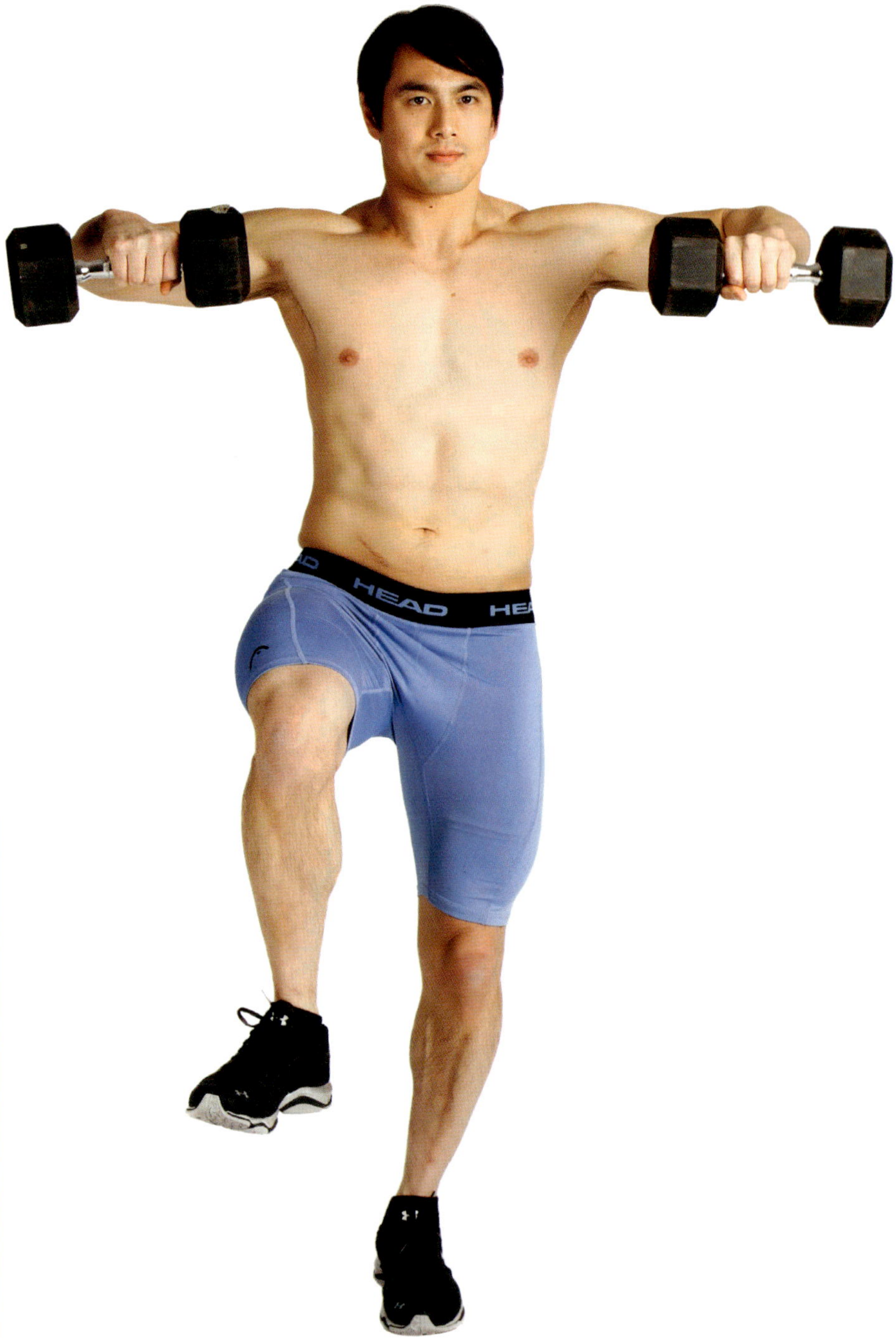

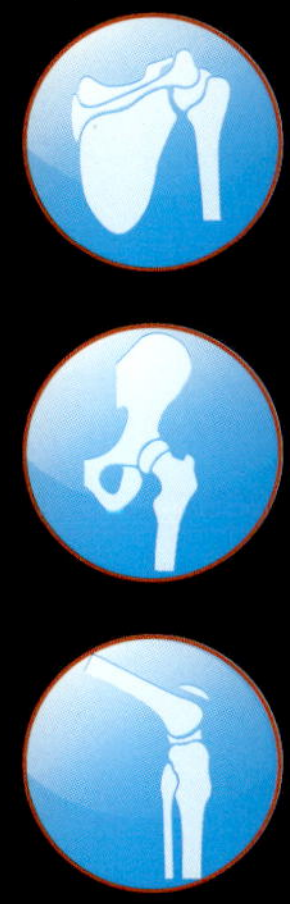

BEREICH

- Schultern
- Hüften
- Knie

ART

- Kraft
- Mobilität

GERÄTE

- Kurzhanteln

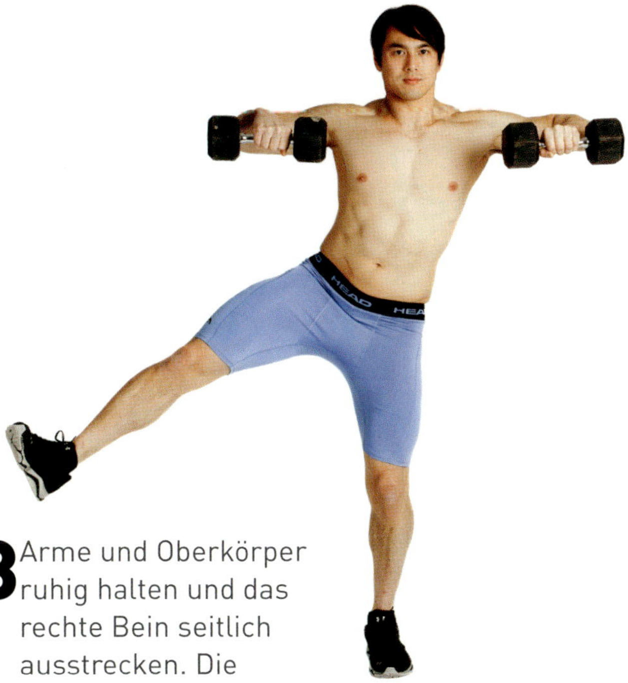

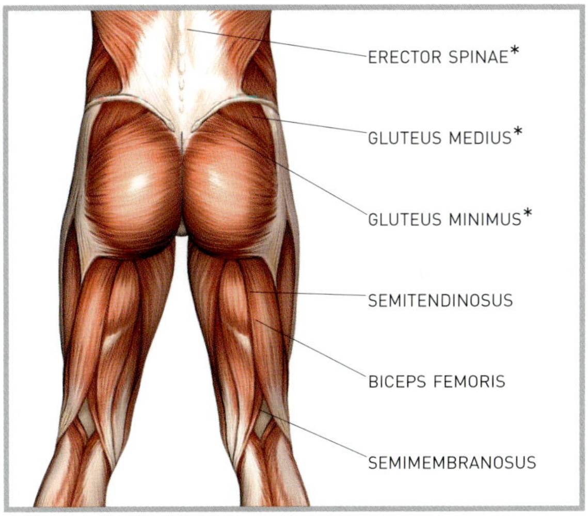

3 Arme und Oberkörper ruhig halten und das rechte Bein seitlich ausstrecken. Die Position für einige Sekunden halten.

4 Mit kontrollierten Bewegungen den Arm und das rechte Bein senken.

5 Die Übung auf der anderen Seite wiederholen. 10 bis 12-mal auf jeder Seite Wiederholen. Die Seiten dabei abwechseln.

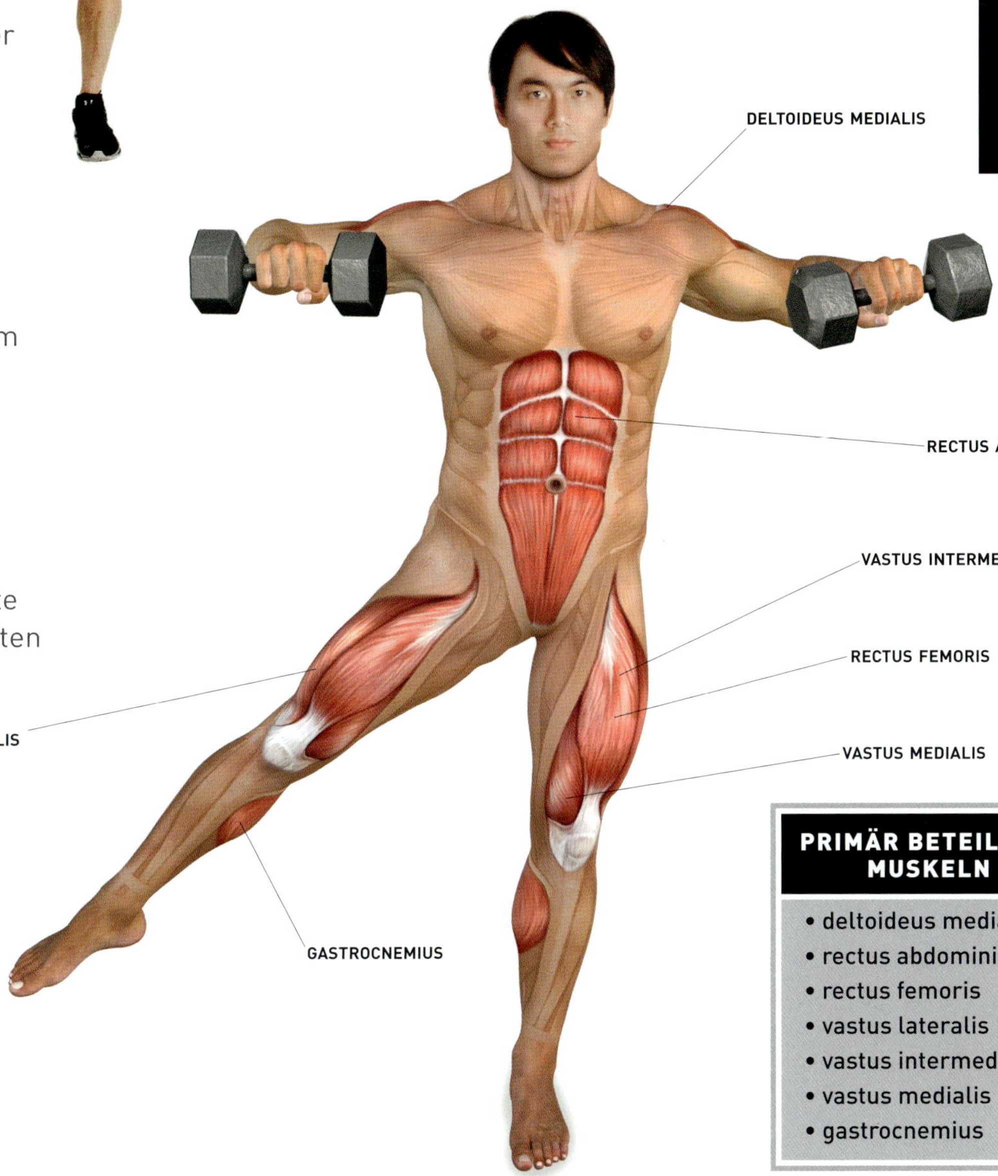

PRIMÄR BETEILIGTE MUSKELN

- deltoideus medialis
- rectus abdominis
- rectus femoris
- vastus lateralis
- vastus intermedius
- vastus medialis
- gastrocnemius

ANMERKUNG

FETT = PRIMÄR BETEILIGTE MUSKELN

HELL = SEKUNDÄR BETEILIGTE MUSKELN

* TIEFE MUSKELN

AUSFALLSCHRITT MIT KURZHANTELN

1 Mit den Füßen weit auseinander aufrecht stehen die Arme, mit einer Kurzhantel in jeder Hand, an die Seite legen. Mit einem Fuß einen Schritt nach vorn und mit dem anderen einen Schritt zurück gehen.

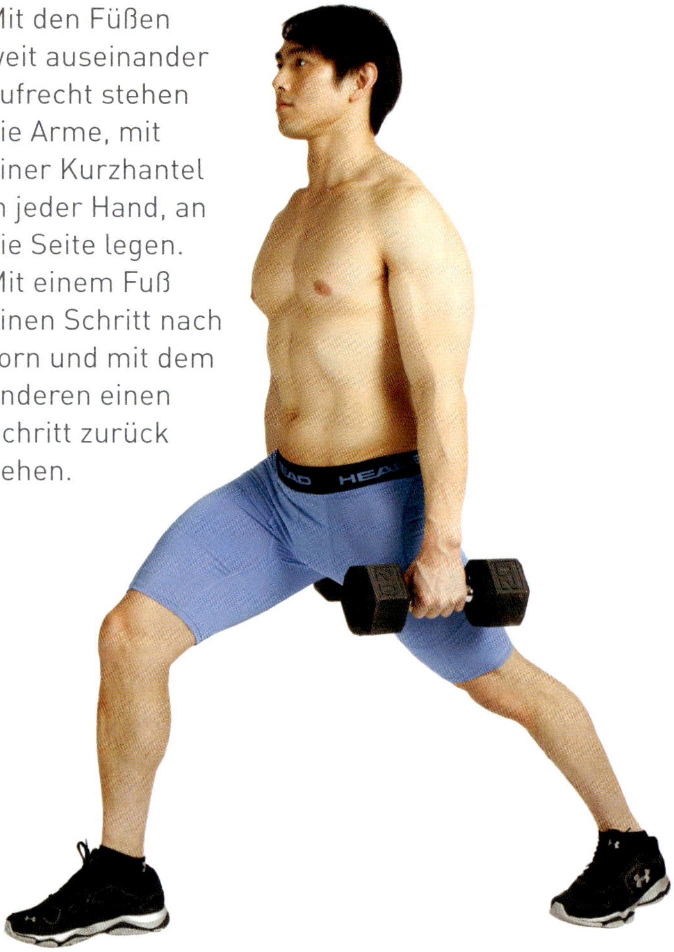

RICHTIGE HALTUNG

- Die Vorwärtsbewegung mit den Ellbogen führen.
- Die Knie sollen die Zehenspitzen nicht überragen.

2 Das vordere Knie beugen, bis der vordere Oberschenkeln parallel zum Boden ist und die Muskeln des hinteren Oberschenkels angespannt sind. Gleichzeitig die Hanteln aus den Ellbogen heraus heben, bis sie auf Schulterhöhe sind.

3 Die vordere Ferse in den Boden drücken und in die Ausgangsposition zurückkehren. Die Übung 12 bis 15 Mal auf jedem Bein wiederholen.

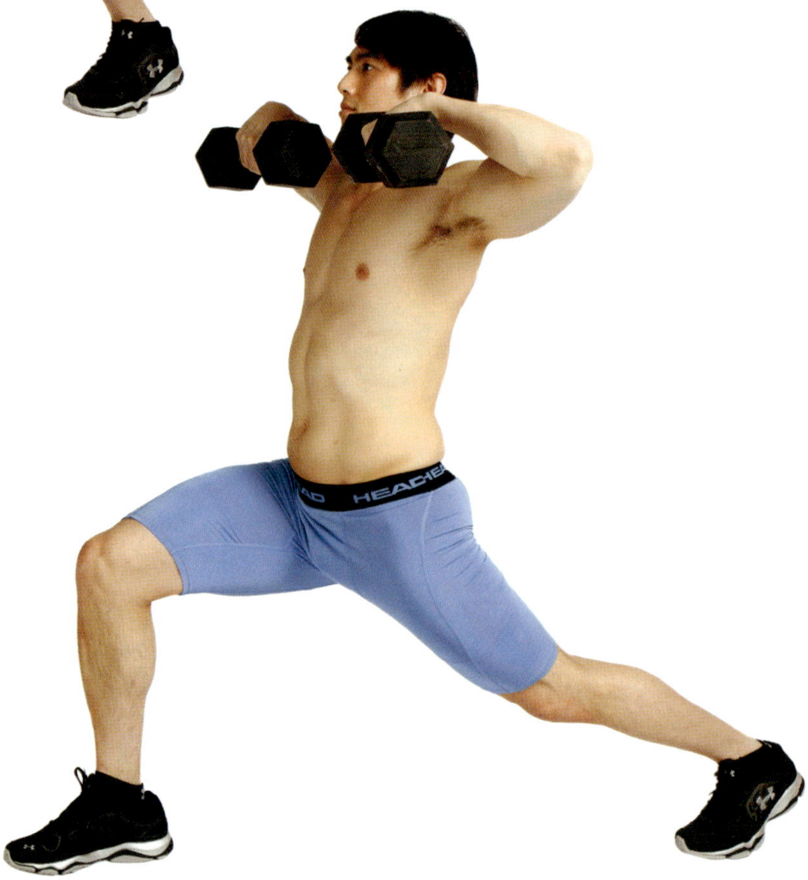

PRIMÄR BETEILIGTE MUSKELN

- rectus femoris
- vastus lateralis
- vastus intermedius
- vastus medialis
- gluteus maximus
- biceps femoris
- semitendinosus
- semimembranosus
- trapezius
- deltoideus medialis

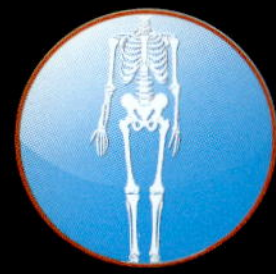

BEREICH
- Ganzer Körper

ART
- Kraft
- Mobilität

GERÄTE
- Kurzhanteln

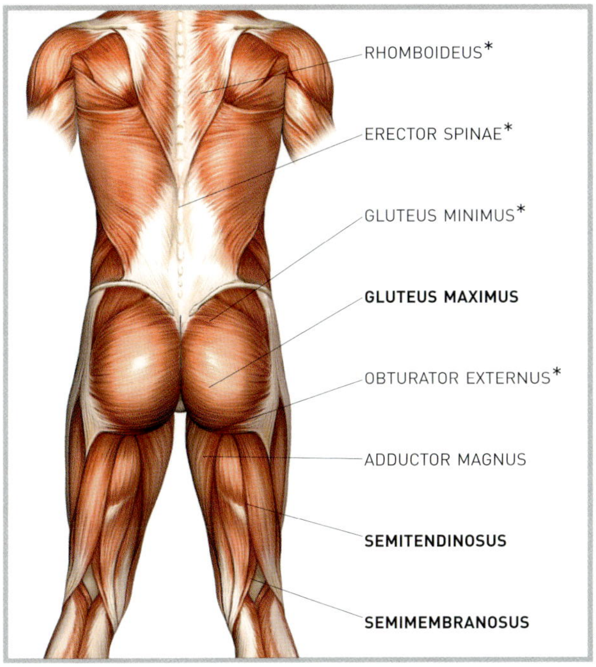

ANMERKUNG

FETT = PRIMÄR BETEILIGTE MUSKELN

HELL = SEKUNDÄR BETEILIGTE MUSKELN

* TIEFE MUSKELN

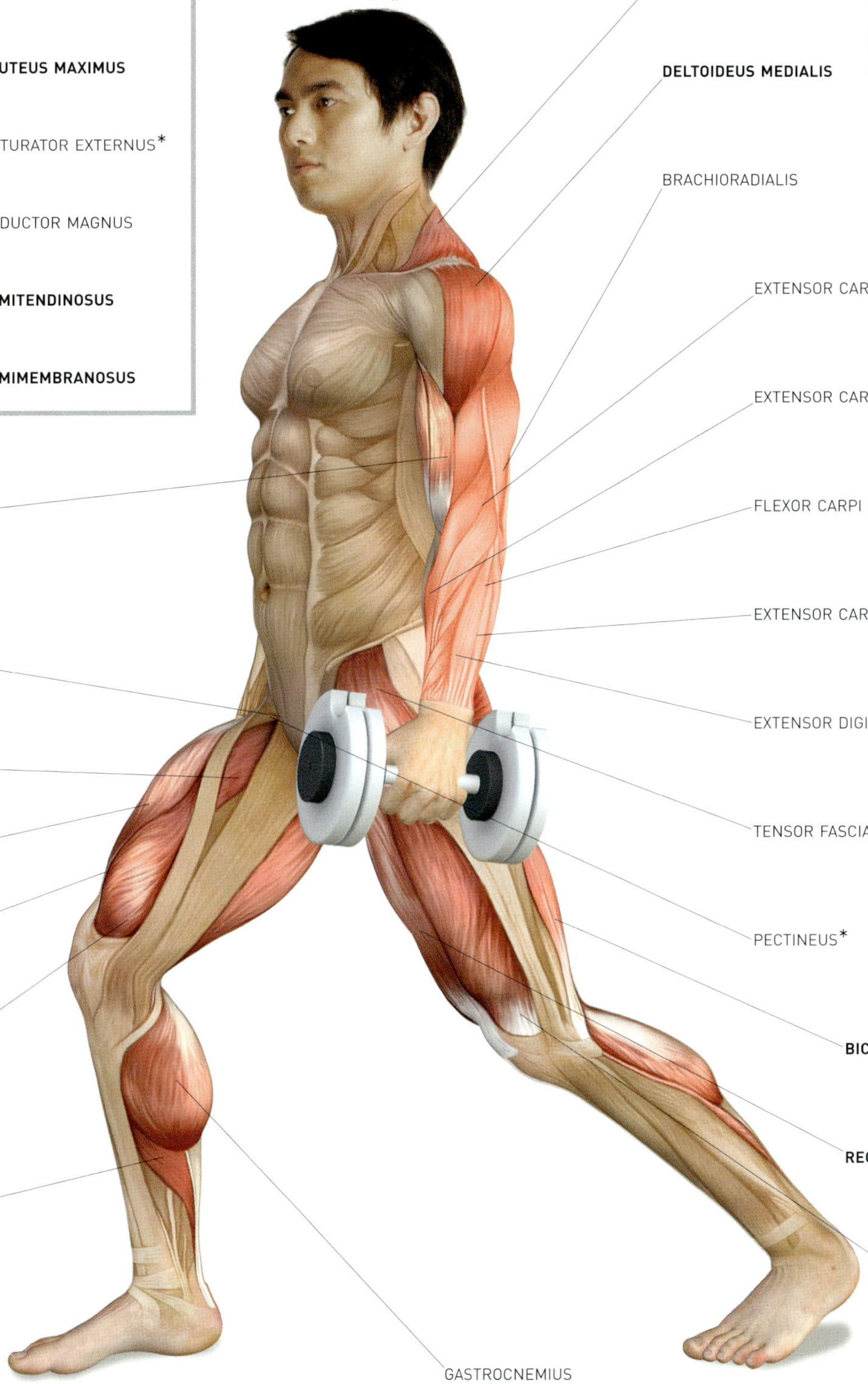

Stufe zwei

EINHEIT D

Ausfallschritte

Ausfallschritte können vielfach variiert werden. Sie stärken den Unterkörper und, in Kombination mit Gewichten oder Gymnastikbändern, auch den Oberkörper. Die folgende Trainingseinheit enthält fünf Ausfallschritte, inklusive dem Ausfallschritt mit Kurzhantel aus Trainingseinheit C. Um die Gelenke zu schonen, sollten die Knie nicht überstrapaziert werden.

1. AUSFALLSCHRITT ZUR SEITE

(Seite 116–117)

Zwei Sätze zu je 10 Wiederholungen auf jeder Seite

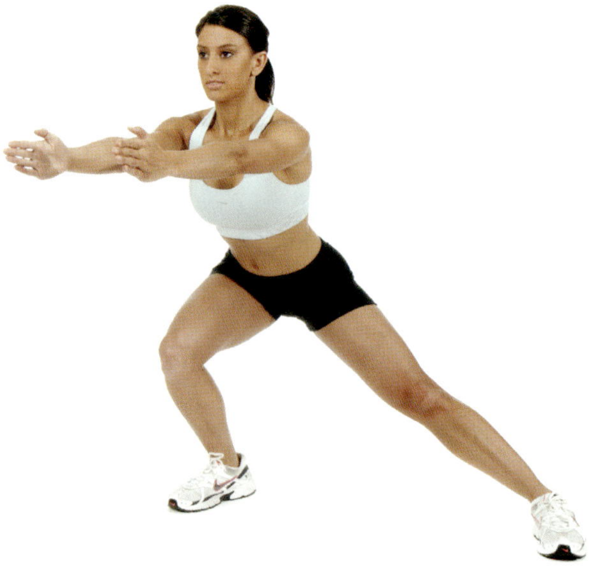

2. AUSFALLSCHRITT NACH HINTEN

(Seite 118–119)

Zwei Sätze zu je 10 Wiederholungen auf jeder Seite; Seiten abwechseln

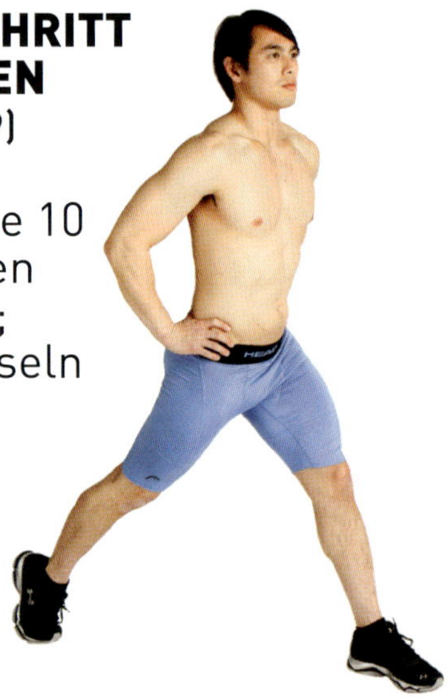

3. AUSFALLSCHRITT MIT GYMNASTIKBAND

(Seite 120–121)

3 Sätze zu je 12 Wiederholungen

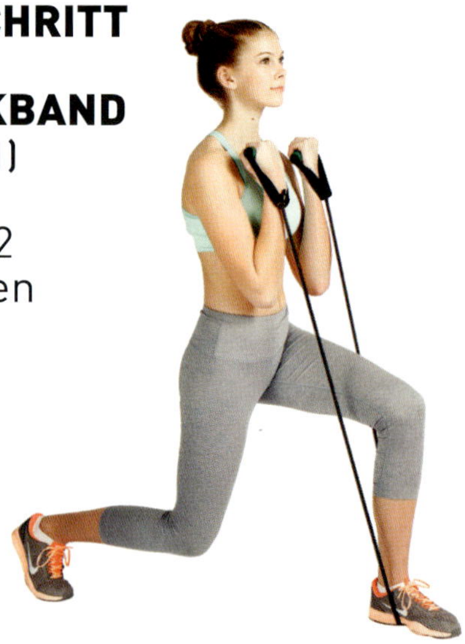

4. AUSFALLSCHRITT MIT KURZHANTELN
(Seite 112–113)

10–12 Wiederholungen auf jeder Seite

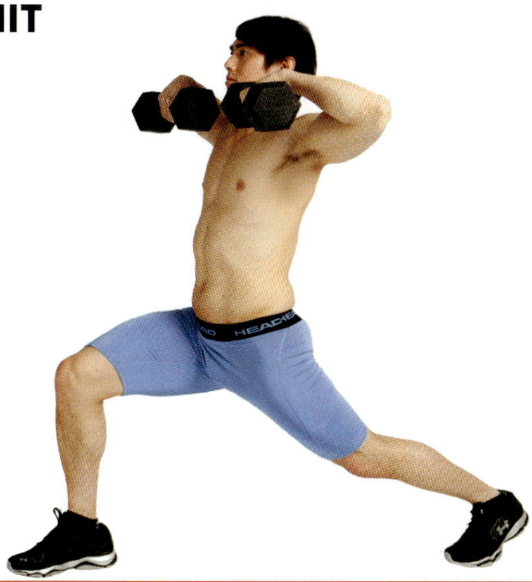

BENÖTIGTE GERÄTE

- ✔ Gymnastikbands
- ✘ Widerstandsband
- ✘ Gymnastikball
- ✘ Medizinball
- ✔ Kurzhanteln
- ✘ Trainingsmatte
- ✘ Stuhl
- ✘ Kiste
- ✘ Steppbrett
- ✘ Schaumstoffrolle

5. AUSFALLSCHRITT ZUR SEITE MIT HANTELN
(Seite 122–123)

10–12 Wiederholungen auf jeder Seite

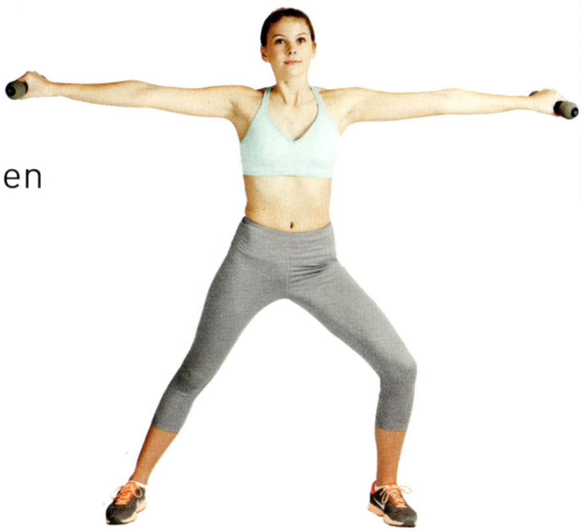

6. AUSFALLSCHRITT RÜCKWÄRTS MIT HANTELN
(Seite 124–125)

Zwei Sätze zu je 10 Wiederholungen auf jeder Seite

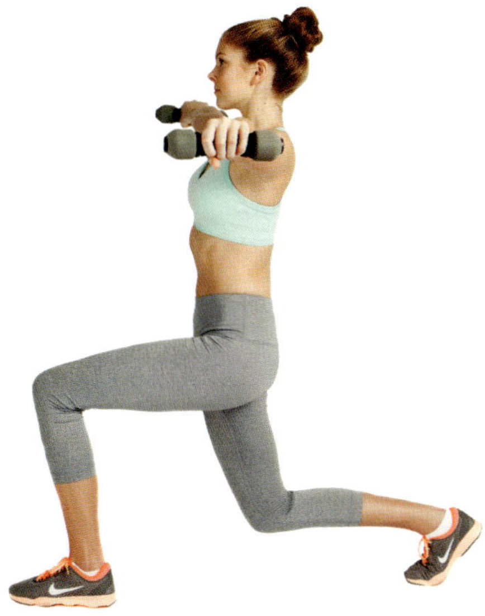

AUSFALLSCHRITT ZUR SEITE

1 Mit den Füßen mehr als schulterbreit auseinander stehen und die Arme nach vorn und parallel zum Boden ausstrecken.

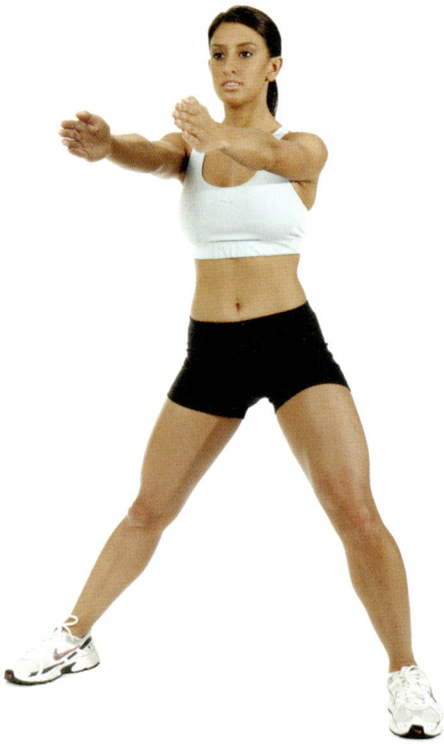

2 Einen Schritt nach links machen, das rechte Bein in der Hüfte beugen und die Wirbelsäule dabei gerade halten. Das linke Bein ausstrecken und dabei beide Füße flach auf dem Boden halten.

3 Das rechte Knie beugen, bis der Oberschenkel parallel zum Boden und das linke Bein durchgestreckt ist.

4 Die Arme parallel zum Boden halten, die Gesäßmuskulatur anspannen und wieder in die Ausgangsposition zurückkehren. Zwei Sätze zu je 10 Wiederholungen auf jeder Seite durchführen.

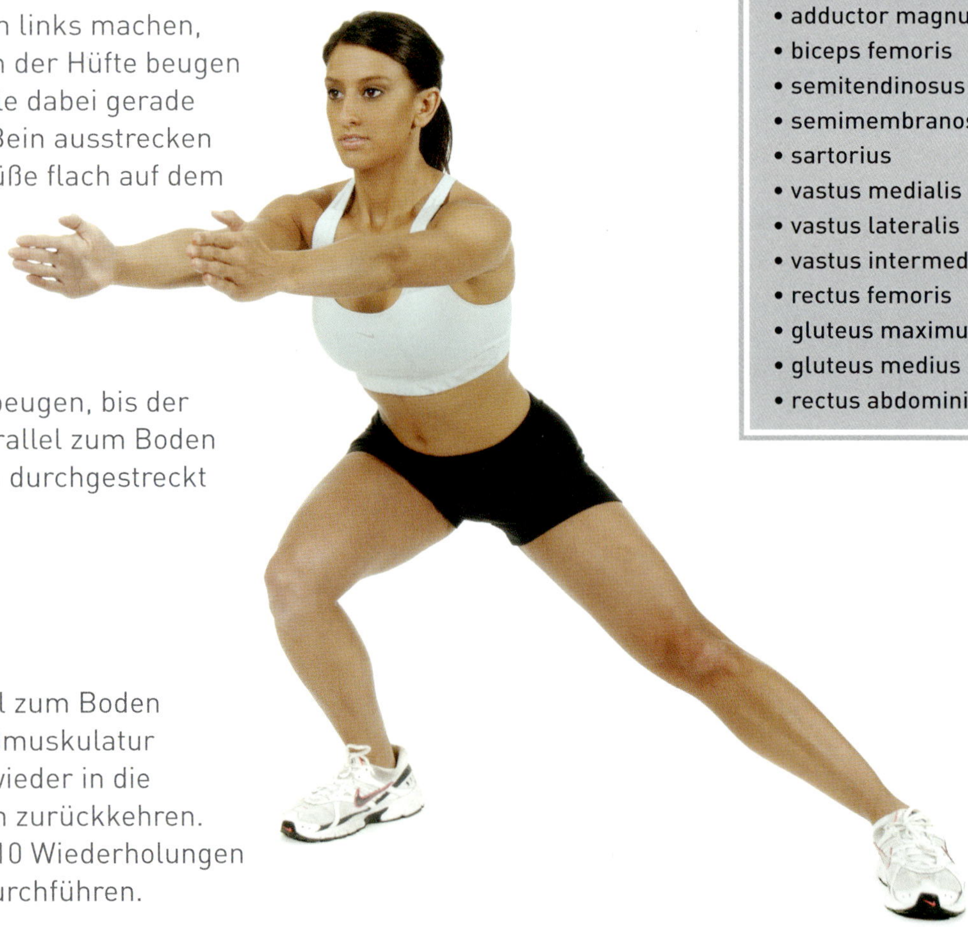

RICHTIGE HALTUNG

- Das gebeugte Knie ist in einer Linie mit dem Fuß.
- Die Wirbelsäule beim Beugen in einer neutralen Position halten.
- Schultern und Nacken locker lassen.
- Gesäßmuskulatur beim Beugen anspannen.
- Den Nacken nicht strecken.
- Die Füße auf dem Boden halten.
- .Den Rücken nicht krümmen oder strecken.

PRIMÄR BETEILIGTE MUSKELN

- adductor longus
- adductor magnus
- biceps femoris
- semitendinosus
- semimembranosus
- sartorius
- vastus medialis
- vastus lateralis
- vastus intermedius
- rectus femoris
- gluteus maximus
- gluteus medius
- rectus abdominis

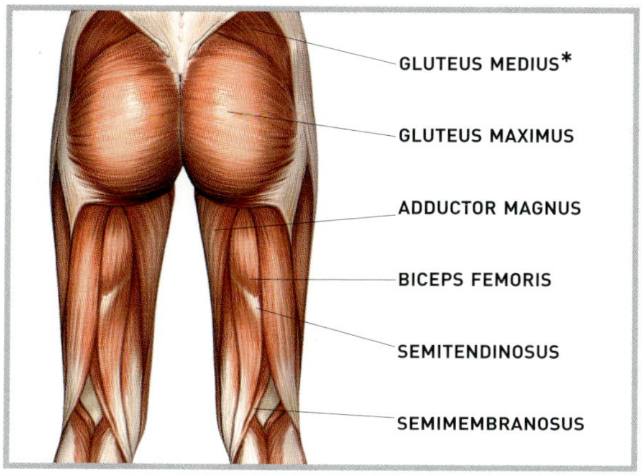

ANMERKUNG

FETT = PRIMÄR BETEILIGTE MUSKELN

HELL = SEKUNDÄR BETEILIGTE MUSKELN

* TIEFE MUSKELN

BEREICH

- Hüften
- Knie

ART

- Kraft
- Mobilität

GERÄTE

- Keine

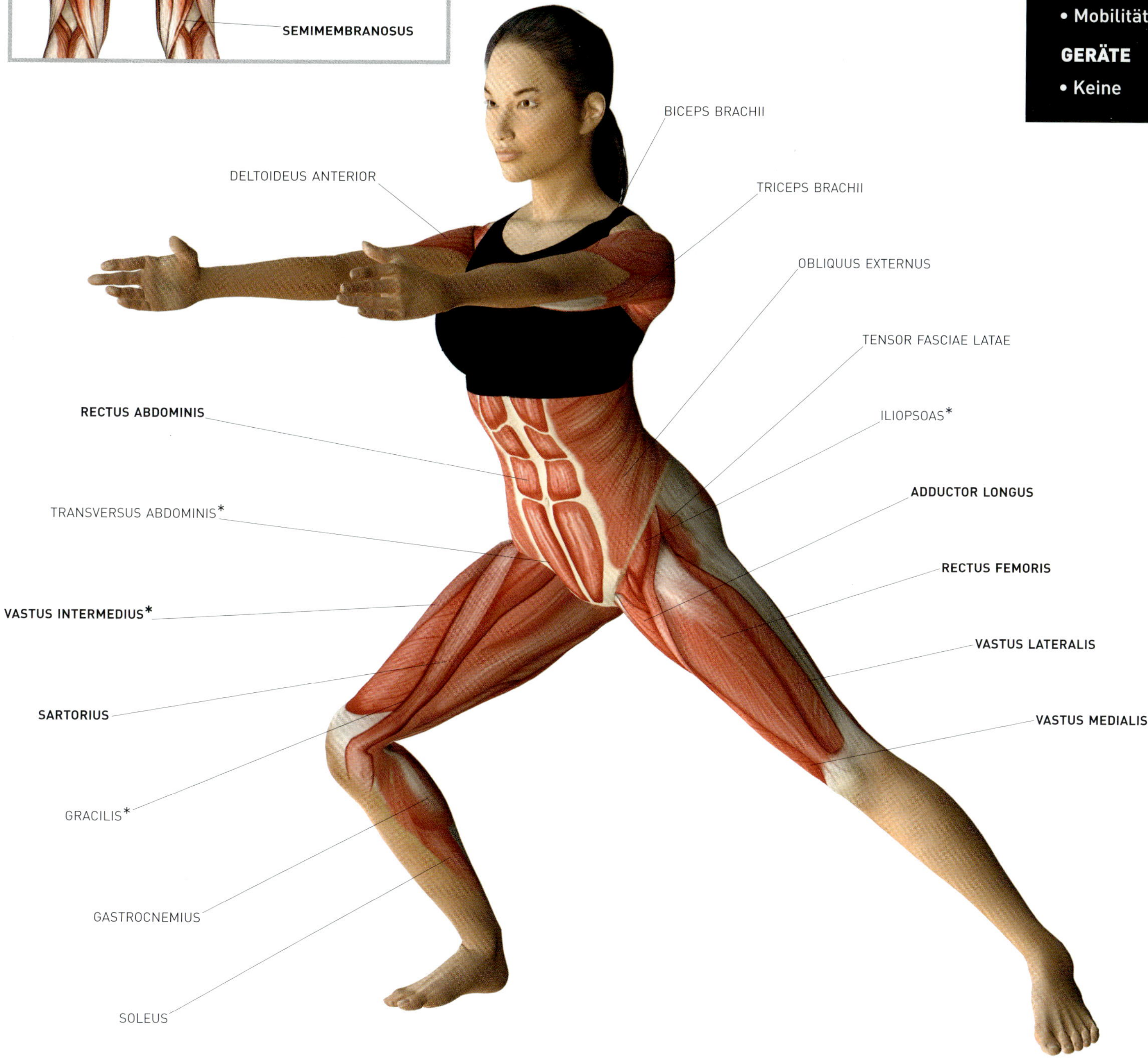

AUSFALLSCHRITT NACH HINTEN

1 Mit den Füßen schulterbreit auseinander stehen und die Hände an die Hüfte legen.

2 Mit dem rechten Fuß einen großen Schritt nach hinten machen, dabei die Knie beugen und den Körper senken. Das linke Knie und die Hüfte beugen, bis der rechte Fuß fast den Boden berührt.

3 Sobald der vordere Oberschenkel ungefähr parallel zum Boden ist, die linke Ferse in den Boden drücken und mit dem rechten Fuß einen Schritt nach vorn gehen, sodass er neben dem linken und der Körper wieder in der Ausgangsposition ist.

RICHTIGE HALTUNG

- Um die Gesäßmuskeln zu beanspruchen, die Ferse des linken Fußes beim Aufrichten in den Boden drücken.
- Den Nacken locker lassen.
- Beim Senken und Heben des Körpers den Oberkörper gerade halten.
- Die Schultern nach unten drücken.
- Die Hüften nicht drehen.
- Die Schultern nicht hochziehen.
- Den Rücken nicht krümmen.

4 Das Bein wechseln und die Übung auf der anderen Seite wiederholen. Zwei Sätze zu je 10 Wiederholungen auf jedem Bein durchführen. Die Seiten dabei abwechseln.

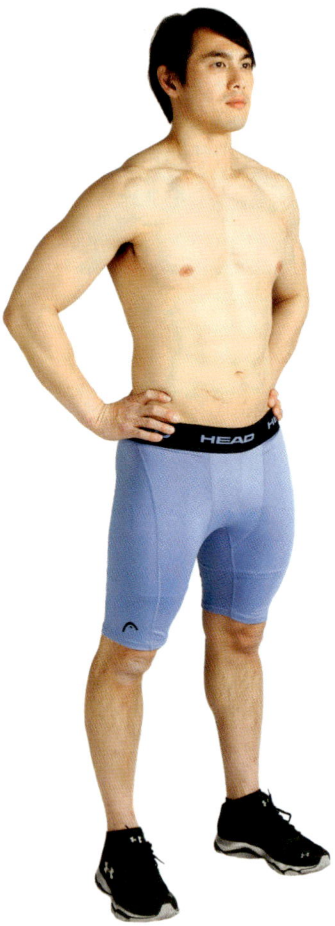

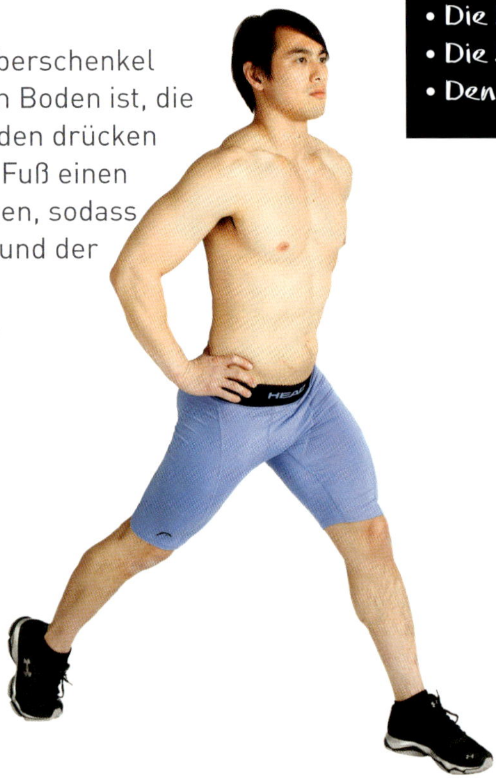

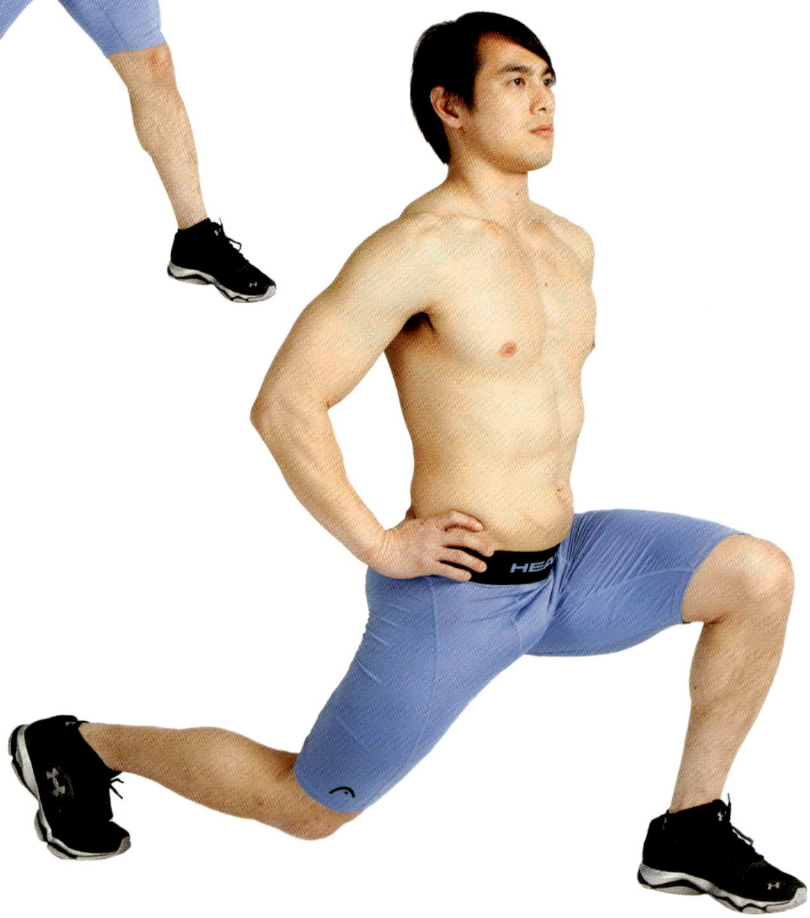

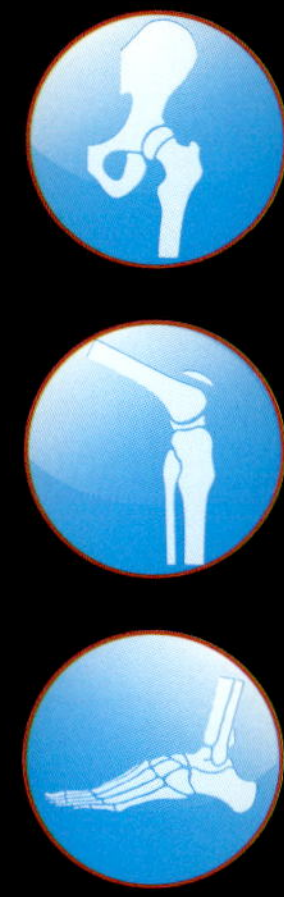

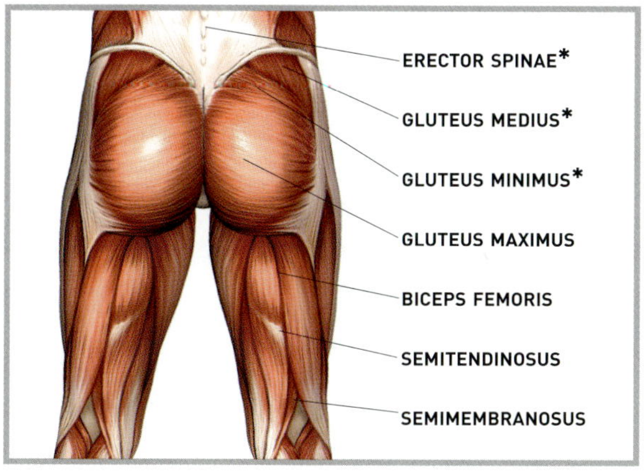

PRIMÄR BETEILIGTE MUSKELN

- rectus femoris
- vastus lateralis
- vastus intermedius
- vastus medialis
- biceps femoris
- semitendinosus
- semimembranosus
- gluteus maximus
- gluteus medius
- gluteus minimus
- erector spinae

BEREICH

- Hüften
- Knie
- Sprunggelenke

ART

- Kraft
- Balance

GERÄTE

- Keine

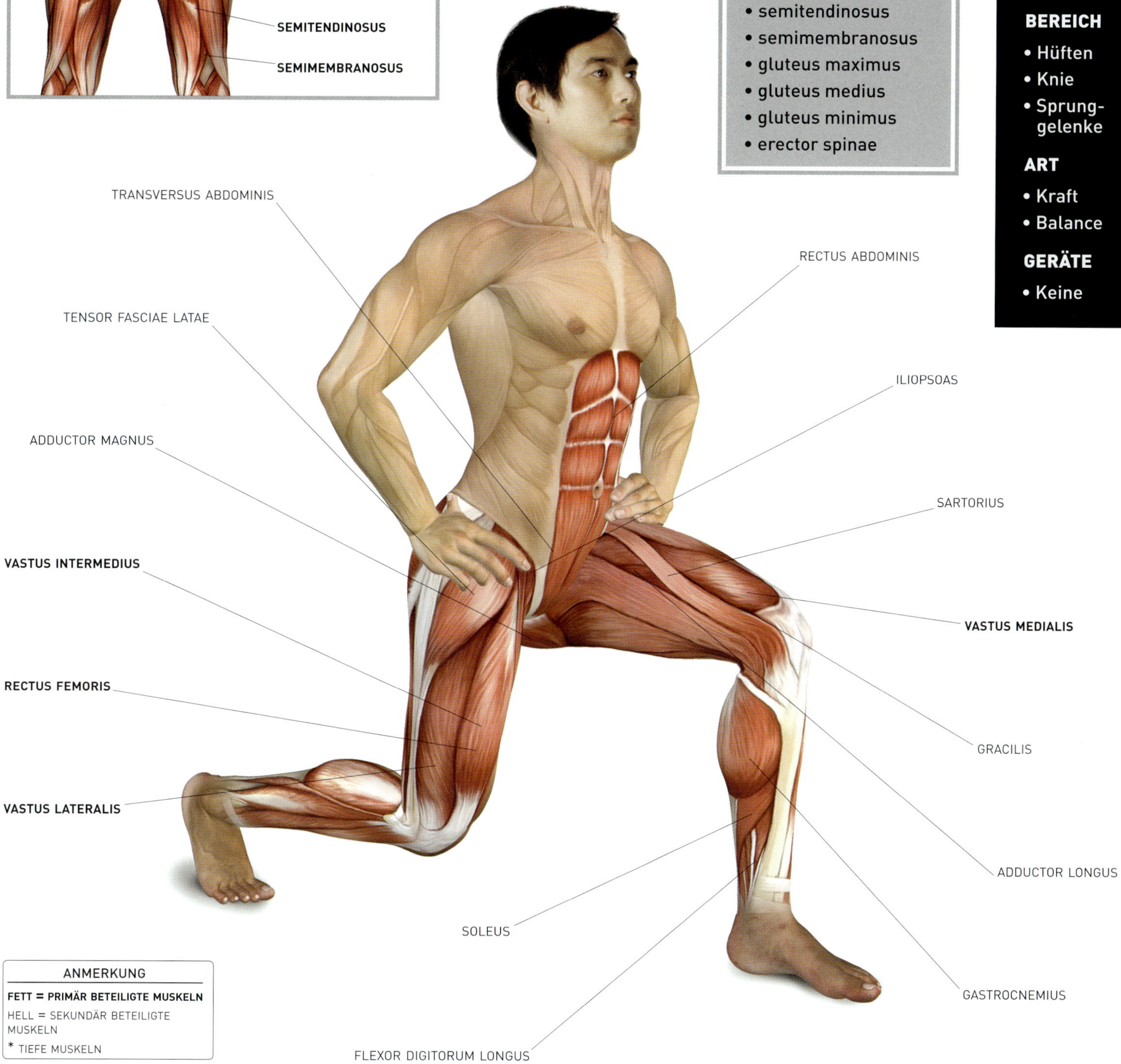

ANMERKUNG

FETT = PRIMÄR BETEILIGTE MUSKELN

HELL = SEKUNDÄR BETEILIGTE MUSKELN

* TIEFE MUSKELN

AUSFALLSCHRITT MIT GYMNASTIKBAND

1 Mit einem Fuß auf ein Gymnastikband steigen und das Band mit den Händen halten.

2 Einen Schritt nach vorn machen. Den Kopf oben und die Wirbelsäule gerade halten.

3 Das hintere Knie zum Boden senken, beide Beine beugen, bis der vordere Oberschenkel parallel zum Boden ist. Gleichzeitig das Band zu den Schultern ziehen. Die Handflächen zeigen dabei zu den Schultern.

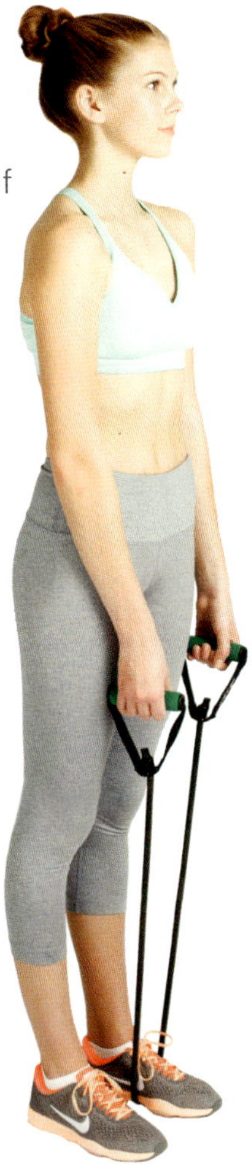

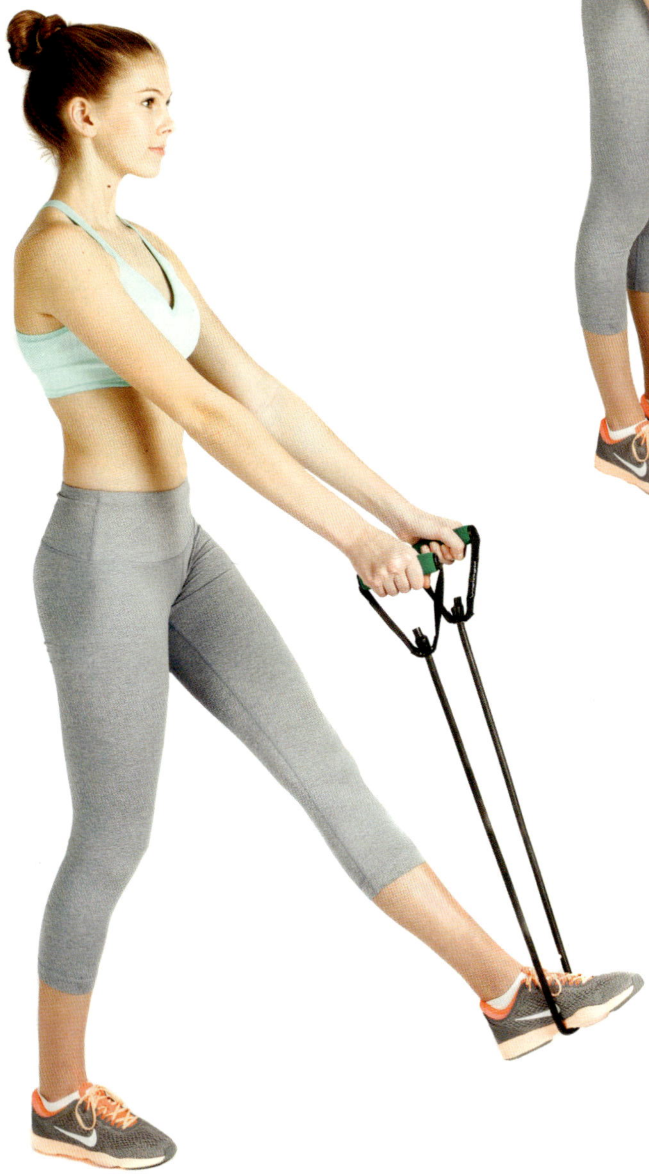

RICHTIGE HALTUNG

- Den Rücken gerade und den Oberkörper aufrecht halten.
- Den Blick nach vorn richten.
- Den Rücken nicht krümmen oder einen Buckel machen.
- Den Oberkörper nicht drehen.
- Mit dem hinteren Knie nicht den Boden berühren.
- Die Schultern nicht hochziehen oder anspannen.

4 Langsam und kontrolliert aufrichten und in die Ausgangsposition zurückkehren. Die Übung 12 Mal wiederholen, die Seite wechseln und drei Sätze zu je 12 Wiederholungen auf jedem Bein durchführen.

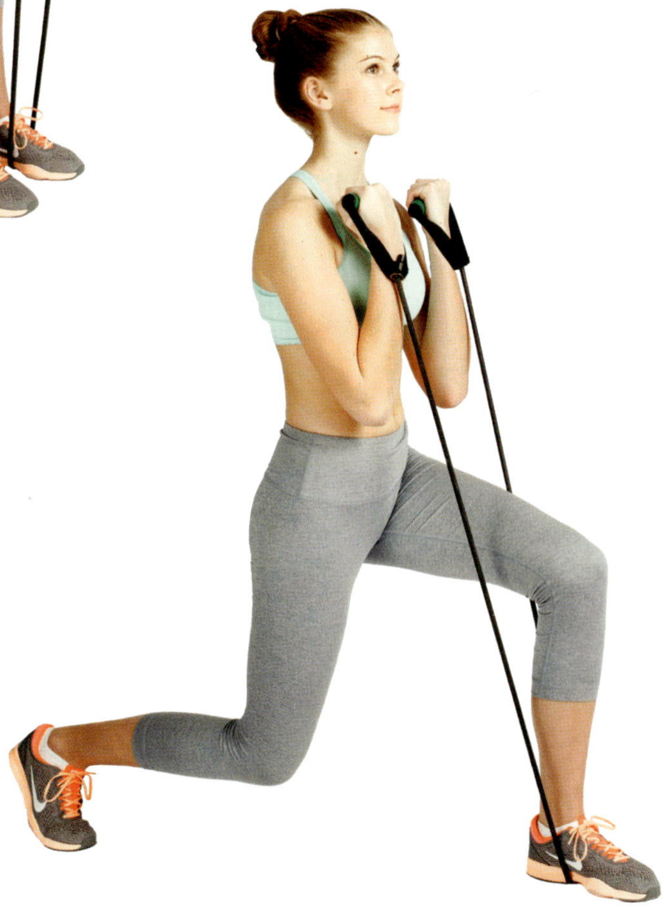

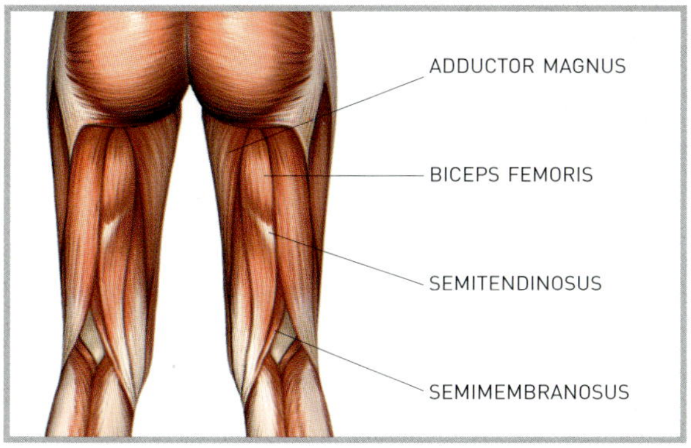

PRIMÄR BETEILIGTE MUSKELN

- gluteus maximus
- rectus femoris
- vastus lateralis
- vastus intermedius
- vastus medialis

BEREICH

- Ganzer Körper

ART

- Kraft

GERÄTE

- Gymnastik-band

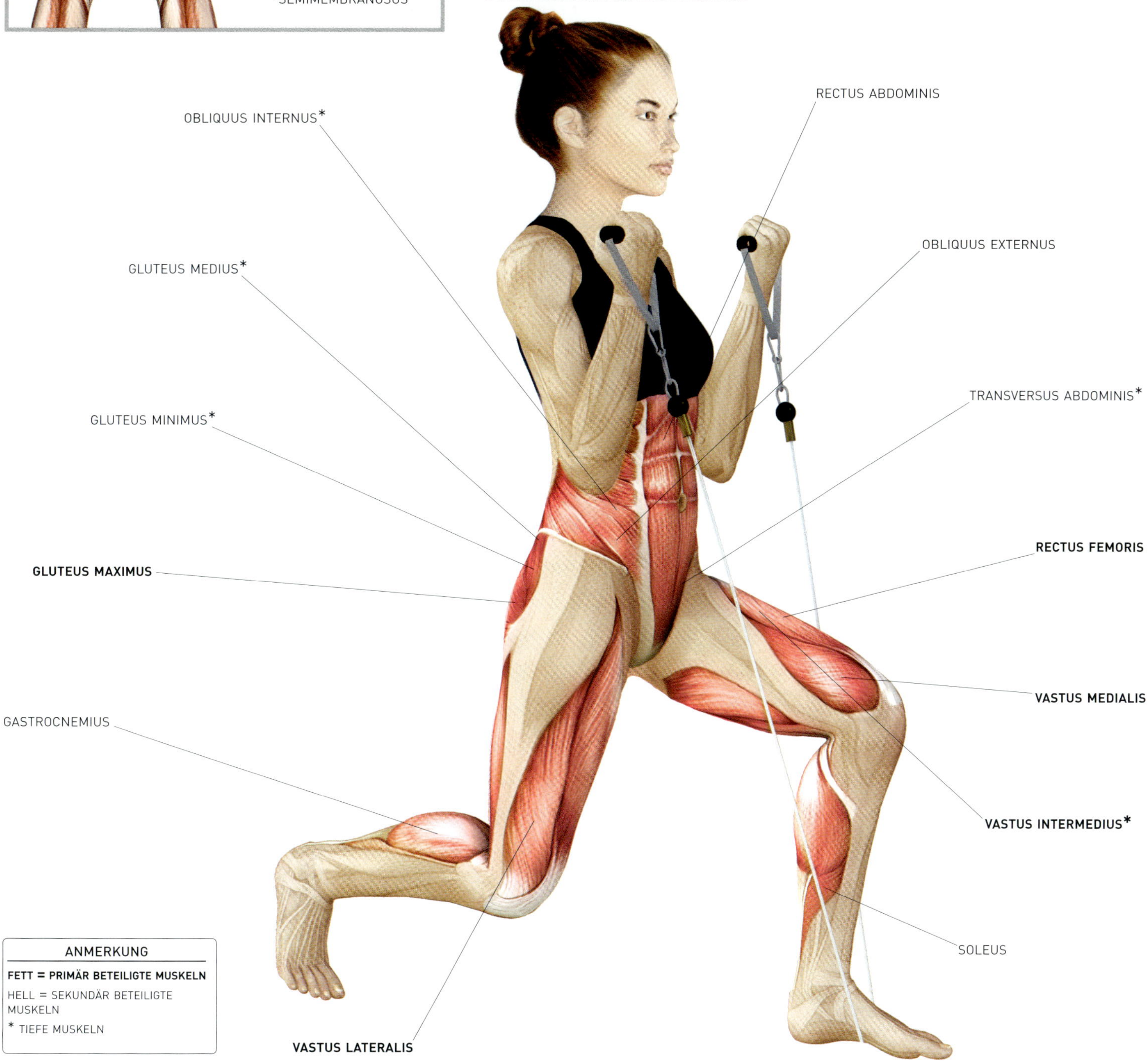

ANMERKUNG

FETT = PRIMÄR BETEILIGTE MUSKELN
HELL = SEKUNDÄR BETEILIGTE MUSKELN
* TIEFE MUSKELN

AUSFALLSCHRITT ZUR SEITE MIT HANTELN

1 Mit den Füßen hüftbreit auseinander stehen und die Arme, mit einer Kurzhantel in jeder Hand, an die Seite legen.

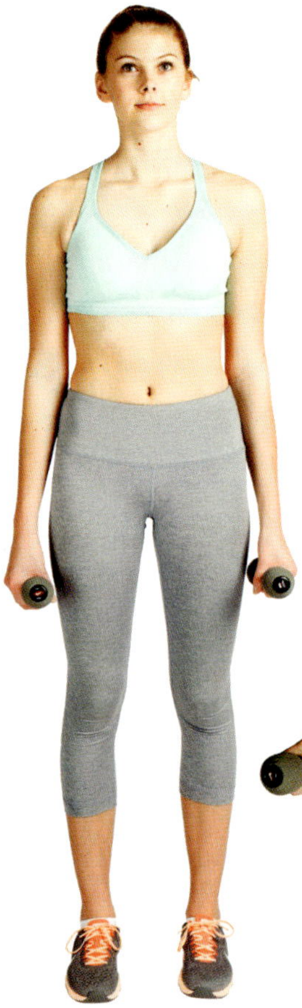

2 Einen großen Schritt nach links machen und das linke Knie beugen, um einen seitlichen Ausfallschritt anzudeuten. Gleichzeitig beide Arme heben, sodass sie parallel zum Boden sind und eine Linie bilden.

3 Mit kontrollierten und gleichmäßigen Bewegungen in die Ausgangsposition zurückkehren.

4 Die Übung auf der anderen Seite wiederholen.Insgesamt 10–12 Wiederholungen auf jeder Seite durchführen. Die Seiten dabei abwechseln.

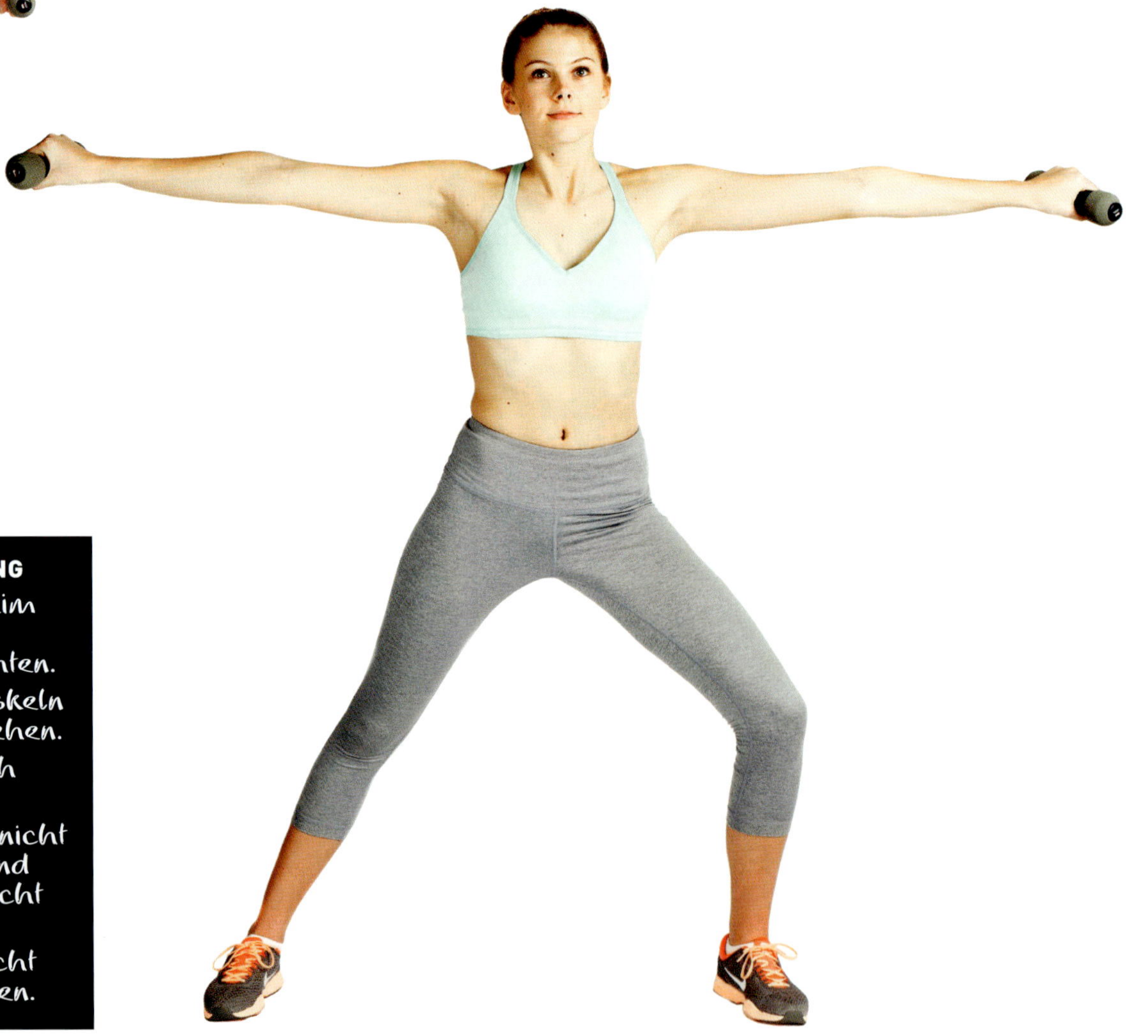

RICHTIGE HALTUNG

- Den Körper beim Ausfallschritt nach vorn richten.
- Die Bauchmuskeln nach innen ziehen.
- Den Blick nach vorn richten.
- Die Schultern nicht hochziehen und den Rücken nicht krümmen.
- Den Körper nicht zur Seite drehen.

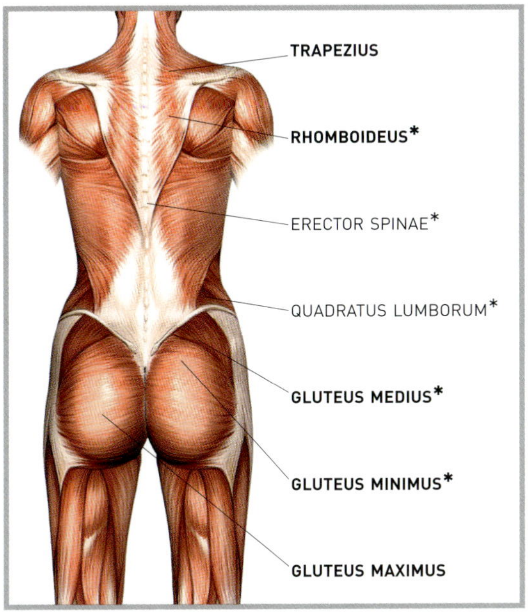

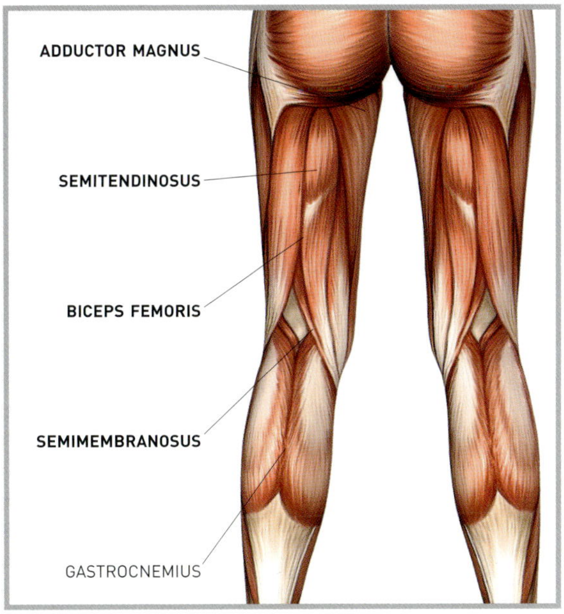

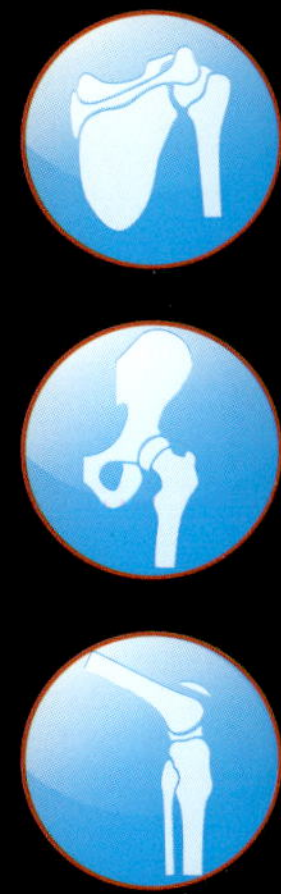

BEREICH
- Schultern
- Hüften
- Knie

ART
- Kraft
- Mobilität

GERÄTE
- Kurzhanteln

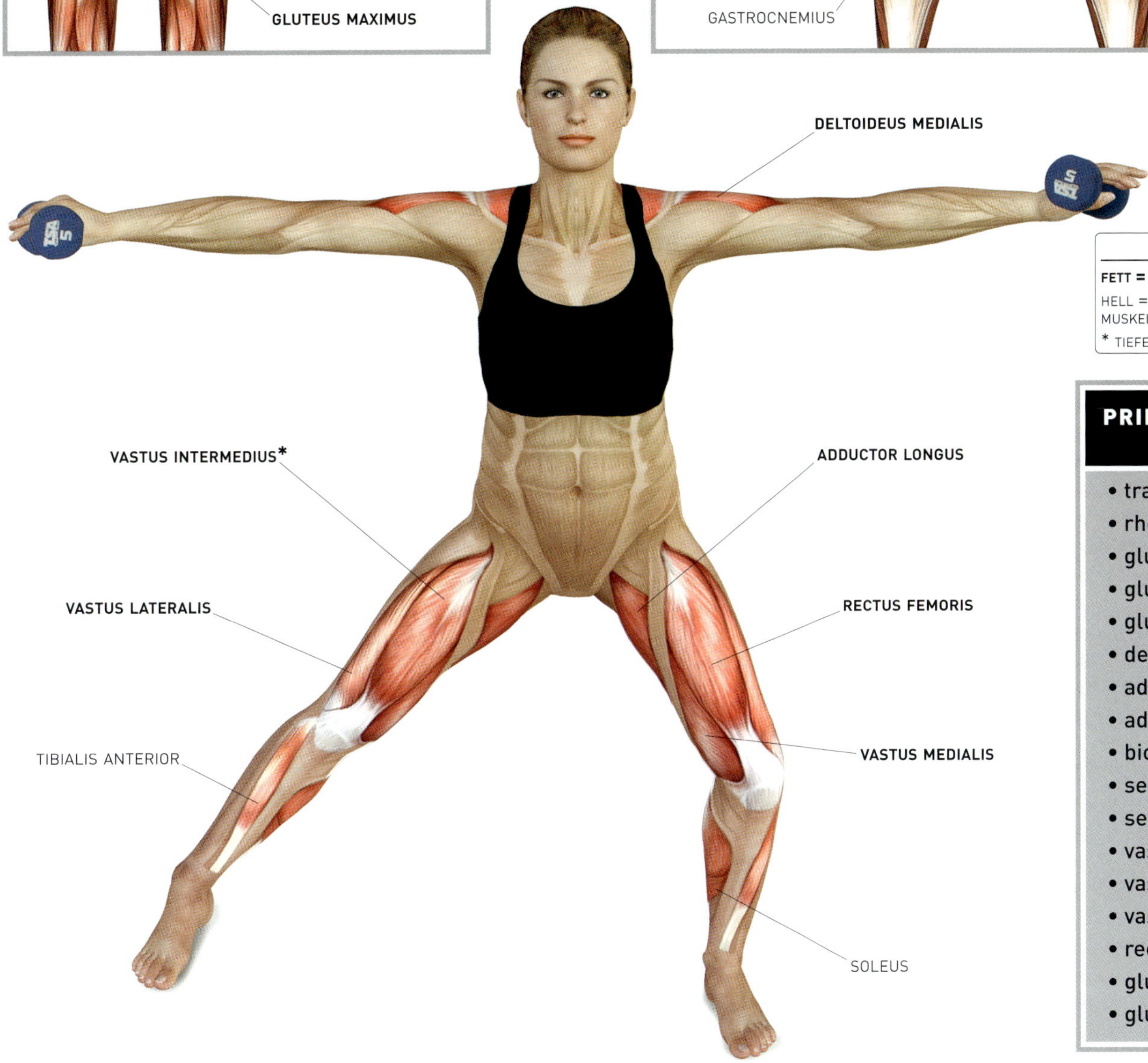

ANMERKUNG

FETT = PRIMÄR BETEILIGTE MUSKELN
HELL = SEKUNDÄR BETEILIGTE MUSKELN
* TIEFE MUSKELN

PRIMÄR BETEILIGTE MUSKELN

- trapezius
- rhomboideus
- gluteus minimus
- gluteus medius
- gluteus maximus
- deltoideus medialis
- adductor longus
- adductor magnus
- biceps femoris
- semitendinosus
- semimembranosus
- vastus medialis
- vastus lateralis
- vastus intermedius
- rectus femoris
- gluteus maximus
- gluteus medius

AUSFALLSCHRITT RÜCKWÄRTS MIT HANTELN

1 Mit den Füßen hüftbreit auseinander stehen und die Arme, mit einer Kurzhantel in jeder Hand, an die Seite legen.

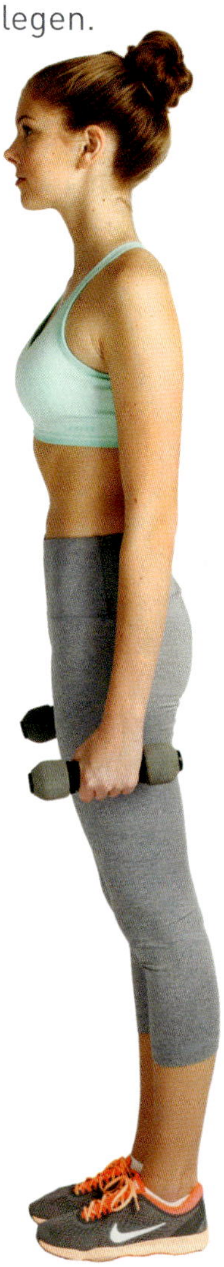

2 Mit dem rechten Fuß einen großen Schritt nach vorn machen und die Knie dabei beugen. Beim Senken des Körpers das linke Knie und die Hüfte beugen, bis das rechte Bein fast den Boden berührt. Gleichzeitig die Arme zur Seite heben, bis sie auf Schulterhöhe sind.

3 Sobald der linke Oberschenkel nahezu parallel zum Boden ist, die linke Ferse in den Boden drücken und mit dem rechten Fuß nach vorne gehen, sodass er neben dem linken ist. Gleichzeitig die Arme wieder senken und in die Anfangsposition zurückkehren.

4 Das Bein wechseln und die Übung auf der anderen Seite wiederholen. 2 Sätze zu je 10 Wiederholungen durchführen. Die Seiten dabei abwechseln.

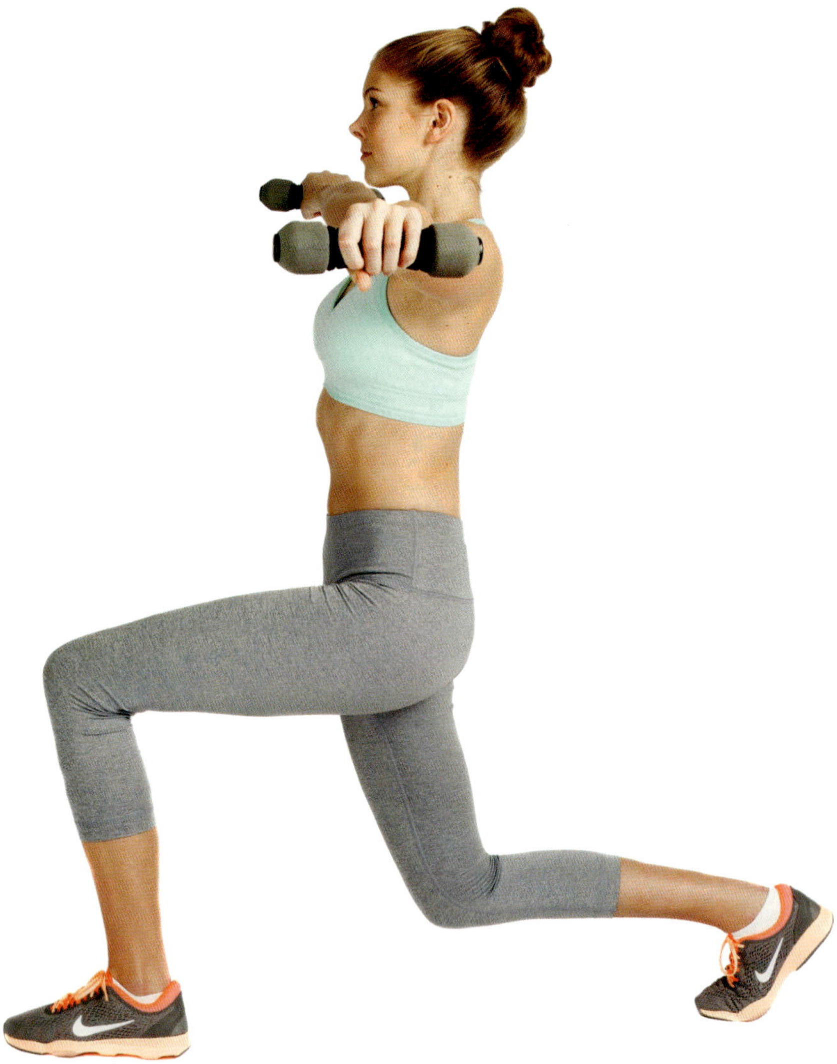

RICHTIGE HALTUNG

- Die Schultern nach unten drücken.
- Den Nacken locker lassen.
- Den Oberkörper beim Heben und Senken des Körpers gerade halten.
- Die Hüften nicht drehen.
- Die Schultern nicht hochziehen oder anspannen.
- Den Rücken nicht krümmen.

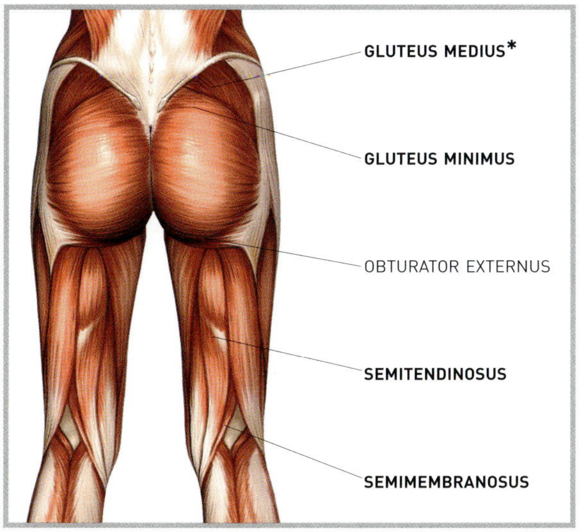

ANMERKUNG

FETT = PRIMÄR BETEILIGTE MUSKELN

HELL = SEKUNDÄR BETEILIGTE MUSKELN

* TIEFE MUSKELN

PRIMÄR BETEILIGTE MUSKELN

- deltoideus medialis
- rectus femoris
- vastus lateralis
- vastus intermedius
- vastus medialis
- biceps femoris
- semitendinosus
- semimembranosus
- gluteus maximus
- gluteus medius
- gluteus minimus
- erector spinae

BEREICH

- Ganzer Körper

ART

- Kraft

GERÄTE

- Kurzhanteln

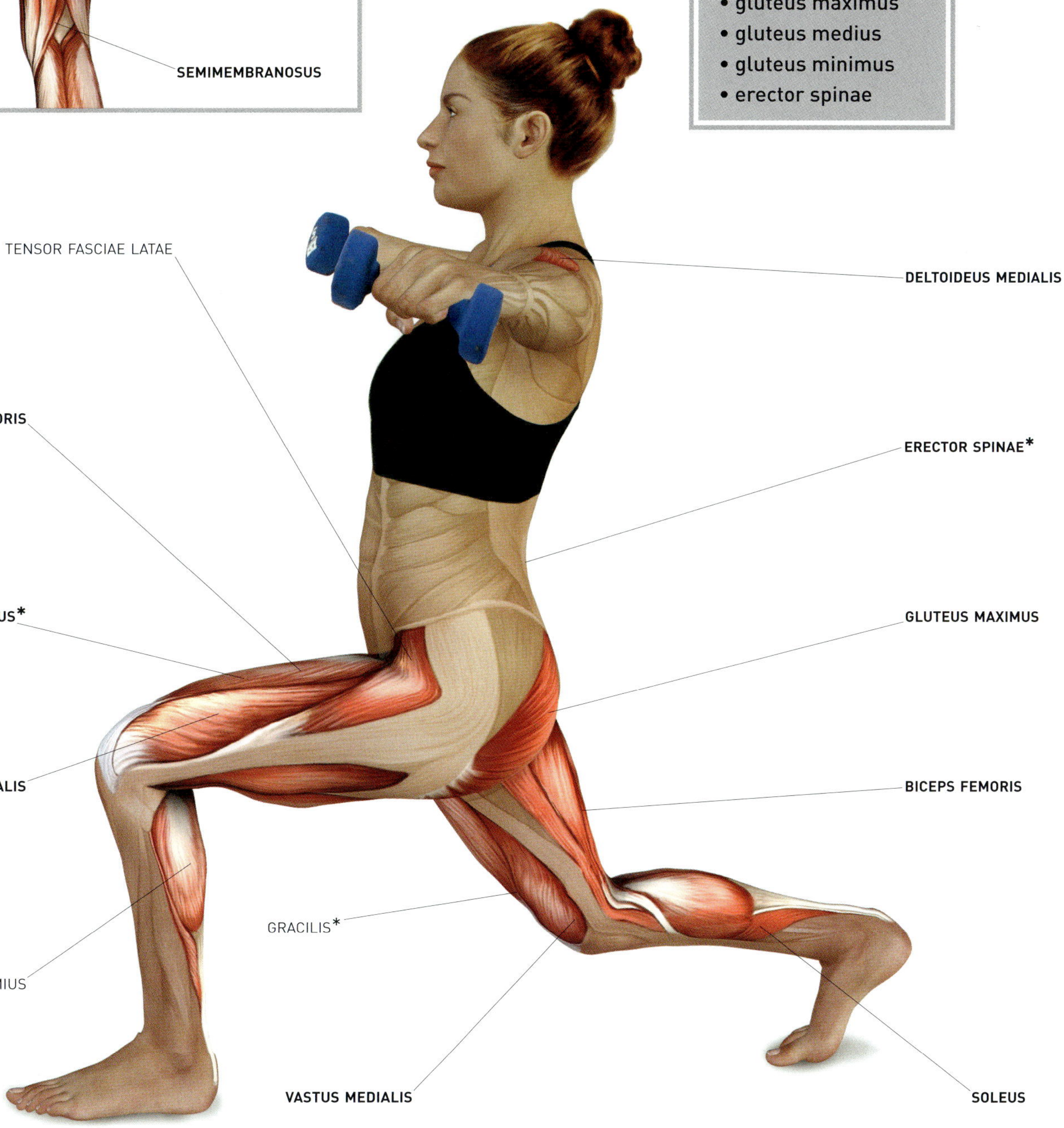

STUFE DREI

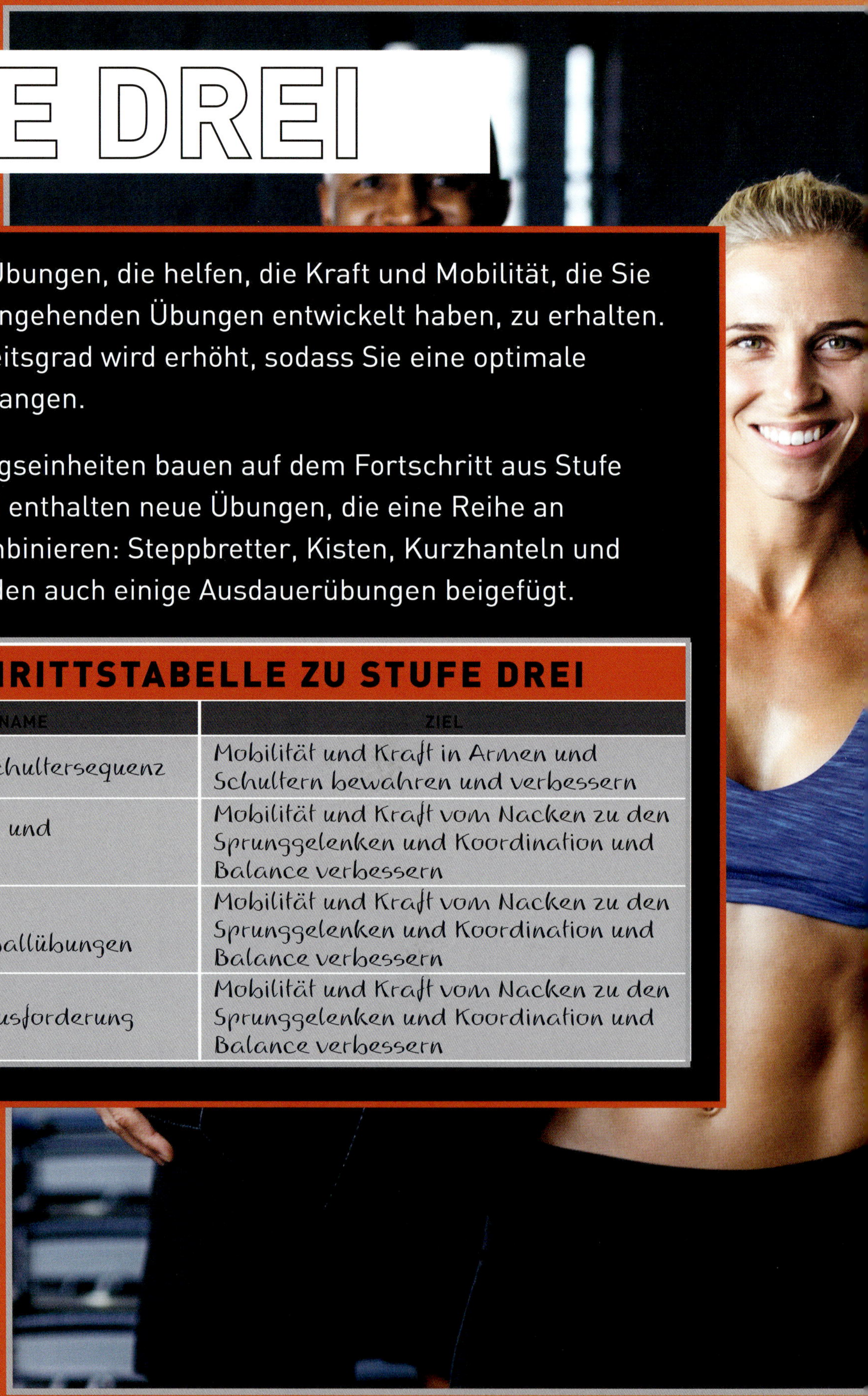

Stufe drei enthält Übungen, die helfen, die Kraft und Mobilität, die Sie während der vorangehenden Übungen entwickelt haben, zu erhalten. Auch der Schwierigkeitsgrad wird erhöht, sodass Sie eine optimale Gelenkgesundheit erlangen.

Die folgenden Trainingseinheiten bauen auf dem Fortschritt aus Stufe eins und zwei auf und enthalten neue Übungen, die eine Reihe an Trainingsgeräten kombinieren: Steppbretter, Kisten, Kurzhanteln und Medizinbälle. Es wurden auch einige Ausdauerübungen beigefügt.

FORTSCHRITTSTABELLE ZU STUFE DREI

EINHEIT	NAME	ZIEL
A	Arm- und Schultersequenz	Mobilität und Kraft in Armen und Schultern bewahren und verbessern
B	Barrenstütz- und Stepsequenz	Mobilität und Kraft vom Nacken zu den Sprunggelenken und Koordination und Balance verbessern
C	Weitere Gymnastikballübungen	Mobilität und Kraft vom Nacken zu den Sprunggelenken und Koordination und Balance verbessern
D	Gelenkherausforderung	Mobilität und Kraft vom Nacken zu den Sprunggelenken und Koordination und Balance verbessern

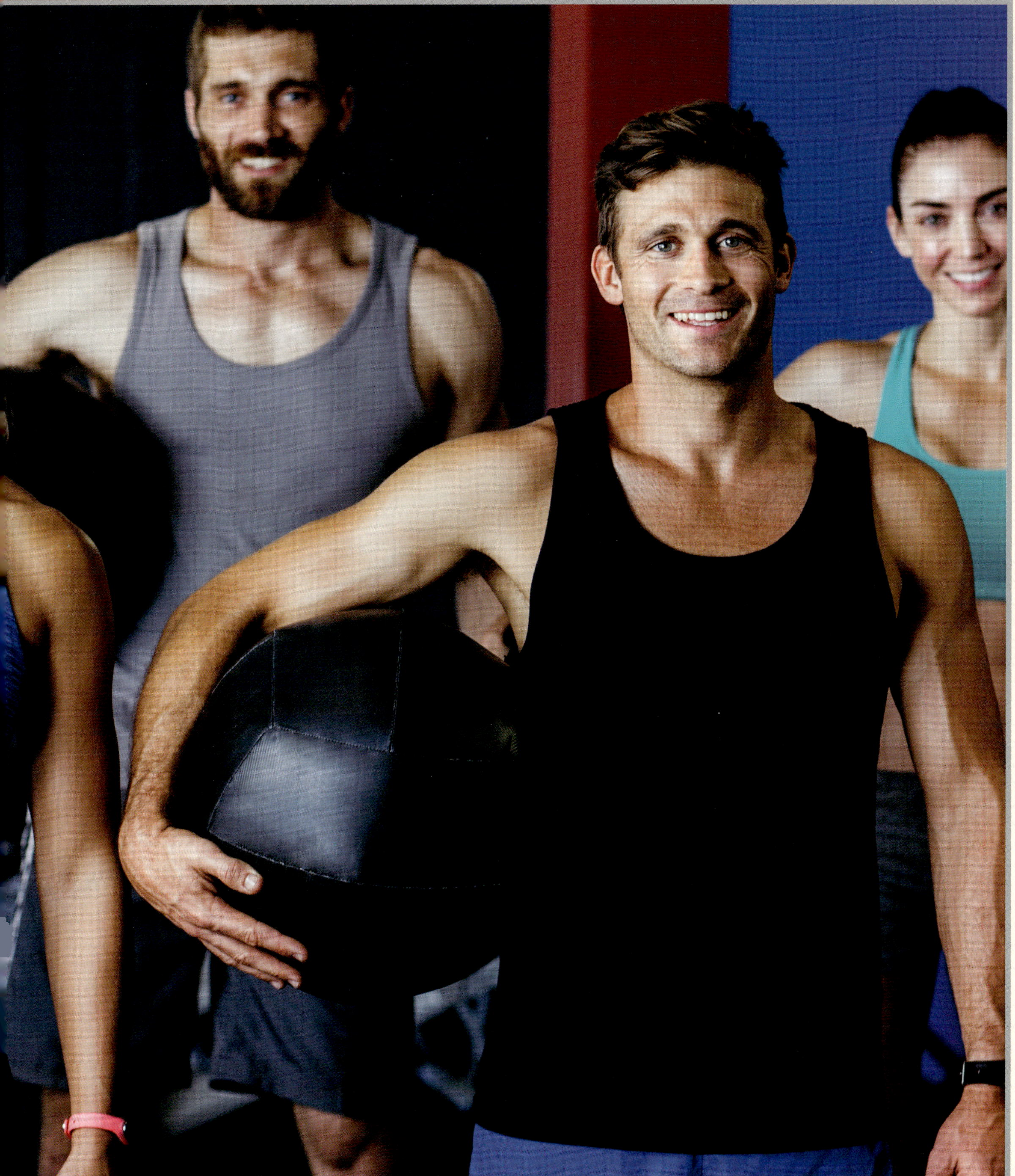

Stufe drei

EINHEIT A

Arm- und Schultersequenz

Die folgende Trainingseinheit soll auf intensivere Trainingseinheiten in Stufe drei vorbereiten. Zuerst folgen Kraftübungen mit Kurzhanteln und Gymnastikbändern, die Arme und Schultern stärken. Die Trainingseinheit endet mit zwei einfachen Handgelenkdehnungen, die Muskelverspannungen lösen, die nach einer solchen Trainingseinheit auftreten können.

1. ARMBEUGE MIT GYMNASTIKBAND

(Seite 130–131)

Drei Sätze zu je 15 Wiederholungen

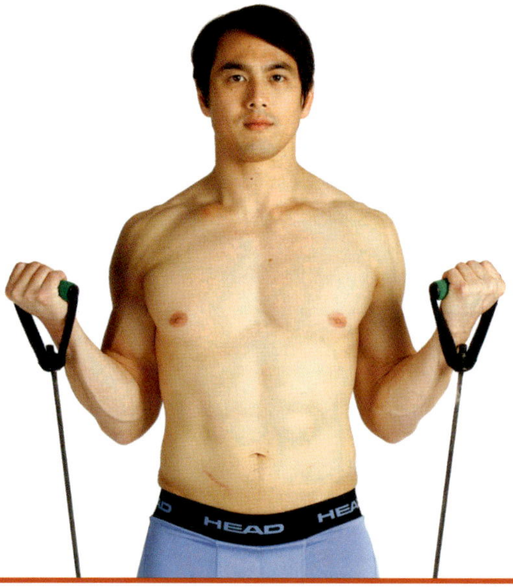

2. TRIZEPSÜBUNG AUF DEM GYMNASTIKBALL

(Seite 132–133)

12–15 Wiederholungen auf jeder Seite

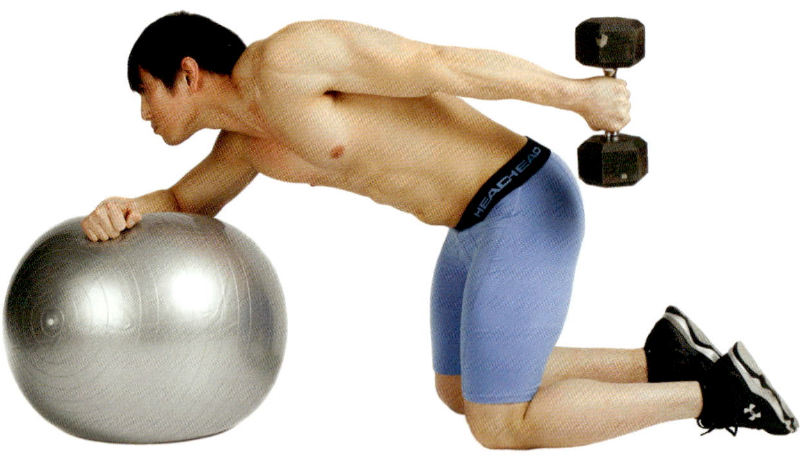

3 KURZHANTELN HEBEN
(Seite 134–135)

Zwei Sätze zu je 10 Wiederholungen

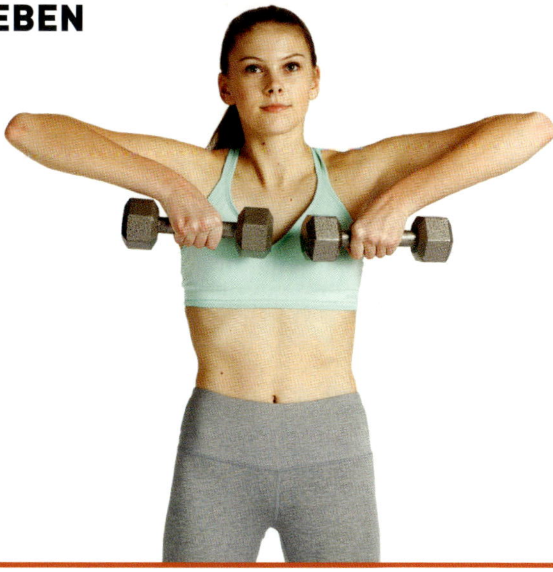

BENÖTIGTE GERÄTE

- ✔ Gymnastikband
- ✘ Widerstandsband
- ✔ Gymnastikball
- ✘ Medizinball
- ✔ Kurzhanteln
- ✘ Trainingsmatte
- ✘ Stuhl
- ✘ Kiste
- ✘ Steppbrett
- ✘ Schaumstoffrolle

4. SCHULTERHEBEN UND -ZIEHEN
(Seite 136–137)

Drei Sätze zu je 15 Wiederholungen

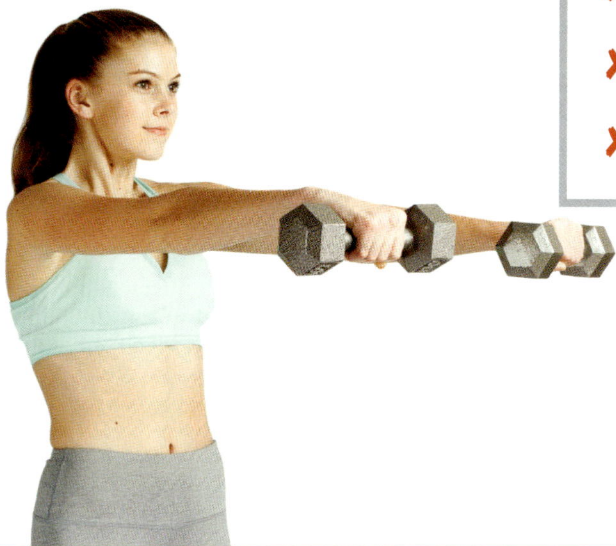

5. EINARMIGE HANDGELENKDEHNUNG
(Seite 138–139)

10 Wiederholungen auf jeder Seite; jeweils 15 Sekunden halten

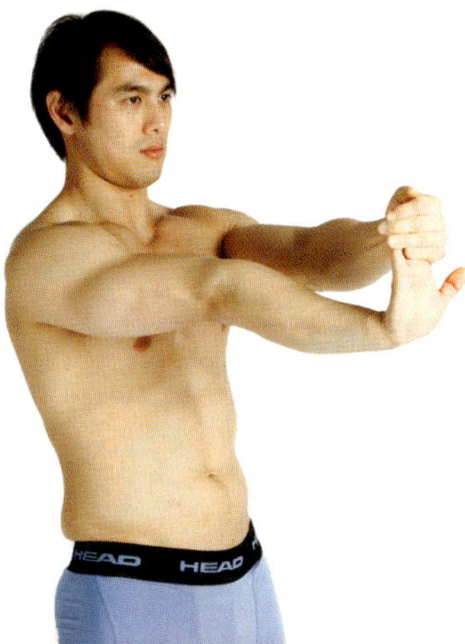

6. BEIDARMIGE HANDGELENKDEHNUNG
(Seite 140–142)

Drei Sätze zu je 10 Wiederholungen

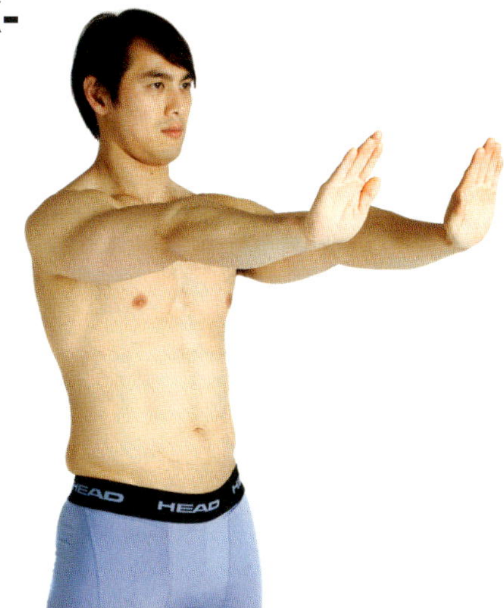

ARMBEUGE MIT GYMNASTIKBAND

1 Aufrecht stehen und mit den Füßen auf ein Gymnastikband stellen. Die Arme leicht beugen und die Griffe des Bands mit den Händen festhalten. Die Handflächen zeigen dabei nach vorn.

2 Das Band zu den Schultern ziehen.

3 Die Arme wieder senken und die Übung wiederholen. Drei Sätze zu je 15 Wiederholungen durchführen.

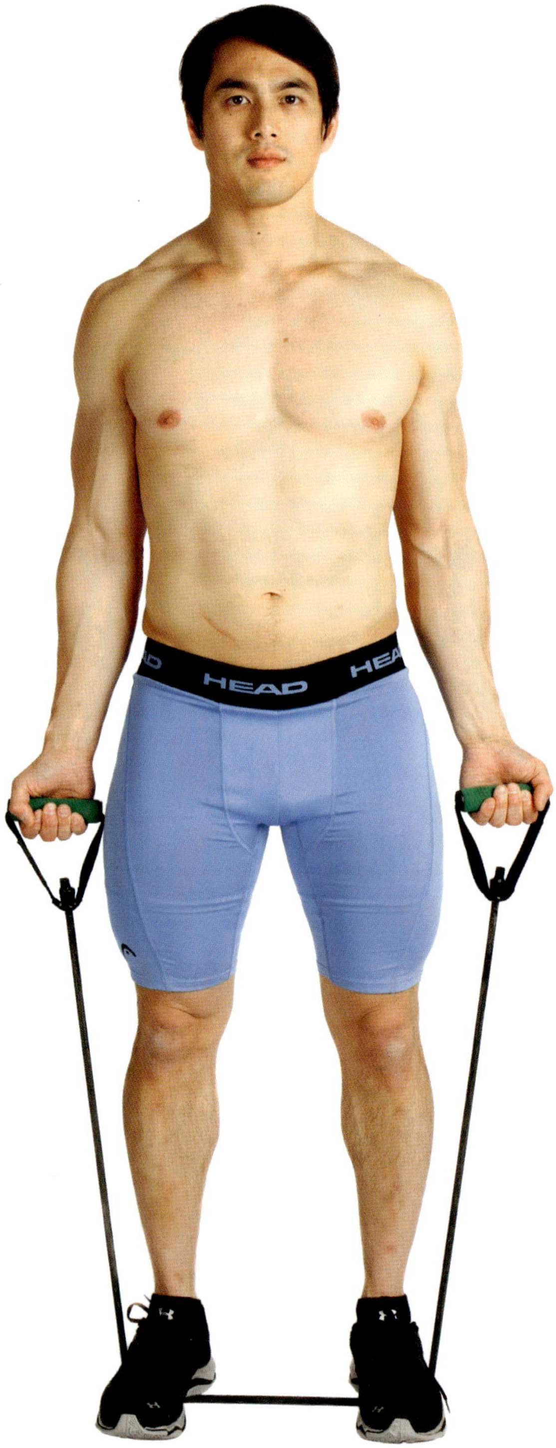

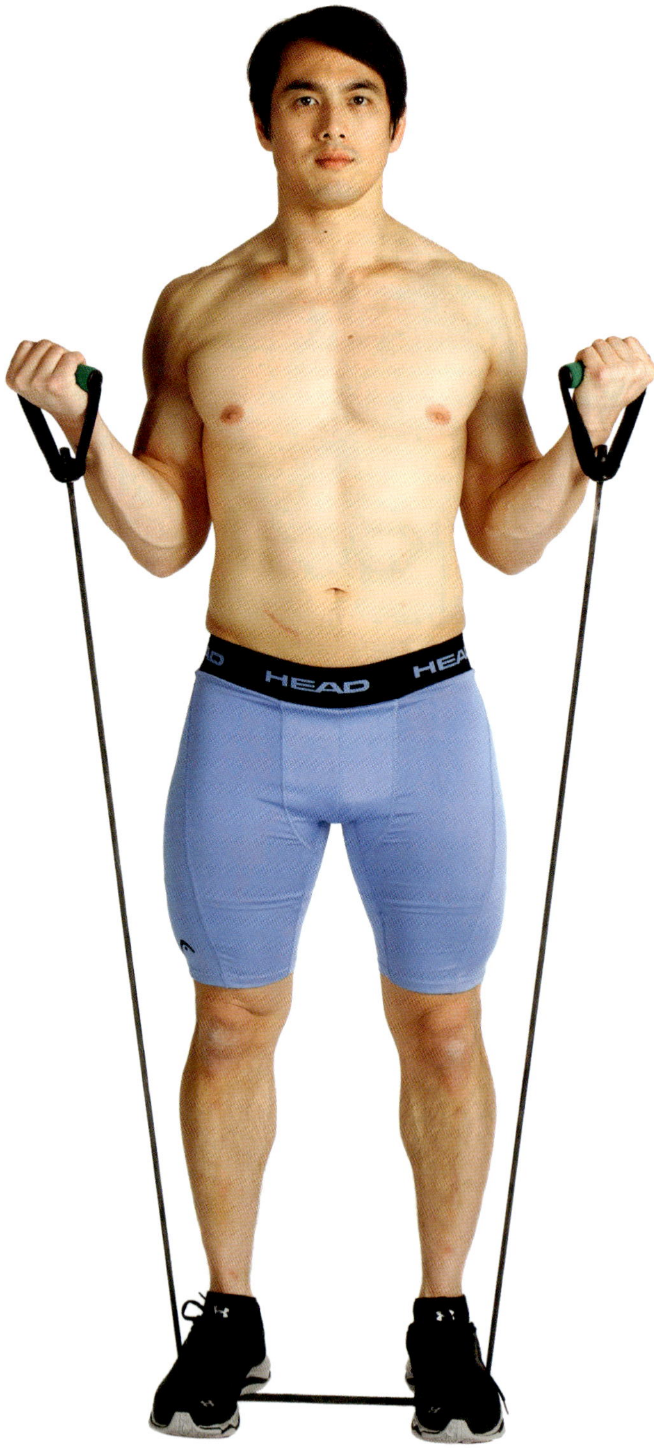

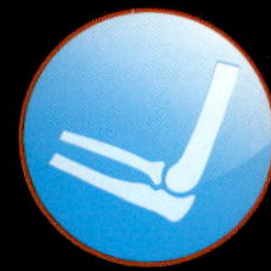

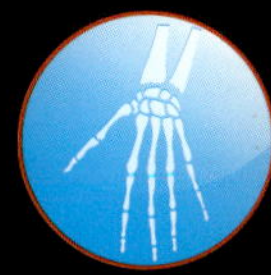

BEREICH

- Ellbogen
- Handgelenke

ART

- Kraft
- Mobilität

GERÄTE

- Gymnastik-band

RICHTIGE HALTUNG

- Die Übung nicht zu schnell durchführen.
- Die Ellbogen an den Seiten halten.

PRIMÄR BETEILIGTE MUSKELN

- biceps brachii

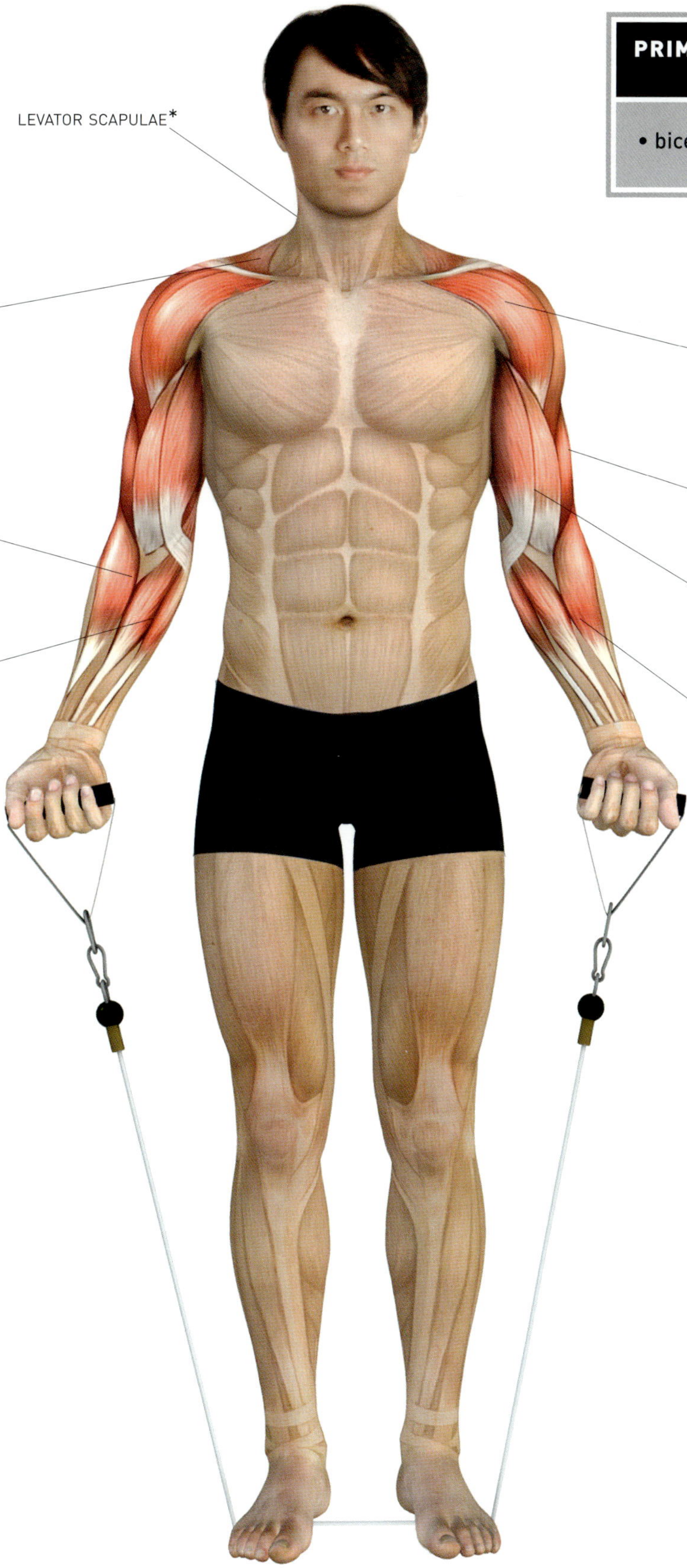

ANMERKUNG

FETT = PRIMÄR BETEILIGTE MUSKELN

HELL = SEKUNDÄR BETEILIGTE MUSKELN

* TIEFE MUSKELN

TRIZEPSÜBUNG AUF DEM GYMNASTIKBALL

1 Auf den Boden knien und einen Arm auf einen Gymnastikball legen. In der anderen Hand eine Kurzhantel halten, mit dem Oberkörper nach vorn lehnen und dabei den Unterarm an die Seite ziehen.

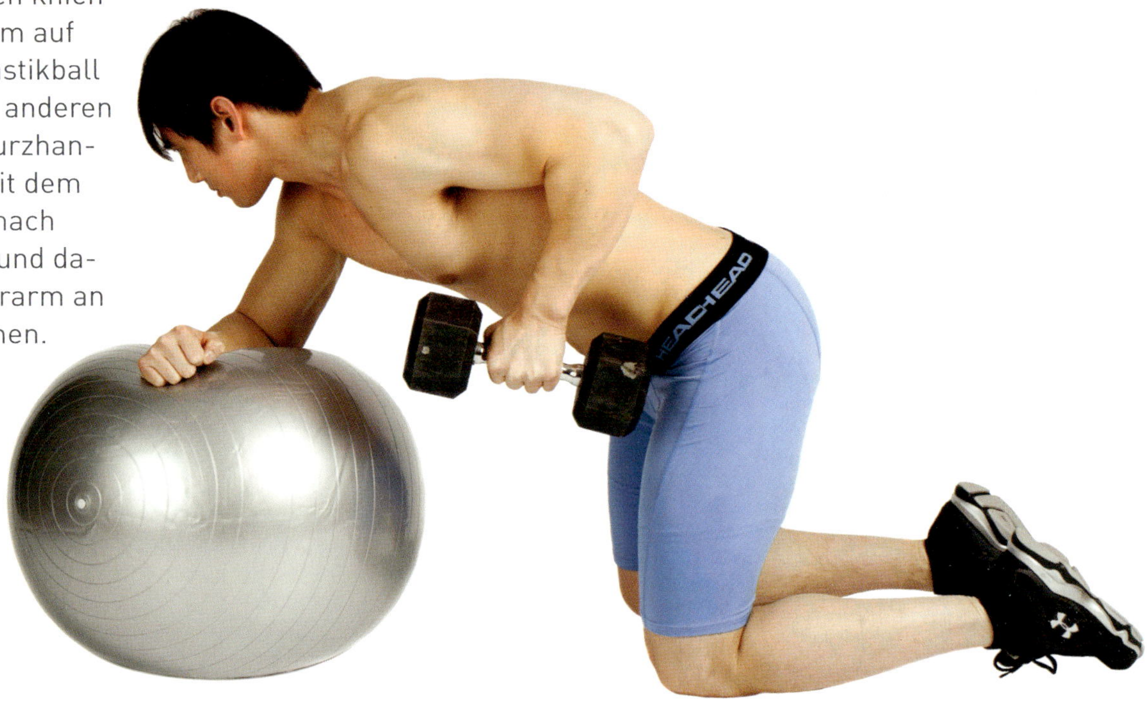

2 Den Arm mit der Hantel ausstrecken, bis er parallel zum Boden ist.

3 In die Ausgangsposition zurückkehren und die Übung 12 bis 15 Mal wiederholen.

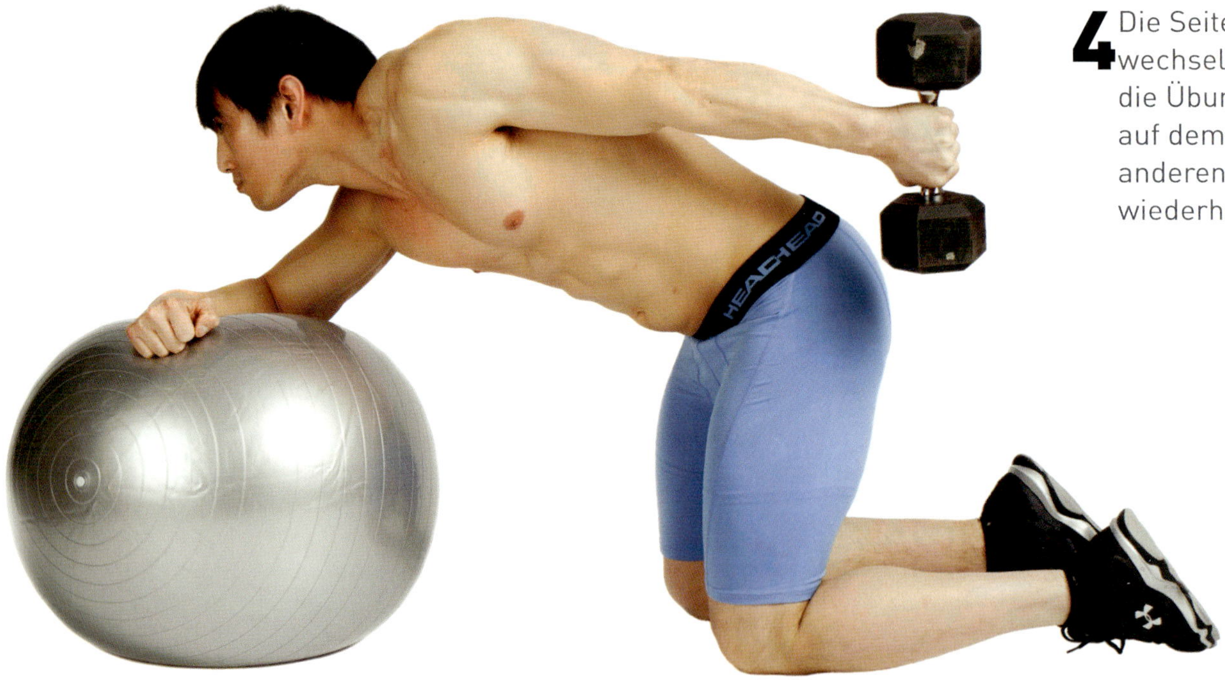

4 Die Seite wechseln und die Übung auf dem anderen Arm wiederholen.

RICHTIGE HALTUNG
- Den Ellbogen stabil halten und an die Seite ziehen.
- Den gesamten Bewegungsumfang ausnutzen.
- Die Bewegungen nicht zu schnell ausführen.
- Den Arm nicht überdehnen.

PRIMÄR BETEILIGTE MUSKELN
- triceps brachii

BEREICH
- Ellbogen

ART
- Kraft

GERÄTE
- Gymnastikball
- Kurzhanteln

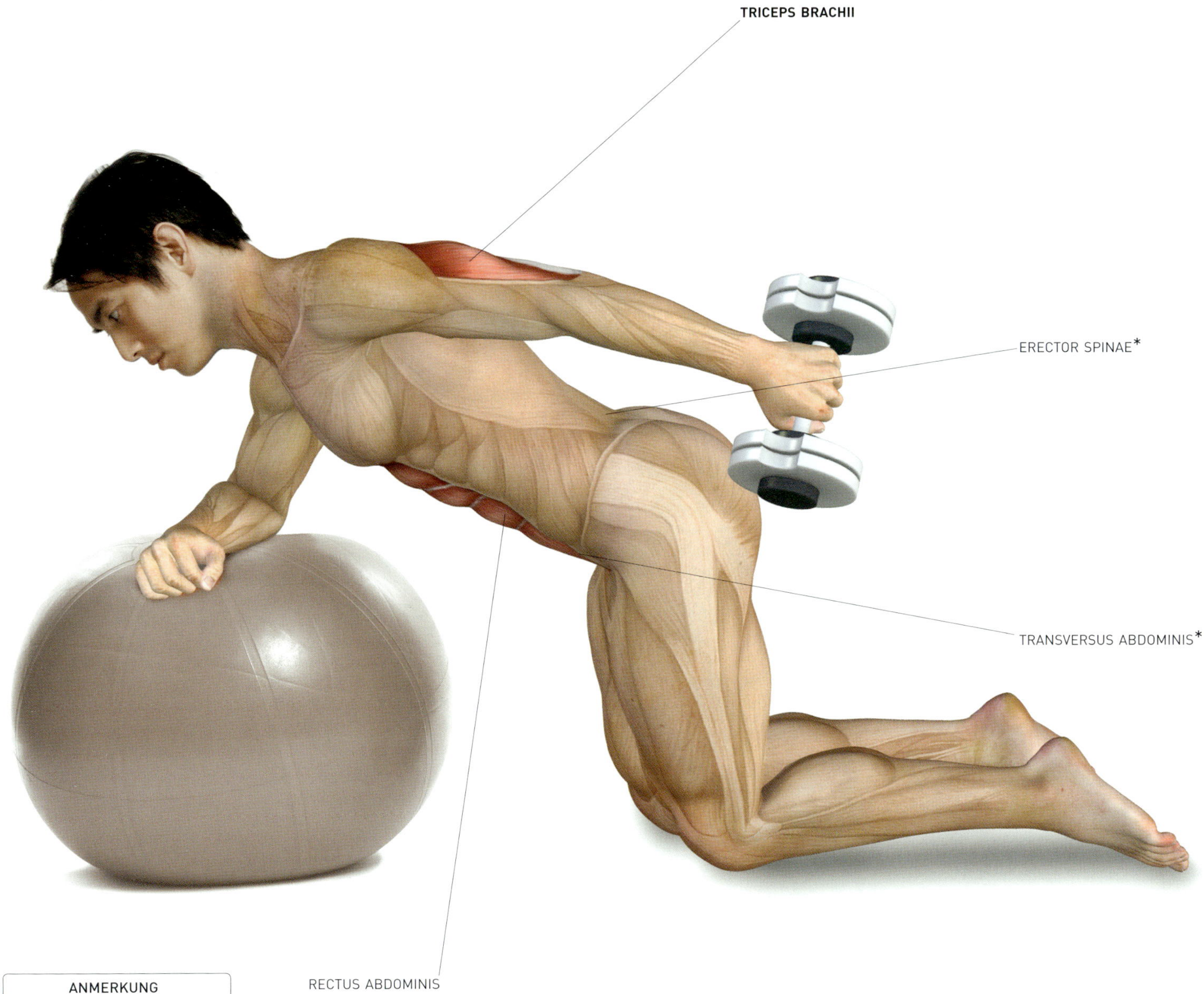

ANMERKUNG

FETT = PRIMÄR BETEILIGTE MUSKELN

HELL = SEKUNDÄR BETEILIGTE MUSKELN

* TIEFE MUSKELN

KURZHANTELN HEBEN

1 Aufrecht stehen und ein Paar Kurzhanteln vor den Oberschenkeln halten. Die Handflächen zeigen dabei zum Körper.

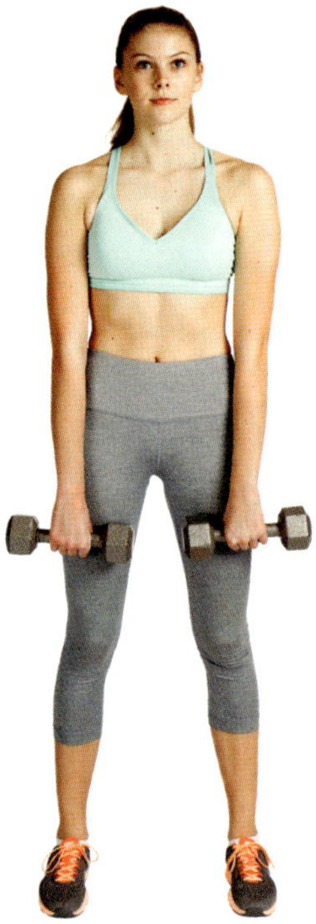

RICHTIGE HALTUNG

- Den Oberkörper stabil, den Rücken gerade und die Bachmuskeln angespannt halten.
- Die Bewegung mit den Ellbogen führen.
- Die Gewichte nicht schwingen, sondern kontrolliert und langsam bewegen.
- Den Rücken nicht krümmen oder nach vorn sinken lassen.

2 Die Gewichte bis auf Schulterhöhe heben und dabei die Ellbogen seitlich beugen.

3 Die Gewichte senken und in die Ausgangsposition zurückkehren. Drei Sätze zu je 15 Wiederholungen durchführen.

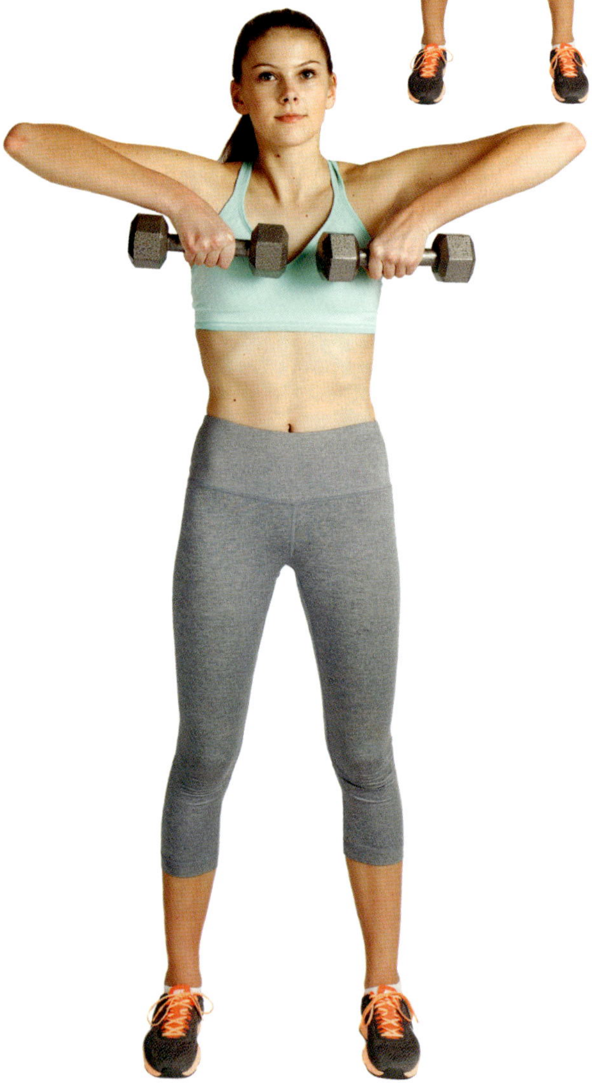

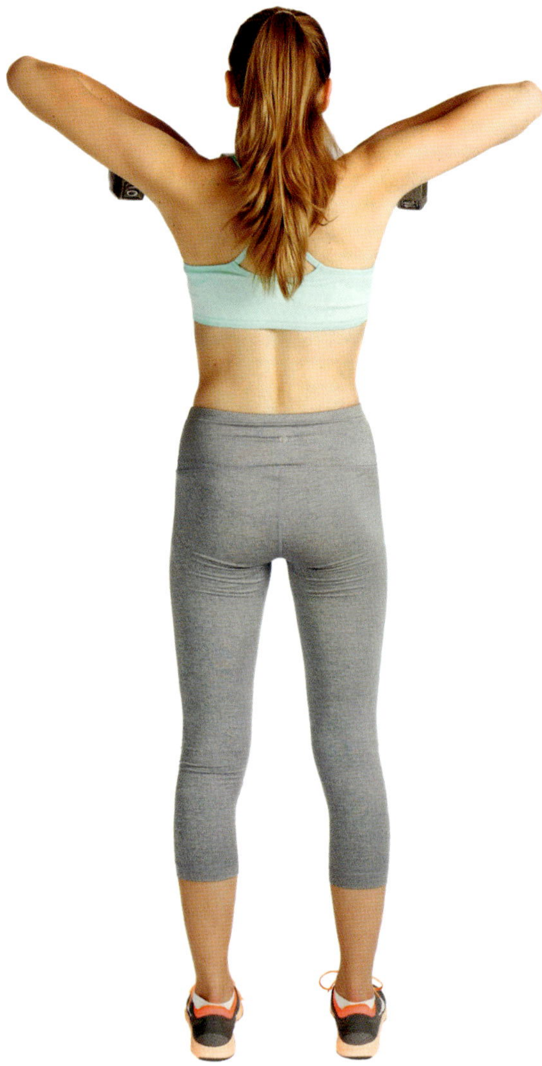

ANMERKUNG
FETT = PRIMÄR BETEILIGTE MUSKELN
HELL = SEKUNDÄR BETEILIGTE MUSKELN
* TIEFE MUSKELN

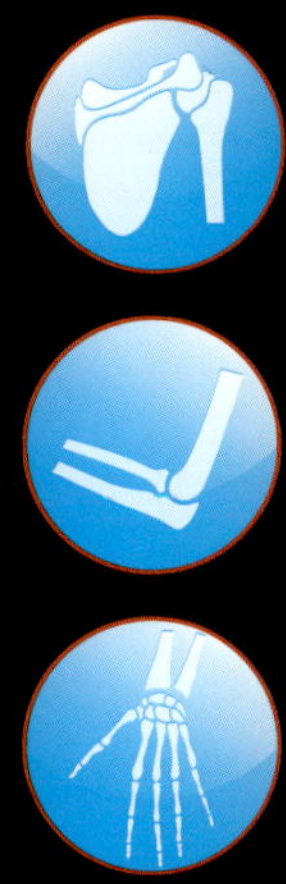

BEREICH
- Schultern
- Ellbogen
- Handgelenke

ART
- Kraft

GERÄTE
- Kurzhanteln

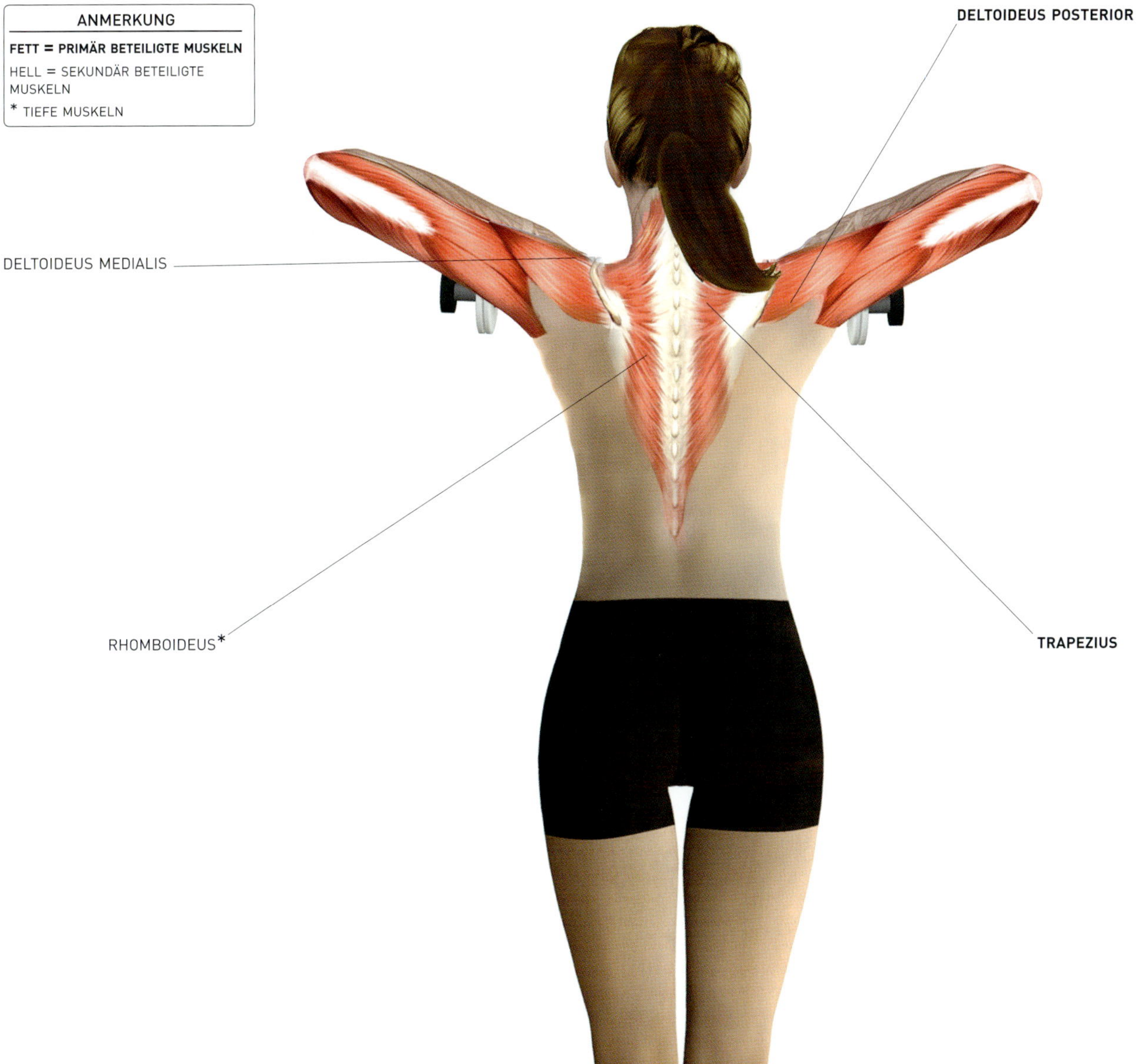

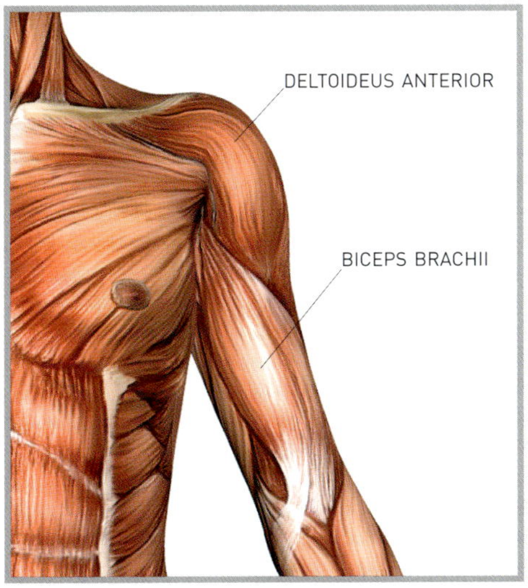

PRIMÄR BETEILIGTE MUSKELN
- trapezius
- deltoideus posterior

SCHULTERHEBEN UND -ZIEHEN

1 Eine Kurzhantel in jeder Hand halten und mit den Füßen schulterbreit auseinander stehen. Die Beine sind parallel zueinander. Die Knie leicht beugen und das Becken leicht nach vorn ziehen. Die Brust heben und die Schultern nach hinten und nach unten drücken.

RICHTIGE HALTUNG

- Die Ellbogen beim Heben leicht beugen, um die Gelenke zu entlasten.
- Die Ellbogen oder die Hanteln nicht über Schulterhöhe heben.

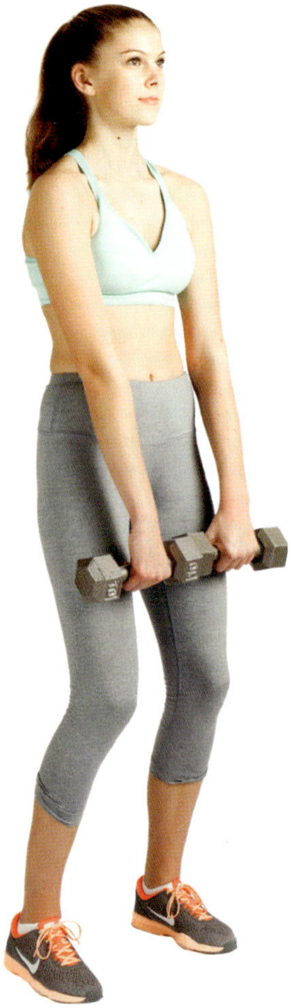

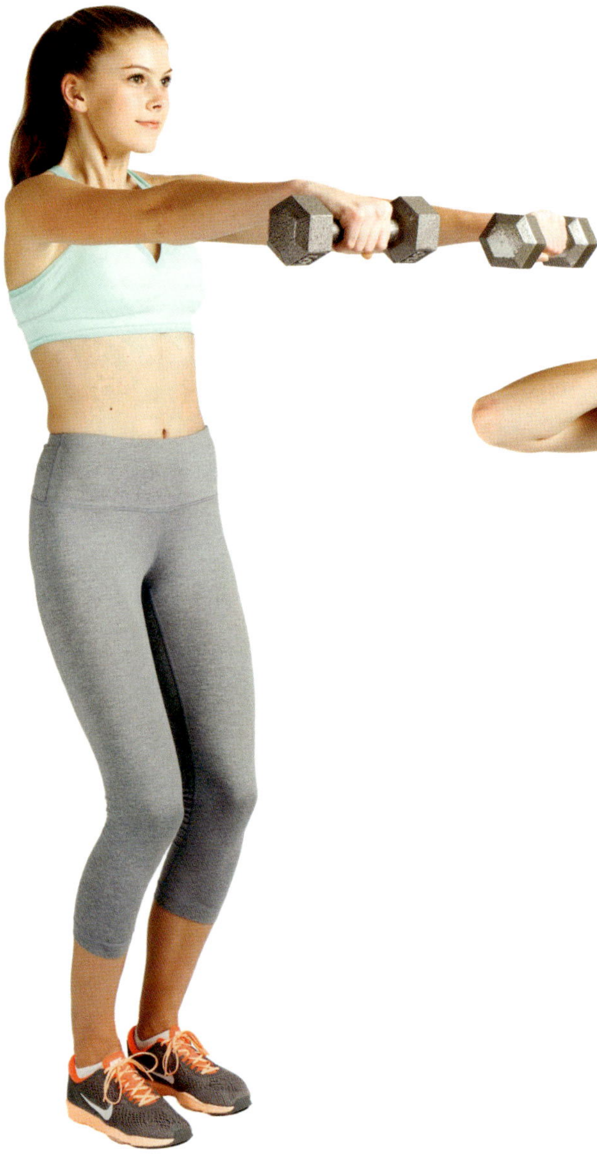

2 Die Arme gerade nach vorn heben, sodass sie mit dem Körper einen 90-Grad-Winkel formen.

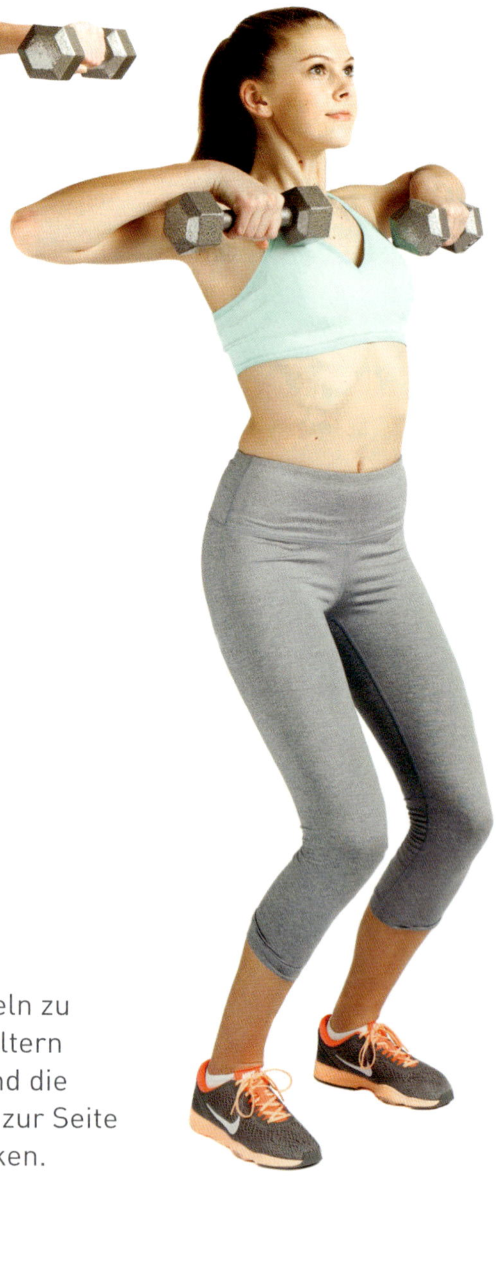

3 Die Hanteln zu den Schultern ziehen und die Ellbogen zur Seite ausstrecken.

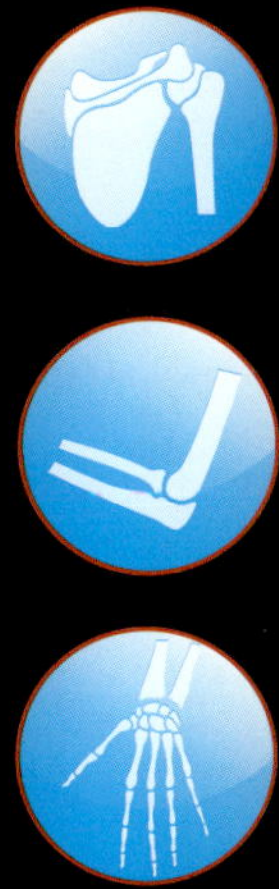

BEREICH
- Schultern
- Ellbogen
- Handgelenke

ART
- Kraft
- Mobilität

GERÄTE
- Kurzhanteln

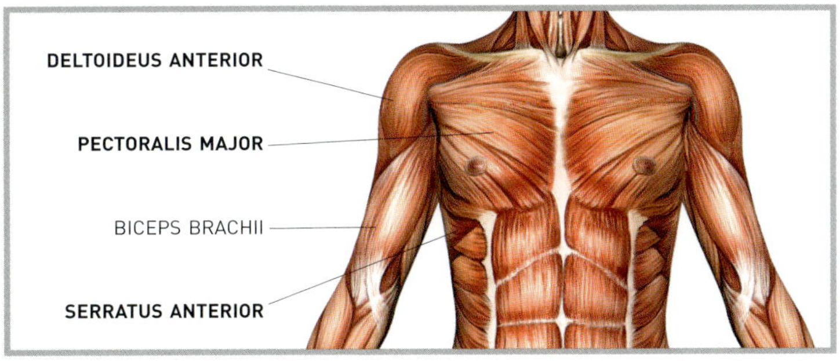

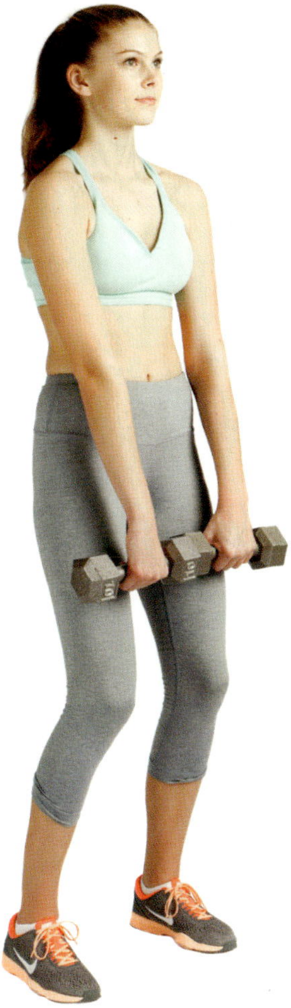

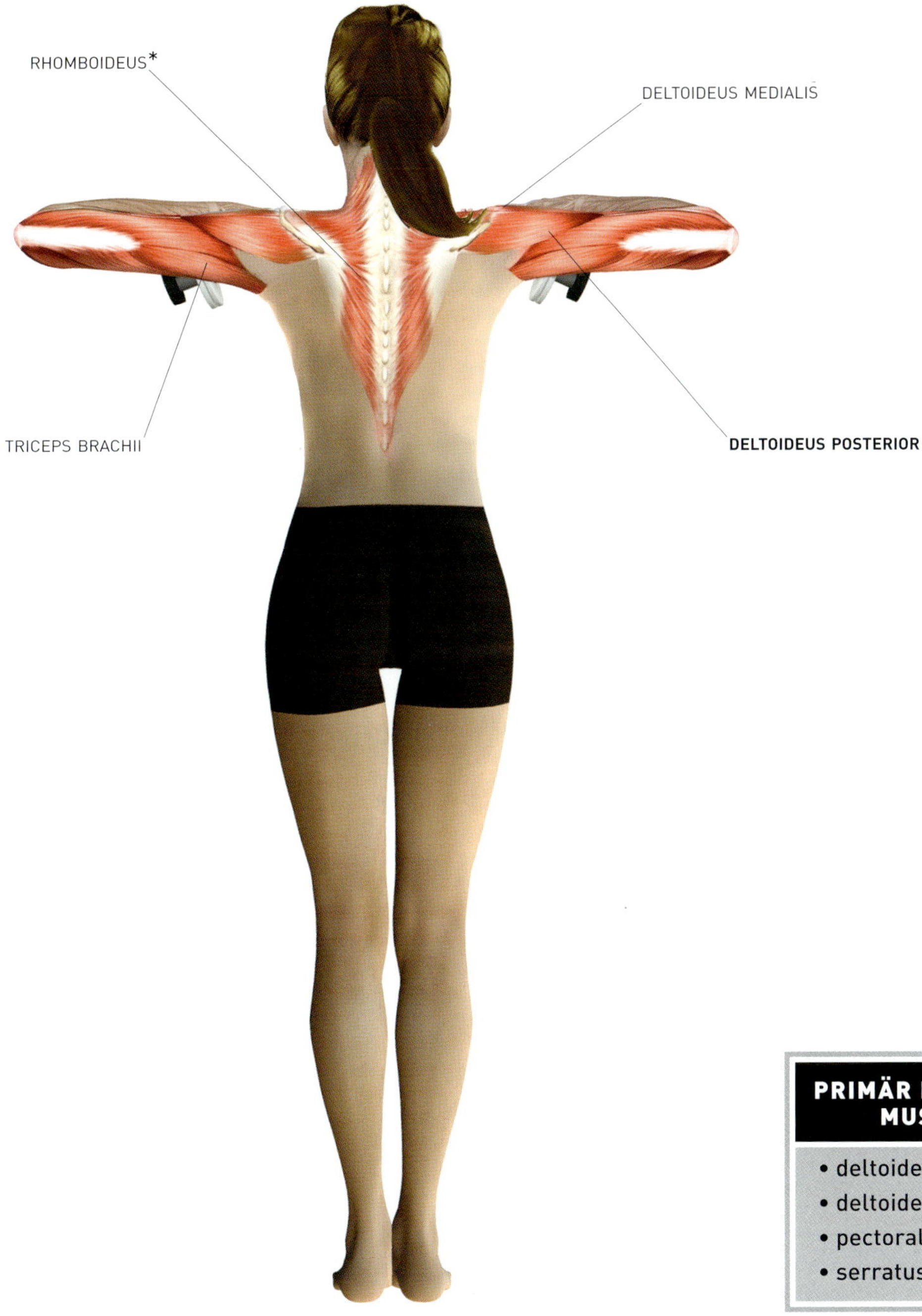

4 Die Arme senken und in die Ausgangsposition zurückkehren. Zwei Sätze zu je 10 Wiederholungen durchführen.

PRIMÄR BETEILIGTE MUSKELN
- deltoideus anterior
- deltoideus posterior
- pectoralis major
- serratus anterior

ANMERKUNG

FETT = PRIMÄR BETEILIGTE MUSKELN
HELL = SEKUNDÄR BETEILIGTE MUSKELN
* TIEFE MUSKELN

EINARMIGE HANDGELENKDEHNUNG

1 Aufrecht sitzen oder stehen und den Blick nach vorn richten. Einen Arm mit der Handfläche nach unten ausstrecken und die Finger der anderen Hand auf die erste Hand legen.

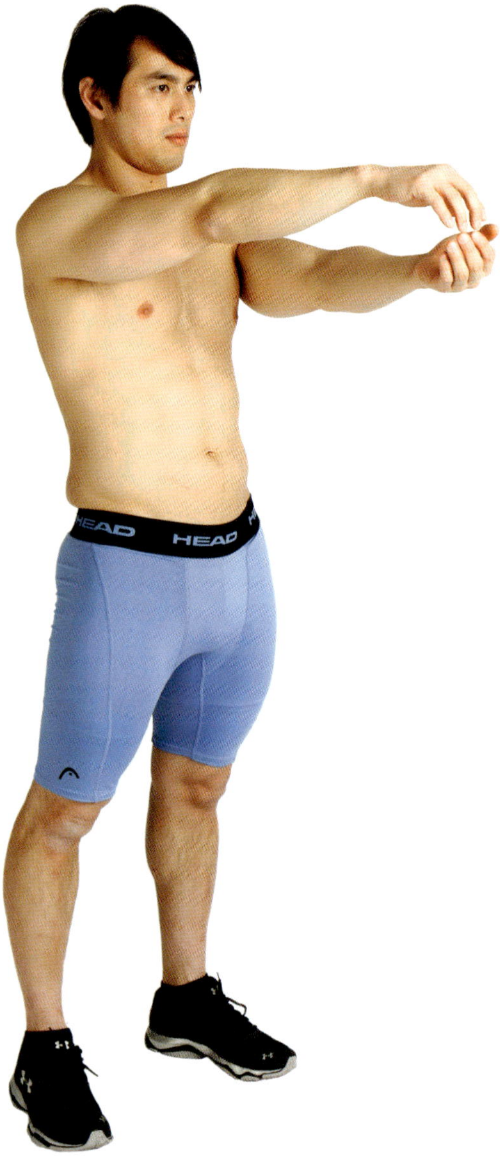

2 Leichten Druck nach unten ausüben, um das Handgelenk zu dehnen. Die Handflächen zeigen zum Körper. Die Dehnung für 15 Sekunden halten.

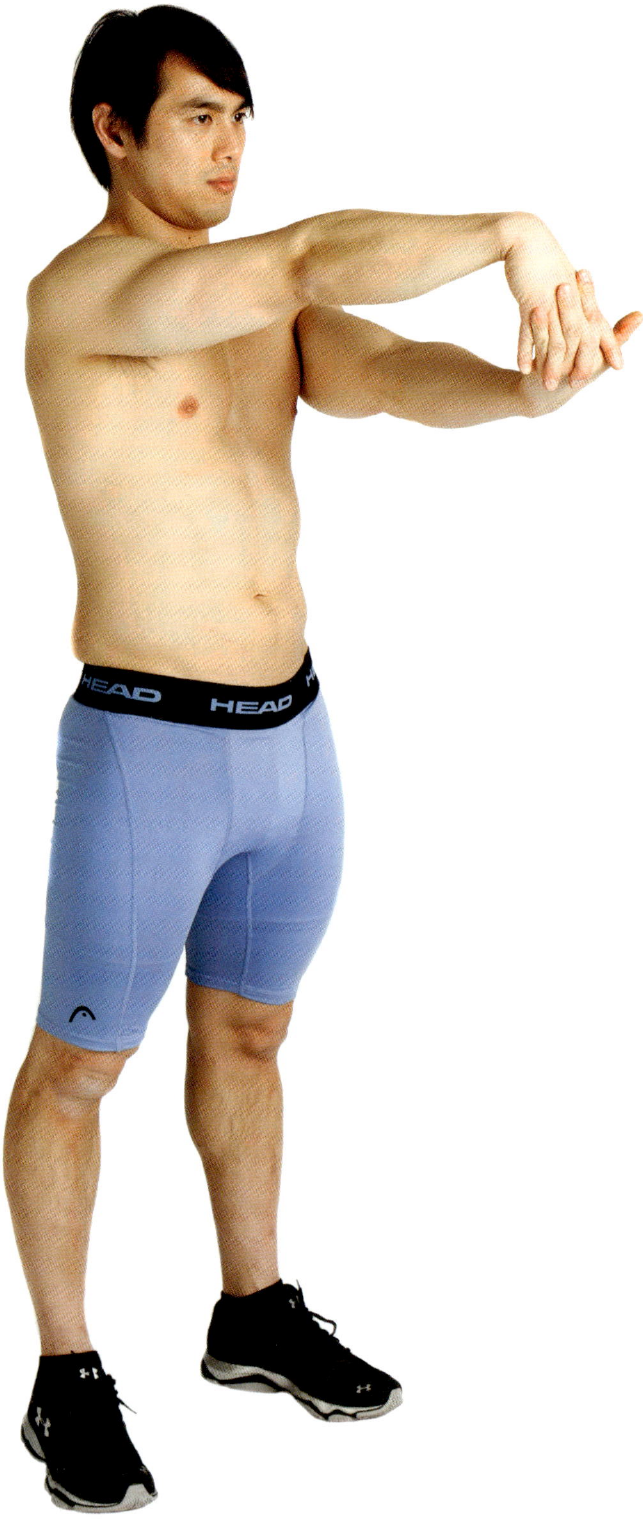

RICHTIGE HALTUNG

- Die Arme gerade halten.
- Nur am Handgelenk beugen.
- Das Handgelenk nur so weit dehnen, dass es noch angenehm ist.

BEREICH
- Handgelenke

ART
- Mobilität

GERÄTE
- Keine

3 In die Ausgangsposition zurückkehren. Den Arm mit der Handfläche nach unten ausstrecken und das Handgelenk mit der anderen Hand in entgegengesetzter Richtung dehnen, sodass die Handfläche vom Körper weg gerichtet ist und die Finger nach oben zeigen. Die Dehnung für 15 Sekunden halten. 10 Mal wiederholen und dann den Arm wechseln.

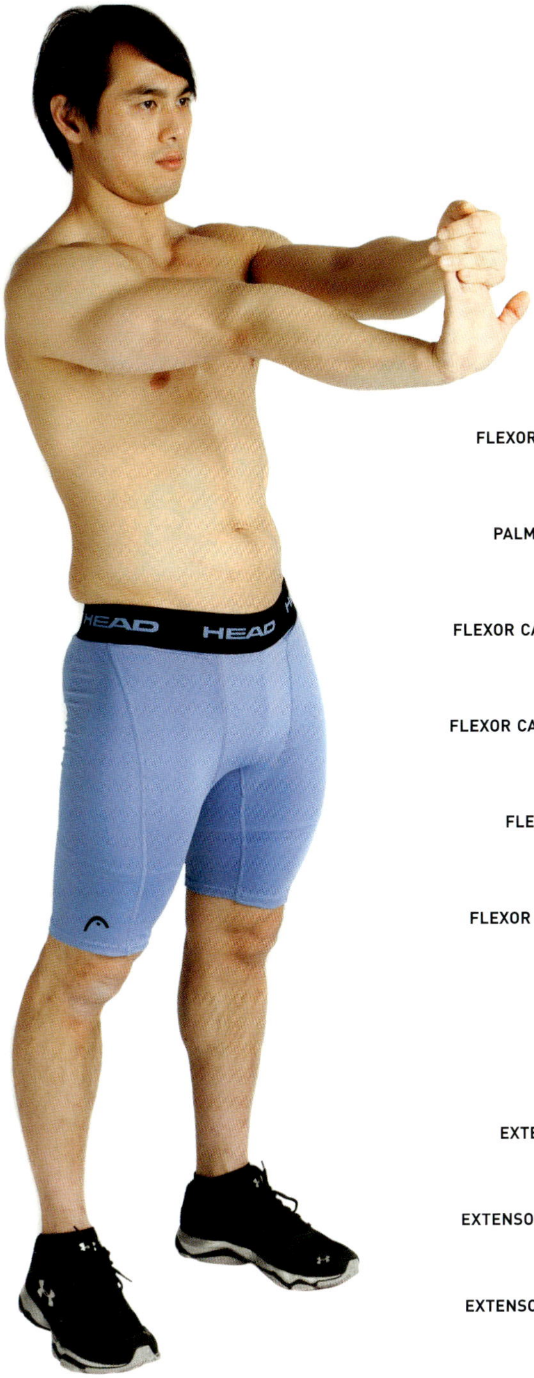

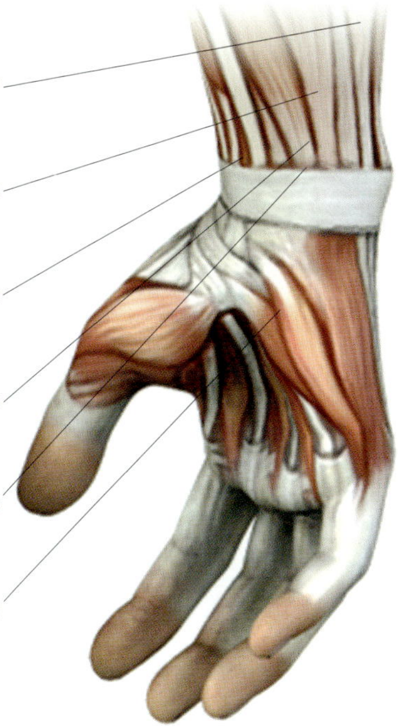

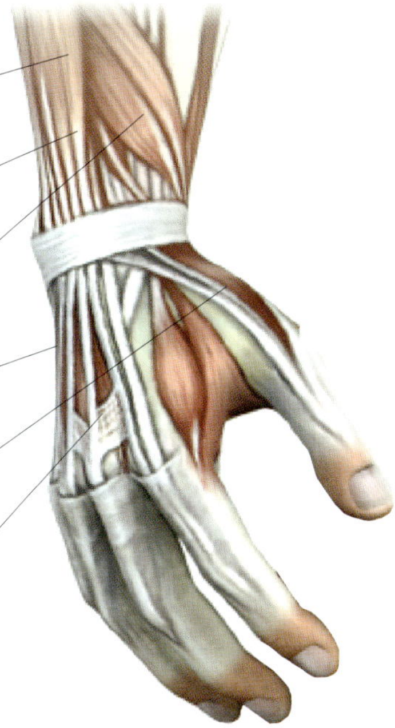

PRIMÄR BETEILIGTE MUSKELN
- extensor carpi radialis
- extensor carpi ulnaris
- extensor digiti minimi
- extensor digitorum
- extensor indicis
- extensor pollicis
- flexor carpi radialis
- flexor carpi ulnaris
- flexor digiti minimi
- flexor digitorum
- palmaris longus
- flexor pollicis

ANMERKUNG

FETT = PRIMÄR BETEILIGTE MUSKELN

HELL = SEKUNDÄR BETEILIGTE MUSKELN

* TIEFE MUSKELN

BEIDARMIGE HANDGELENKDEHNUNG

1 Aufrecht sitzen oder stehen und den Blick nach vorn richten. Beide Arme mit der Handfläche nach unten ausstrecken.

2 Die Handgelenke beugen, sodass die Handflächen zum Körper zeigen.

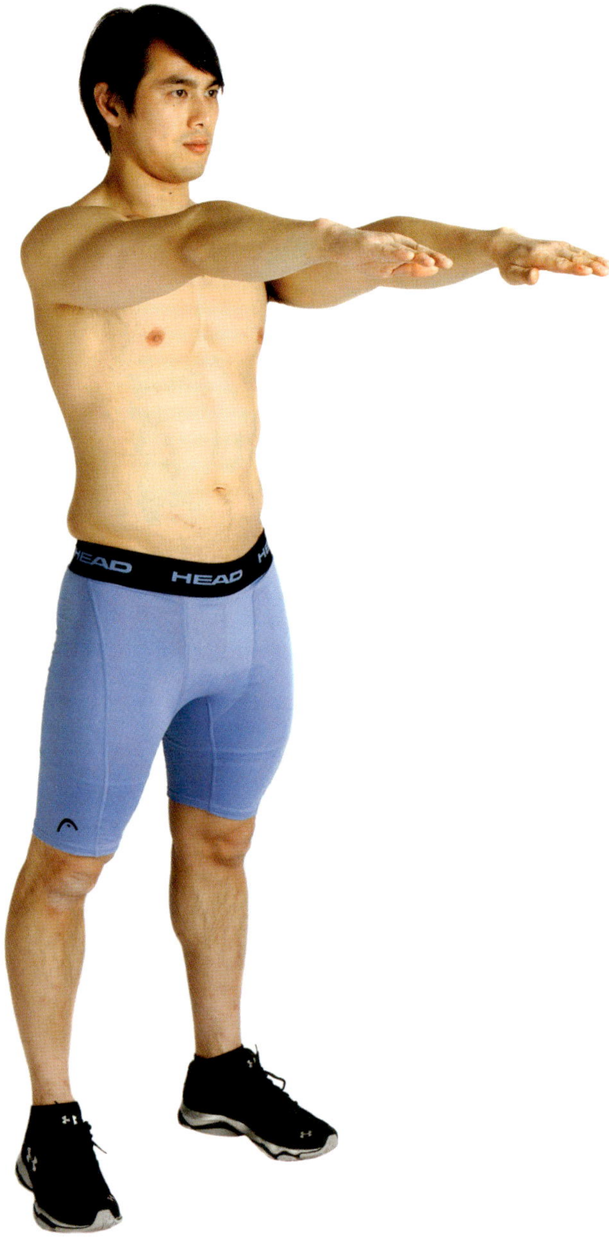

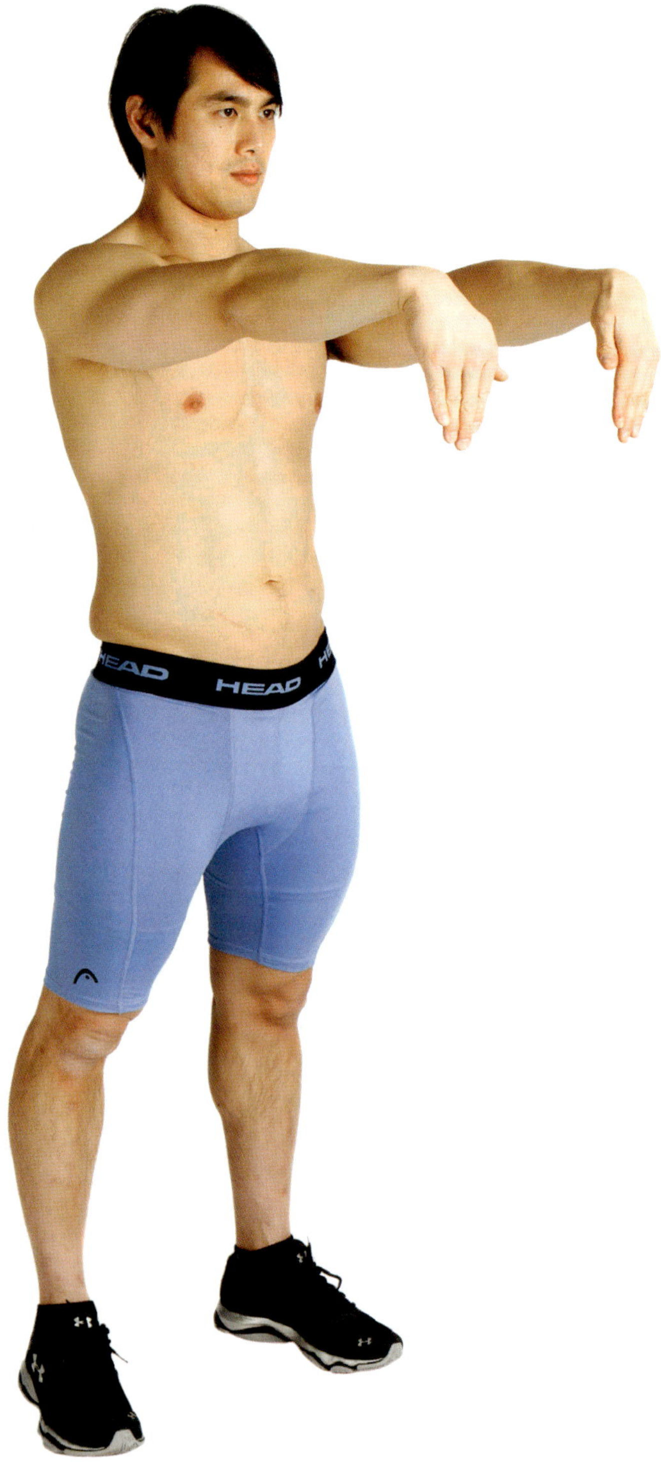

RICHTIGE HALTUNG

- Die Arme gerade halten.
- Nur am Handgelenk beugen.
- Das Handgelenk nur so weit dehnen, dass es noch angenehm ist.

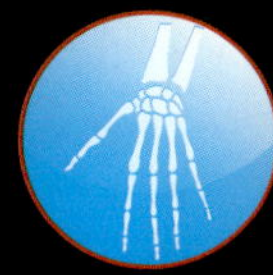

BEREICH
- Handgelenke

ART
- Mobilität

GERÄTE
- Keine

3 In die Ausgangsposition zurückkehren. Die Arme mit den Handflächen nach unten ausstrecken und die Handgelenke nun in entgegengesetzter Richtung beugen, sodass die Handflächen vom Körper weg gerichtet sind und die Finger nach oben zeigen. Drei Sätze zu je 10 Wiederholungen durchführen.

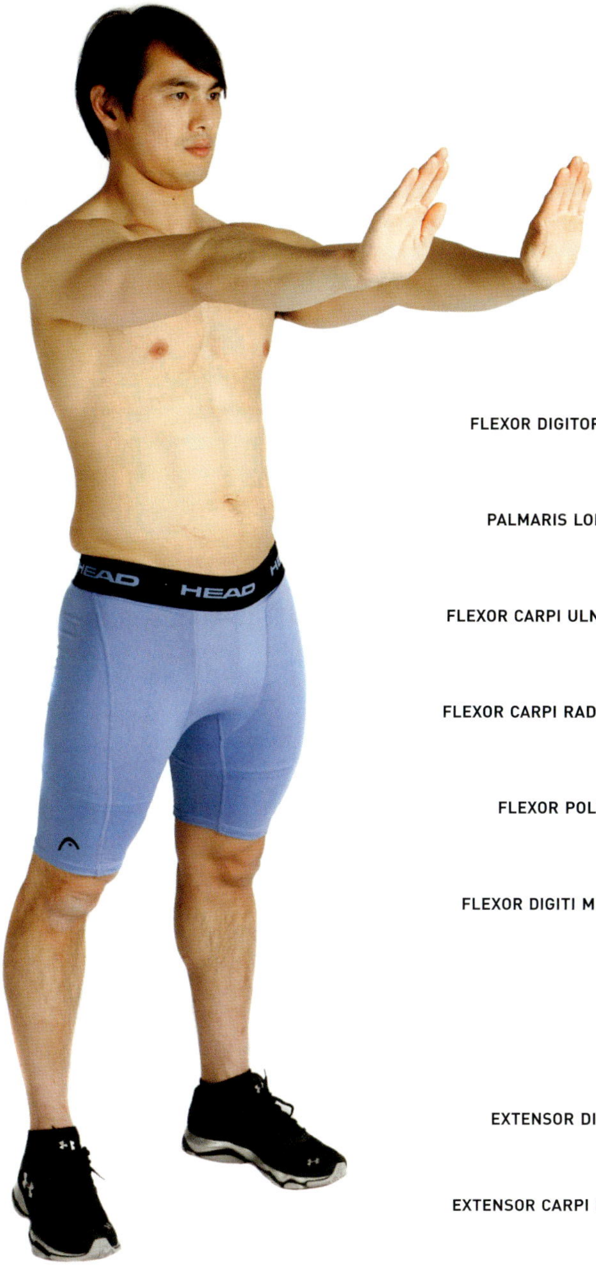

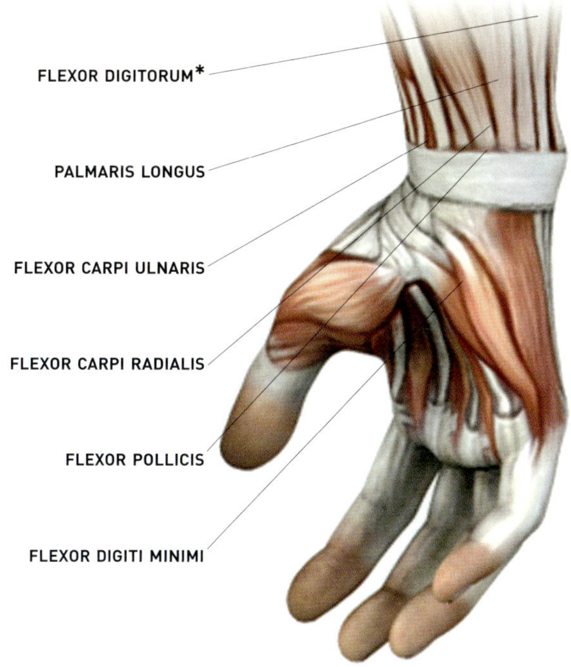

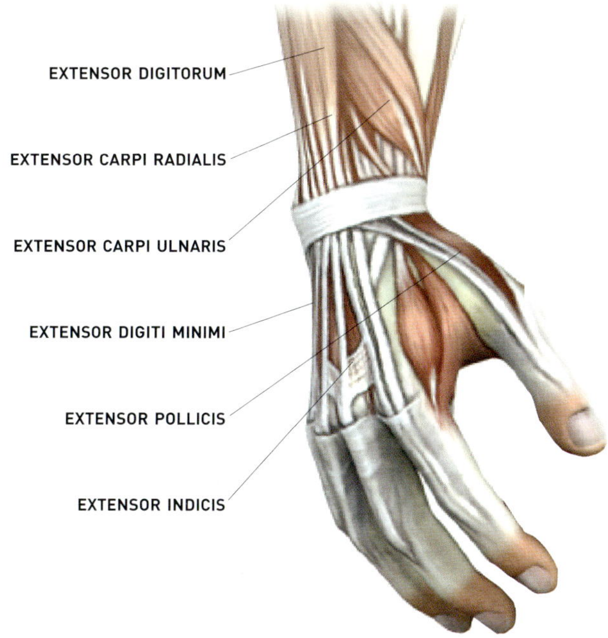

PRIMÄR BETEILIGTE MUSKELN

- extensor carpi radialis
- extensor carpi ulnaris
- extensor digiti minimi
- extensor digitorum
- extensor indicis
- extensor pollicis
- flexor carpi radialis
- flexor carpi ulnaris
- flexor digiti minimi
- flexor digitorum
- palmaris longus
- flexor pollicis

ANMERKUNG

FETT = PRIMÄR BETEILIGTE MUSKELN

HELL = SEKUNDÄR BETEILIGTE MUSKELN

* TIEFE MUSKELN

Stufe drei

EINHEIT B

Barrenstütz- und Stepsequenz

Holen Sie für die folgende Trainingseinheit Steppbretter, Kisten und Stühle (oder Bänke) hervor. Die Barrenstütz- und Stepsequenz enthält sechs Übungen, bei denen Sie hinauf- und heruntersteigen sowie einen Schritt zur Seite machen und gleichzeitig das eigene Körpergewicht hochdrücken müssen. So stärken Sie all Ihre Gelenke und Muskel, verbessern Ihre Ausdauer und auch Ihre Balance.

1. NACH VORN HERUNTERSTEIGEN

(Seite 144–145)

20 Wiederholungen auf jeder Seite; Seiten abwechseln

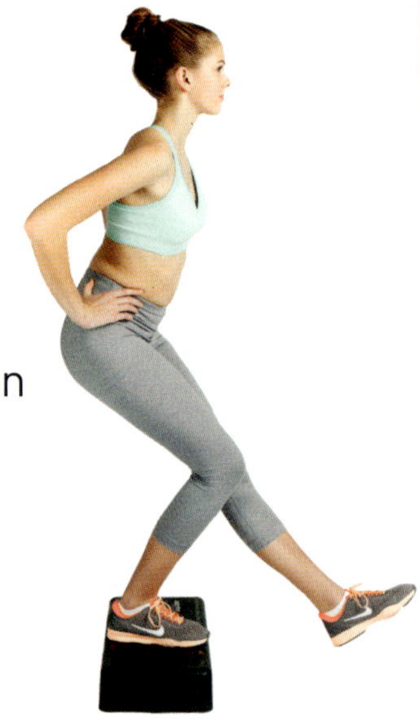

2. SEITLICH HERUNTERSTEIGEN

(Seite 146–147)

Zwei Sätze zu je 15 Wiederholungen auf jeder Seite

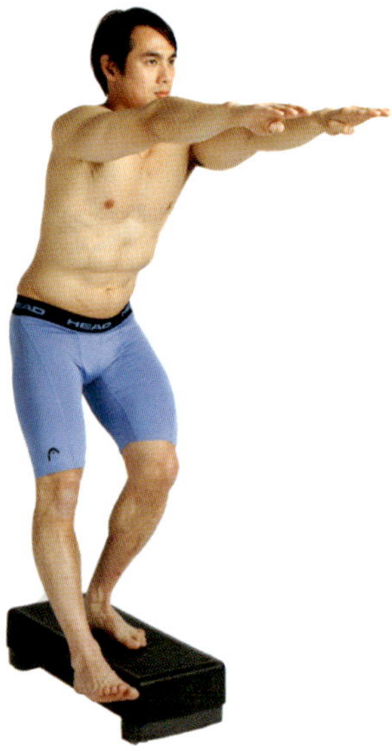

3. KNIEBEUGE MIT OBERKOPFDRÜCKEN

(Seite 148–149)

Drei Sätze zu je 10 Wiederholungen auf jeder Seite

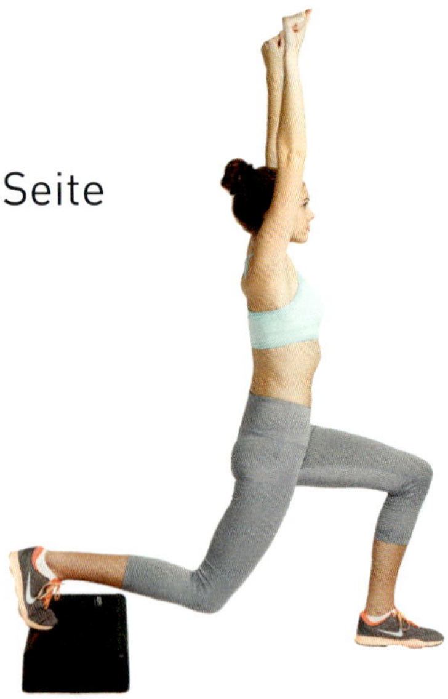

BENÖTIGTE GERÄTE

- ✘ Gymnastikband
- ✘ Widerstandsband
- ✘ Gymnastikball
- ✔ Medizinball
- ✘ Kurzhanteln
- ✘ Trainingsmatte
- ✔ Stuhl
- ✔ Kiste
- ✔ Steppbrett
- ✘ Schaumstoffrolle

4. ÜBER KREUZ HERUNTERSTEIGEN
(Seite 150–151)

15 Wiederholungen auf jeder Seite

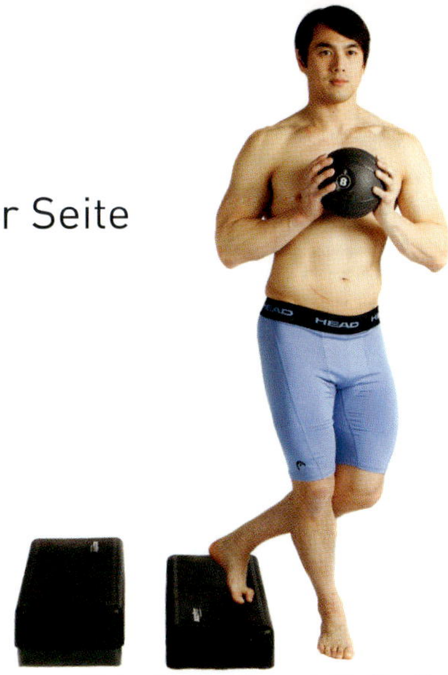

5. BARRENSTÜTZ AUF DEM STUHL
(Seite 152–153)

Zwei Sätze zu je 15 Wiederholungen

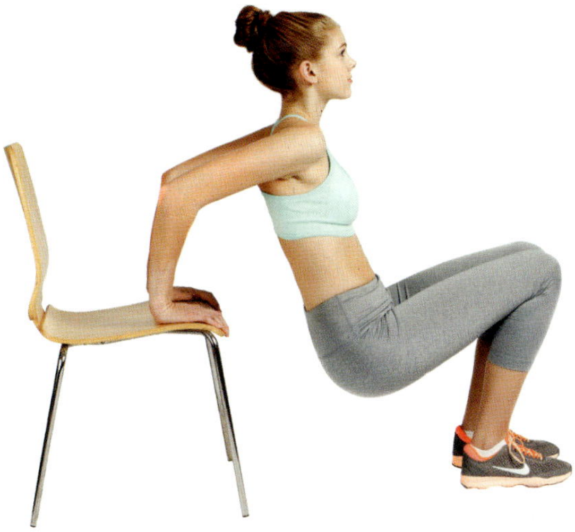

6. HINAUFSTEIGEN
(Seite 154–155)

10–12 Wiederholungen auf jeder Seite

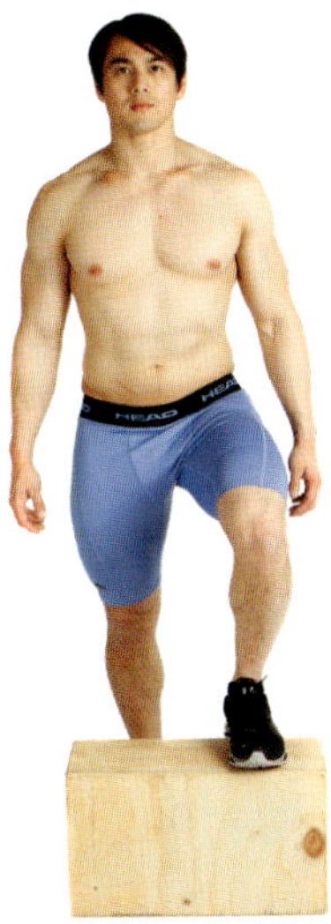

NACH VORN HERUNTERSTEIGEN

1 Mit beiden Füßen aufrecht auf ein Steppbrett stellen. Den Blick nach vorn richten.

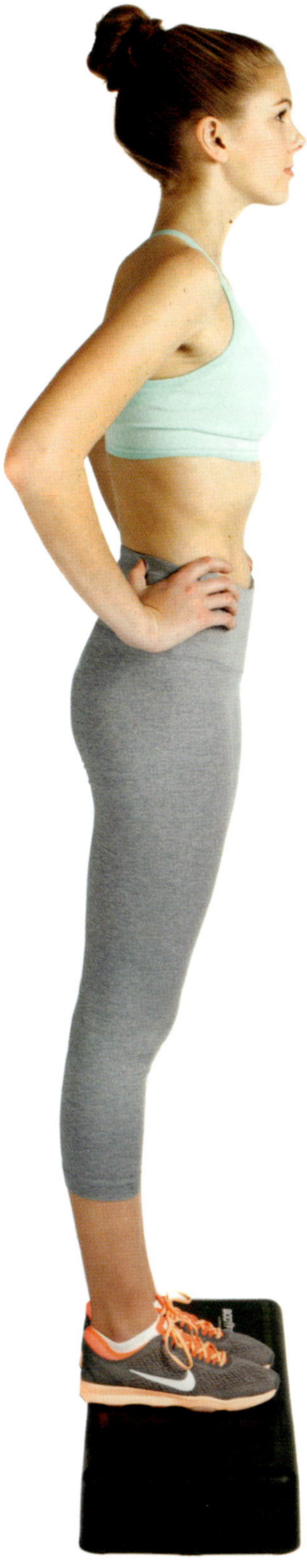

RICHTIGE HALTUNG

- Für mehr Stabilität, die Hand an einer Wand abstützen.
- Langsam und kontrolliert bewegen.
- Darauf achten, die richtige Haltung zu bewahren.
- Das Knie nicht nach innen drehen. Es soll mit dem mittleren Zeh eine Linie bilden.
- Die Bewegungen nicht zu schnell ausführen.

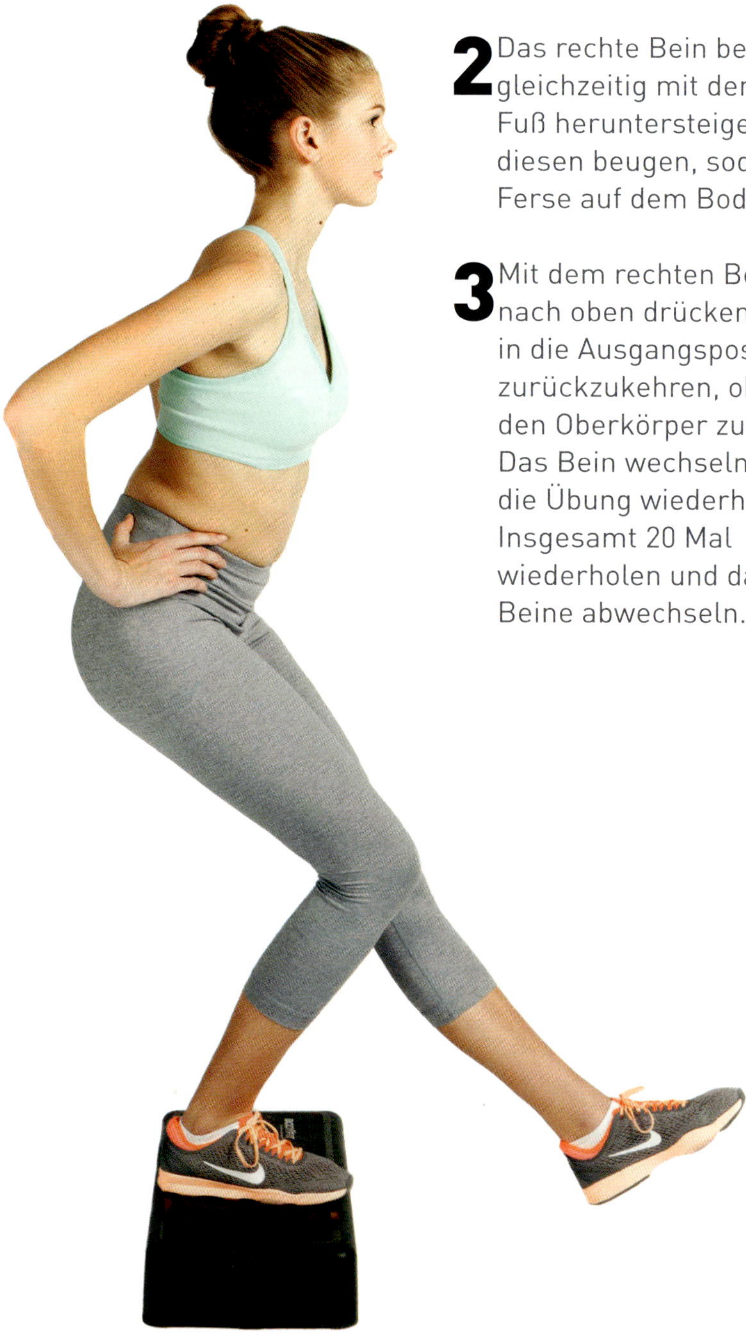

2 Das rechte Bein beugen und gleichzeitig mit dem linken Fuß heruntersteigen und diesen beugen, sodass die Ferse auf dem Boden liegt.

3 Mit dem rechten Bein nach oben drücken, um in die Ausgangsposition zurückzukehren, ohne dabei den Oberkörper zu drehen. Das Bein wechseln und die Übung wiederholen. Insgesamt 20 Mal wiederholen und dabei die Beine abwechseln.

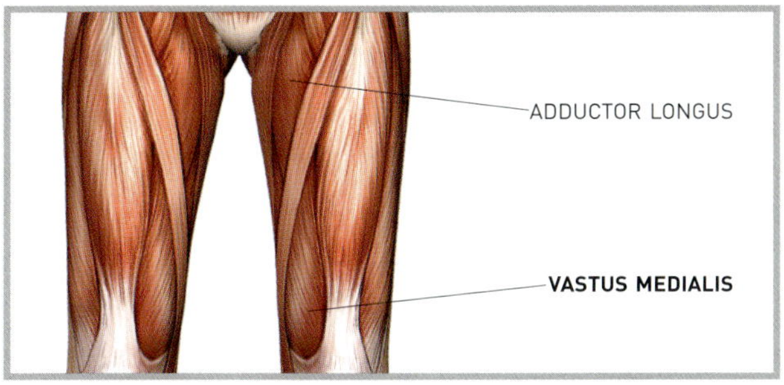

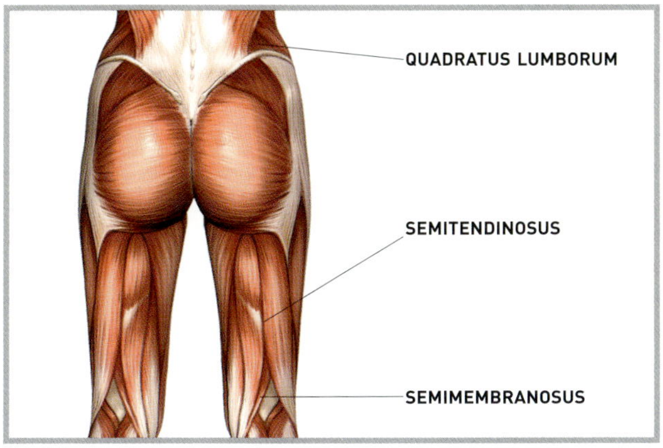

PRIMÄR BETEILIGTE MUSKELN

- quadratus lumborum
- vastus lateralis
- vastus intermedius
- vastus medialis
- sartorius
- rectus femoris
- gluteus maximus
- biceps femoris
- semitendinosus
- semimembranosus

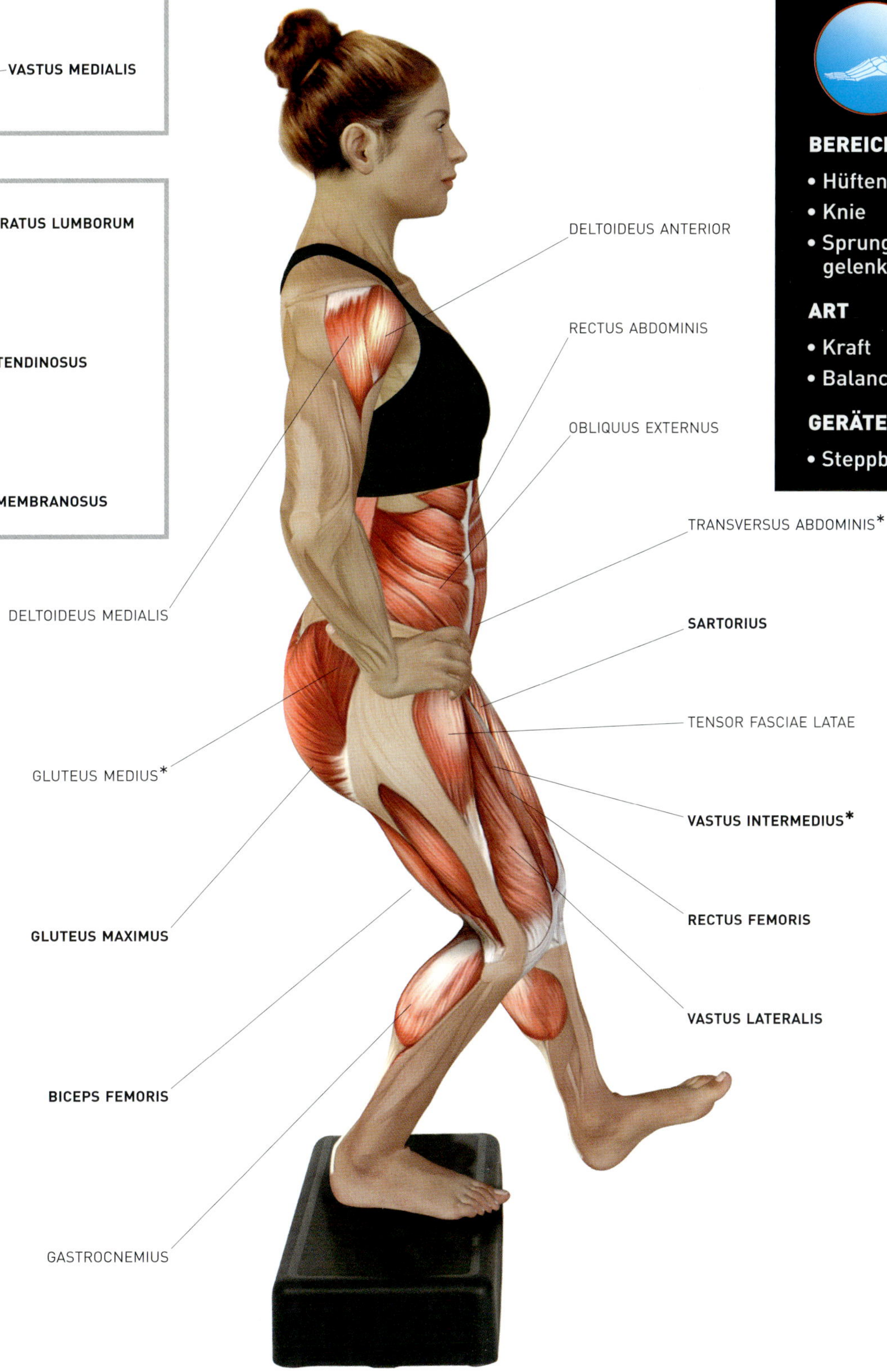

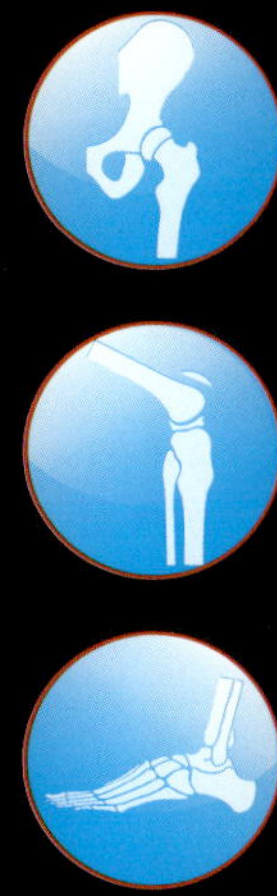

BEREICH
- Hüften
- Knie
- Sprung-gelenke

ART
- Kraft
- Balance

GERÄTE
- Steppbrett

ANMERKUNG

FETT = PRIMÄR BETEILIGTE MUSKELN
HELL = SEKUNDÄR BETEILIGTE MUSKELN
* TIEFE MUSKELN

SEITLICH HERUNTERSTEIGEN

1 Auf einer festen Stufe oder einem Block aufrecht stehen, den linken Fuß nahe die Kante stellen, sodass er noch stabil ist, und den rechten Fuß seitlich nach unten hängen lassen.

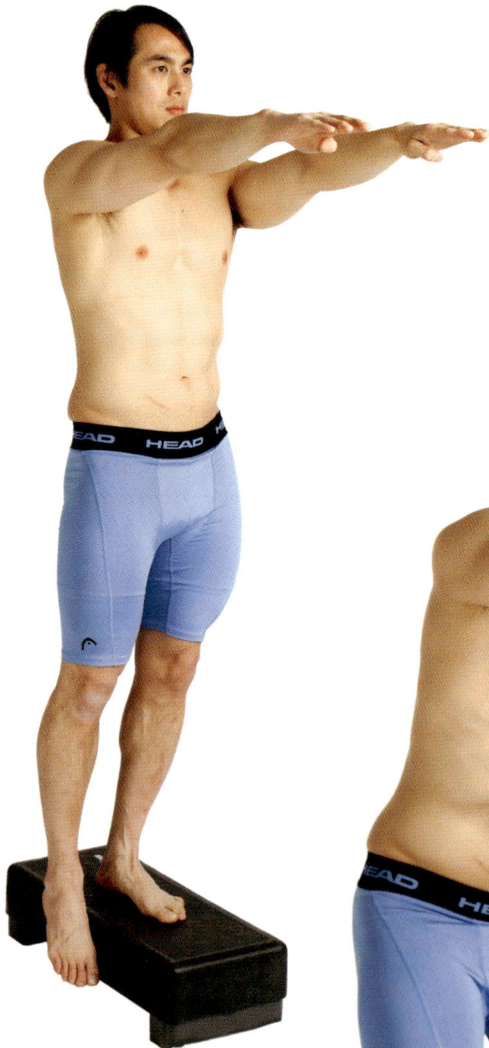

2 Die Arme parallel zum Boden nach vorne ausstrecken, um das Gleichgewicht besser zu halten. Die Zehen des rechten Fußes ausstrecken. Hüften und Knie beugen, den Oberkörper senken und dabei den rechten Fuß leicht nach vorn ausstrecken.

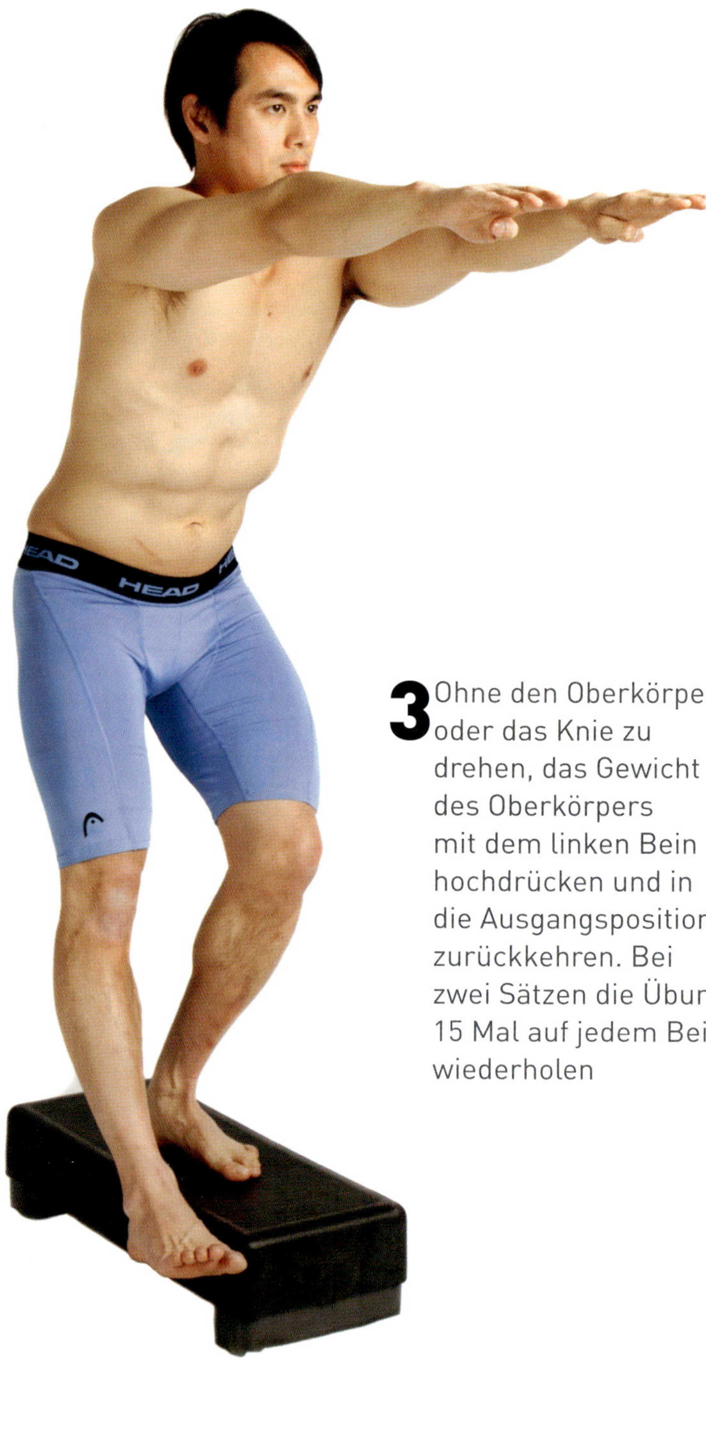

3 Ohne den Oberkörper oder das Knie zu drehen, das Gewicht des Oberkörpers mit dem linken Bein hochdrücken und in die Ausgangsposition zurückkehren. Bei zwei Sätzen die Übung 15 Mal auf jedem Bein wiederholen

RICHTIGE HALTUNG

- Mit dem gebeugten Knie und dem zweiten Zeh eine Linie bilden. So dreht sich das Knie nicht nach innen.
- Knie und Hüfte gleichzeitig beugen.
- Hüfte hinter dem Fuß halten und beim Beugen den Oberkörper nach vorn lehnen.
- Den Nacken nicht strecken.
- Nicht mit dem Fuß auftreten, der gesenkt wird – er soll den Boden nur leicht berühren.

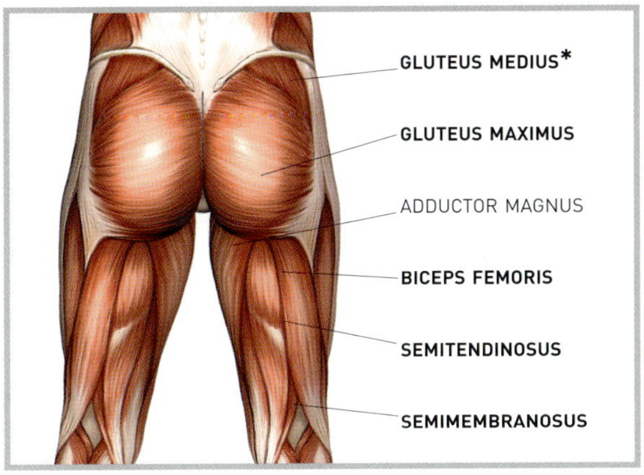

PRIMÄR BETEILIGTE MUSKELN

- vastus medialis
- vastus lateralis
- vastus intermedius
- rectus femoris
- gluteus maximus
- gluteus medius
- semitendinosus
- semimembranosus
- biceps femoris

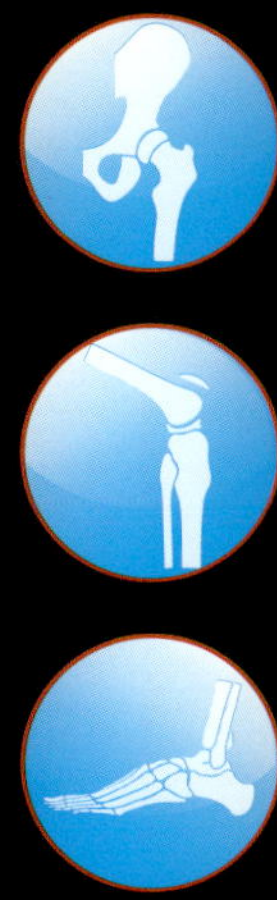

BEREICH

- Hüften
- Knie
- Sprung-gelenke

ART

- Kraft
- Balance

GERÄTE

- Steppbrett

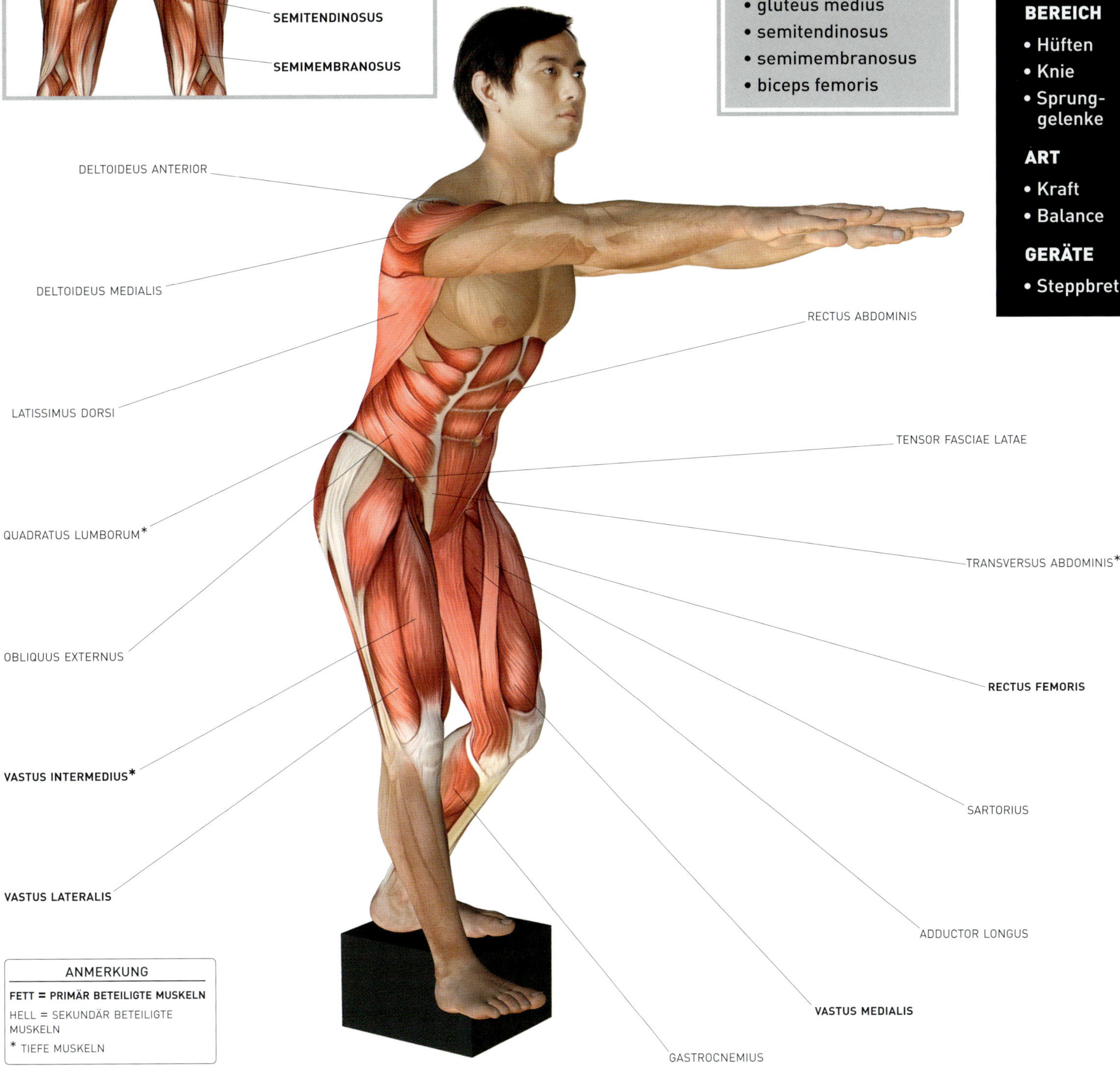

ANMERKUNG

FETT = PRIMÄR BETEILIGTE MUSKELN

HELL = SEKUNDÄR BETEILIGTE MUSKELN

* TIEFE MUSKELN

KNIEBEUGE MIT ÜBERKOPFDRÜCKEN

1 Vor einen Steppbrett stellen und das rechte Bein nach hinten ausstrecken. Den rechten Fußballen auf das Steppbrett stellen.

2 Die Ellbogen in einem 90-Grad-Winkel beugen und beide Arme bis auf Schulterhöhe heben.

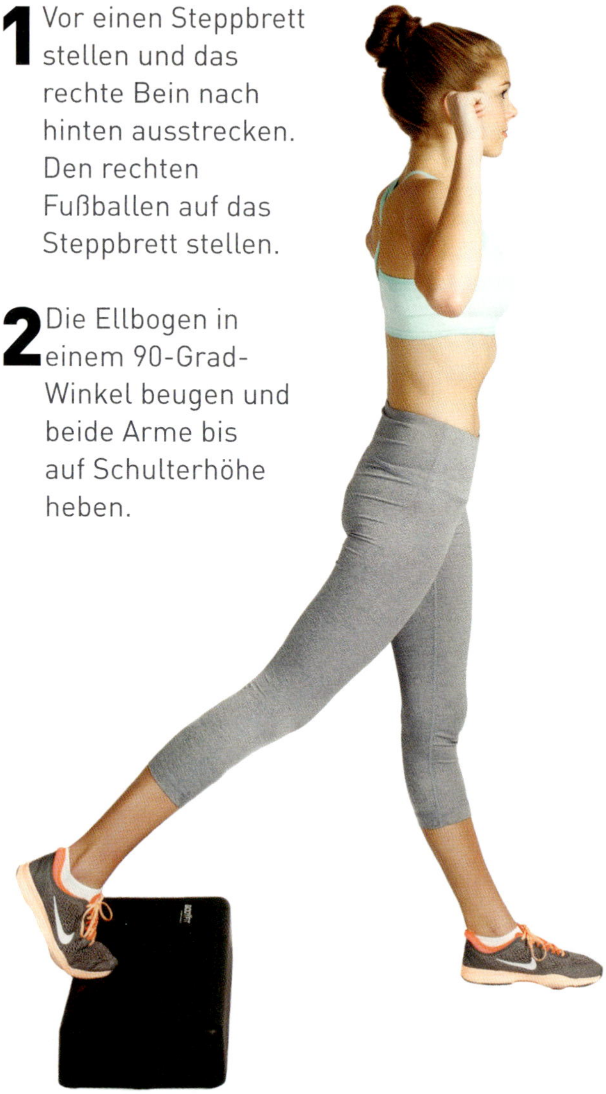

3 In eine Kniebeuge gehen und gleichzeitig beide Arme nach oben ausstrecken.

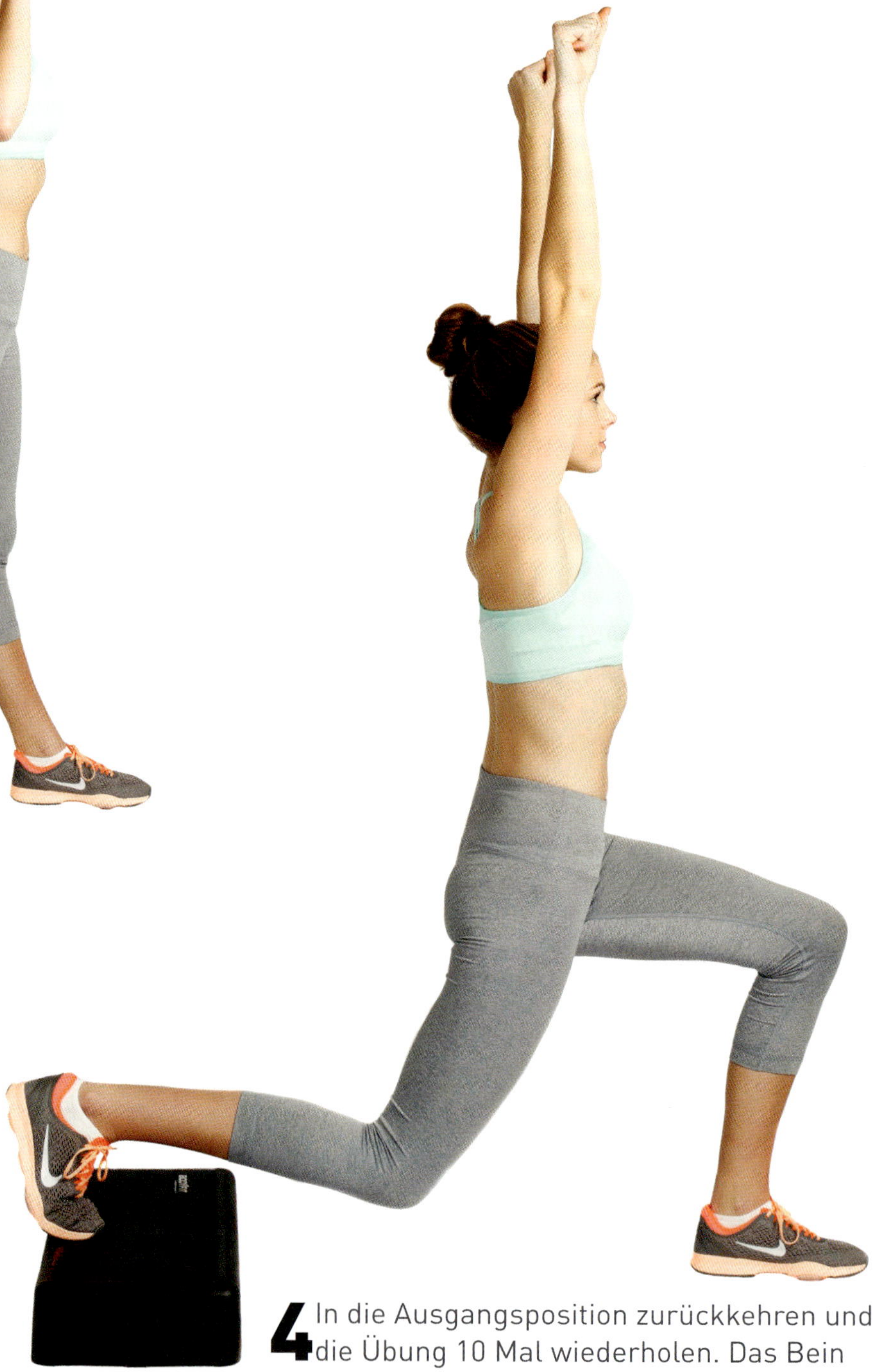

RICHTIGE HALTUNG

- Den Rücken gerade und den Rumpf aufrecht halten.
- Die Schultern nach hinten und nach unten drücken.
- Den Rücken beim Heben der Arme nicht krümmen.
- Die Bauchmuskeln während der Kniebeuge nicht nach außen wölben.
- Den Nacken entspannen.

4 In die Ausgangsposition zurückkehren und die Übung 10 Mal wiederholen. Das Bein wechseln und die Übung weitere 10 Mal wiederholen. Insgesamt zwei Sätze zu je 10 Wiederholungen auf jedem Bein durchführen.

BEREICH

- Ganzer Körper

ART

- Kraft

GERÄTE

- Steppbrett

ANMERKUNG

FETT = PRIMÄR BETEILIGTE MUSKELN

HELL = SEKUNDÄR BETEILIGTE MUSKELN

* TIEFE MUSKELN

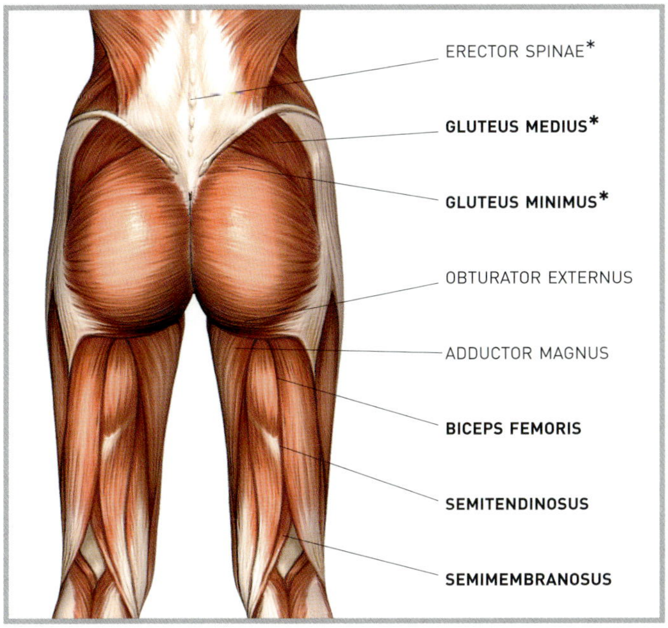

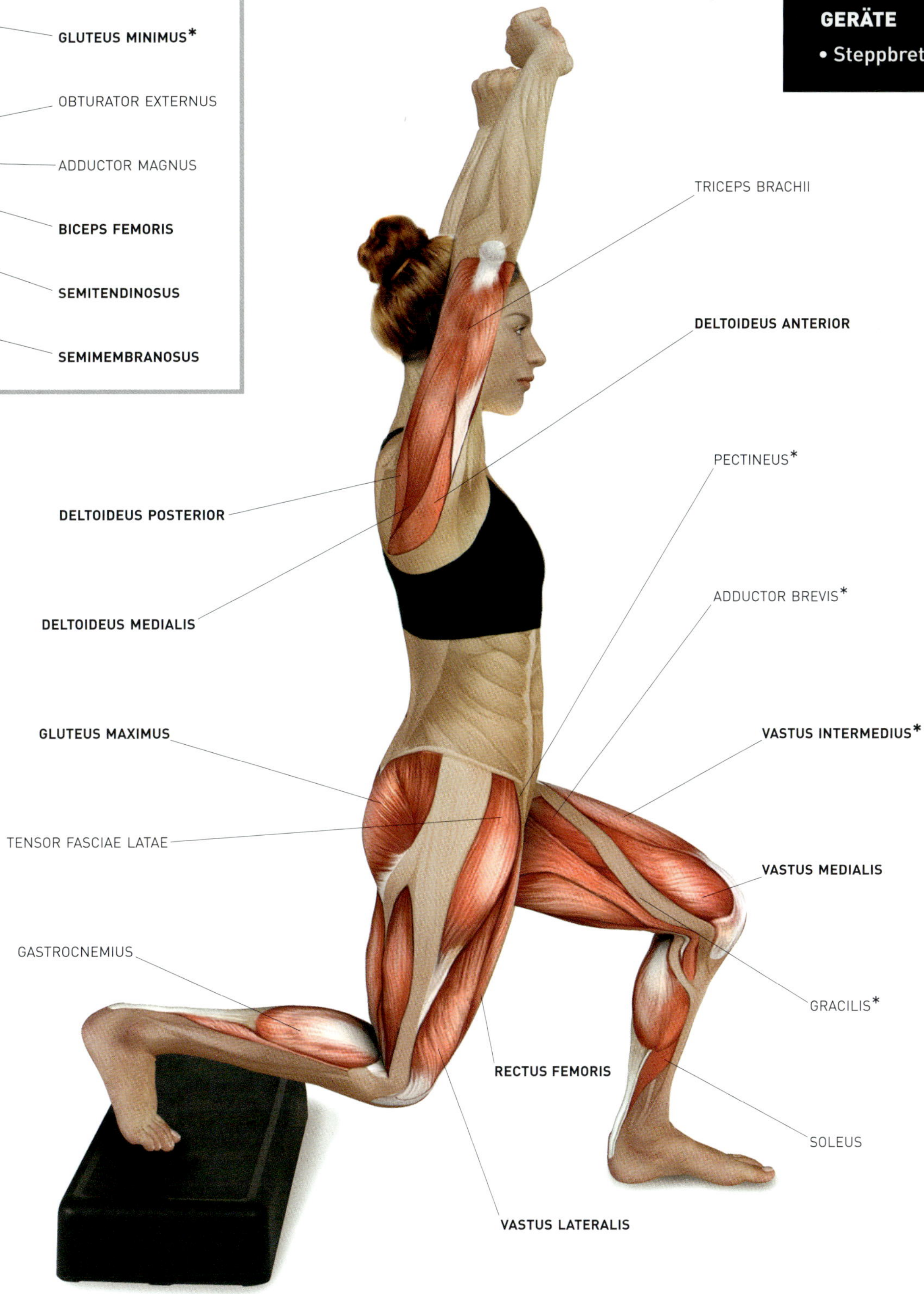

PRIMÄR BETEILIGTE MUSKELN

- rectus femoris
- vastus lateralis
- vastus intermedius
- vastus medialis
- biceps femoris
- semitendinosus
- semimembranosus
- gluteus maximus
- gluteus medius
- gluteus minimus
- deltoideus anterior
- deltoideus medialis
- deltoideus posterior

ÜBER KREUZ HINAUFSTEIGEN

1 Mit den Füßen hüftbreit auseinander stehen und einen Medizinball vor die Brust halten. Ein hohes und ein niedriges Steppbrett neben dem linken Fuß platzieren.

2 Mit dem rechten Bein über Kreuz auf die Stufe steigen. Das Gewicht auf den rechten Fuß verlagern, um hinaufzusteigen.

RICHTIGE HALTUNG

- Den Medizinball während der gesamten Übung vor die Brust halten.
- Eine konstante Geschwindigkeit beibehalten.
- Den Körper nach vorn richten.
- Die Bauchmuskeln nach innen ziehen, um sie zu beanspruchen.
- Den Blick nach vorn richten.
- Die Schultern von den Ohren wegdrücken.
- Den Nacken nicht drehen.
- Die Schultern nicht hochziehen.
- Den Rücken nicht krümmen.
- Nur so schnell bewegen, dass die richtige Haltung bewahrt werden kann.

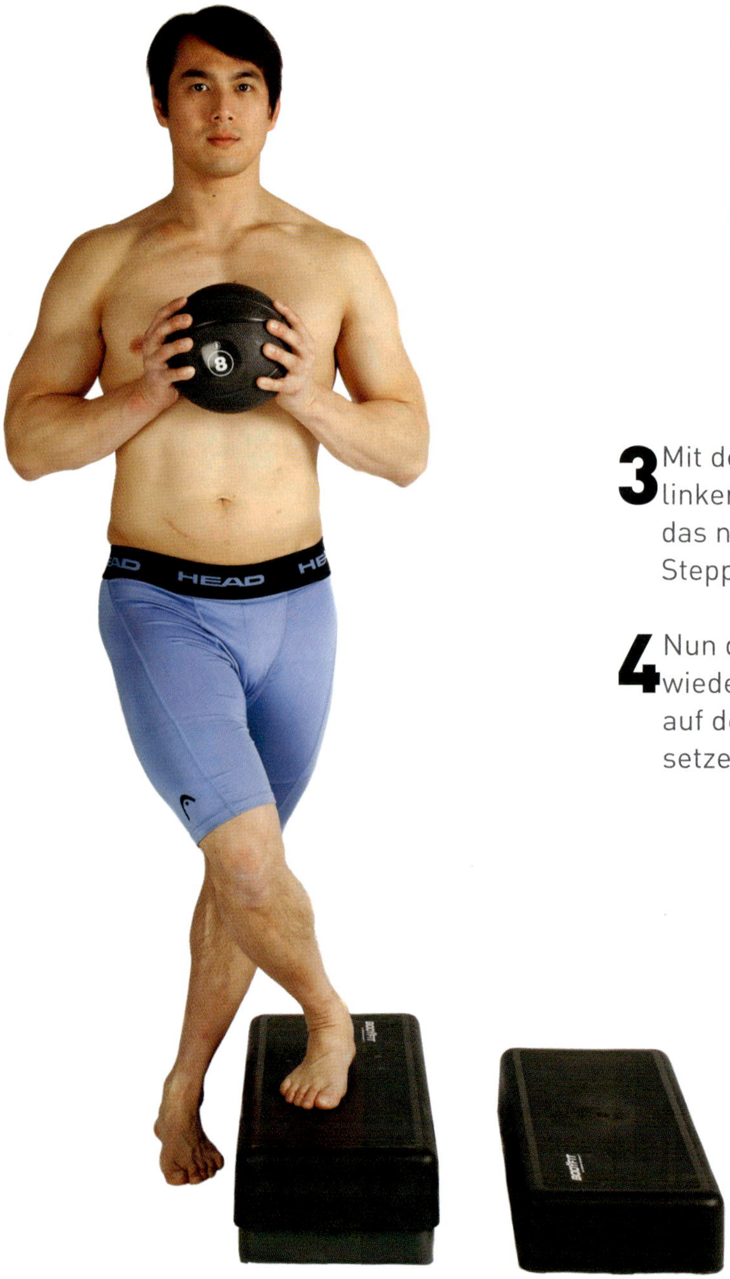

3 Mit dem linken Fuß auf das niedrige Steppbrett steigen.

4 Nun den rechten wieder über Kreuz auf den Boden setzen.

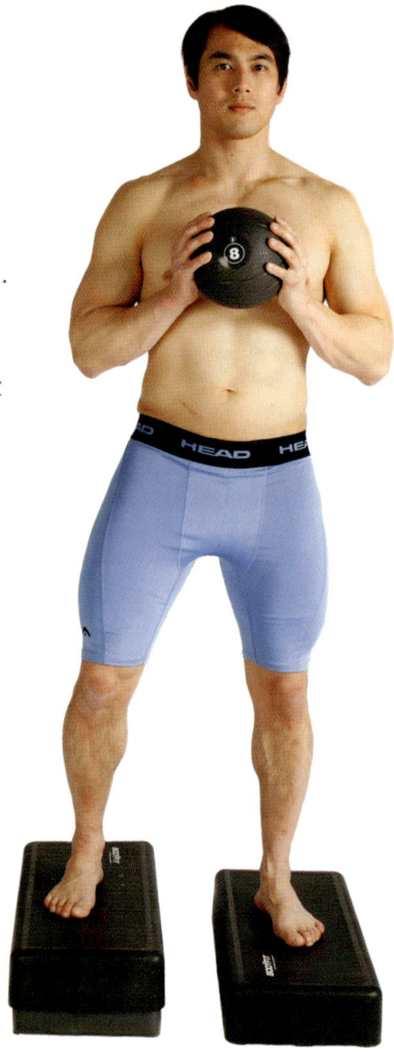

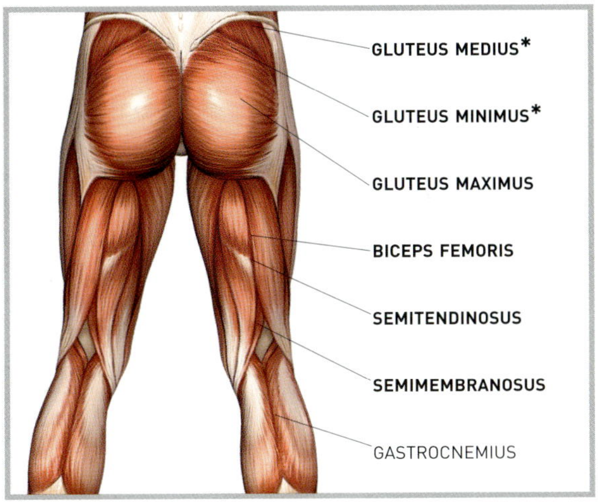

PRIMÄR BETEILIGTE MUSKELN

- rectus femoris
- vastus lateralis
- vastus intermedius
- vastus medialis
- biceps femoris
- semitendinosus
- semimembranosus
- gluteus maximus
- gluteus medius
- gluteus minimus

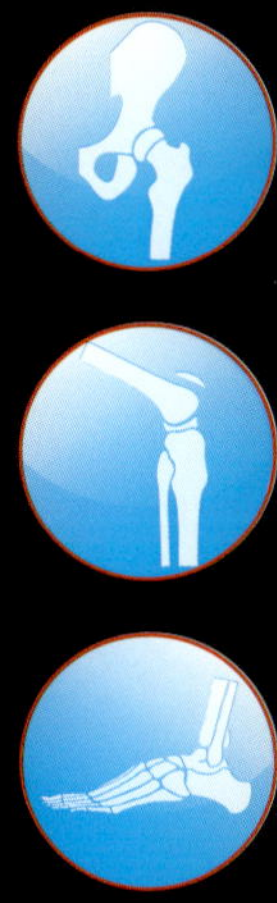

BEREICH

- Hüften
- Knie
- Sprunggelenke

ART

- Kraft
- Balance
- Ausdauer

GERÄTE

- Steppbrett
- Medizinball

ANMERKUNG

FETT = PRIMÄR BETEILIGTE MUSKELN
HELL = SEKUNDÄR BETEILIGTE MUSKELN
* TIEFE MUSKELN

5 Mit dem linken Fuß hinuntersteigen, sodass man wieder links neben dem Steppbrett steht.

6 Die Übung in entgegengesetzter Richtung wiederholen. Insgesamt 15 Mal auf jeder Seite wiederholen.

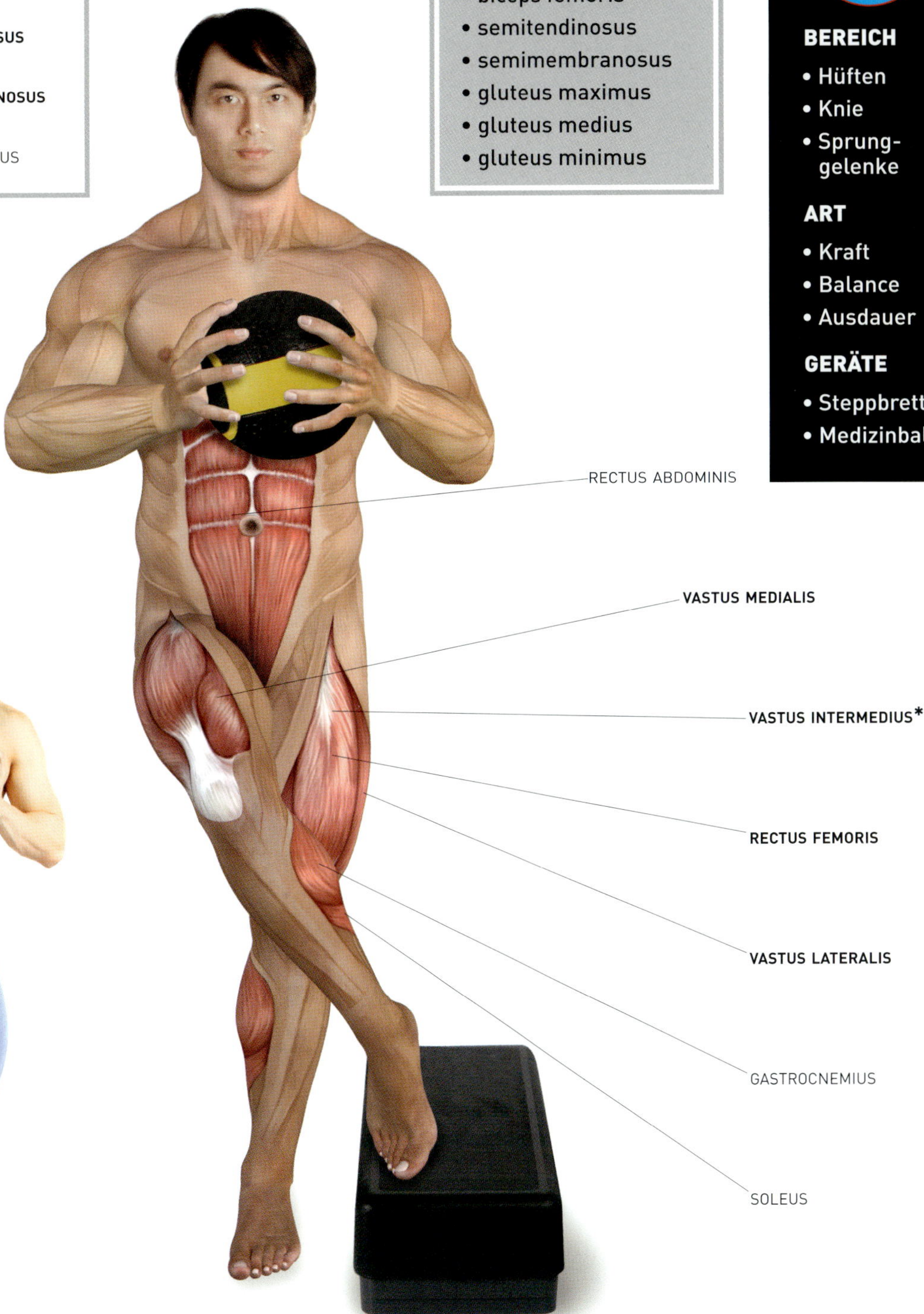

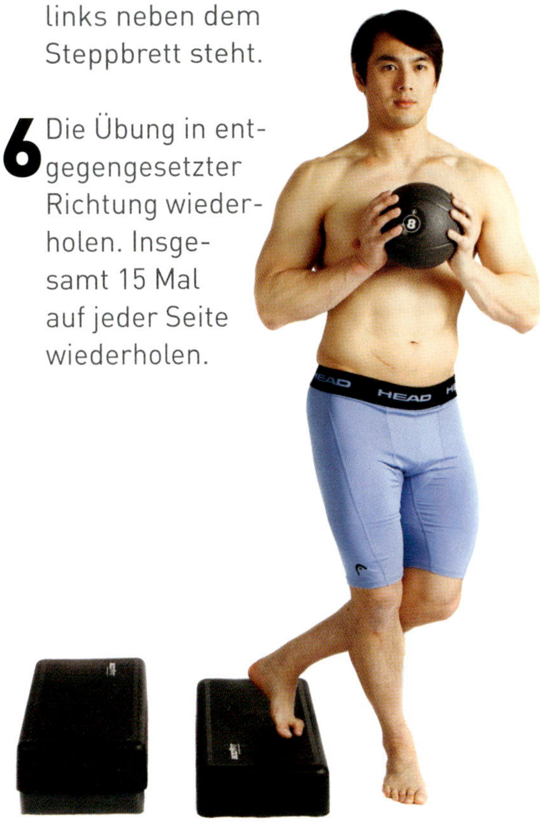

BARRENSTÜTZ AUF DEM STUHL

1 Aufrecht auf einen stabilen Stuhl oder eine Bank setzen, die Hände neben die Hüfte und die Finger um die vordere Kante der Sitzfläche legen.

2 Die Beine leicht nach vorn ausstrecken und die Füße flach auf den Boden legen.

3 Von der Sitzfläche rutschen, bis die Knie direkt über den Füßen sind und der Torso frei nach unten bewegt werden kann.

4 Die Ellbogen beugen, ohne sie zu spreizen, und den Oberkörper senken, bis die Ellbogen einen rechten Winkel bilden.

5 In die Bank drücken, um den Körper in die Ausgangsposition zurückzubringen. Zwei Sätze zu je 15 Wiederholungen durchführen.

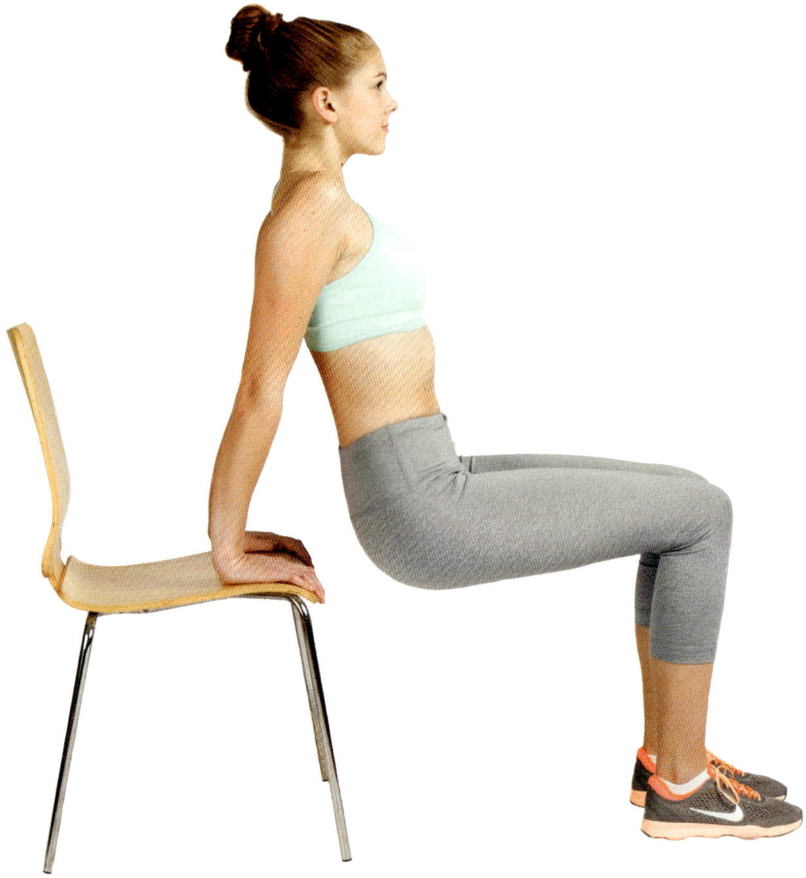

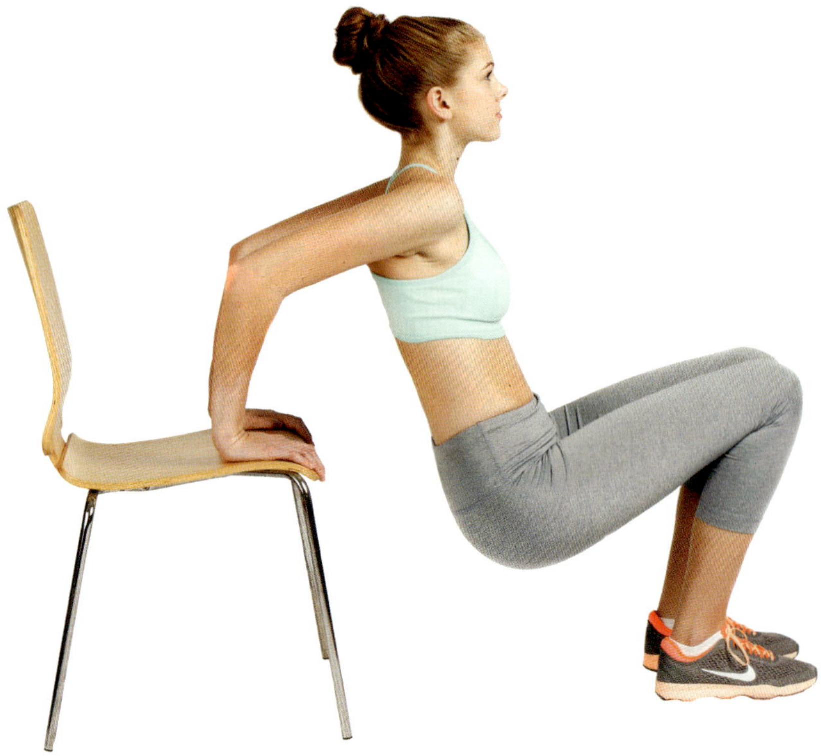

PRIMÄR BETEILIGTE MUSKELN

- rectus abdominis
- triceps brachii
- deltoideus posterior
- pectoralis major
- pectoralis minor
- latissimus dorsi

RICHTIGE HALTUNG

- Den Körper während der Bewegung nah bei der Bank halten.
- Die Wirbelsäule in einer neutralen Position halten.
- Die Schultern nicht zu den Ohren heben.
- Die Füße gut verankern.
- Den Rücken nicht wölben.
- Mit den Armen und nicht mit den Füßen oder den Beinen hochdrücken.

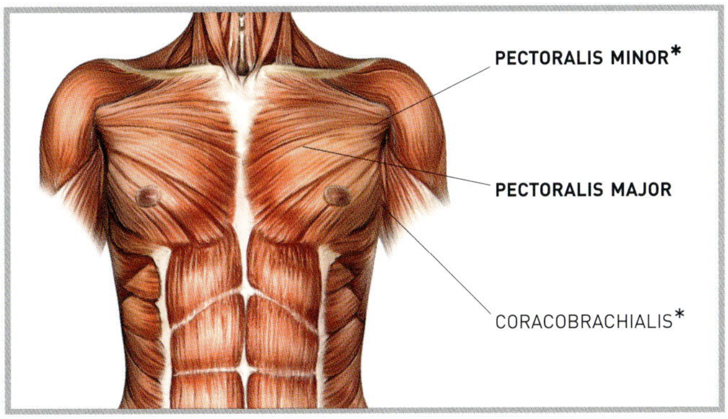

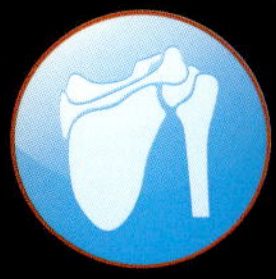
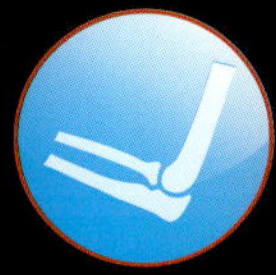
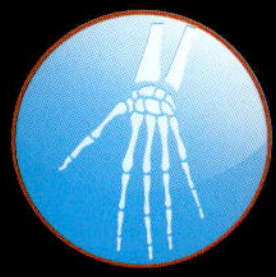

BEREICH

- Schultern
- Ellbogen
- Handgelenke

ART

- Kraft

GERÄTE

- Stuhl

ANMERKUNG

FETT = PRIMÄR BETEILIGTE MUSKELN

HELL = SEKUNDÄR BETEILIGTE MUSKELN

* TIEFE MUSKELN

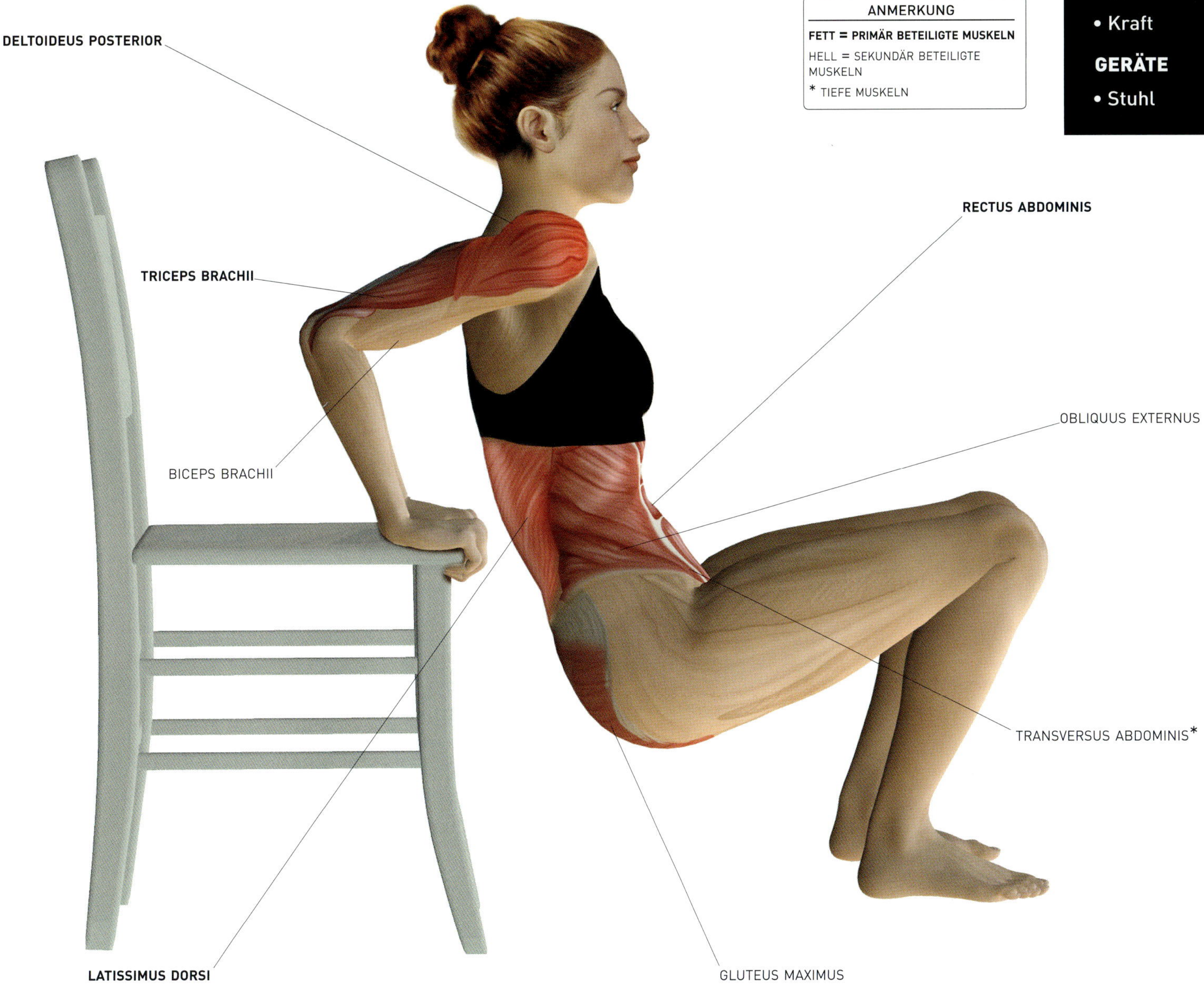

HINAUFSTEIGEN

1 Vor einer flachen Bank oder einer erhöhten Plattform aufrecht stehen und den rechten Fuß daraufstellen.

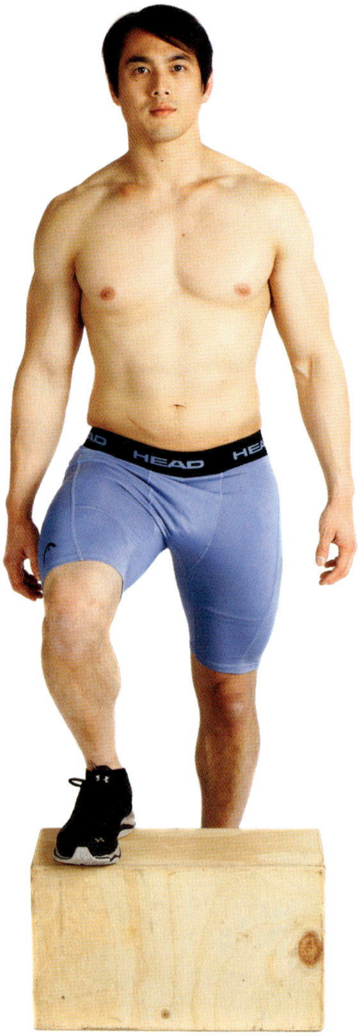

2 Auf die Bank steigen, sodass das linke Bein gerade ist. Die Gesäßmuskeln und hinteren Oberschenkelmuskeln benutzen, um die Bewegung auszuführen. Mit dem linken Fuß wieder hinuntersteigen und die Übung 10 bis 12 Mal wiederholen.

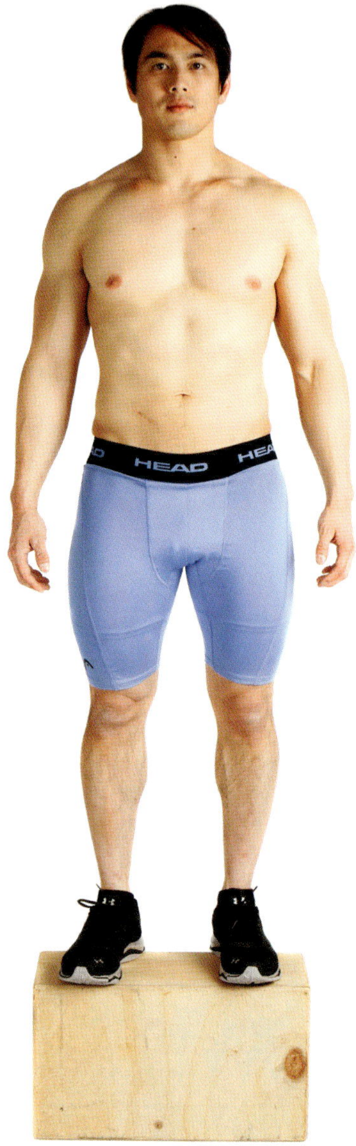

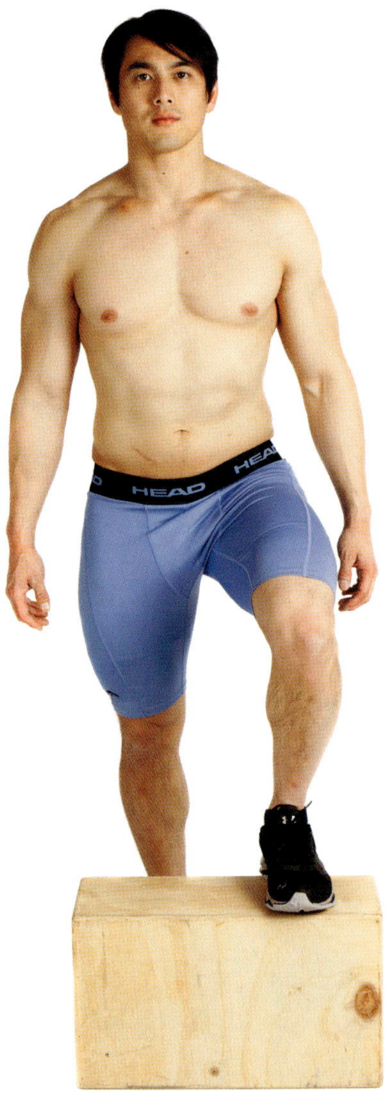

3 In die Ausgangsposition zurückkehren und dann den linken Fuß auf die Bank stellen. Die Übung auf der anderen Seite wiederholen.

RICHTIGE HALTUNG

- Die beanspruchte Ferse in den Boden drücken und den Fuß gut verankern.
- Die Knie sollen die Zehen nicht überragen.
- Zu schnelle Bewegungen und Schwung vermeiden.

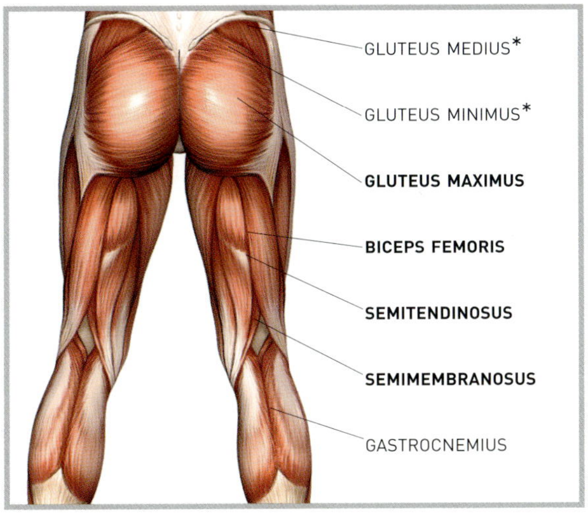

PRIMÄR BETEILIGTE MUSKELN

- rectus femoris
- vastus lateralis
- vastus intermedius
- vastus medialis
- gluteus maximus
- biceps femoris
- semitendinosus
- semimembranosus

BEREICH

- Knie

ART

- Kraft
- Mobilität
- Ausdauer

GERÄTE

- Bank

ANMERKUNG

FETT = PRIMÄR BETEILIGTE MUSKELN

HELL = SEKUNDÄR BETEILIGTE MUSKELN

* TIEFE MUSKELN

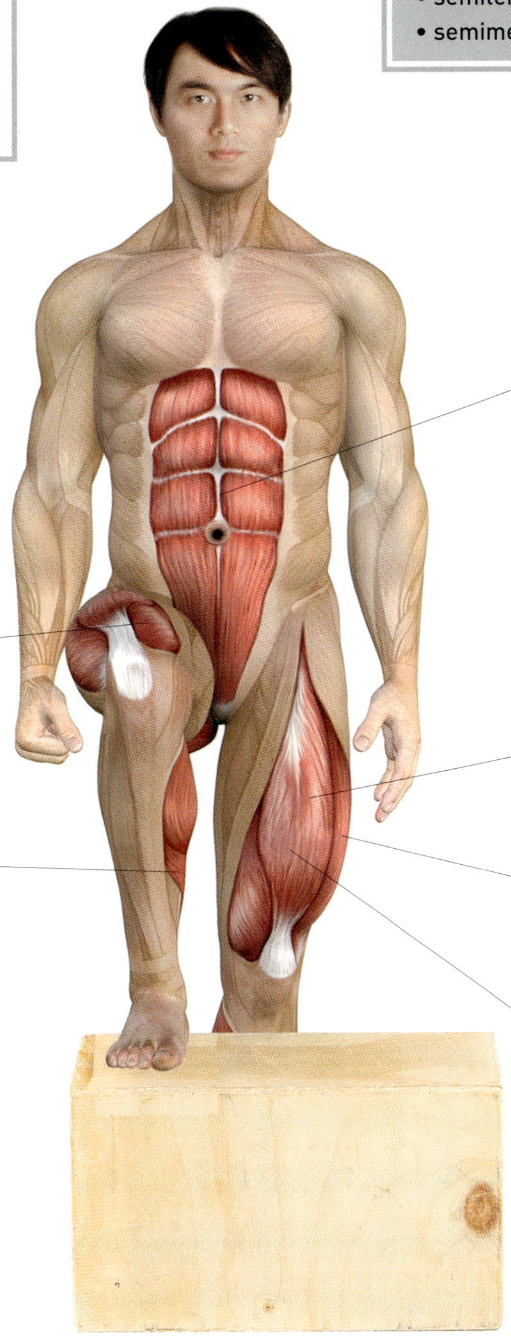

Stufe drei

EINHEIT C

Weitere Gymnastikballübungen

Das Ziel der folgenden Trainingseinheit ist es, die Kraft und Mobilität, die Sie bis jetzt aufgebaut haben, beizubehalten. Wie bereits erwähnt, ist ein Gymnastikball instabil und beansprucht so die Rumpfmuskulatur. Da jede Bewegung vom Rumpf ausgeht, kräftigt man so auch alle anderen Muskeln und Gelenke.

1. BEIN AUSSTRECKEN UND BALANCE HALTEN

(Seite 158–159)

Drei Sätze zu je 10 Wiederholungen auf jeder Seite

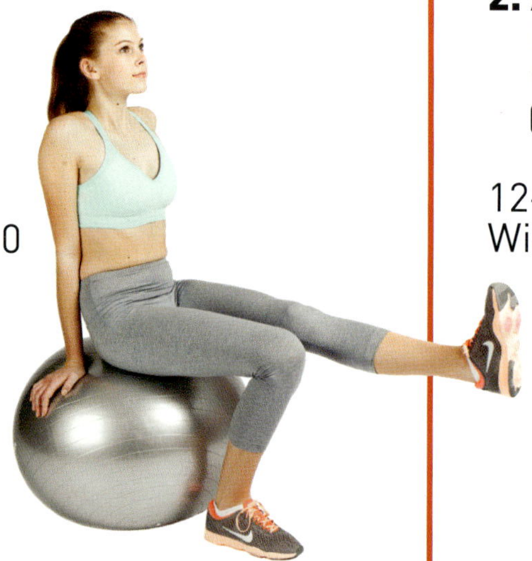

2. ARM- UND KNIEBEUGE MIT GYMNASTIKBALL

(Seite 160–161)

12–15 Wiederholungen

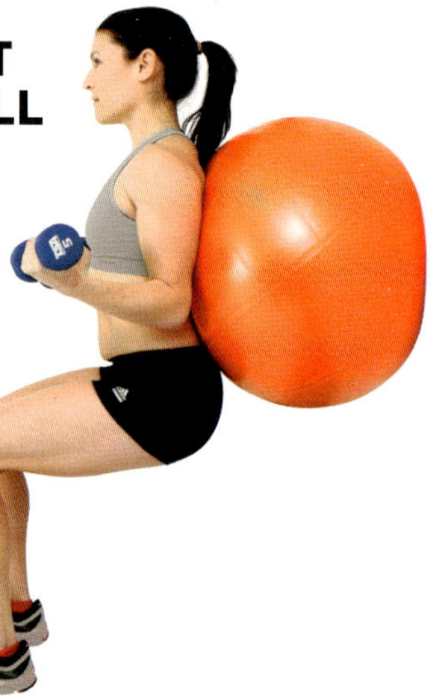

3. MIT GYMNASTIKBALL AUF HÄNDEN GEHEN

(Seite 162–163)

Ein Mal auf jeder Seite wiederholen

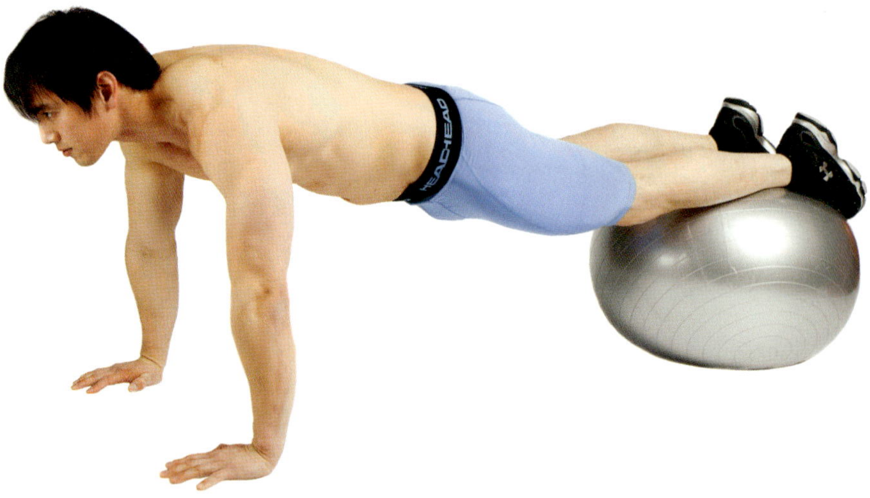

BENÖTIGTE GERÄTE

- ✗ Gymnastikband
- ✗ Widerstandsband
- ✓ Gymnastikball
- ✗ Medizinball
- ✓ Kurzhanteln
- ✗ Trainingsmatte
- ✗ Stuhl
- ✗ Kiste
- ✗ Steppbrett
- ✗ Schaumstoffrolle

4. LIEGESTÜTZ AUF DEM GYMNASTIKBALL

(Seite 164–165)

Drei Sätze zu je 10 Wiederholungen

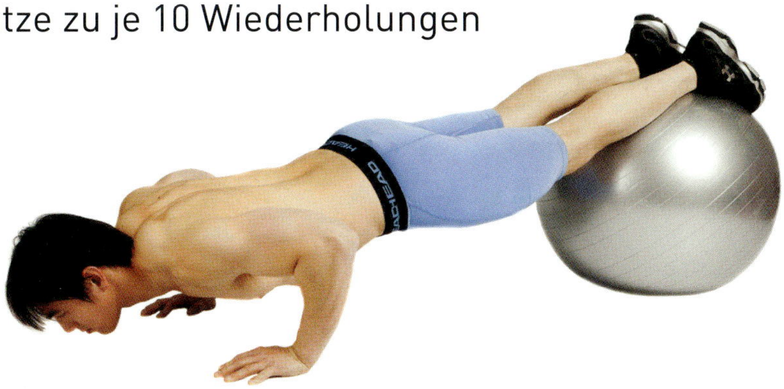

5. GYMNASTIKBALLDEHNUNG MIT BAND

(Seite 166–167)

10 Wiederholungen auf jeder Seite

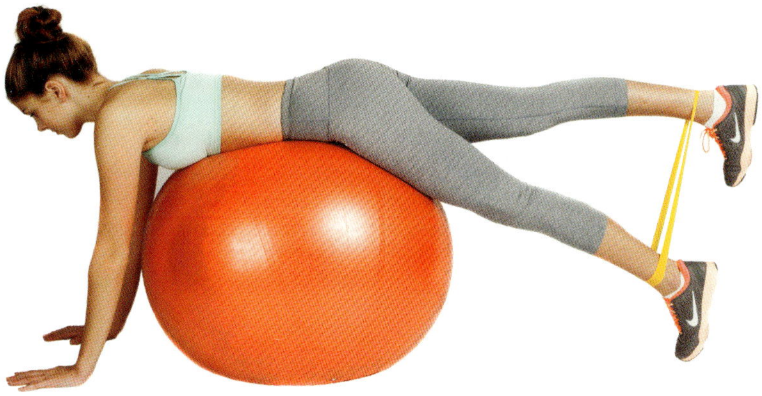

4. DEHNÜBUNG AUF DEM GYMNASTIKBALL

(Seite 168–169)

Ein Mal wiederholen

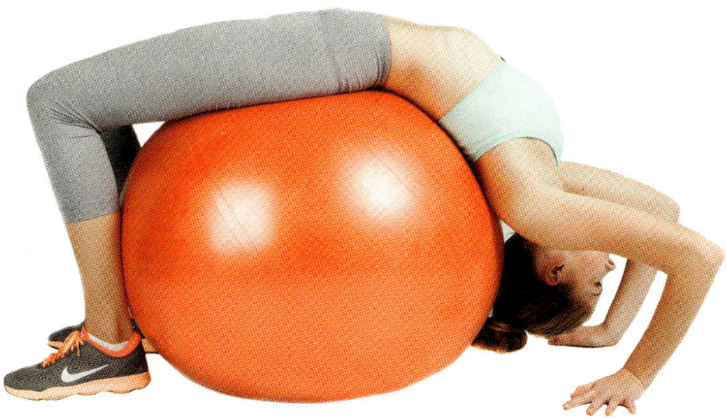

BEIN AUSSTRECKEN UND BALANCE HALTEN

1 Mit geschlossenen Beinen auf einen Gymnastikball setzen und die Hände seitlich auf den Ball legen.

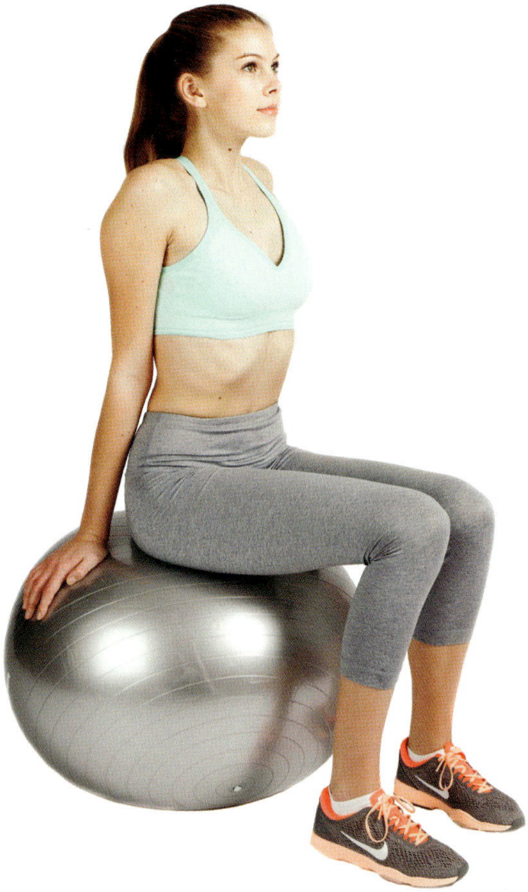

2 Einen Fuß vom Boden heben und für 5 Sekunden oben halten.

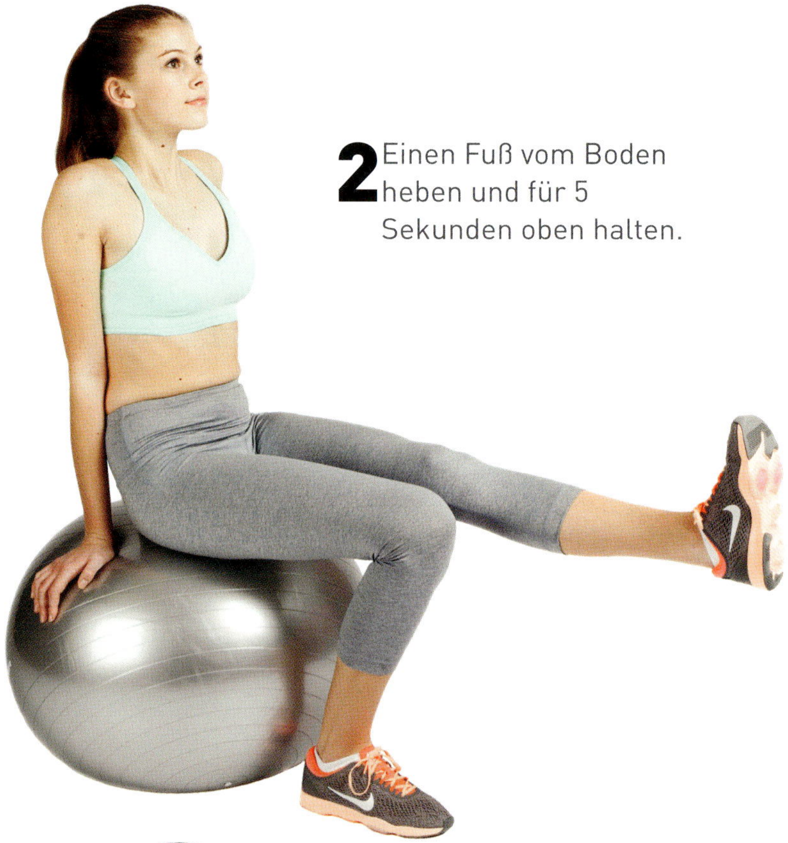

3 Den Fuß wieder senken und den anderen Fuß heben. Die Übung 10 Mal auf jedem Bein wiederholen. 3 Sätze durchführen.

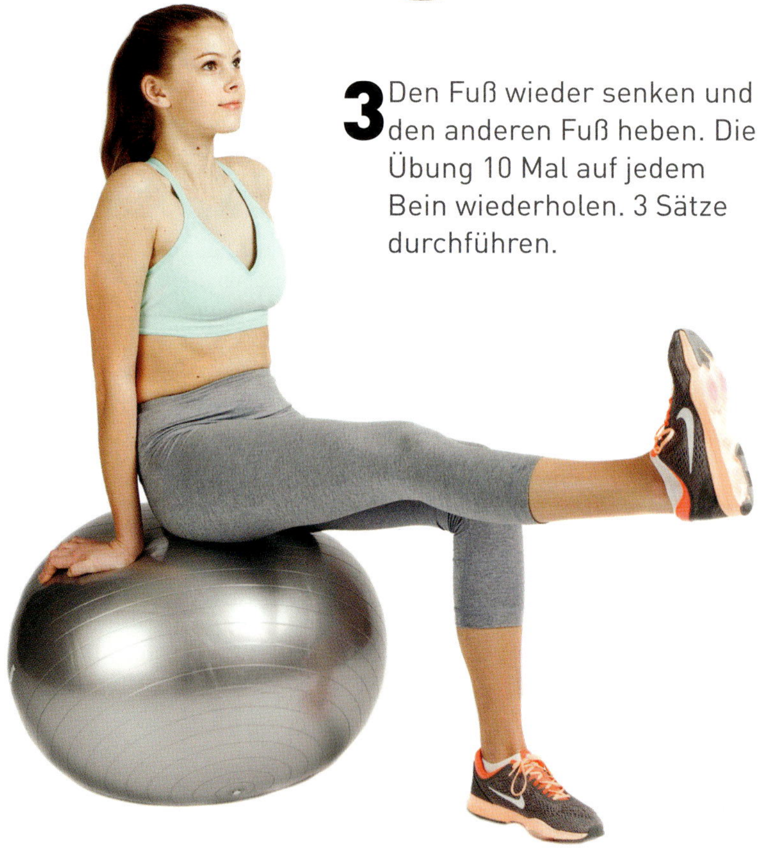

RICHTIGE HALTUNG

- Aufrecht sitzen.
- Den Bauchnabel zur Wirbelsäule ziehen, um die Bauchmuskeln zu beanspruchen.
- Beim Beinheben nicht nach vorn lehnen.

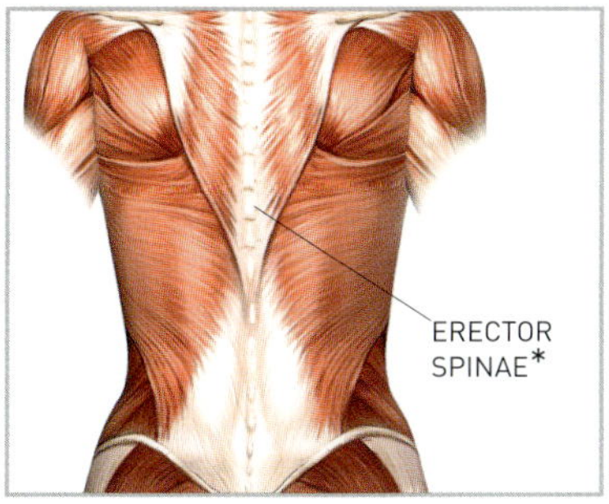

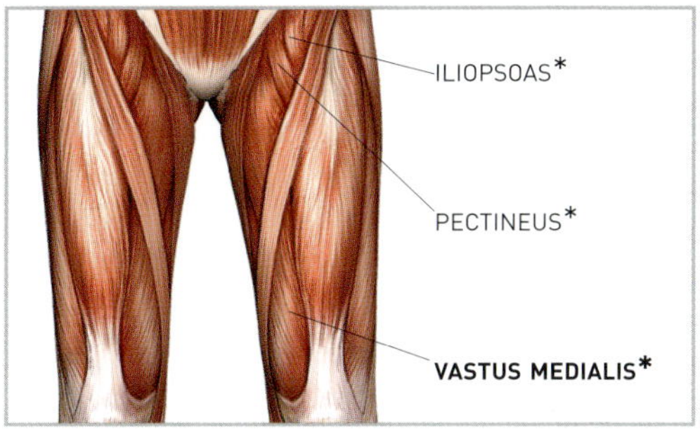

PRIMÄR BETEILIGTE MUSKELN

- rectus abdominis
- rectus femoris
- vastus lateralis
- vastus intermedius
- vastus medialis

BEREICH

- Knie

ART

- Kraft
- Mobilität
- Balance

GERÄTE

- Gymnastikball

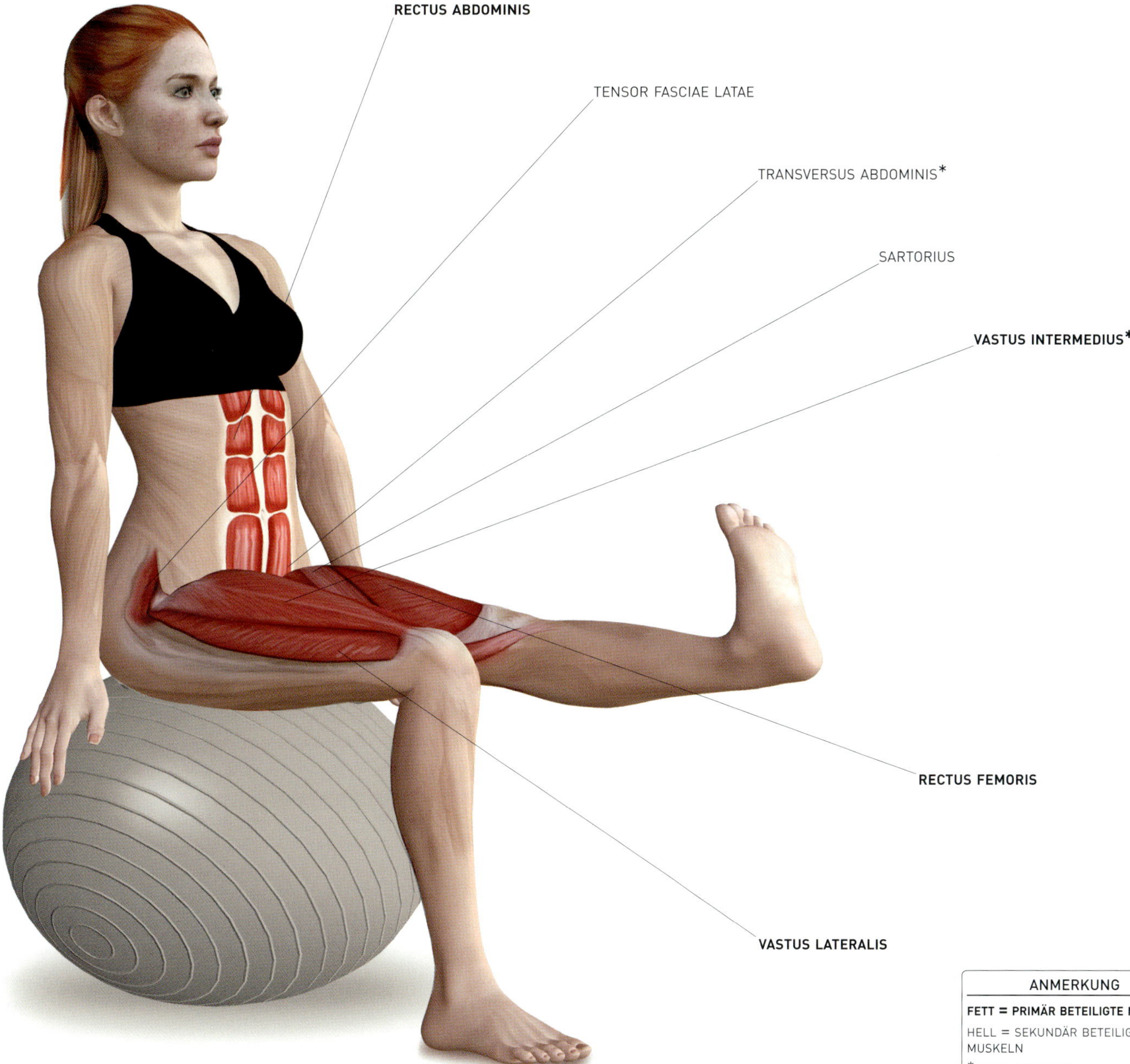

ANMERKUNG

FETT = PRIMÄR BETEILIGTE MUSKELN

HELL = SEKUNDÄR BETEILIGTE MUSKELN

* TIEFE MUSKELN

ARM- UND KNIEBEUGE MIT GYMNASTIKBALL

1 Aufrecht stehen und einen Gymnastikball zwischen Rücken und Wand klemmen. Die Füße stehen hüftbreit auseinander und weiter vorn als die Hüften. Eine Kurzhantel in jeder Hand halten und die Handflächen nach vorn richten.

RICHTIGE HALTUNG

- Die Rumpfmuskulatur beanspruchen und die Bewegungen mit den Bauchmuskeln ausführen.
- Die Hüften nach vorn gerichtet halten.
- Den Blick nach vorn richten.
- Den Oberkörper während der Kniebeuge und beim Aufrichten gerade halten.
- Langsam und kontrolliert bewegen.
- Den Ball fest an der Wand halten.
- Die Hüften nicht zur Seite drehen.

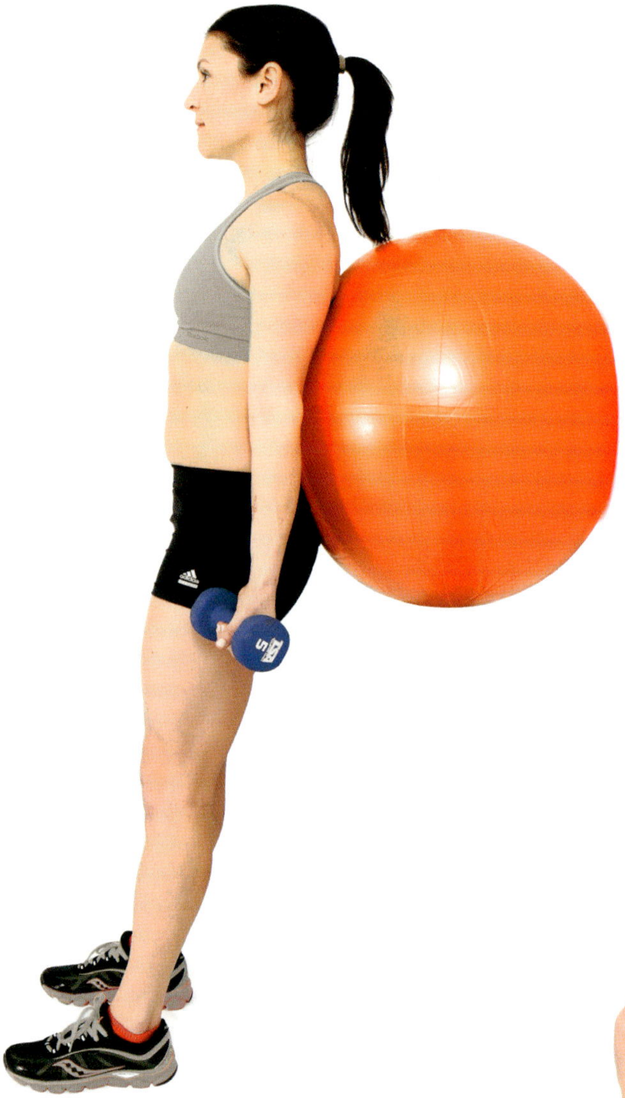

2 Die Knie beugen und den Oberkörper senken, bis die Oberschenkel parallel zum Boden sind. Gleichzeitig die Arme beugen, bis die Handflächen fast die Schultern berühren.

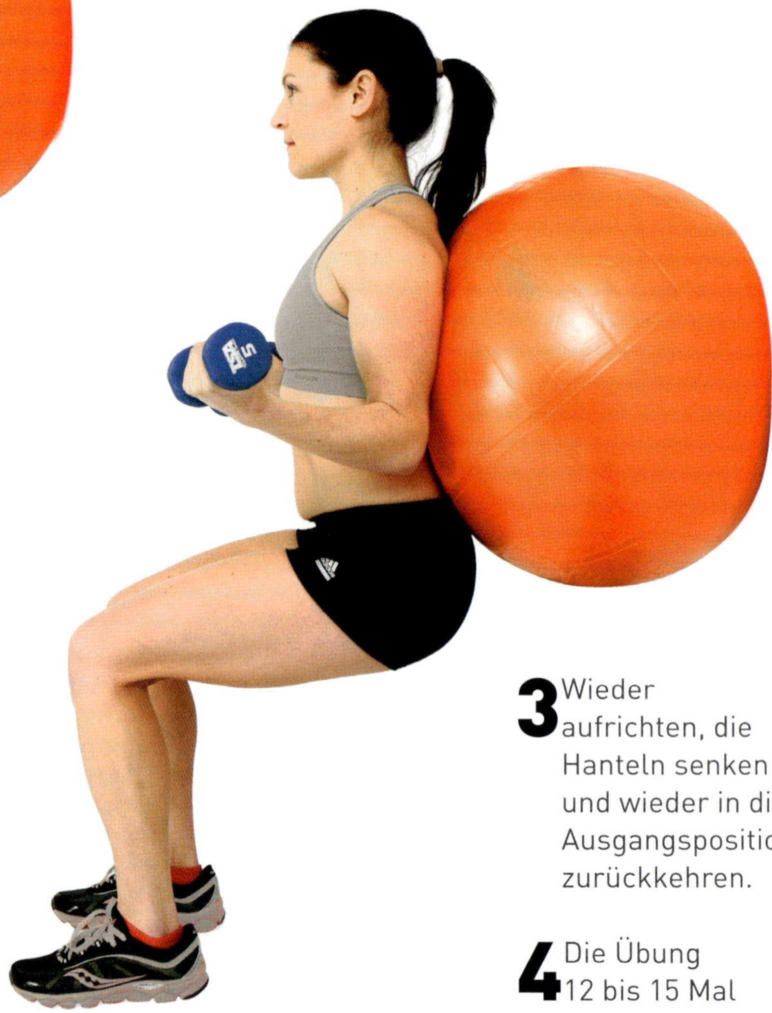

3 Wieder aufrichten, die Hanteln senken und wieder in die Ausgangsposition zurückkehren.

4 Die Übung 12 bis 15 Mal wiederholen.

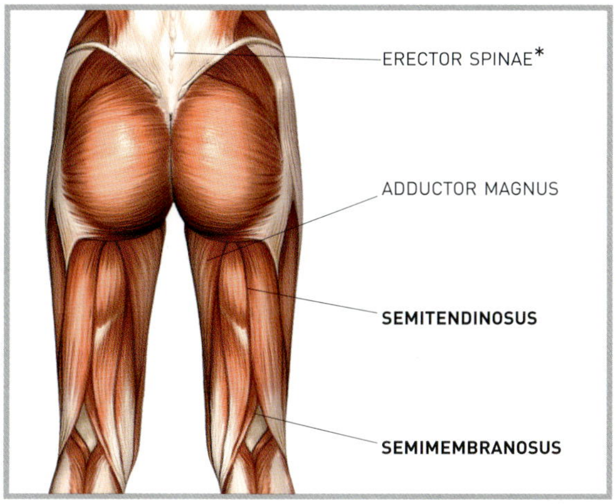

ANMERKUNG

FETT = PRIMÄR BETEILIGTE MUSKELN

HELL = SEKUNDÄR BETEILIGTE MUSKELN

* TIEFE MUSKELN

PRIMÄR BETEILIGTE MUSKELN

- biceps brachii
- brachioradialis
- rectus femoris
- vastus lateralis
- vastus intermedius
- vastus medialis
- biceps femoris
- semitendinosus
- semimembranosus
- gluteus maximus

BEREICH

- Ganzer Körper

ART

- Kraft
- Balance
- Mobilität

GERÄTE

- Gymnastikball
- Kurzhanteln

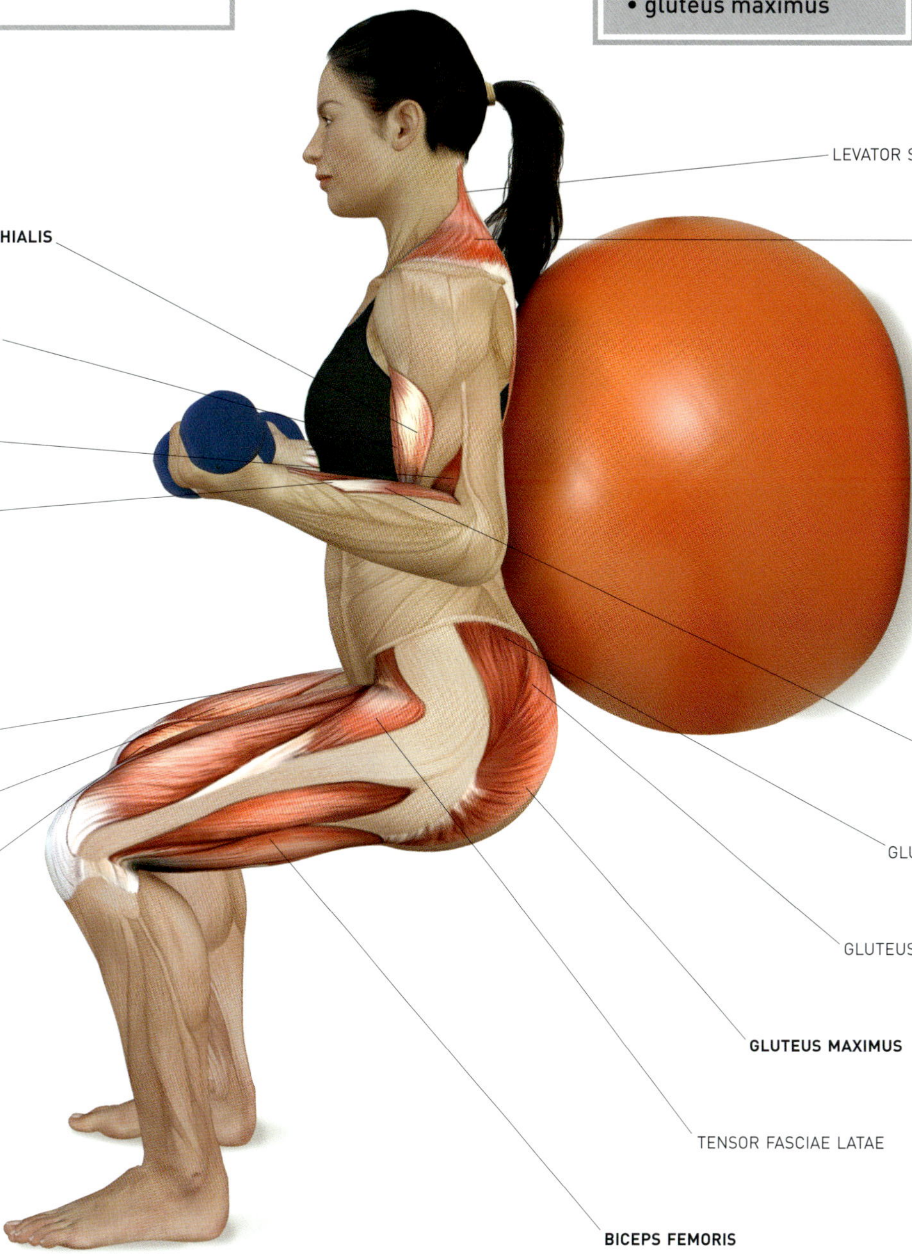

MIT GYMNASTIKBALL AUF HÄNDEN GEHEN

1 Mit dem Gesicht nach unten auf einen Gymnastikball legen und nach vorn bewegen, bis die Schienbeine und die Fußrücken auf dem Ball liegen. Die Hände sollen genau unter den Schultern sein.

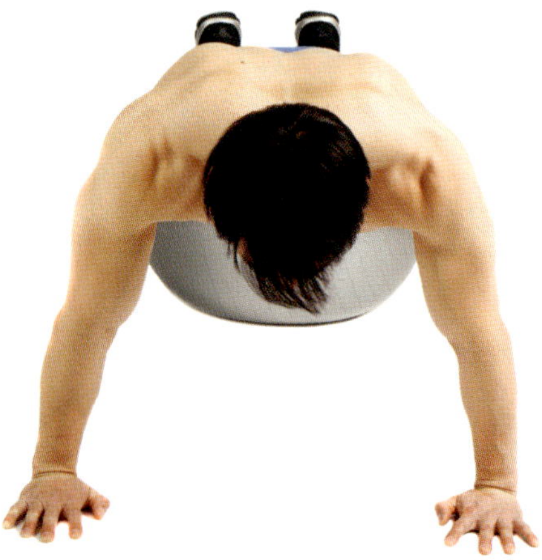

2 Die linke Hand heben und seitlich versetzt wieder auf den Boden legen. Mit der rechten Hand folgen und mit den Händen im Kreis „gehen“.

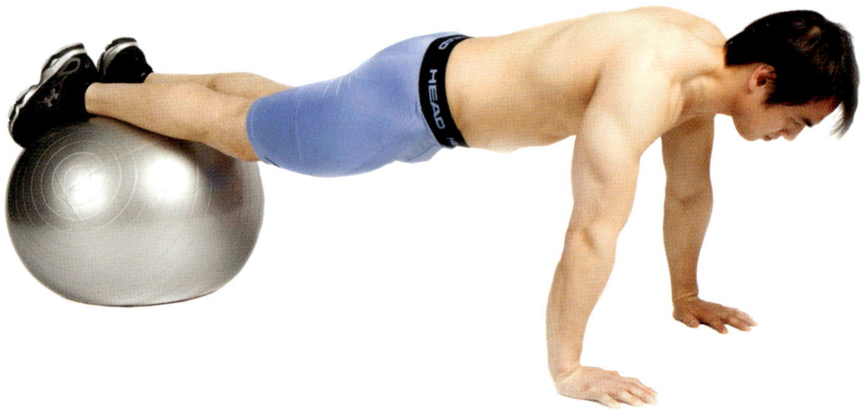

3 Sobald eine Viertelumdrehung beendet wurde, mit den Händen in die Ausgangsposition zurückgehen.

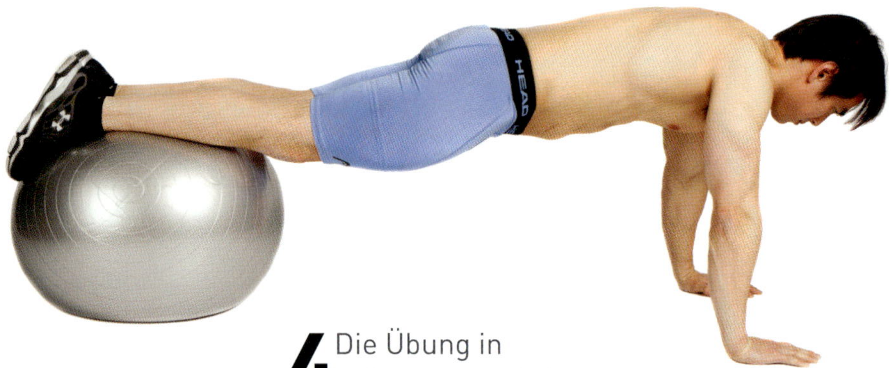

4 Die Übung in entgegengesetzter Richtung wiederholen.

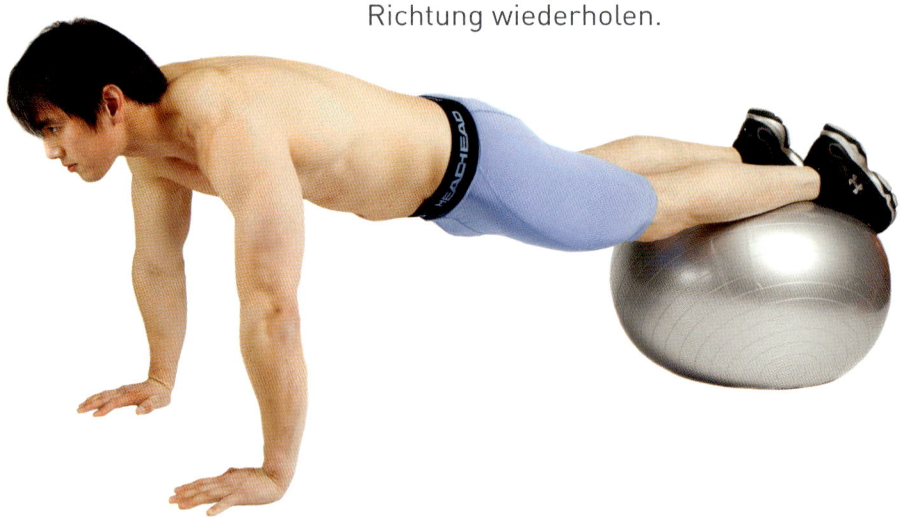

RICHTIGE HALTUNG

- Vom Nacken zu den Fußknöcheln eine gerade Linie bilden.
- Die Bauchmuskeln anspannen, um den Rücken gerade zu halten.
- Den Rücken während der Übung nicht krümmen.
- Die Hüften nicht zur Seite drehen.
- Die Ellbogen nicht versteifen.

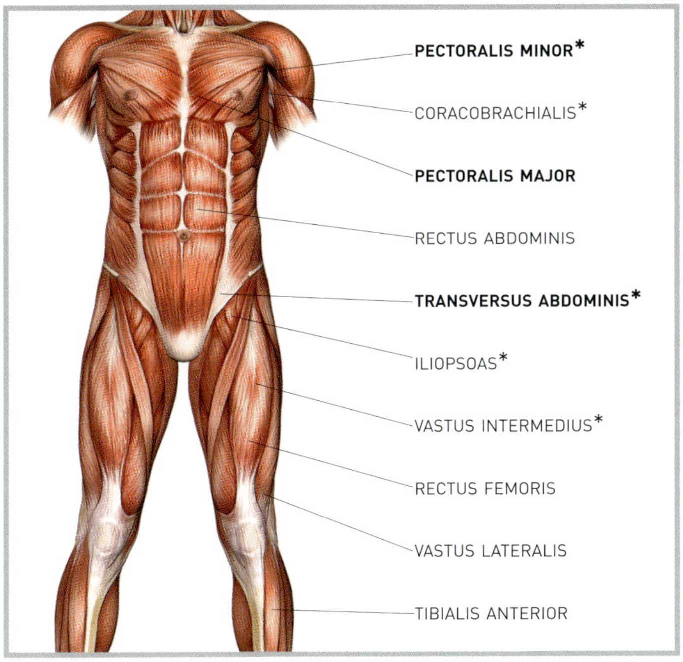

PRIMÄR BETEILIGTE MUSKELN

- pectoralis major
- pectoralis minor
- deltoideus posterior
- deltoideus anterior
- deltoideus medialis
- triceps brachii
- transversus abdominis
- obliquus externus
- obliquus internus

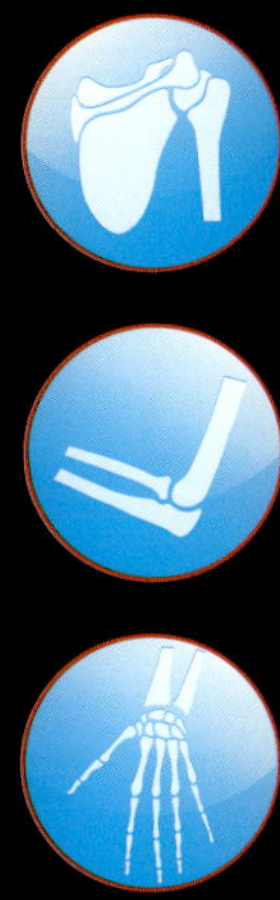

BEREICH

- Schultern
- Ellbogen
- Handgelenke

ART

- Kraft
- Balance

GERÄTE

- Gymnastikball

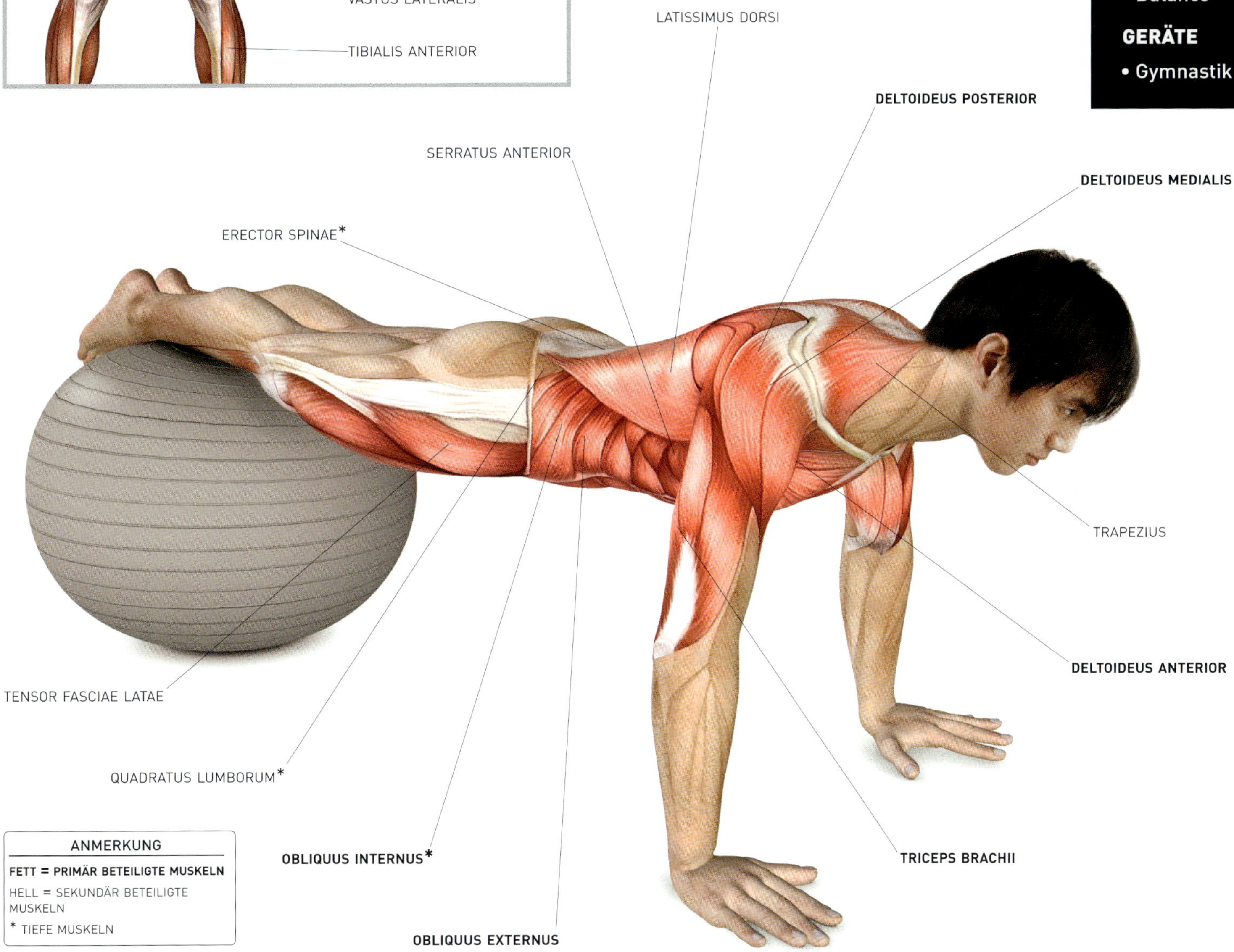

ANMERKUNG

FETT = PRIMÄR BETEILIGTE MUSKELN

HELL = SEKUNDÄR BETEILIGTE MUSKELN

* TIEFE MUSKELN

LIEGESTÜTZ AUF DEM GYMNASTIKBALL

1 Vor einem Gymnastikball auf den Boden knien, die Zehen auf den Ball legen und das Körpergewicht mit den Händen stützen.

2 Mit den Händen so weit nach vorne gehen, dass die Beine ganz ausgestreckt sind und der Körper von den Schultern zu den Füßen eine gerade Linie bildet. Die Hände schulterbreit auseinander halten.

RICHTIGE HALTUNG

- Von den Knöcheln zum Nacken eine Linie bilden.
- Beim Senken des Oberkörpers einatmen und beim Hochdrücken ausatmen.
- Den Rücken während der Übung nicht krümmen.
- Die Hüften nicht drehen.
- Die Ellbogen nicht versteifen.
- Den unteren Rücken und die Hüften nicht hängen lassen. Erhöhter Druck auf die Lendenwirbel kann den Rücken schädigen.

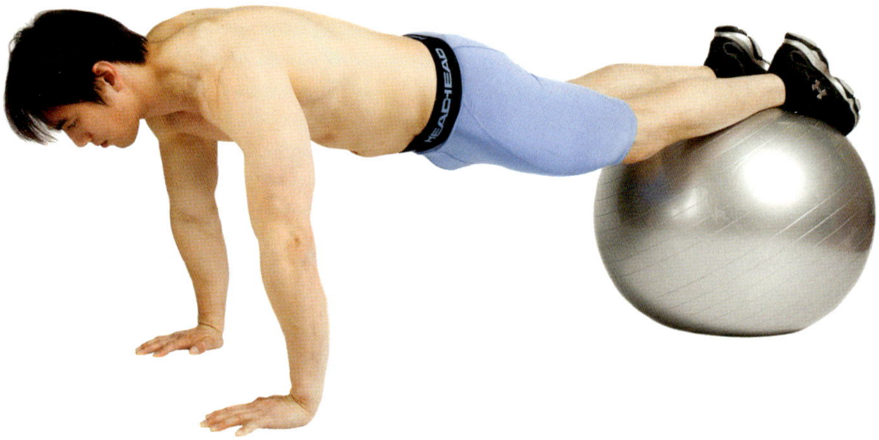

3 Den Oberkörper nach unten senken, bis die Brust fast den Boden berührt.

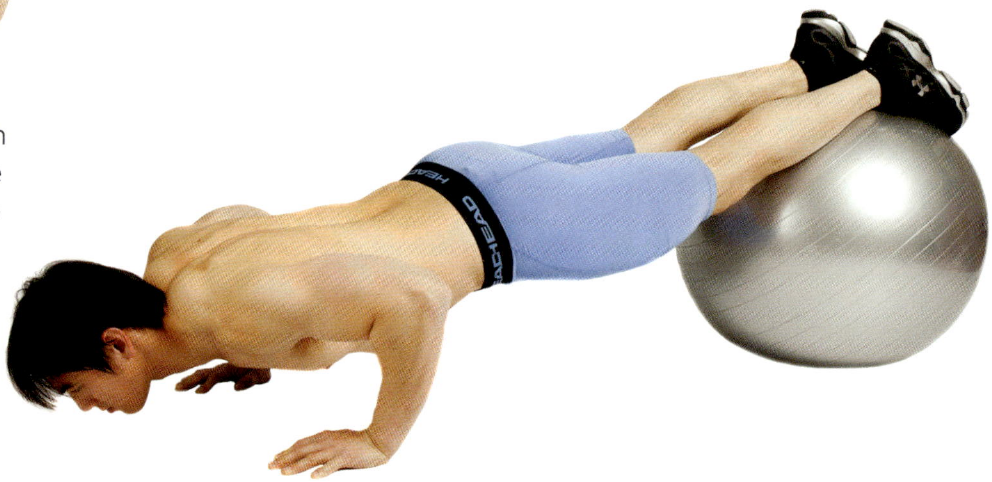

4 Den Oberkörper nach oben in die Ausgangsposition drücken und die Brustmuskulatur anspannen. Die Anspannung kurz halten. Bei drei Sätzen die Übung 10 Mal wiederholen.

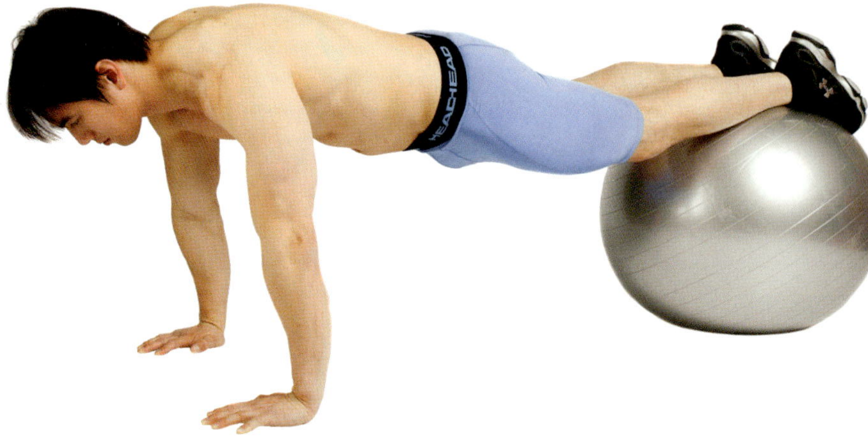

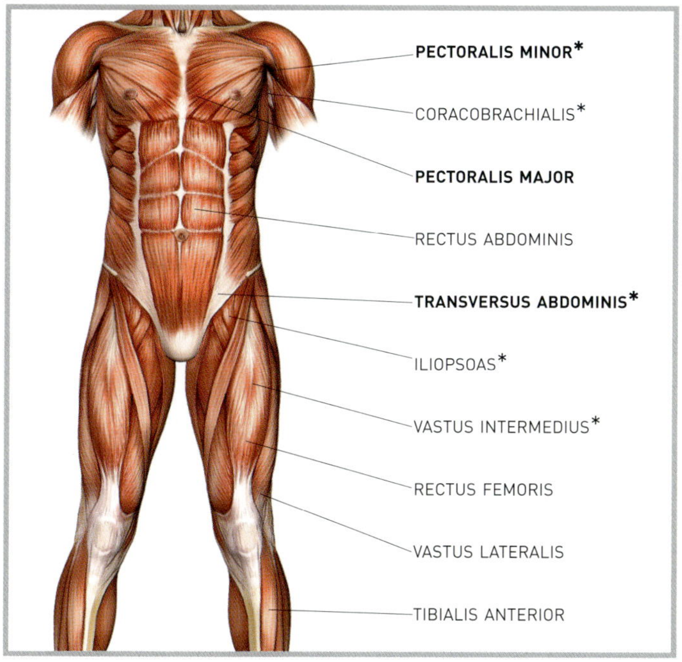

PRIMÄR BETEILIGTE MUSKELN

- pectoralis major
- pectoralis minor
- deltoideus posterior
- deltoideus anterior
- deltoideus medialis
- triceps brachii
- transversus abdominis
- obliquus externus
- obliquus internus

BEREICH

- Schultern
- ellbogen
- Handgelenke

ART

- Stärke
- Balance

GERÄTE

- Gymnastikball

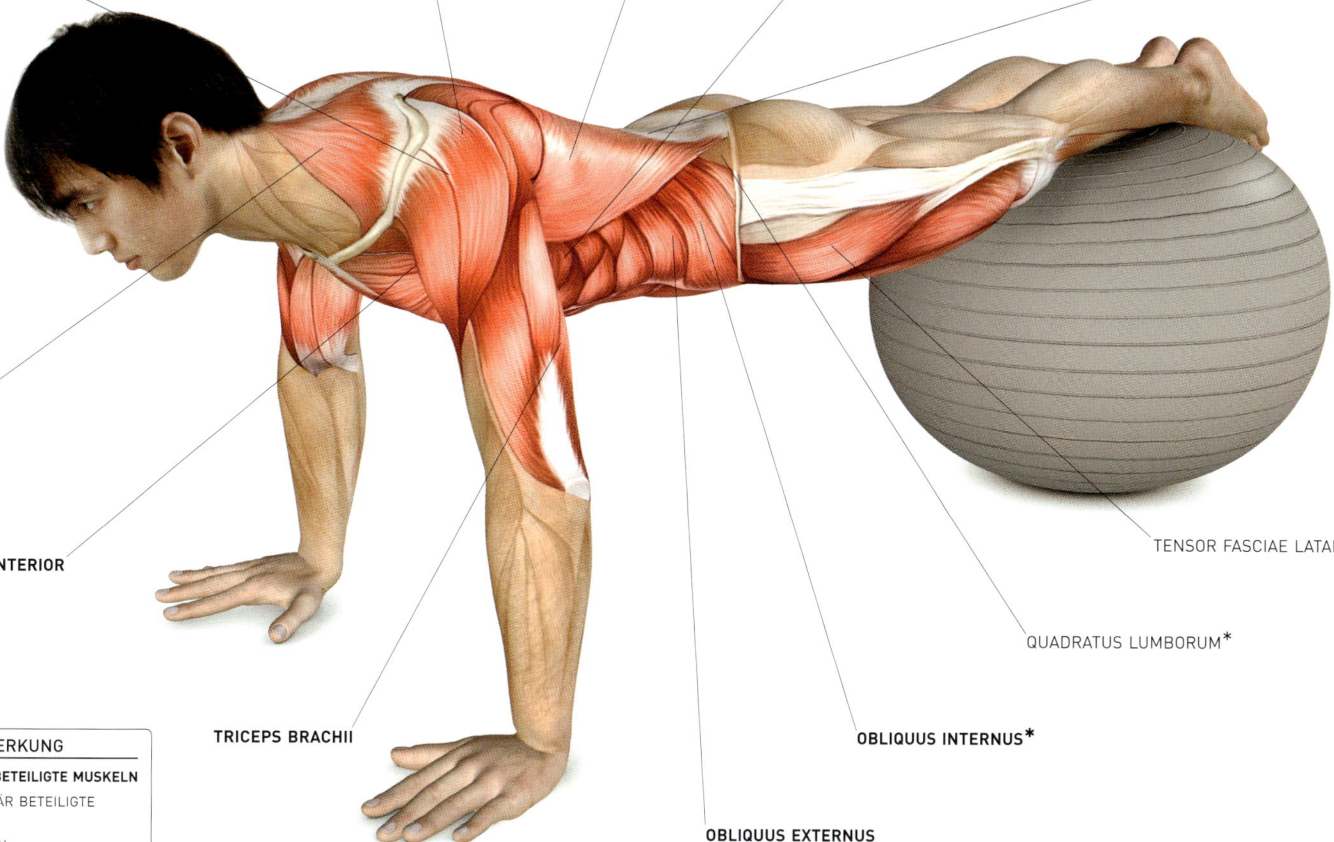

ANMERKUNG

FETT = PRIMÄR BETEILIGTE MUSKELN

HELL = SEKUNDÄR BETEILIGTE MUSKELN

* TIEFE MUSKELN

GYMNASTIKBALLDEHNUNG MIT BAND

1 Ein Gymnastikband um die Fußknöchel legen und mit dem Gesicht nach unten auf einen Gymnastikball legen. Die Hüften sind in der Mitte des Balls und die Arme stützen das Körpergewicht. Die Hände sollten direkt unter den Schultern sein.

RICHTIGE HALTUNG

- Mit den Hüften, Schultern und Fußknöcheln eine Linie bilden, um das Gewicht optimal zu verteilen.
- Den Nacken gestreckt und entspannt halten.
- Den Rumpf angespannt und den Rücken gerade halten.
- Die Schultern nicht einsinken lassen.

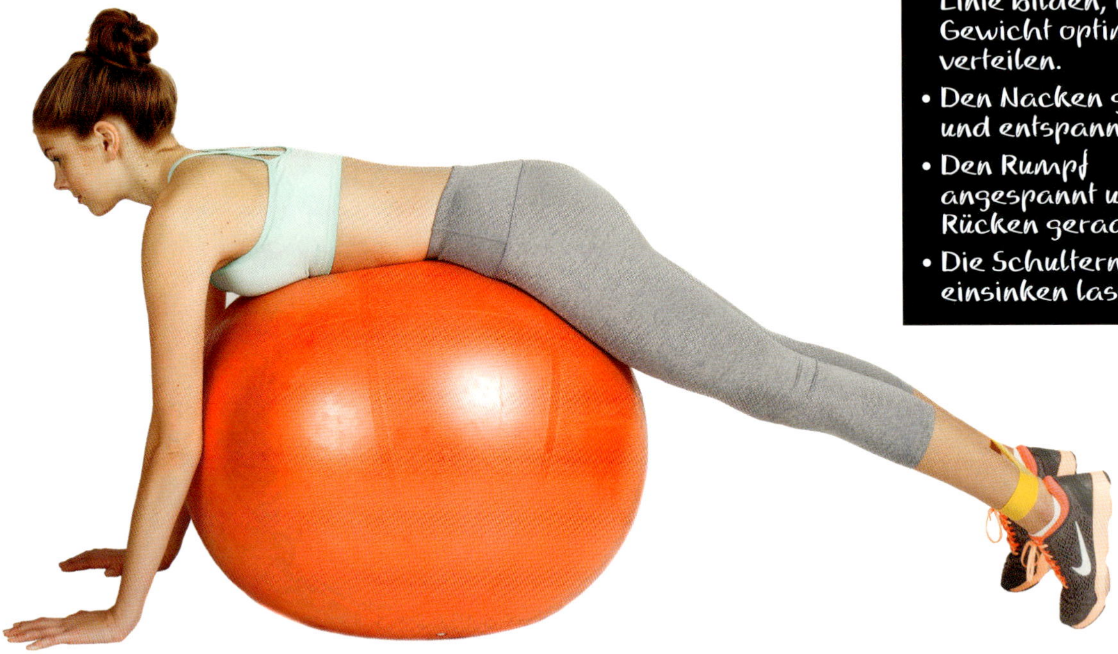

2 Die Bauchmuskeln anspannen, ausatmen und die Gesäßmuskeln anspannen, um das rechte Bein zu heben. Den Körper ausstrecken, das Gewicht von den Armen auf den linken Fuß verlagern und aus der Ferse heraus dehnen.

3 Den rechten Fuß wieder auf den Boden senken. Das Bein 10 Mal strecken und während der gesamten Übung eine gerade Stützposition halten.

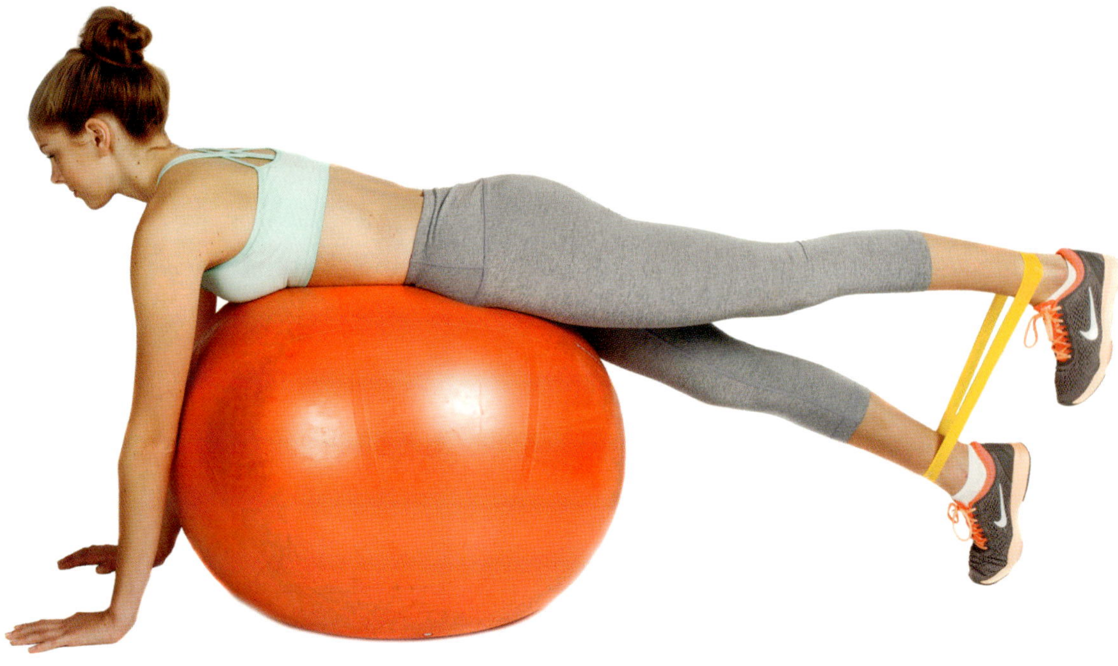

BEREICH

- Hüften

ART

- Kraft
- Balance
- Mobilität

GERÄTE

- Gymnastikball
- Gymnastikband

4 Das Bein wechseln und die Übung auf der anderen Seite 10 Mal wiederholen.

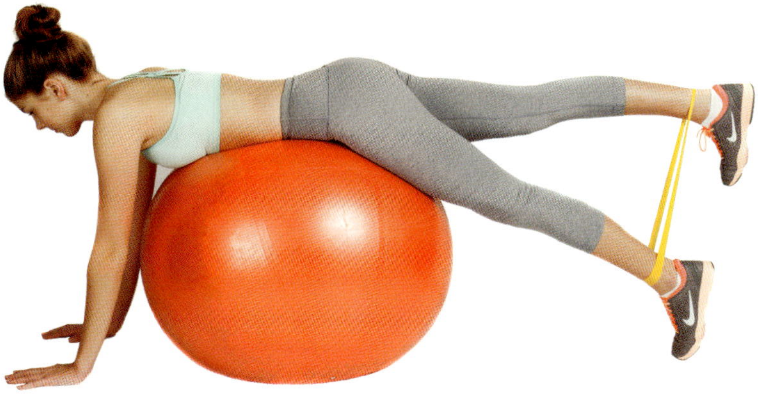

PRIMÄR BETEILIGTE MUSKELN

- gluteus maximus
- biceps femoris
- semitendinosus
- semimembranosus
- pectoralis major
- serratus anterior
- deltoideus posterior
- rectus abdominis
- transversus abdominis
- gastrocnemius

ANMERKUNG

FETT = PRIMÄR BETEILIGTE MUSKELN

HELL = SEKUNDÄR BETEILIGTE MUSKELN

* TIEFE MUSKELN

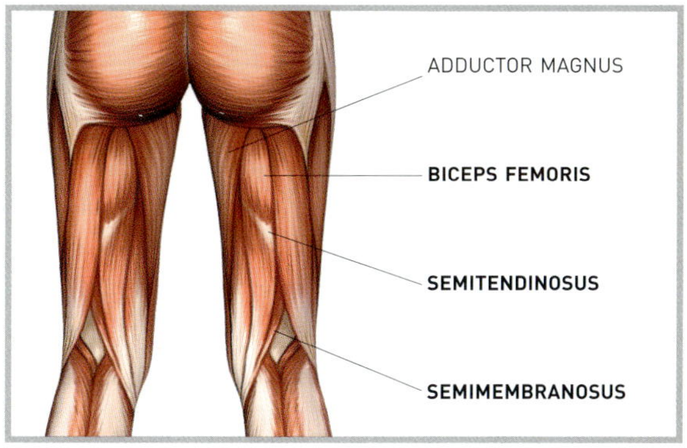

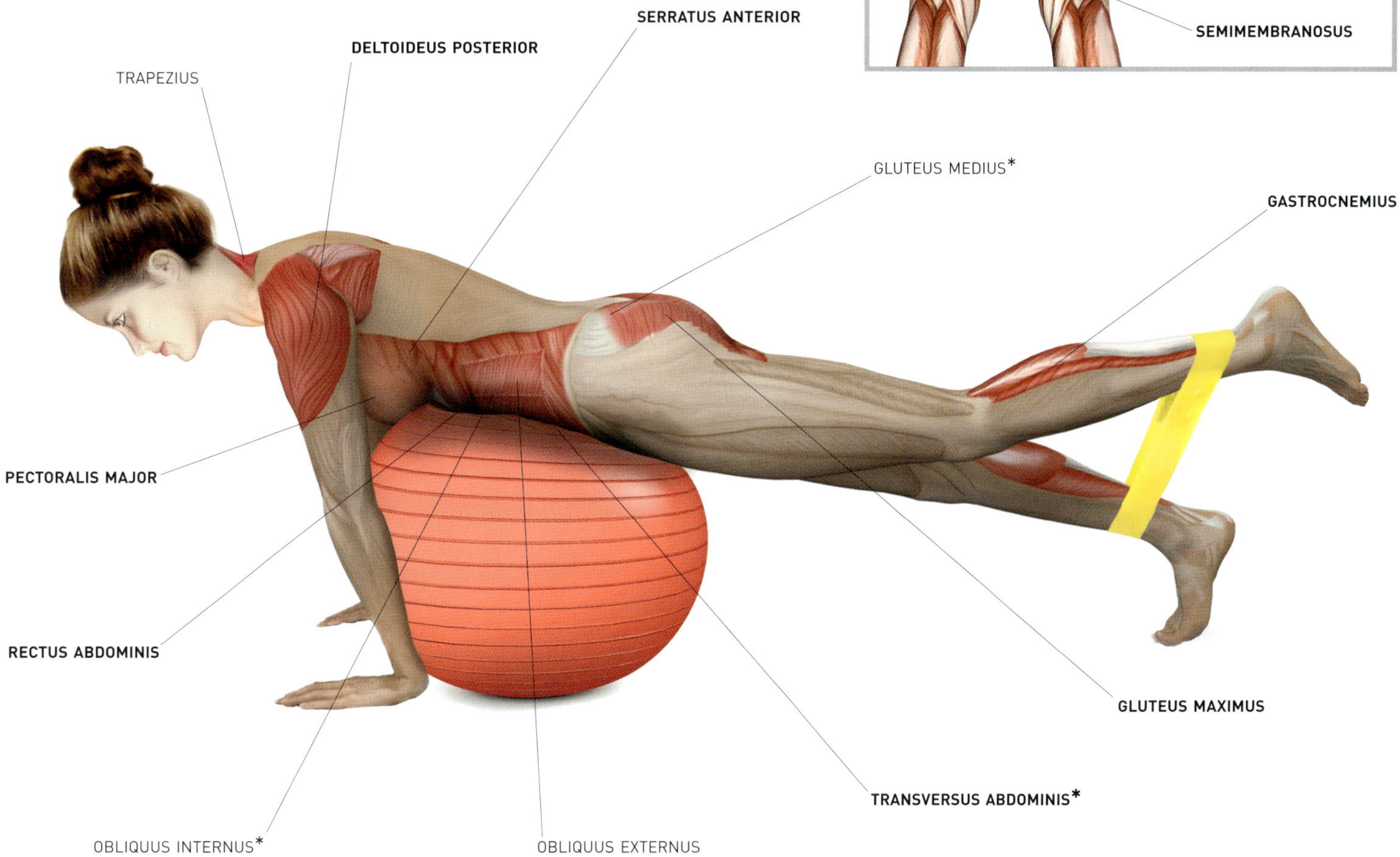

DEHNÜBUNG AUF DEM GYMNASTIKBALL

1 In einer gut ausbalancierten, neutralen Position auf einem Gymnastikball sitzen. Die Hüfte ist genau in der Mitte des Balls.

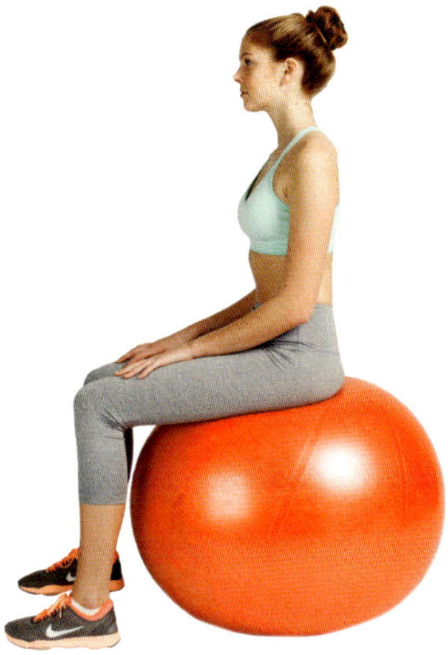

2 Die Arme heben und das Gleichgewicht halten. Die Arme dann nach hinten ausstrecken.

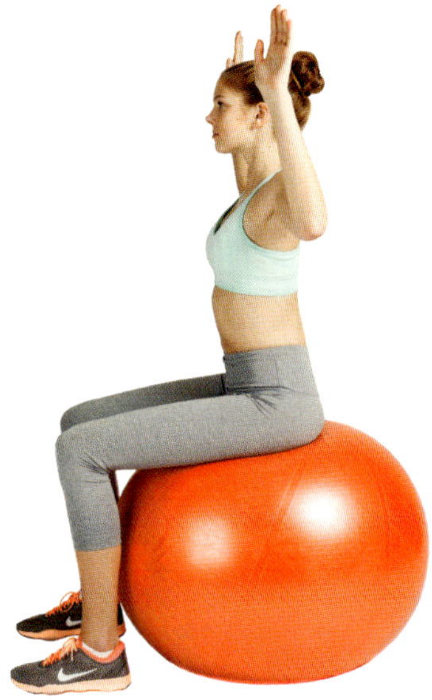

RICHTIGE HALTUNG

- Während der Übung eine gute Balance halten.
- Langsam und kontrolliert bewegen.
- Den Kopf auf dem Ball halten, bis die Knie beim Lösen der Dehnung ganz unten sind.
- Den Ball nicht zur Seite rollen lassen.
- Die Dehnung nicht zu lange oder bis ein Schwindelgefühl eintritt halten.

3 Die Arme ausgestreckt lassen, mit den Füßen nach vorn gehen und den Ball die Wirbelsäule hochrollen lassen.

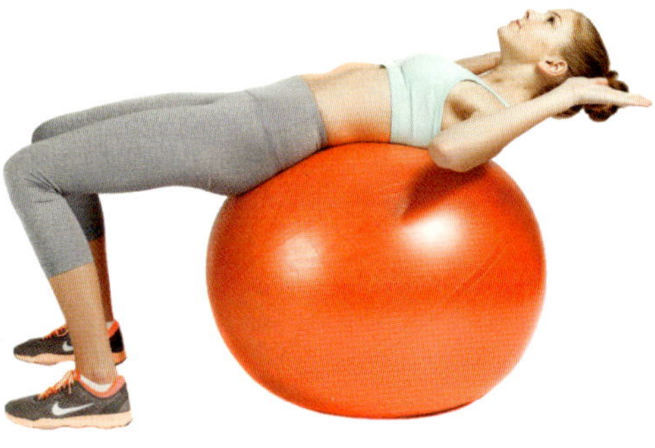

4 Sobald die Hände den Boden berühren, die Beine so weit wie möglich ausstrecken. Die Position für 10 Sekunden halten.

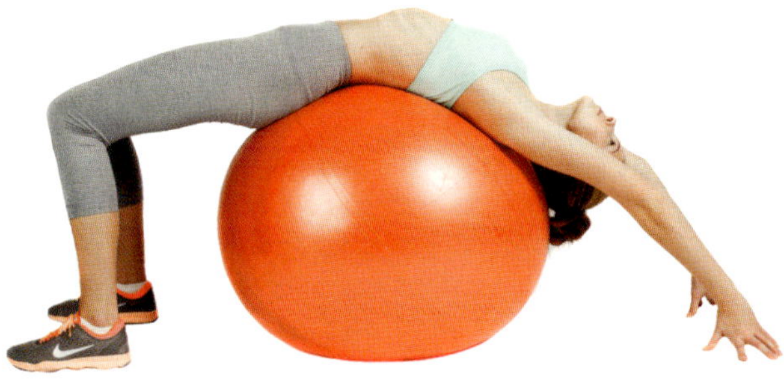

5 Die Arme ausstrecken und mit Händen und Füßen näher zum Ball gehen, um die Dehnung zu intensivieren. Die Position für 10 Sekunden halten.

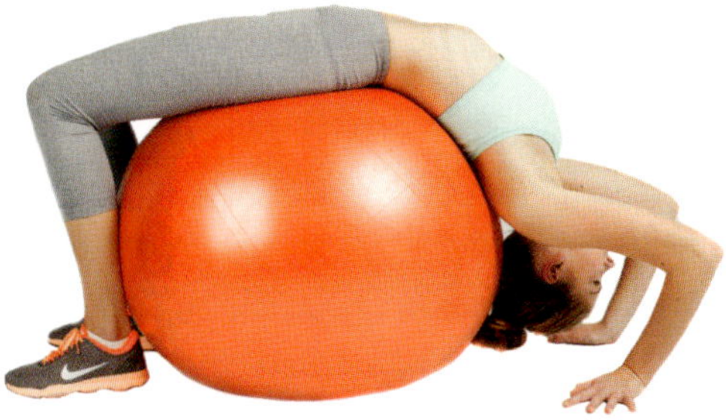

6 Die Knie beugen, die Hüfte zum Boden senken, den Kopf vom Ball heben und mit den Füßen in die Ausgangsposition zurückgehen, um die Dehnung zu lockern.

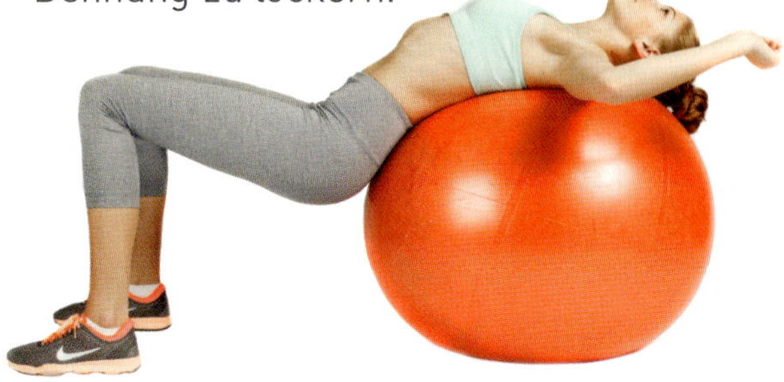

BEREICH
- Ganzer Körper

ART
- Kraft
- Balance
- Flexibilität

GERÄTE
- Gymnastikball

PRIMÄR BETEILIGTE MUSKELN
- deltoideus medialis
- iliopsoas
- latissimus dorsi
- serratus anterior
- pectoralis major
- pectoralis minor
- ligamentum longitudinale anterius

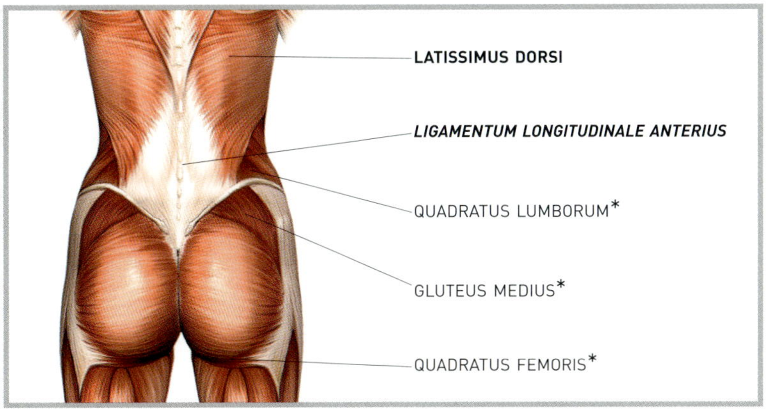

ANMERKUNG
FETT = PRIMÄR BETEILIGTE MUSKELN
HELL = SEKUNDÄR BETEILIGTE MUSKELN
KURSIV = SEHNEN UND BÄNDER
* TIEFE MUSKELN

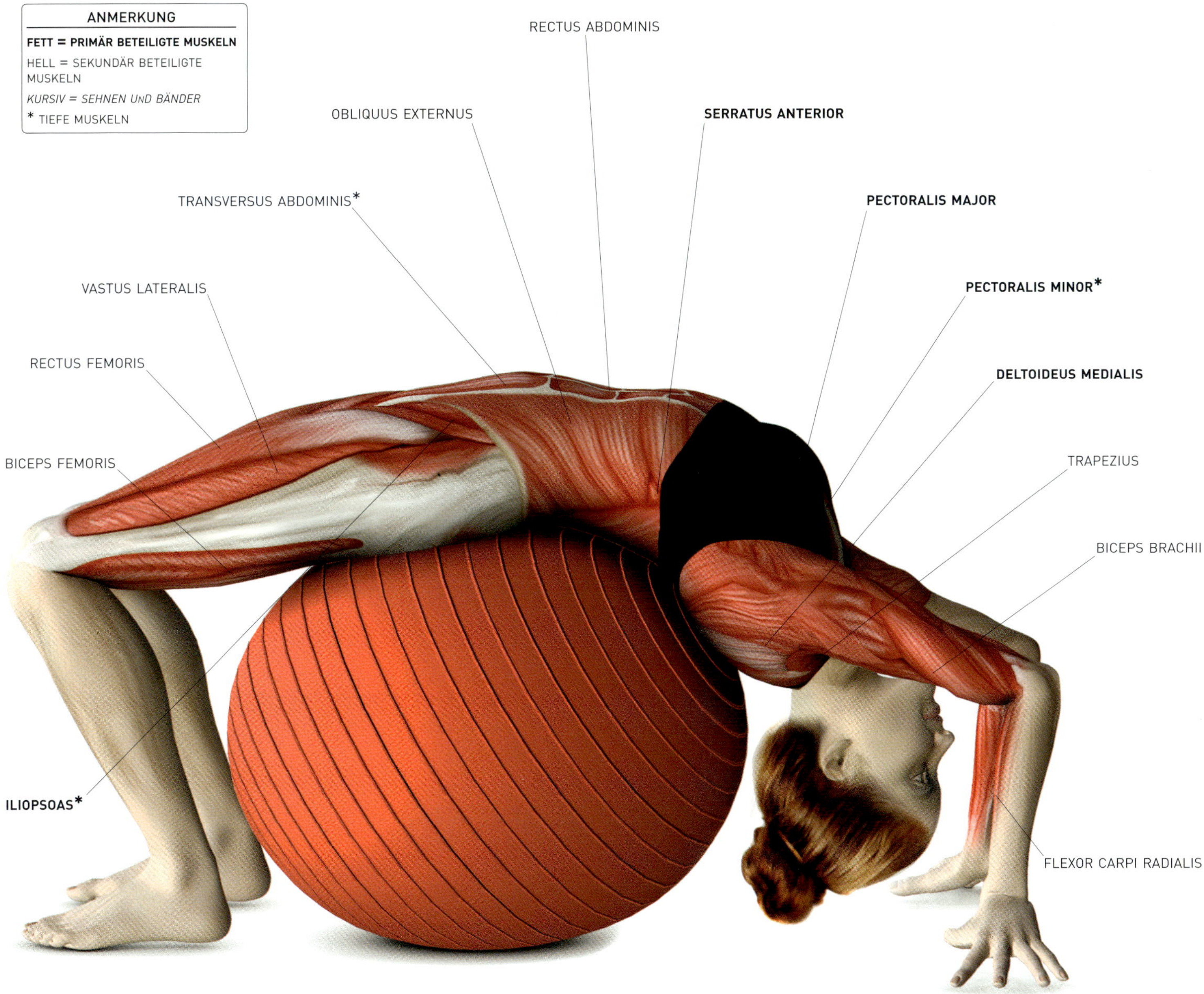

Stufe drei

EINHEIT D

Gelenkherausforderung

Glückwunsch, Sie haben sich durch alle Stufen und Trainingseinheiten durchgearbeitet. Die Gelenkherausforderung vereint alles, was Sie aus diesem Buch lernen konnten. Sie enthält acht Übungen, für die man Kraft, Mobilität, Flexibilität sowie Balance braucht und kombiniert alle Trainingsarten, sowie ein wenig Ausdauertraining.

1. BAUM
(Seite 172–173)

Ein Mal auf jeder Seite wiederholen; jeweils 10–30 Sekunden halten

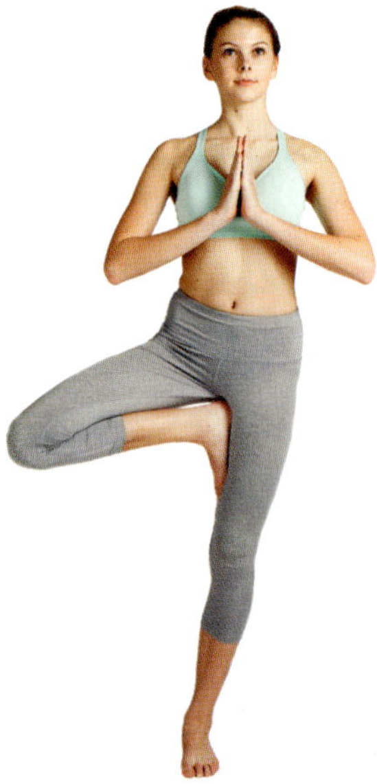

2. STUHLPOSE
(Seite 70–71)

Drei Sätze; Position für 15–30 Sekunden halten

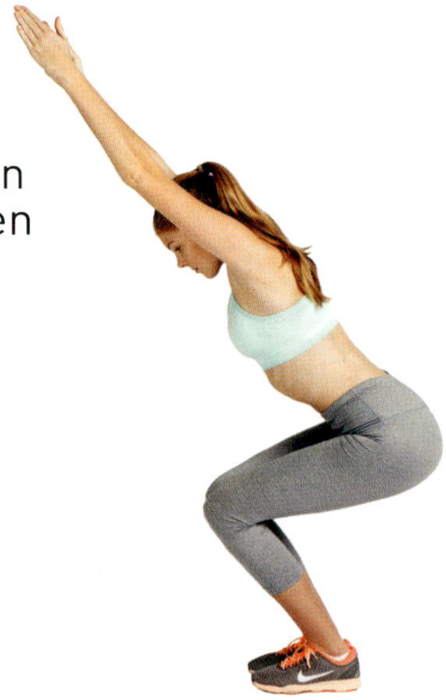

3. HOHES KNIE
(Seite 174–175)

3 Sätze; die Beine jeweils für 30 Sekunden abwechseln

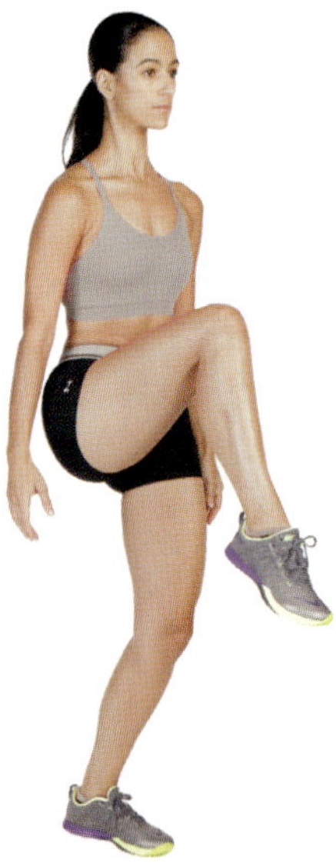

4. POWER-KNIEBEUGE
(Seite 176–177)

Zwei Sätze zu je 15 Wiederholungen auf jeder Seite

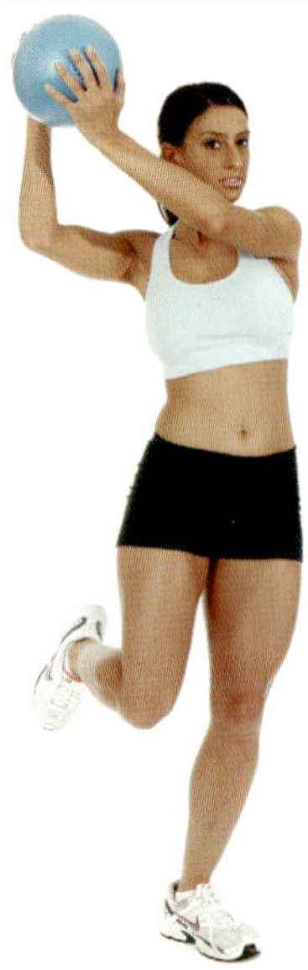

5. PILATES „X“
(Seite 178–179)

Zwei Sätze zu je 10 Wiederholungen

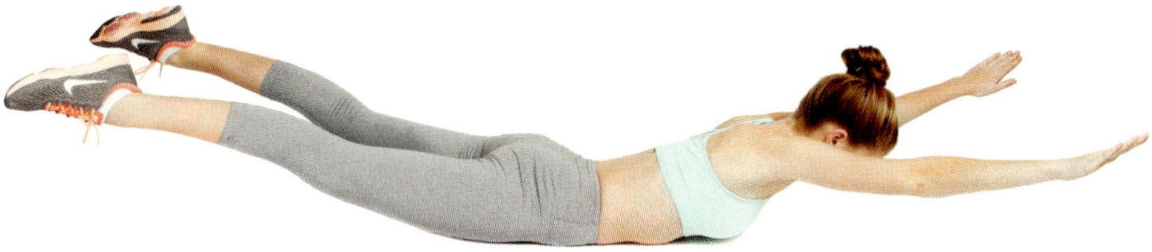

BENÖTIGTE GERÄTE

- ✗ Gymnastikband
- ✗ Widerstandsband
- ✗ Gymnastikball
- ✓ Medizinball
- ✗ Kurzhanteln
- ✓ Trainingsmatte
- ✗ Stuhl
- ✗ Kiste
- ✗ Steppbrett
- ✓ Schaumstoffrolle

6. MIT EINEM BEIN KREISEN
(Seite 92–93)

10 Wiederholungen auf jeder Seite

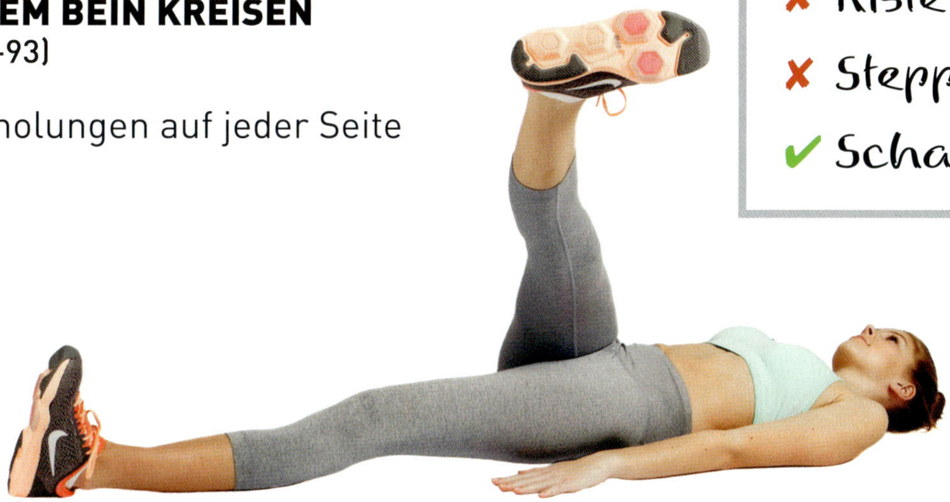

7. RADFAHREN AUF DER SCHAUMSTOFFROLLE
(Seite 180–181)

15 Wiederholungen auf jeder Seite; Seiten abwechseln

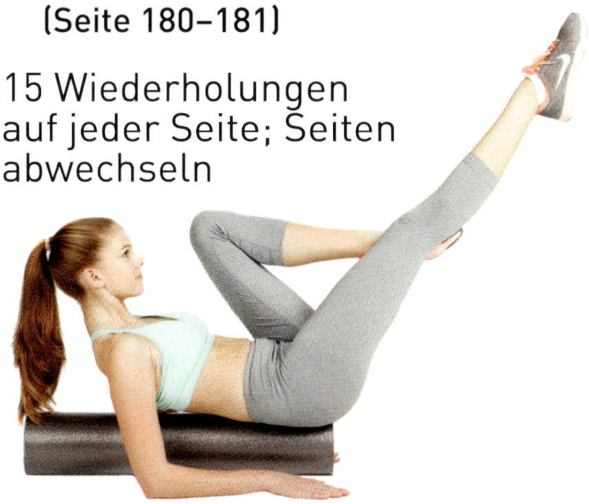

8. ILIOTIBIALIS-BAND DEHNEN
(Seite 182–183)

15 Wiederholungen auf jeder Seite

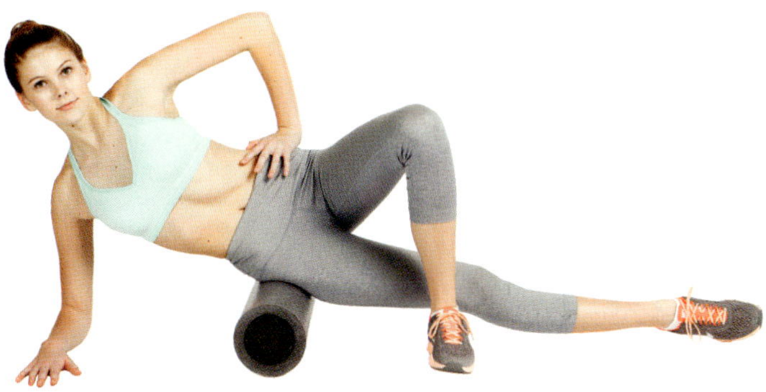

BAUM

1 Aufrecht stehen und den Blick nach vorn richten.

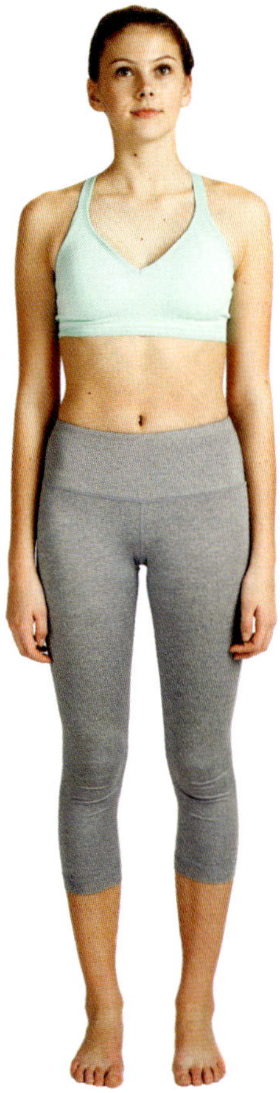

RICHTIGE HALTUNG

- Den stützenden Fuß in den Boden drücken.
- Den Fuß nicht direkt auf die Kniescheibe legen.

2 Die linke Hand auf die Hüfte legen und das Gewicht auf den linken Fuß verlagern, sodass er fest auf dem Boden und stabil ist. Den rechten Fuß heben und diesen unter oder über das Knie legen. Mit den Händen kann nachgeholfen werden.

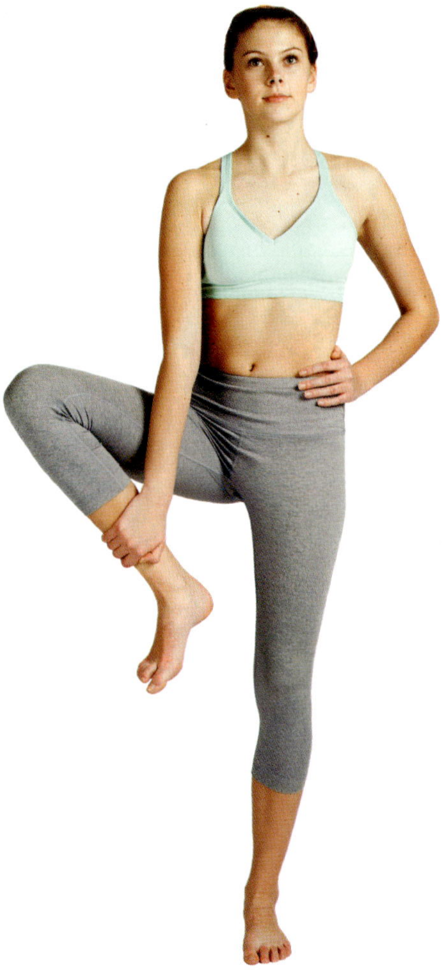

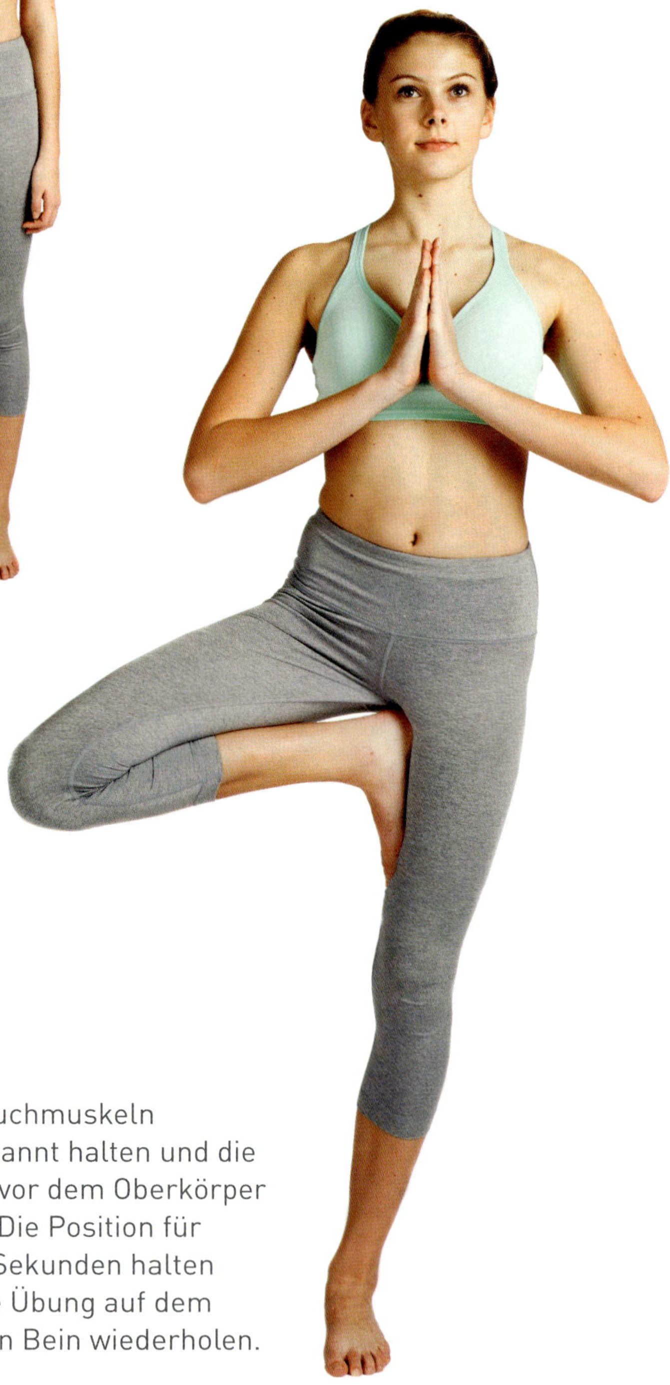

3 Die Bauchmuskeln angespannt halten und die Hände vor dem Oberkörper falten. Die Position für 10–30 Sekunden halten und die Übung auf dem anderen Bein wiederholen.

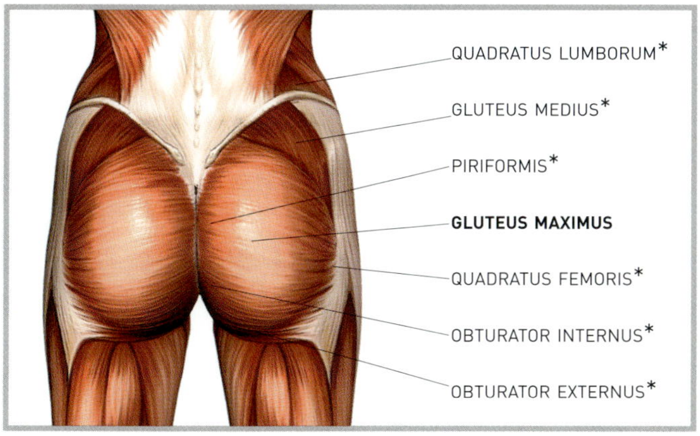

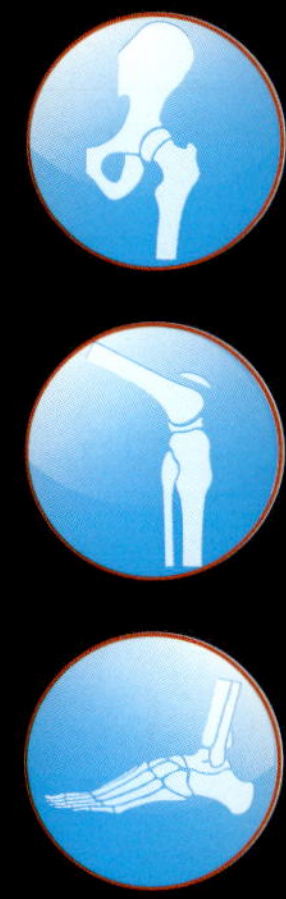

BEREICH

- Hüften
- Knie
- Sprung-gelenke

ART

- Bewegungs-umfang
- Balance

GERÄTE

- Keine

PRIMÄR BETEILIGTE MUSKELN

- gastrocnemius
- soleus
- tibialis anterior
- rectus femoris
- vastus lateralis
- vastus intermedius
- vastus medialis
- gluteus maximus
- iliopsoas

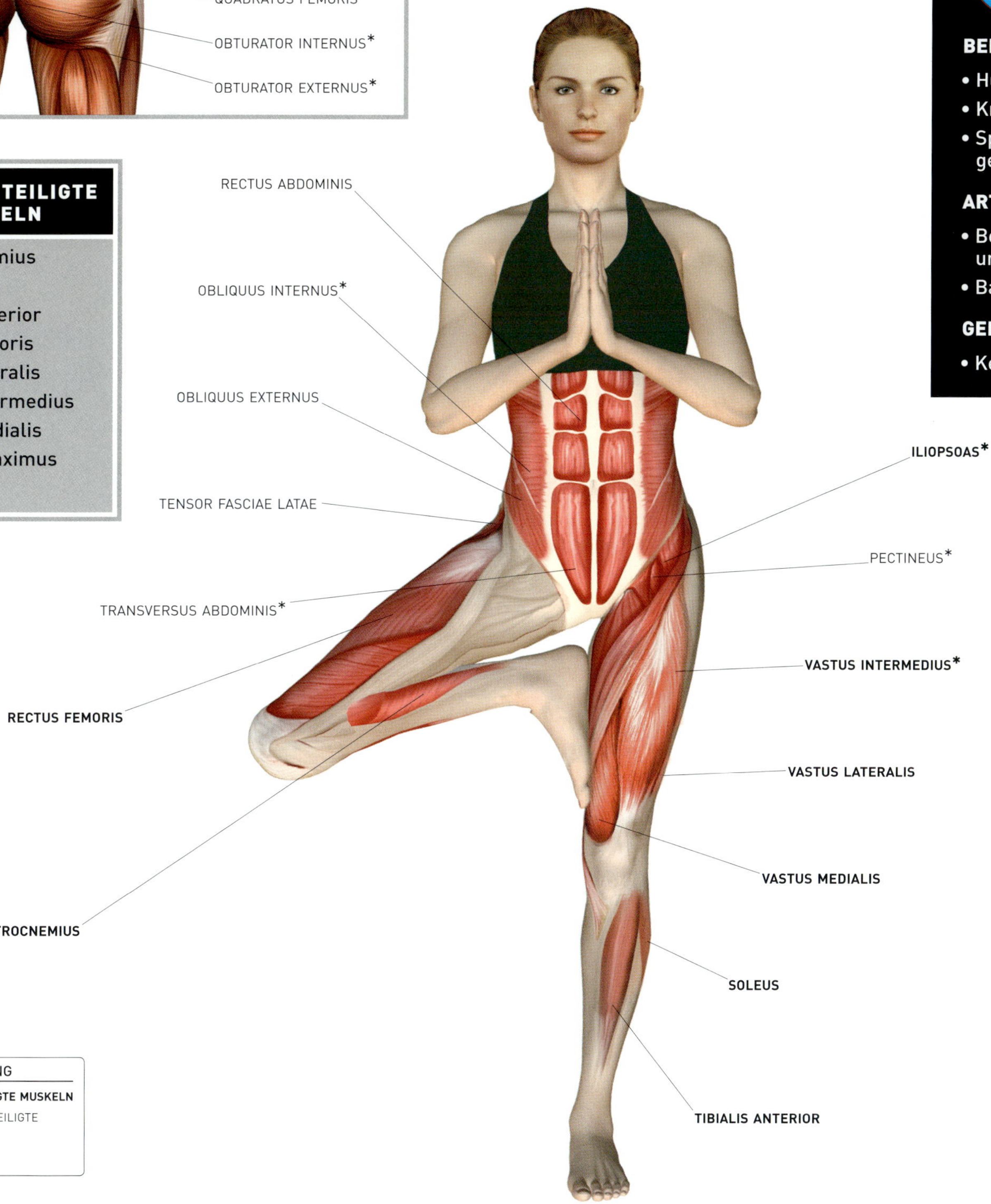

ANMERKUNG

FETT = PRIMÄR BETEILIGTE MUSKELN

HELL = SEKUNDÄR BETEILIGTE MUSKELN

* TIEFE MUSKELN

HOHES KNIE

1 Aufrecht stehen und die Hände auf die Hüften legen oder seitlich hängen lassen.

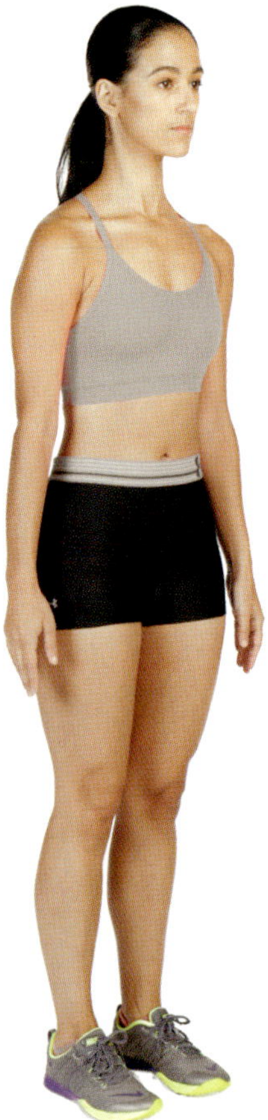

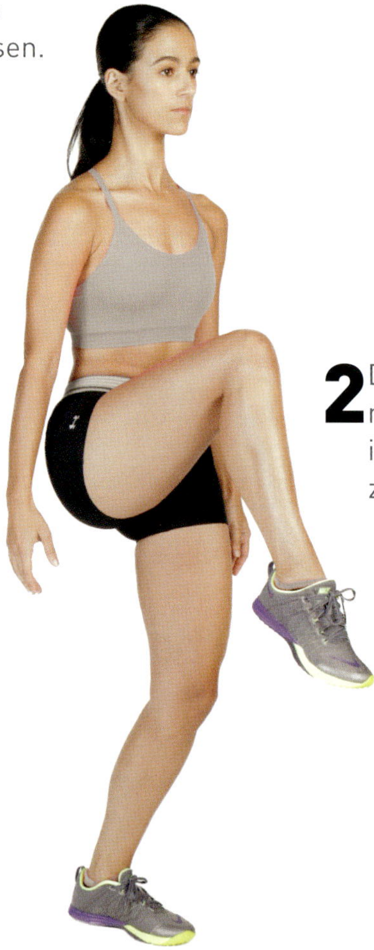

RICHTIGE HALTUNG

- Während der Übung immer schneller werden.
- Mit dem ganzen Fuß und nicht nur mit den Zehen abstoßen.

2 Das Knie so hoch wie möglich heben und dann in die Ausgangsposition zurückkehren.

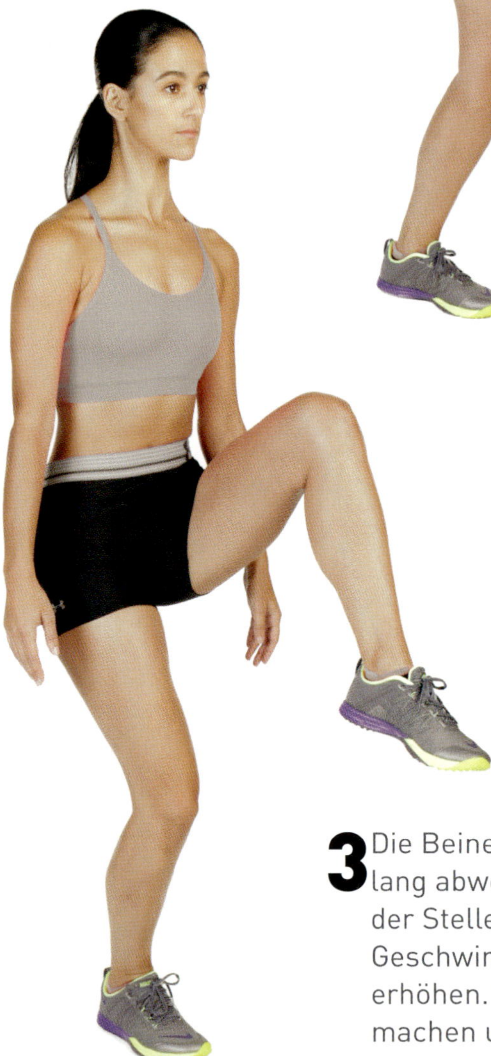

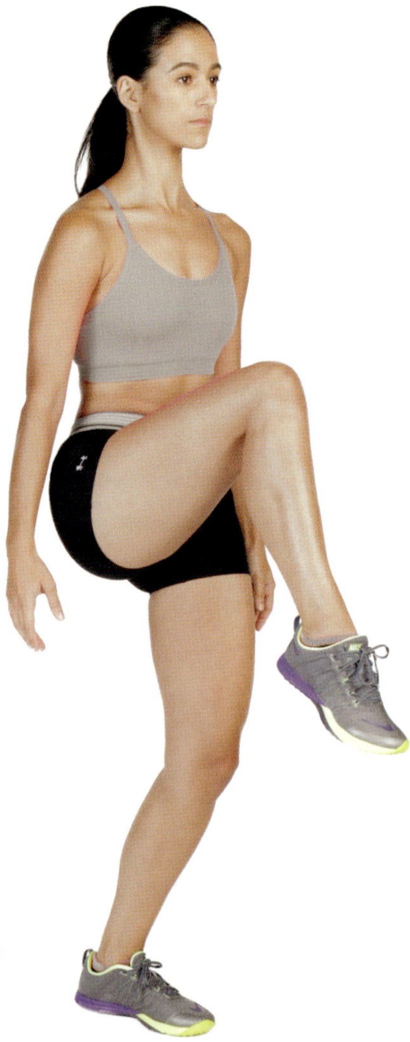

3 Die Beine 30 Sekunden lang abwechseln, auf der Stelle laufen und die Geschwindigkeit langsam erhöhen. Eine Pause machen und die Übung zwei Mal wiederholen.

BEREICH
- Knie

ART
- Kraft
- Ausdauer

GERÄTE
- Keine

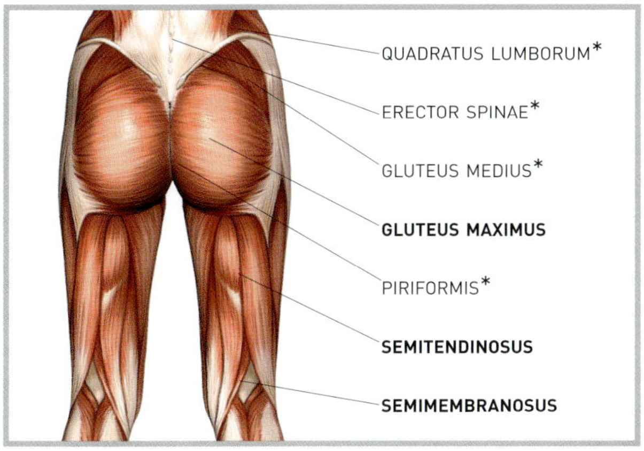

PRIMÄR BETEILIGTE MUSKELN

- gluteus maximus
- rectus femoris
- vastus lateralis
- vastus intermedius
- vastus medialis
- biceps femoris
- semitendinosus
- semimembranosus
- gastrocnemius
- tibialis anterior
- soleus

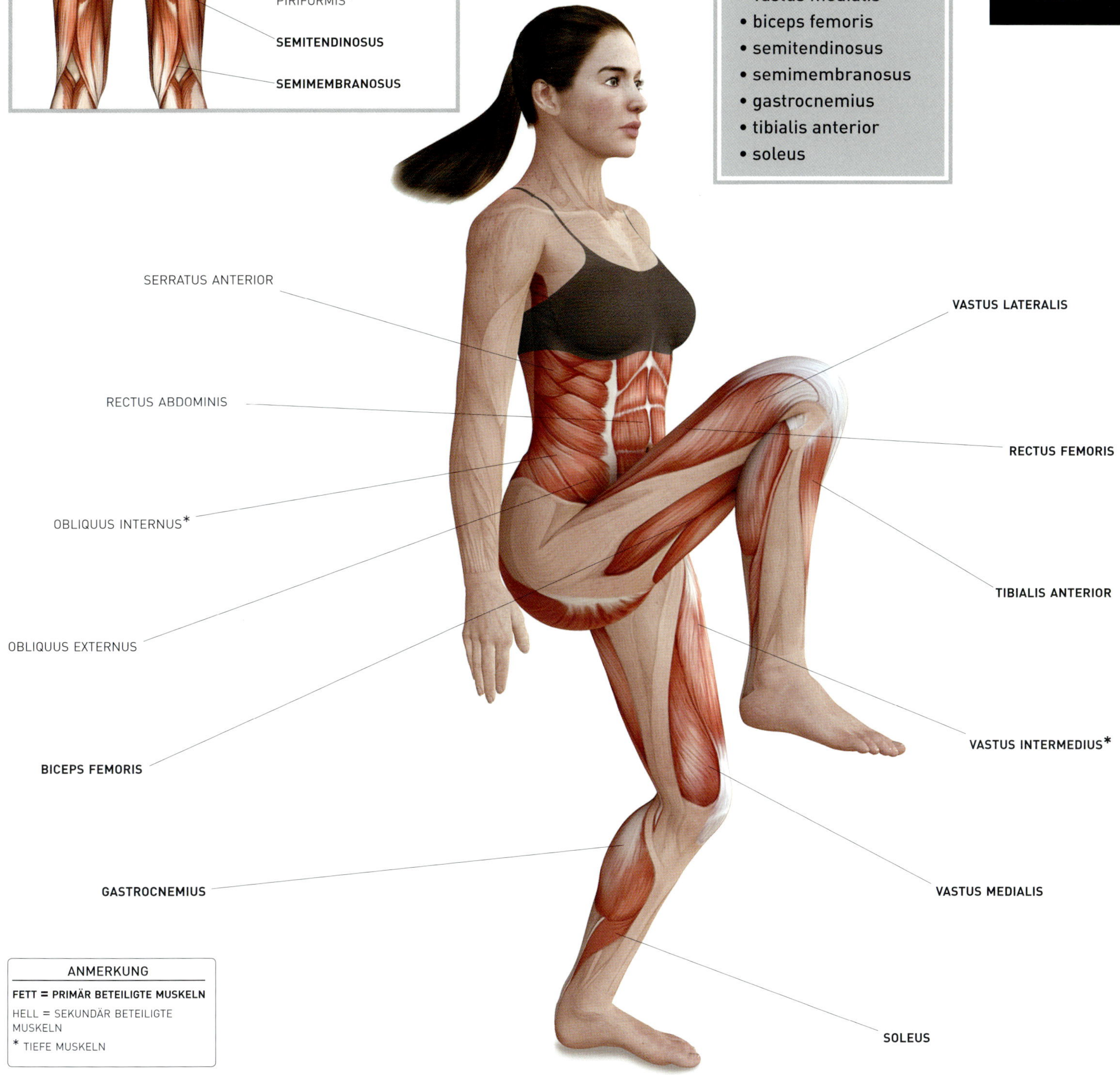

ANMERKUNG

FETT = PRIMÄR BETEILIGTE MUSKELN

HELL = SEKUNDÄR BETEILIGTE MUSKELN

* TIEFE MUSKELN

POWER-KNIEBEUGE

1 Mit geschlossenen Füßen aufrecht stehen, dabei einen beschwerten Medizinball vor den Oberkörper halten.

2 Das Gewicht auf den linken Fuß verlagern, das rechte Knie beugen, und den rechten Fuß in Richtung Gesäß heben. Den Ellbogen beugen und den Ball zum rechten Ohr heben.

RICHTIGE HALTUNG

- Den Ball in einer Bogenform bewegen.
- Hüfte und Knie sollen während der Übung in einer Linie sein.
- Nacken und Schultern entspannt lassen.
- Das Knie soll während der Beuge und der Drehung die Zehen nicht überragen.
- Den Fuß während der Übung in der Ausgangsposition lassen.

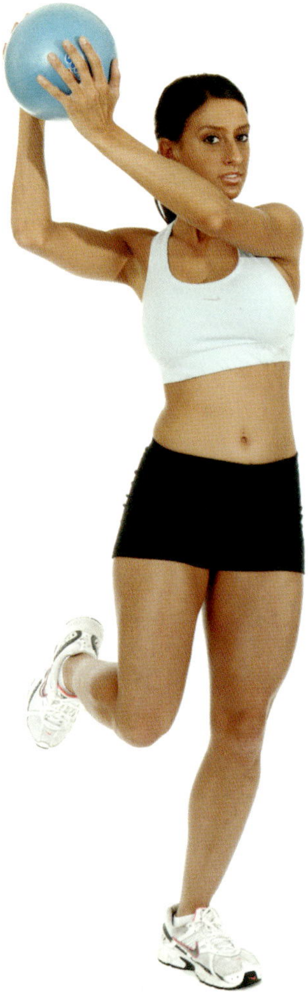

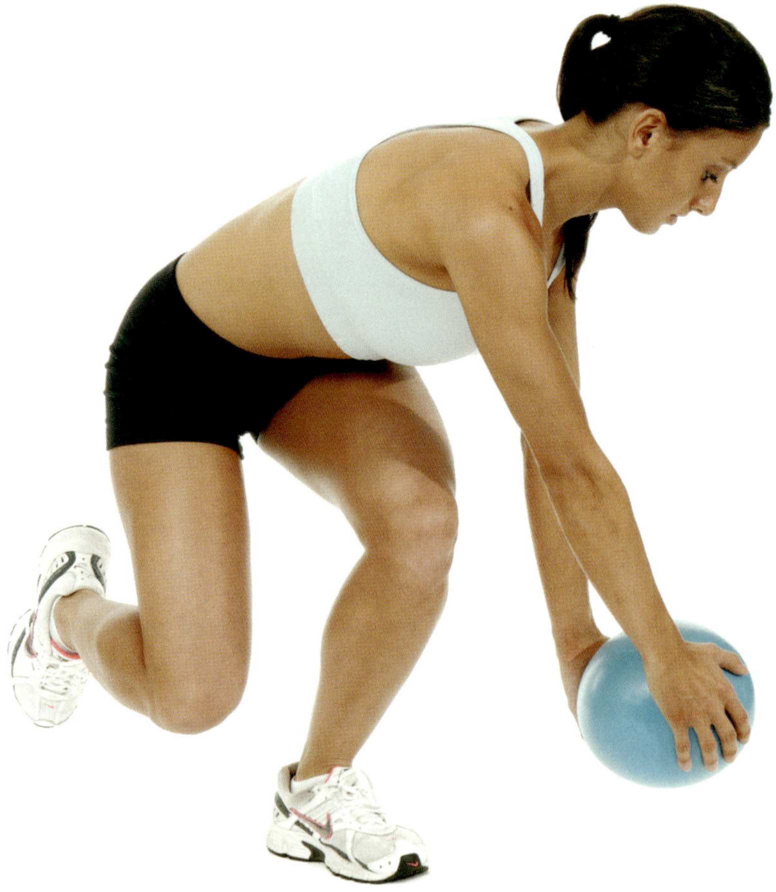

3 Hüften und Knie beugen, dabei die Wirbelsäule gerade halten. Den Oberkörper zur linken Seite senken und den Ball zum linken Knöchel senken.

4 Den linken Fuß in den Boden drücken, das Knie strecken, den Oberkörper aufrichten und in die Anfangsposition zurückkehren. Die Übung bei zwei Sätzen 15 Mal auf jedem Bein wiederholen.

PRIMÄR BETEILIGTE MUSKELN

- semitendinosus
- semimembranosus
- biceps femoris
- vastus medialis
- vastus lateralis
- rectus femoris
- gluteus maximus
- gluteus medius
- piriformis
- erector spinae
- tibialis anterior
- tibialis posterior
- soleus
- gastrocnemius
- deltoideus medialis
- infraspinatus
- supraspinatus
- teres minor

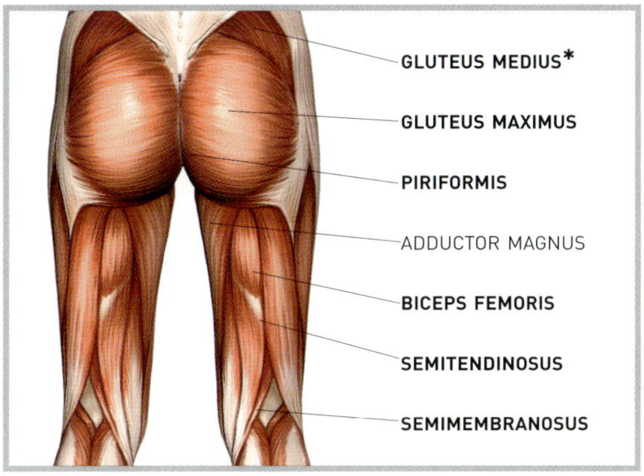

ANMERKUNG

FETT = PRIMÄR BETEILIGTE MUSKELN

HELL = SEKUNDÄR BETEILIGTE MUSKELN

* TIEFE MUSKELN

BEREICH
- Ganzer Körper

ART
- Kraft
- Balance

GERÄTE
- Medizinball

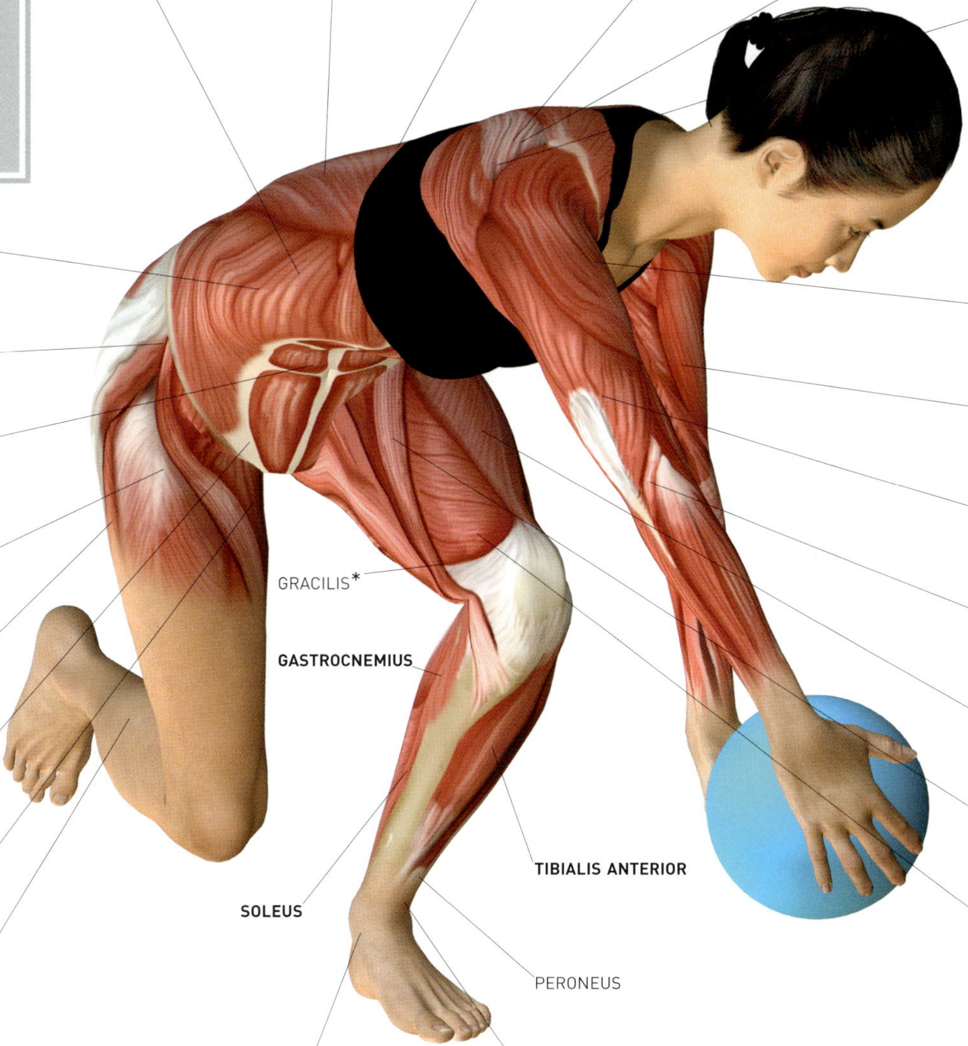

PILATES „X“

1 Mit dem Gesicht nach unten auf eine Trainingsmatte legen. Arme und Beine ausstrecken und weit ausbreiten, um ein „X“ zu formen.

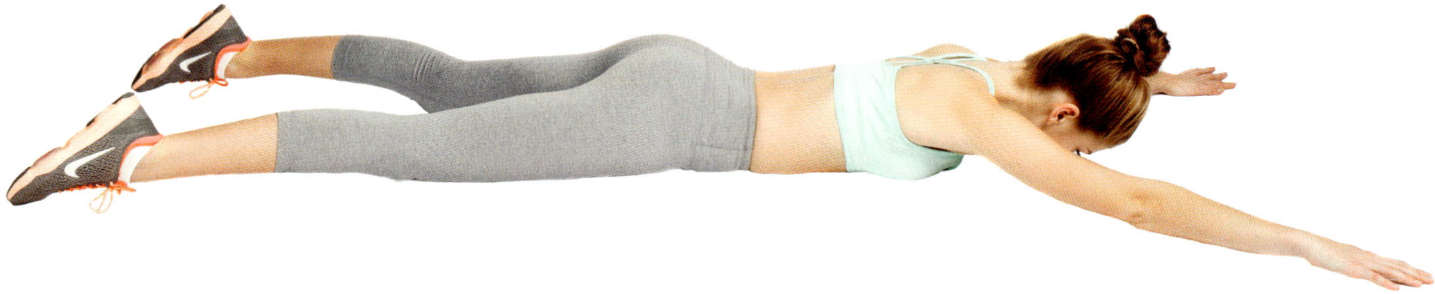

2 Einatmen, gleichzeitig die Beine und Arme vom Boden heben und die Bauchmuskeln dabei anspannen.

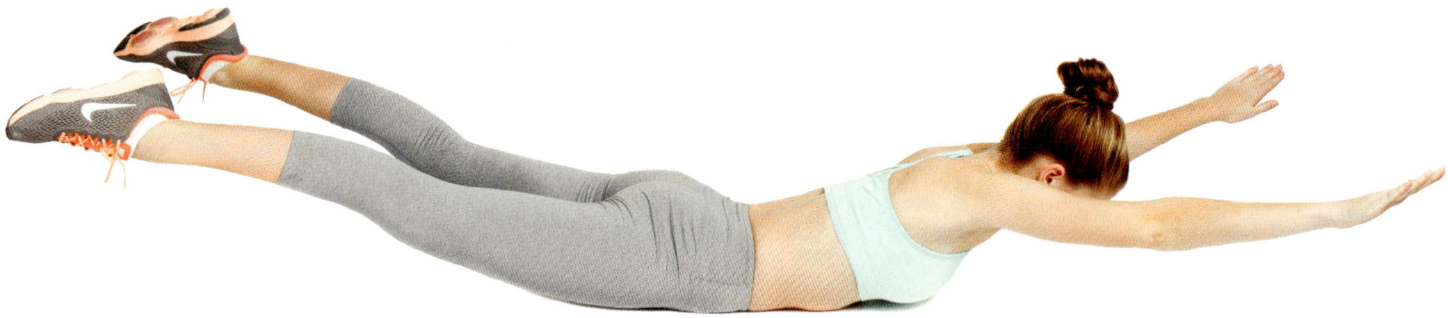

3 Ausatmen, die Beine schließen und die Ellbogen in Richtung Taille beugen.

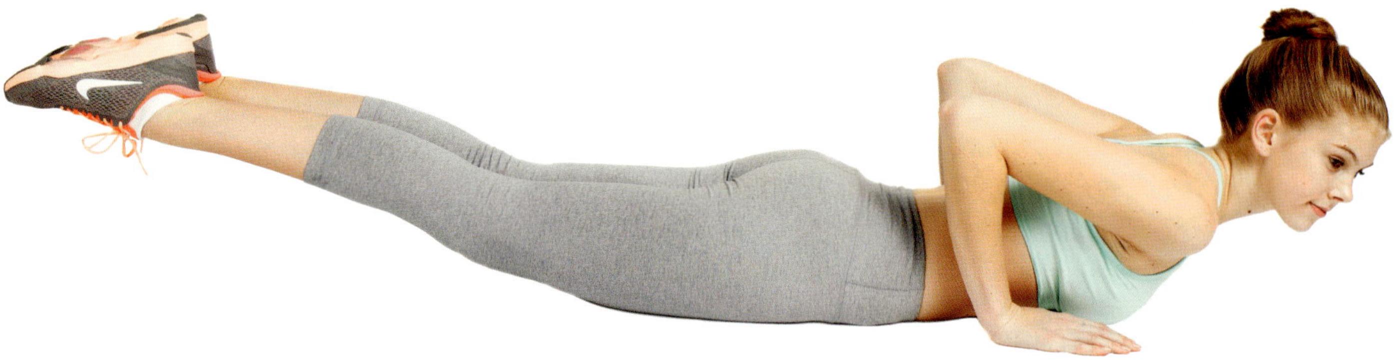

4 In die Ausgangsposition zurückkehren und 2 Sätze zu je 10 Wiederholungen durchführen.

RICHTIGE HALTUNG

- Die Gliedmaßen so weit wie möglich ausstrecken.
- Die Gesäßmuskeln fest anspannen und den Bauchnabel zur Wirbelsäule ziehen.
- Den Atem nicht anhalten.
- Nicht zu schnell bewegen.
- Die Schultern nicht zu den Ohren heben.

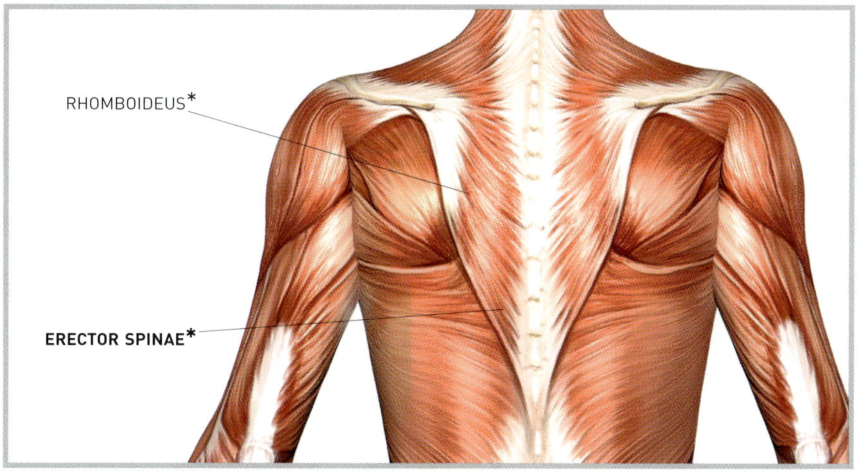

BEREICH

- Schultern
- Ellbogen
- Hüften

ART

- Kraft
- Mobilität

GERÄTE

- Trainingsmatte

PRIMÄR BETEILIGTE MUSKELN

- erector spinae
- rectus abdominis
- gluteus maximus
- deltoideus anterior
- deltoideus medialis
- deltoideus posterior

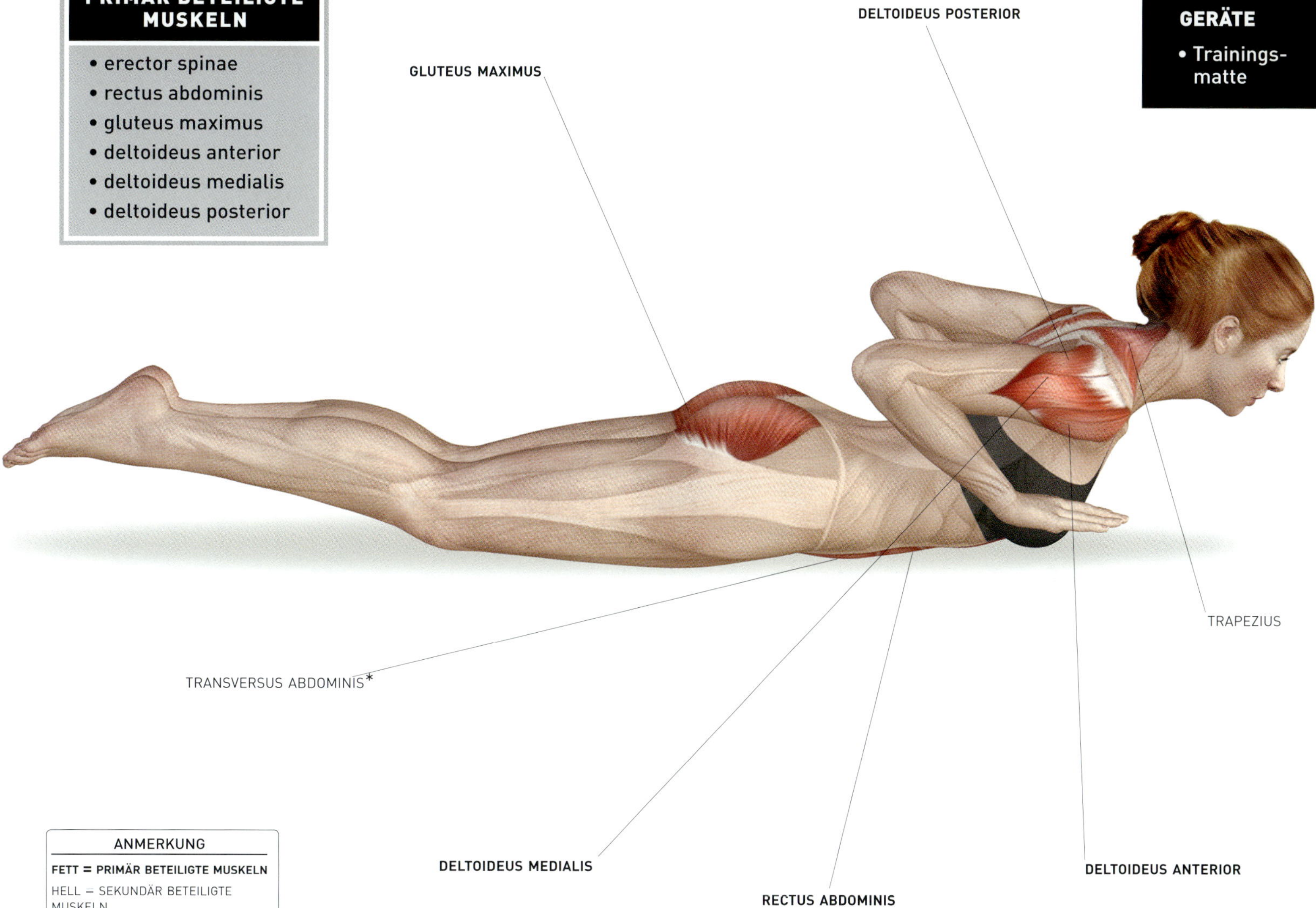

ANMERKUNG

FETT = PRIMÄR BETEILIGTE MUSKELN

HELL – SEKUNDÄR BETEILIGTE MUSKELN

* TIEFE MUSKELN

RADFAHREN AUF DER SCHAUMSTOFFROLLE

1 Mit dem Rücken auf eine Schaumstoffrolle legen. Gesäß und Schultern liegen auf der Rolle. Die Unterarme seitlich neben der Rolle auf den Boden legen, um das Gleichgewicht zu halten.

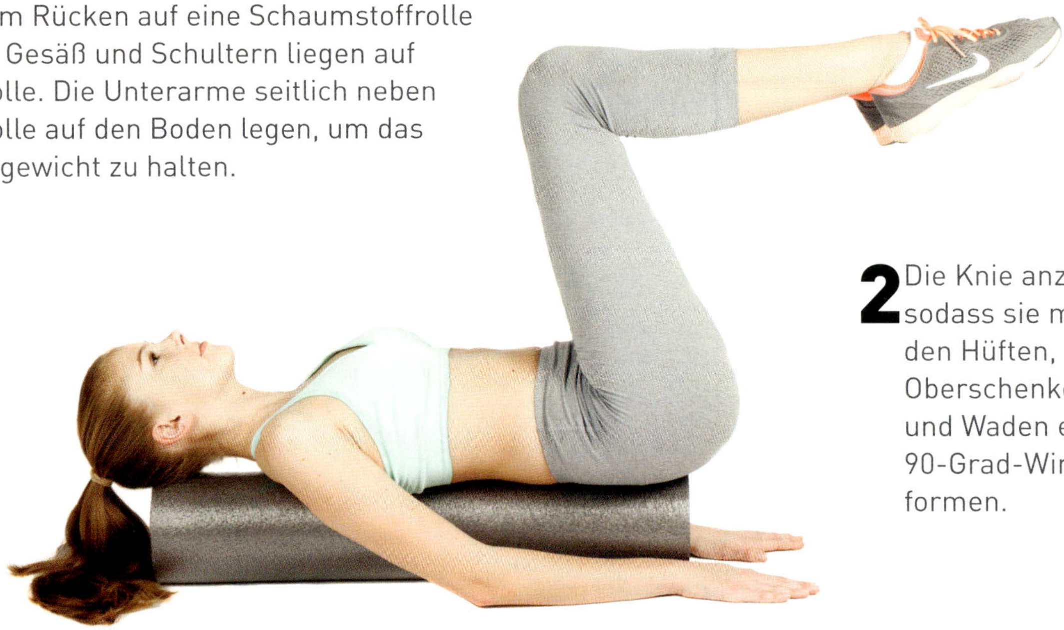

2 Die Knie anziehen, sodass sie mit den Hüften, Oberschenkeln und Waden einen 90-Grad-Winkel formen.

3 Kopf, Nacken und Schultern von der Matte heben und den Rücken dabei gerade halten. Das rechte Bein ausstrecken und das linke Knie zur Brust ziehen und dabei Kopf, Nacken und Schultern oben halten.

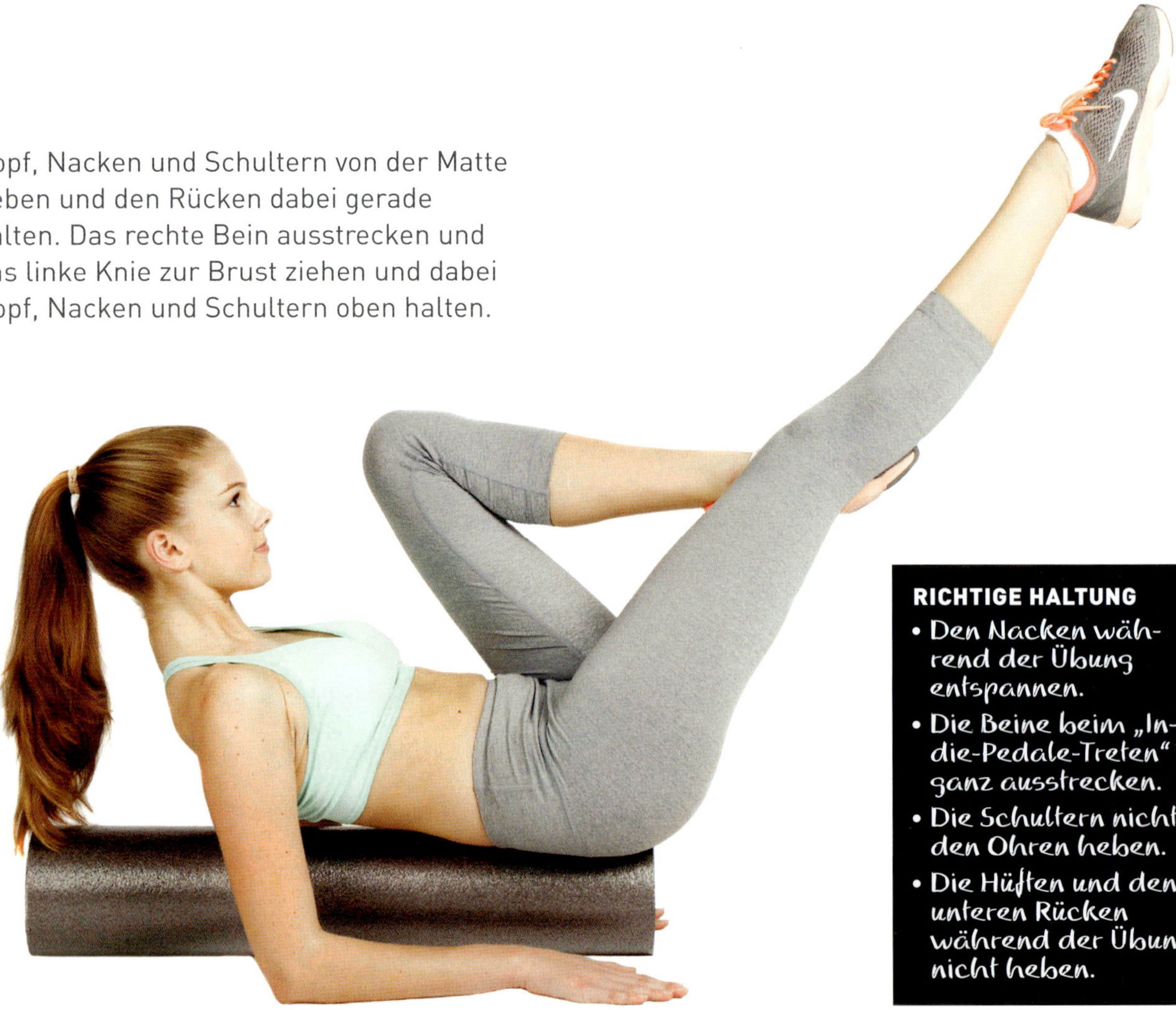

RICHTIGE HALTUNG

- Den Nacken während der Übung entspannen.
- Die Beine beim „In-die-Pedale-Treten" ganz ausstrecken.
- Die Schultern nicht zu den Ohren heben.
- Die Hüften und den unteren Rücken während der Übung nicht heben.

4 Das Bein wechseln, als würde man in die Pedale eines Fahrrads treten, und dabei das Gleichgewicht halten. Bei gleichbleibender Geschwindigkeit die Beine abwechseln und die Übung insgesamt 15 Mal wiederholen.

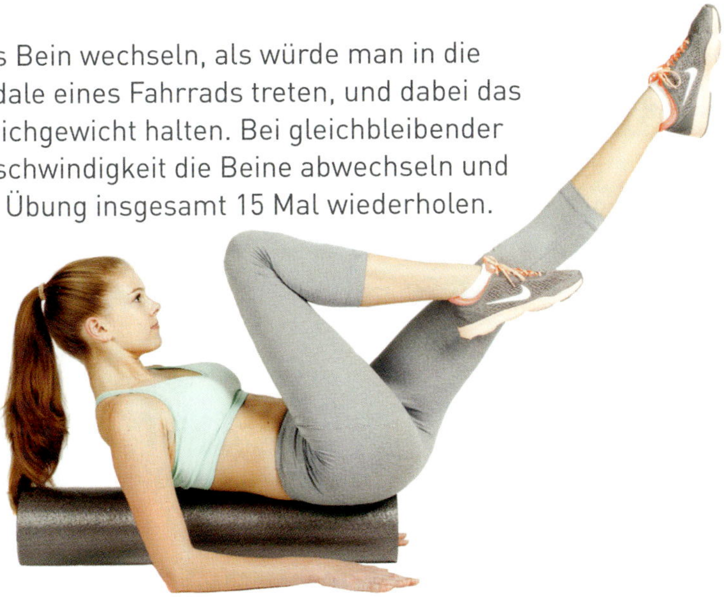

PRIMÄR BETEILIGTE MUSKELN

- rectus abdominis
- transversus abdominis
- obliquus internus
- obliquus externus
- triceps brachii
- vastus intermedius
- rectus femoris
- vastus medialis
- vastus lateralis

BEREICH

- Knie

ART

- Kraft
- Mobilität
- Balance

GERÄTE

- Schaumstoffrolle

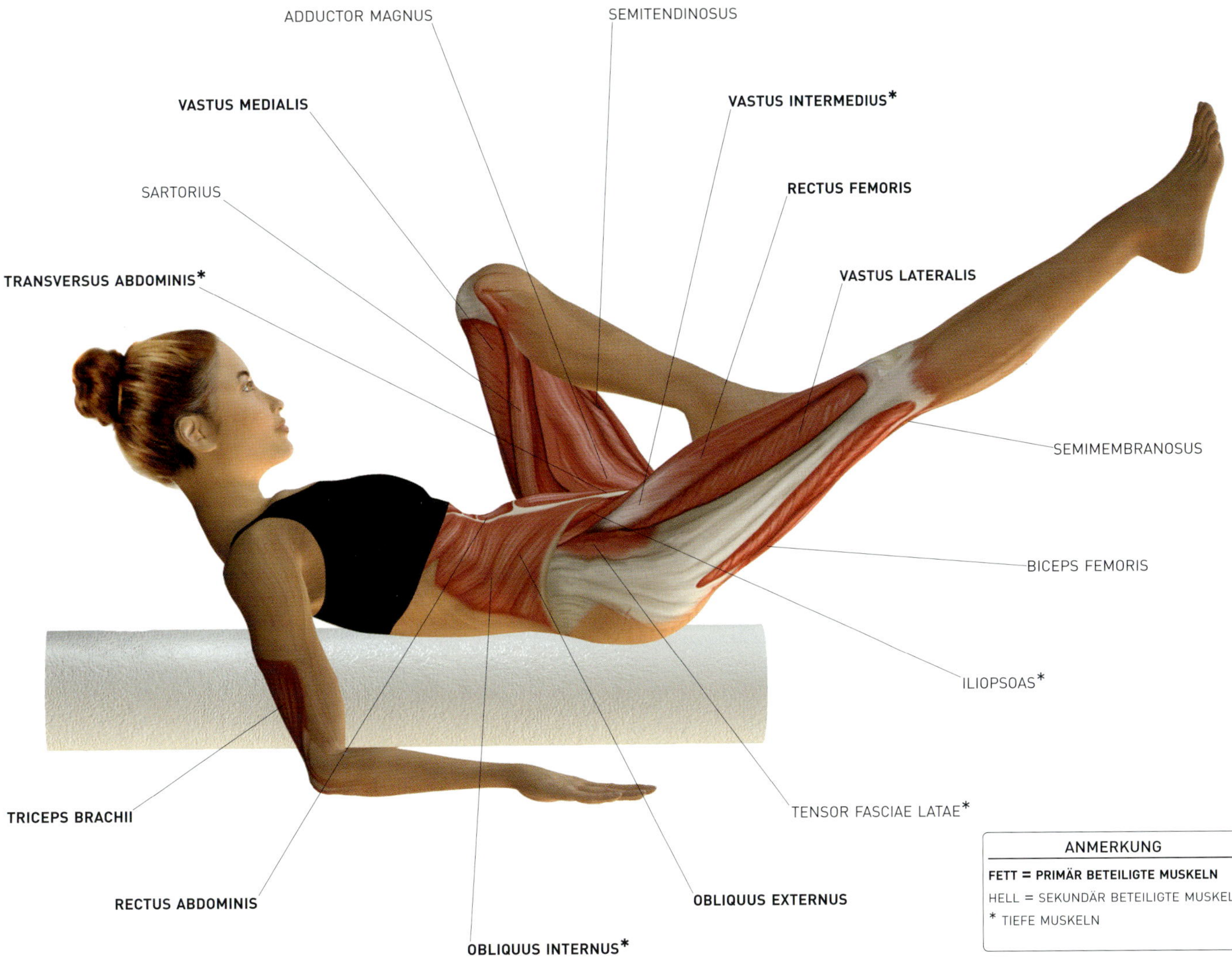

ANMERKUNG

FETT = PRIMÄR BETEILIGTE MUSKELN

HELL = SEKUNDÄR BETEILIGTE MUSKELN

* TIEFE MUSKELN

ILIOTIBIALIS-BAND DEHNEN

1 Mit dem Gesicht nach rechts gewandt hinlegen und eine Schaumstoffrolle unter der Mitte des Oberschenkels platzieren. Den Oberkörper mit dem linken Unterarm auf den Boden stützen.

2 Das rechte Bein beugen und den rechten Fuß vor das linke Bein setzen, sodass das Knie nach oben zeigt. Der rechte Fuß liegt flach auf dem Boden.

PRIMÄR BETEILIGTE MUSKELN

- tractus iliotibialis
- rectus femoris
- vastus medialis
- vastus intermedius
- vastus lateralis
- biceps femoris
- infraspinatus
- supraspinatus
- teres minor
- subscapularis

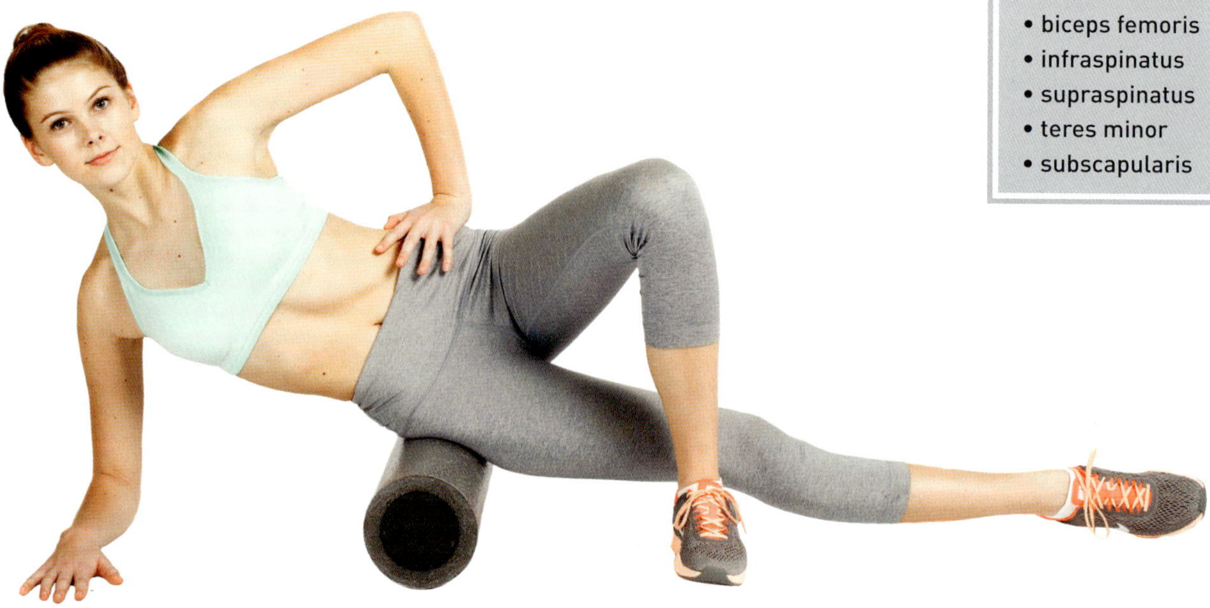

3 Vor und zurück rollen und dabei mit den Schultern hochziehen und das stützende Bein in den Boden drücken. Die Position des Unterarms während der Bewegung immer wieder anpassen.

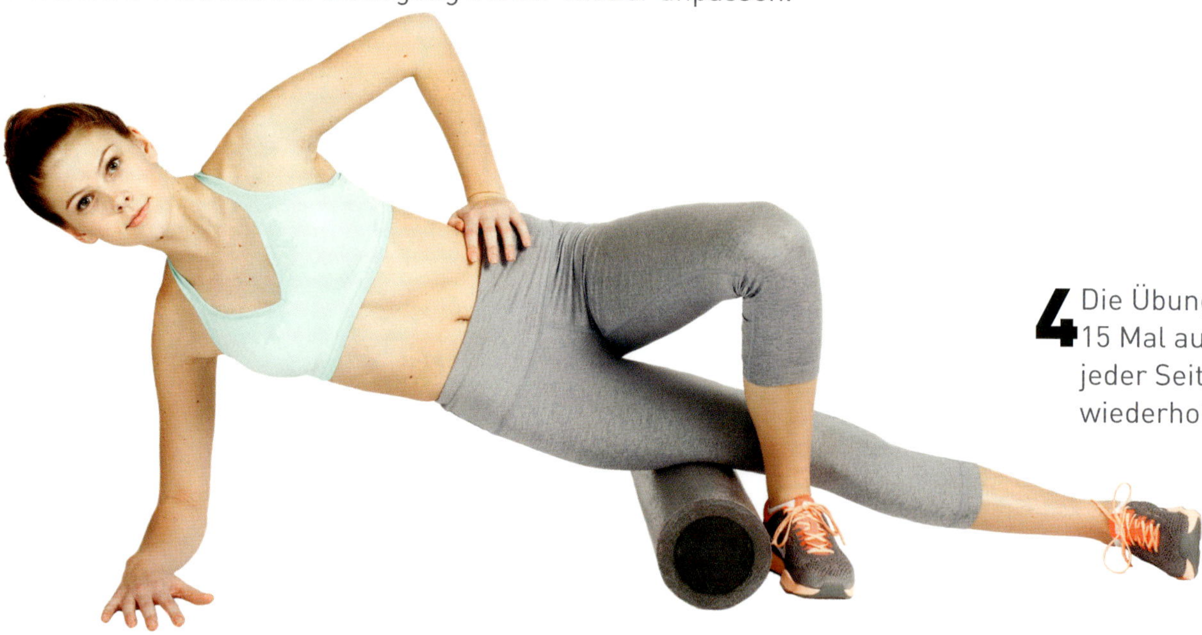

4 Die Übung 15 Mal auf jeder Seite wiederholen.

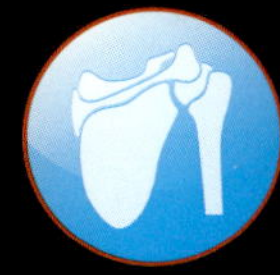

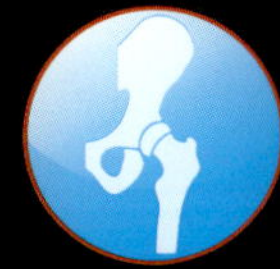

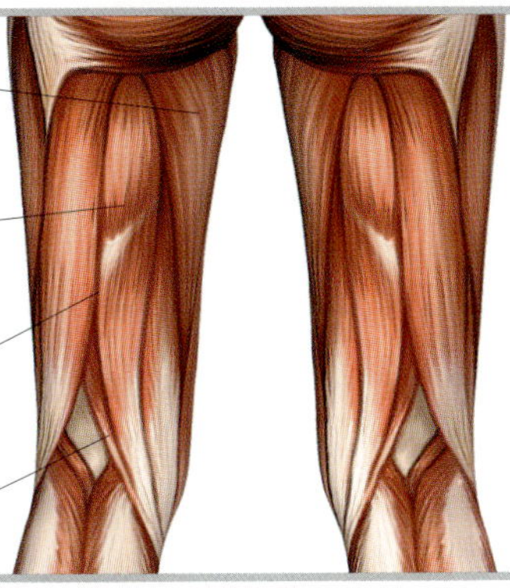

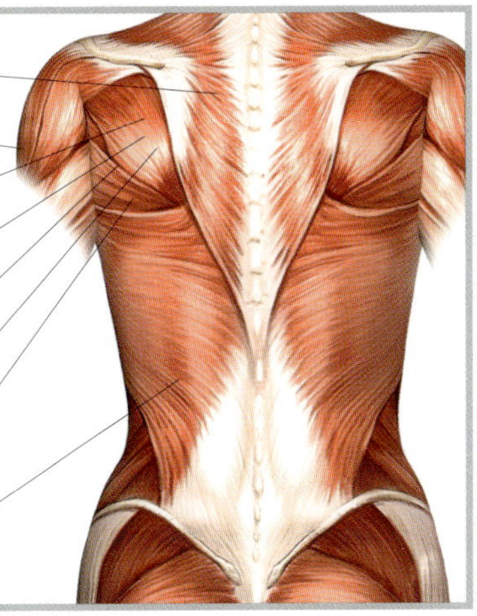

BEREICH
- Schultern
- Hüften

ART
- Mobilität
- Flexibilität

GERÄTE
- Schaumstoffrolle

RICHTIGE HALTUNG
- Die Schultern entspannt halten.
- Die Hände und den Unterarm leicht in den Boden drücken.
- Die Schultern nicht zu den Ohren heben.

ANMERKUNG

FETT = PRIMÄR BETEILIGTE MUSKELN

HELL = SEKUNDÄR BETEILIGTE MUSKELN

KURSIV = SEHNEN UND BÄNDER

* TIEFE MUSKELN

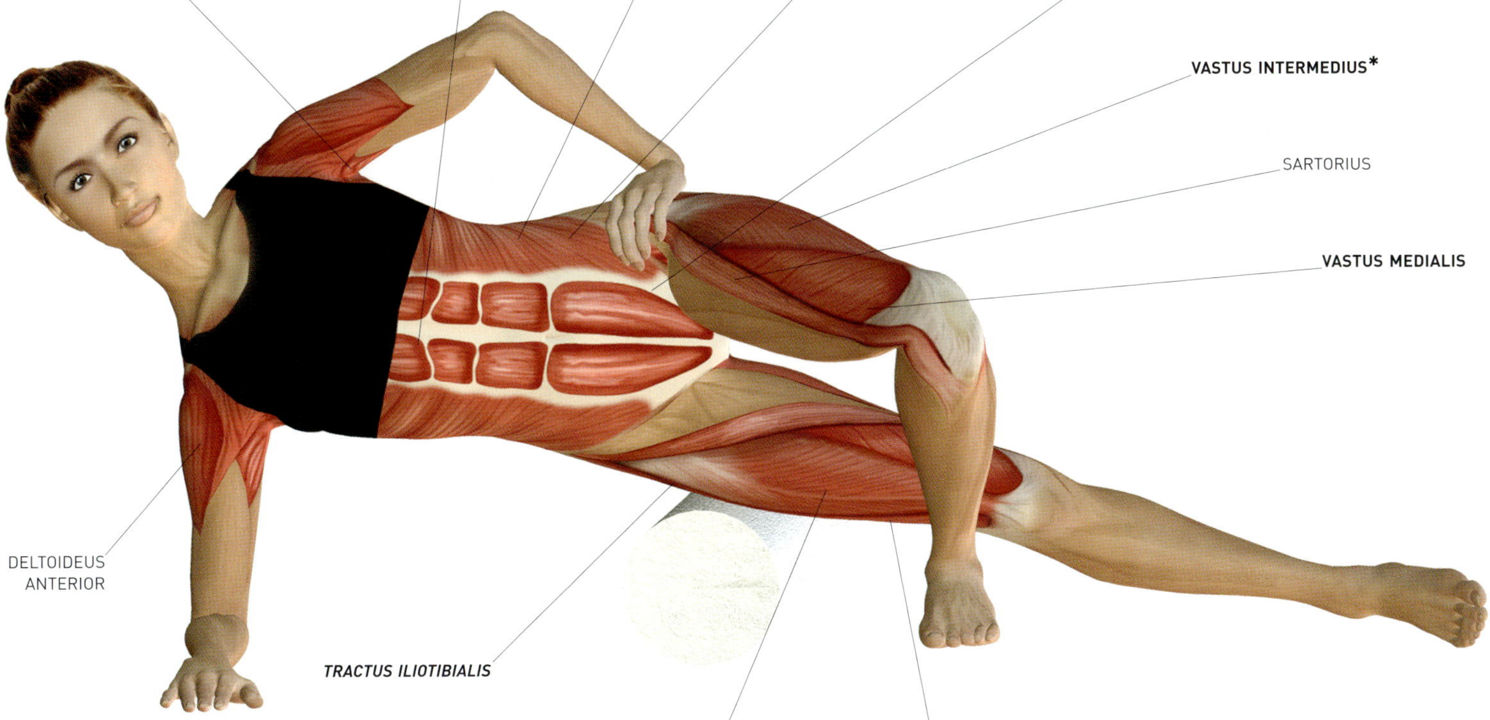

ÜBUNGS-VERZEICHNIS

Möchten Sie bestimmte Gelenke trainieren? Suchen Sie nach einem Ersatz für Übungen, sie Sie nicht ausführen können oder sollten? Im folgenden Verzeichnis sind sämtliche Übungen aus diesem Buch nach den Gelenken, die Sie trainieren, geordnet. (Achten Sie darauf, dass einige Übungen mehrere Gelenke trainieren und somit mehrfach aufgelistet sind!) Mit diesem Verzeichnis können Sie auch Ihr individuelles Trainingsprogramm zusammenstellen.

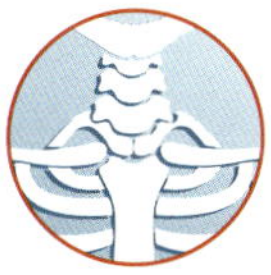

NACKEN

STERNE
(Seite 38–39)

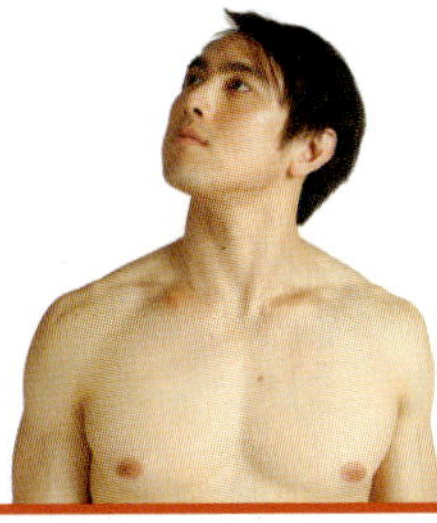

ISOMETRISCHE DEHNÜBUNGEN
(Seite 30–31)

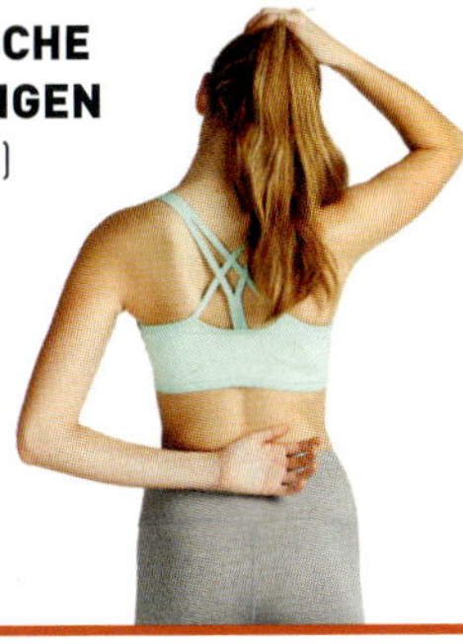

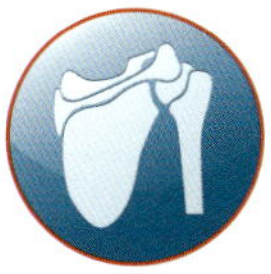

SCHULTERN

BARRENSTÜTZ AUF DEM STUHL (Seite 152–153)

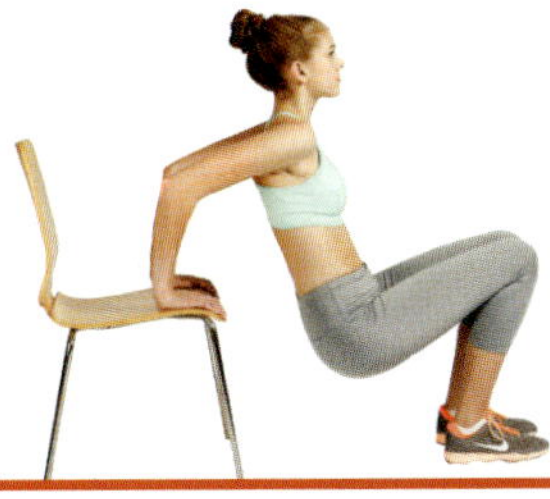

SEITLICHES HANTELHEBEN
(Seite 104–105)

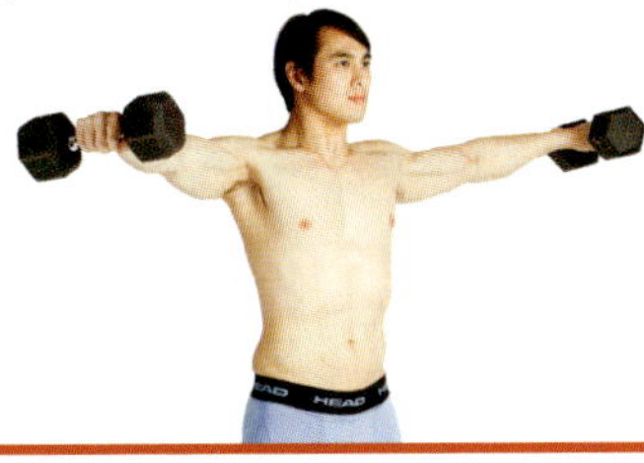

KURZHANTEL HEBEN
(Seite 134–135)

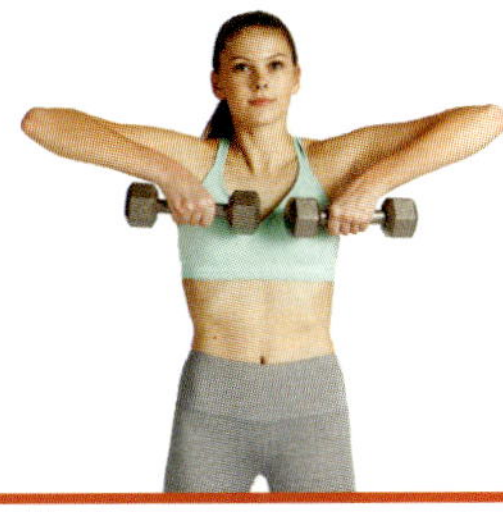

ILIOTIBIALIS-BAND DEHNEN
(Seite 182–183)

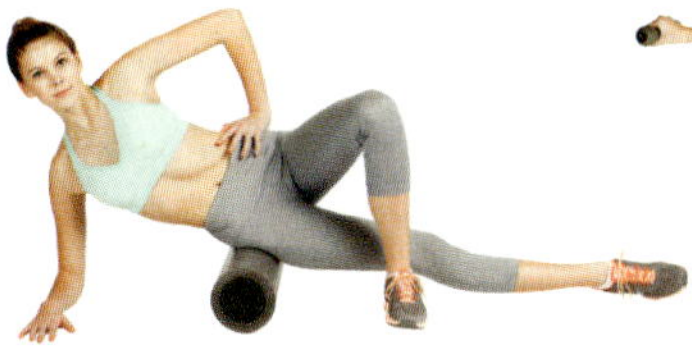

AUSFALLSCHRITT ZUR SEITE MIT HANTELN
(Seite 122–123)

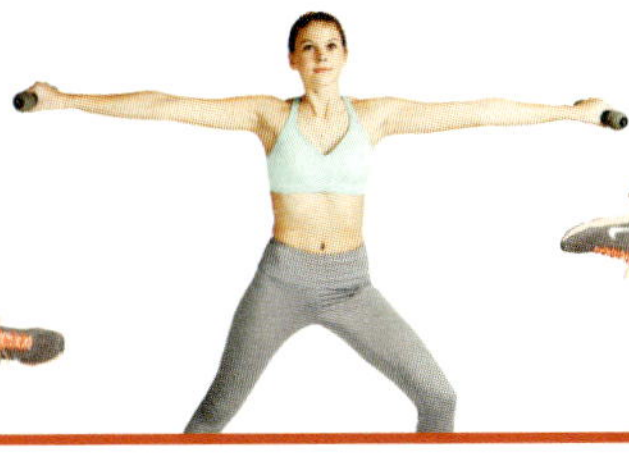

PILATES „X“
(Seite 178–179)

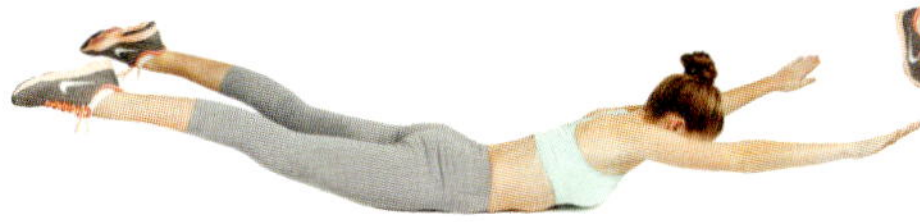

LIEGESTÜTZ
(Seite 100–101)

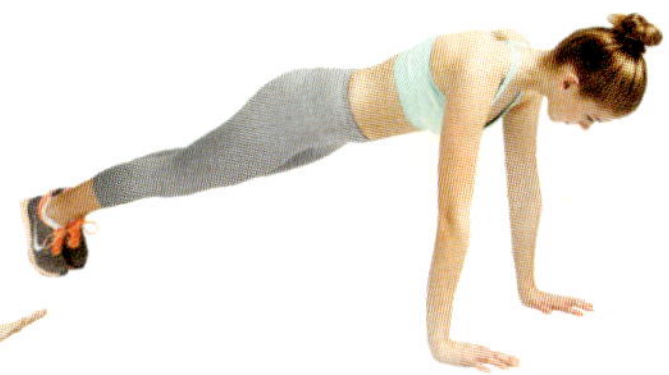

BEWEGUNGSUMFANG DER SCAPULA
(Seite 32–33)

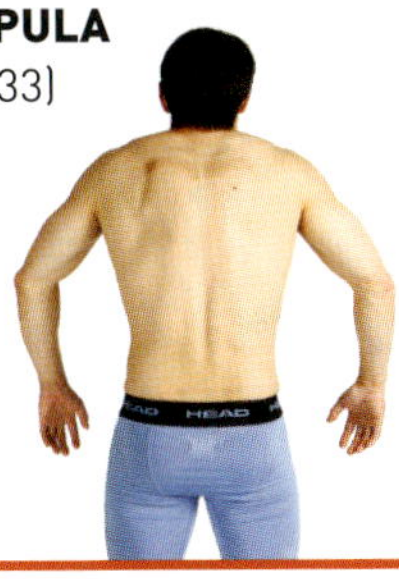

HANTELHEBEN IM SITZEN
(Seite 80–81)

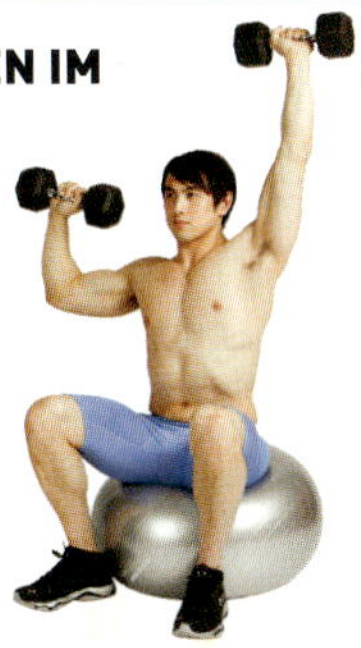

SCHULTERBEUGE
(Seite 72–73)

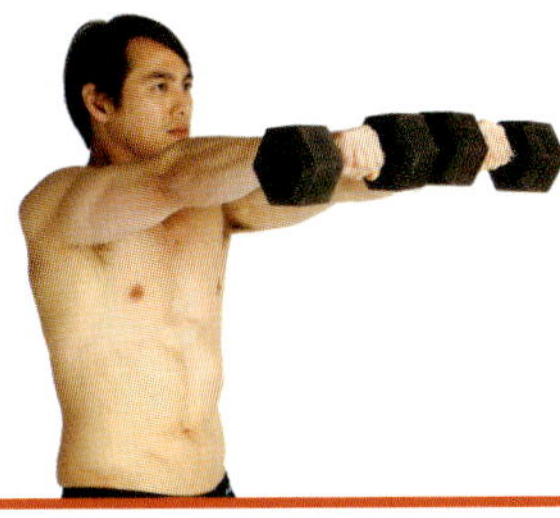

SCHULTERHEBEN UND -ZIEHEN (Seite 136–137)

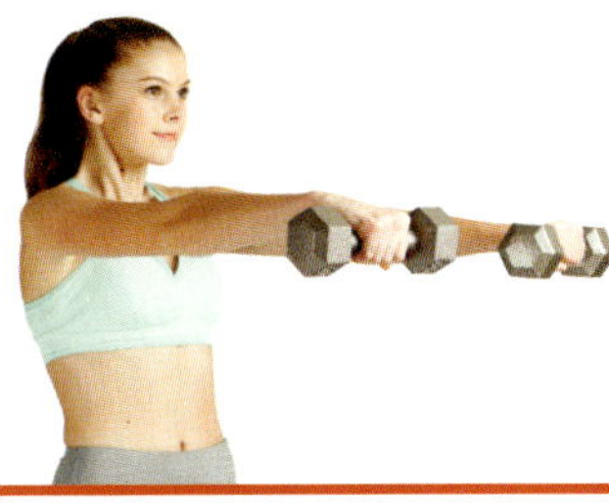

DEHNÜBUNGEN FÜR DIE SCHULTER (Seite 36–37)

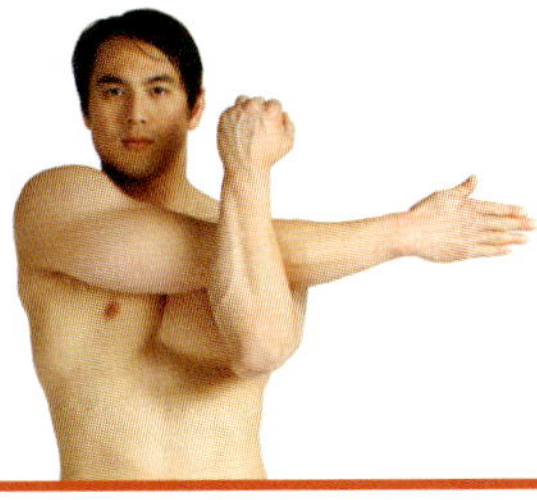

FLUG AUF DEM GYMNASTIKBALL
(Seite 86–87)

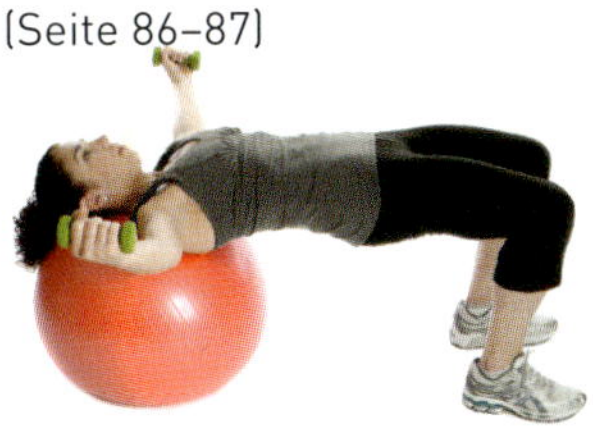

MIT GYMNASTIKBALL AUF HÄNDEN GEHEN
(Seite 162–163)

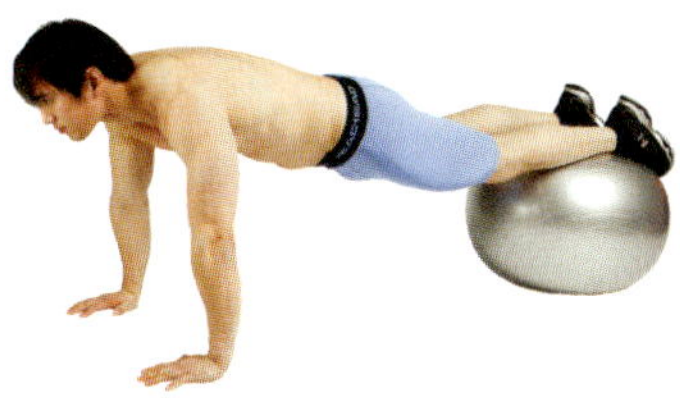

HANTELHEBEN AUF DEM GYMNASTIKBALL
(Seite 84–85)

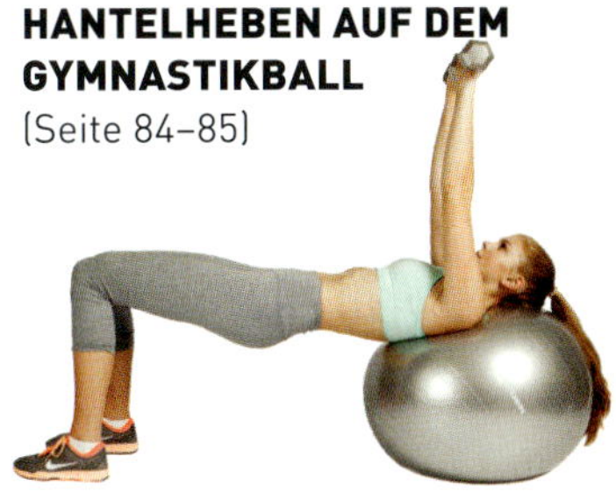

ÜBUNGSVERZEICHNIS

LIEGESTÜTZ AUF DEM GYMNASTIKBALL (Seite 164–165)

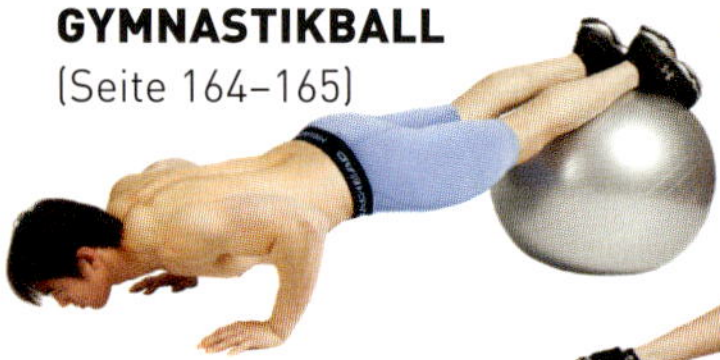

AUF DEM GYMNASTIKBALL SEITLICH HEBEN (Seite 88–89)

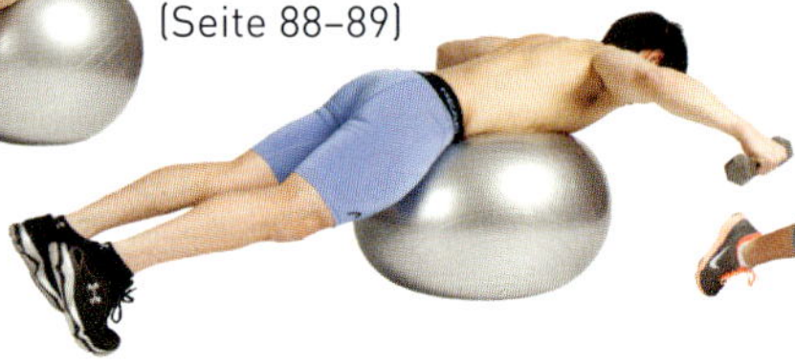

„W" AUF DEM GYMNASTIKBALL (Seite 82–83)

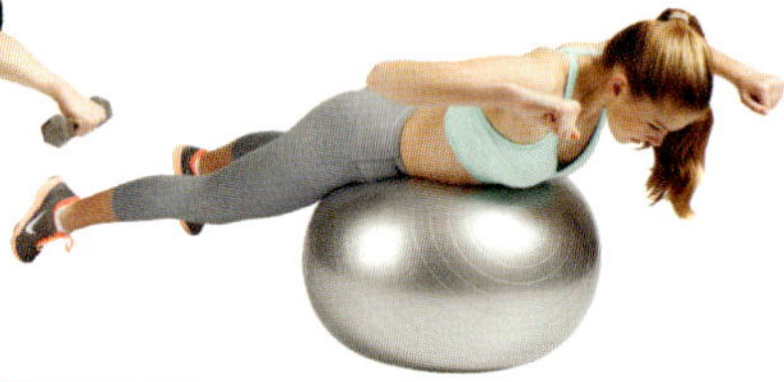

TRIZEPS-/SCHULTERDEHNUNG (Seite 34–35)

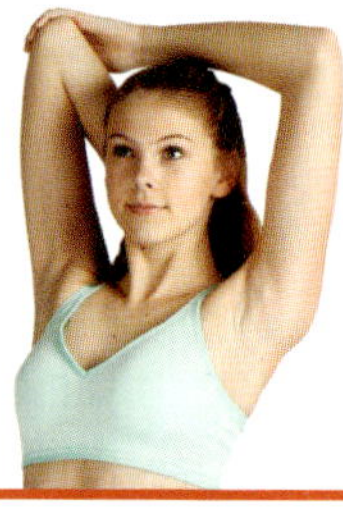

ELLBOGEN

ABWECHSELNDES HANTELHEBEN (Seite 74–75)

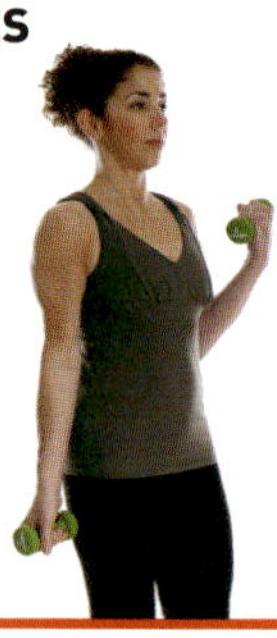

BARRENSTÜTZ AUF DEM STUHL (Seite 152–153)

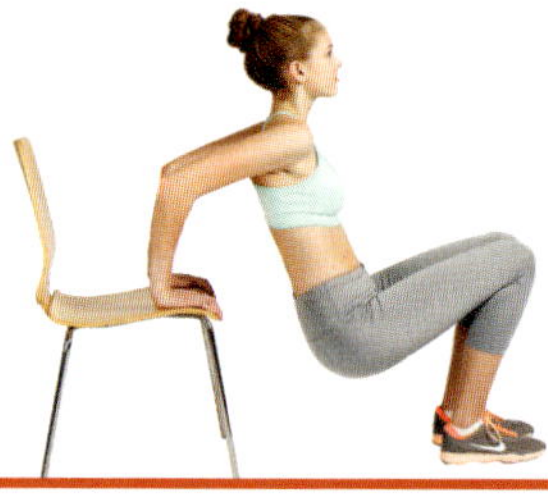

KURZHANTEL HEBEN (Seite 134–135)

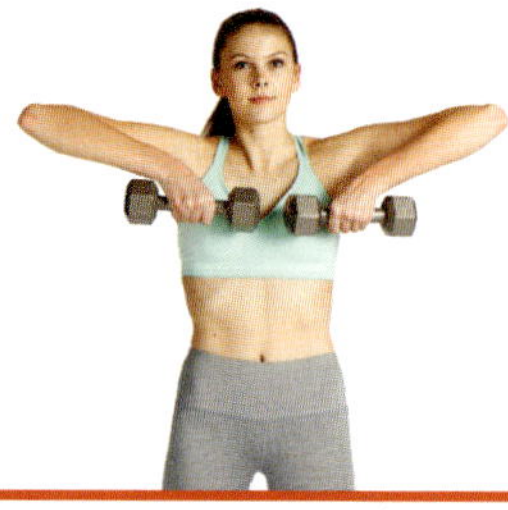

KNIEHEBEN MIT KURZHANTELN (Seite 110–111)

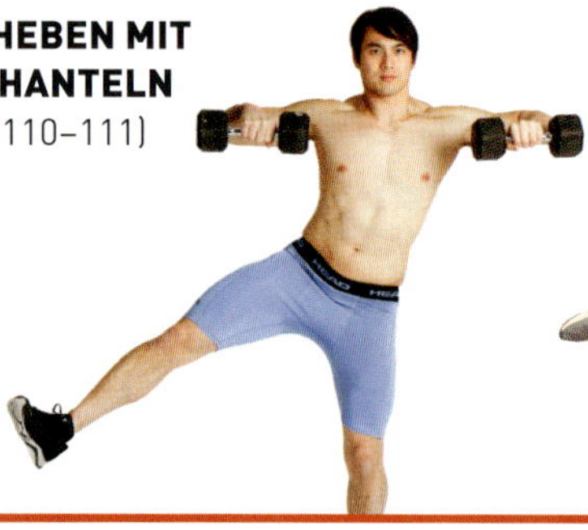

PILATES „X" (Seite 178–179)

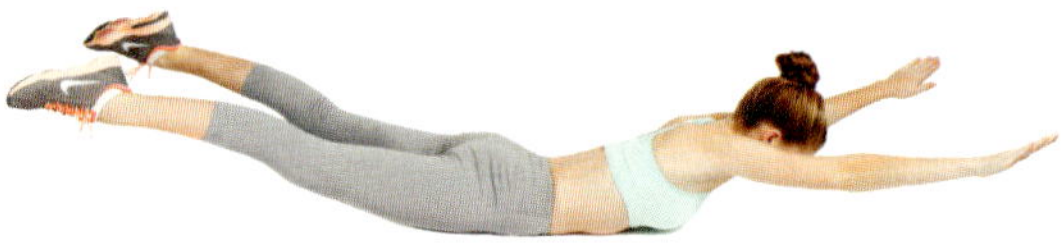

LIEGESTÜTZ (Seite 100–101)

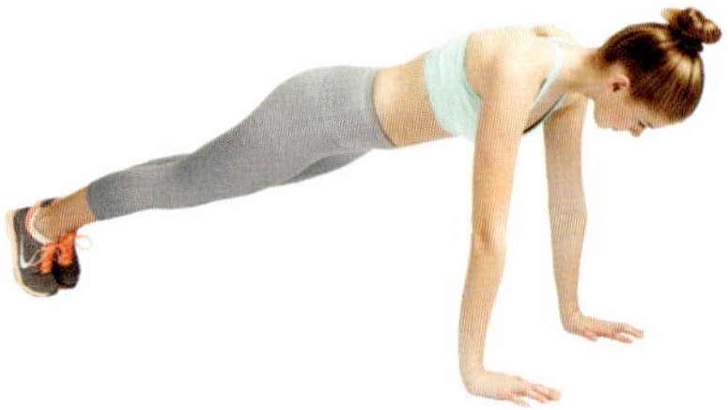

ARMBEUGE MIT GYMNASTIKBAND (Seite 130–131)

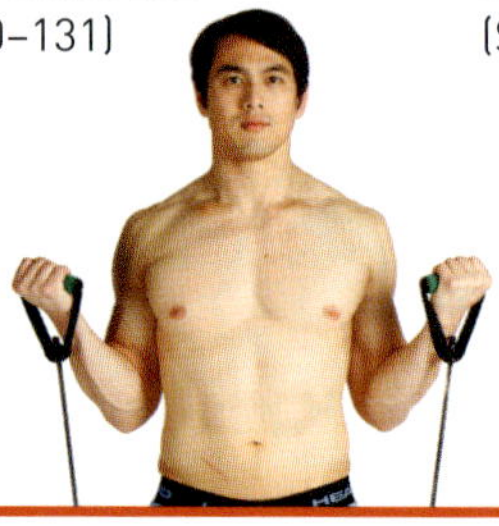

HANTELHEBEN IM SITZEN (Seite 80–81)

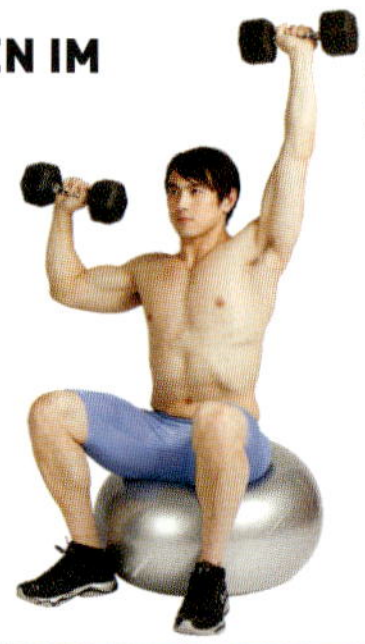

SCHULTERHEBEN UND -ZIEHEN (Seite 136–137)

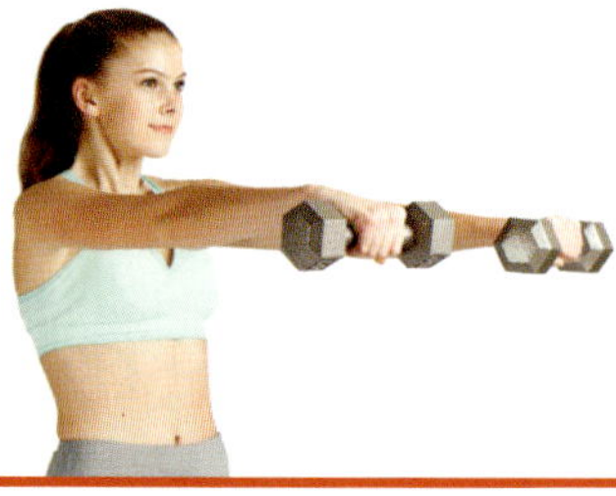

TRIZEPSÜBUNG AUF DEM GYMNASTIKBALL (Seite 132–133)

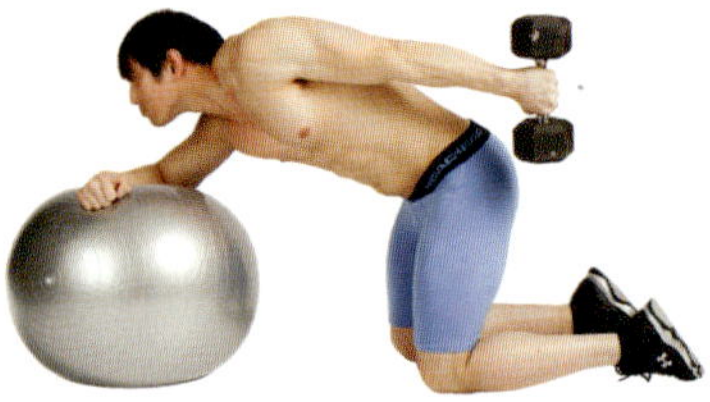

FLUG AUF DEM GYMNASTIKBALL (Seite 86–87)

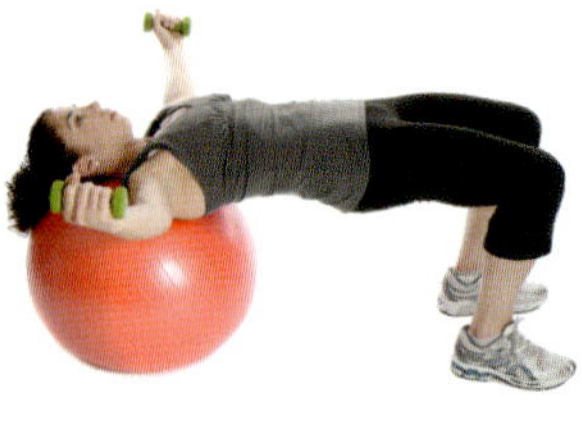

MIT GYMNASTIKBALL AUF HÄNDEN GEHEN (Seite 162–163)

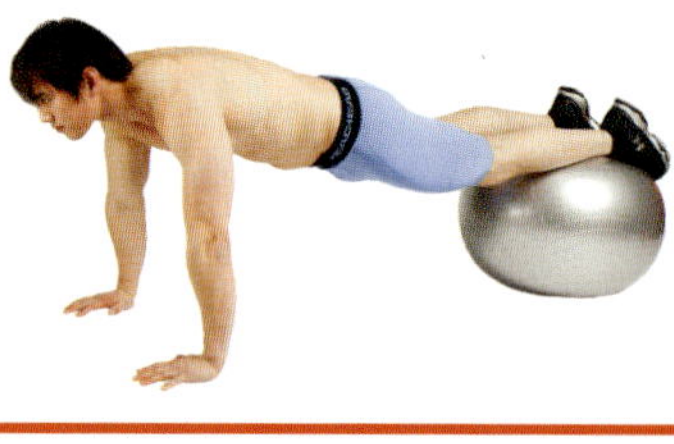

HANTELHEBEN AUF DEM GYMNASTIKBALL (Seite 84–85)

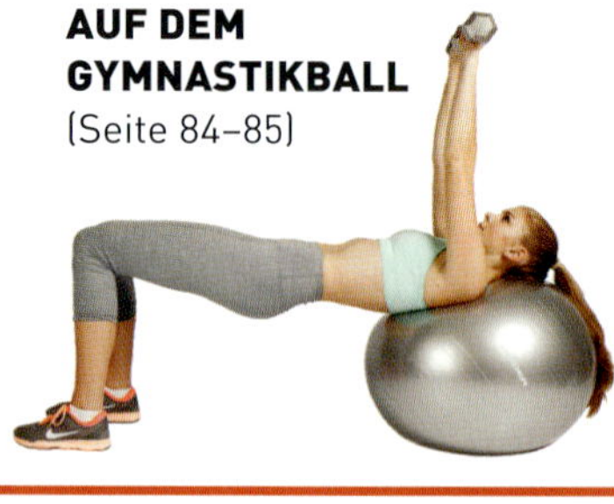

LIEGESTÜTZ AUF DEM GYMNASTIKBALL (Seite 164–165)

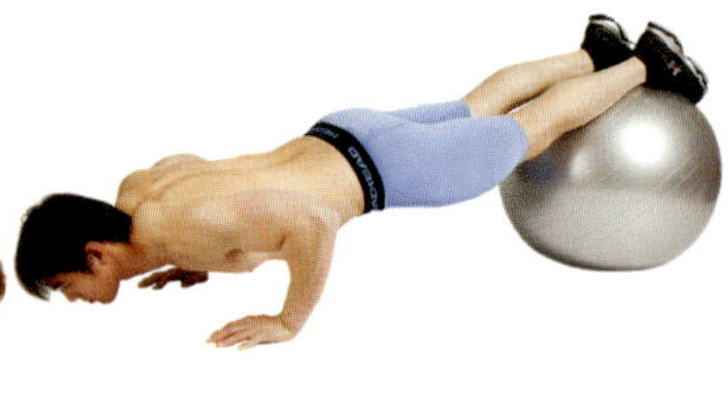

AUF DEM GYMNASTIKBALL SEITLICH HEBEN (Seite 88–89)

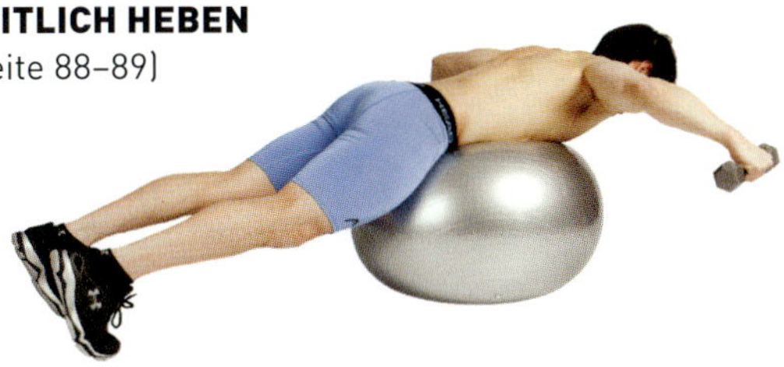

„W" AUF DEM GYMNASTIKBALL (Seite 82–83)

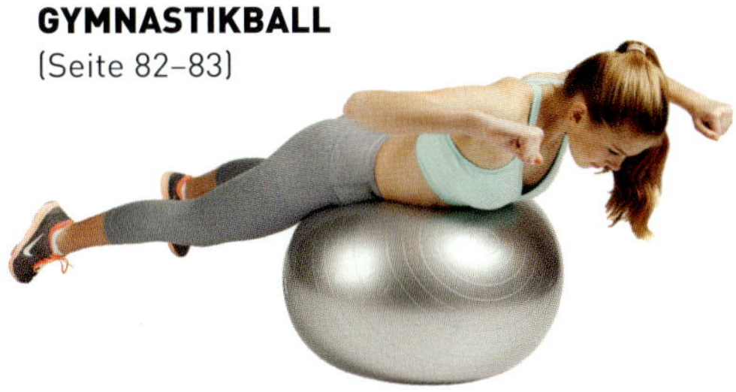

TRIZEPS-/SCHULTERDEHNUNG (Seite 34–35)

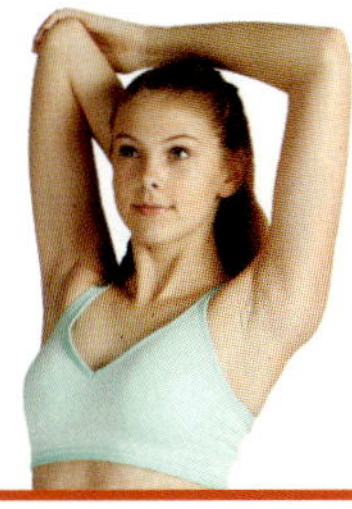

HANDGELENK

ABWECHSELNDES HANTELHEBEN (Seite 74–75)

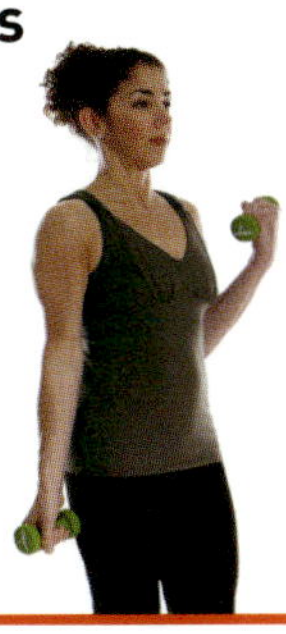

BARRENSTÜTZ AUF DEM STUHL (Seite 152–153)

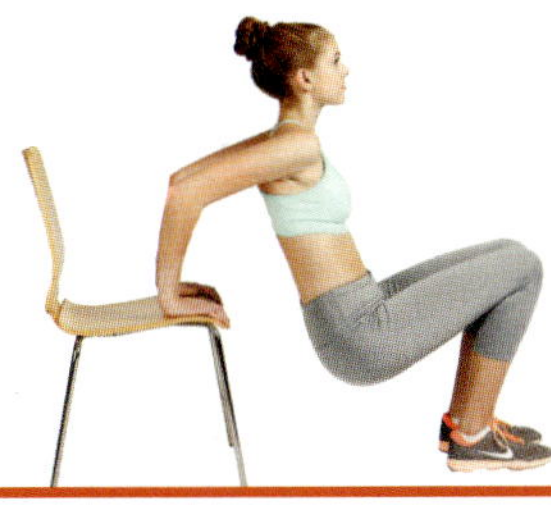

EINARMIGE HANDGELENK-DEHNUNG (Seite 138–139)

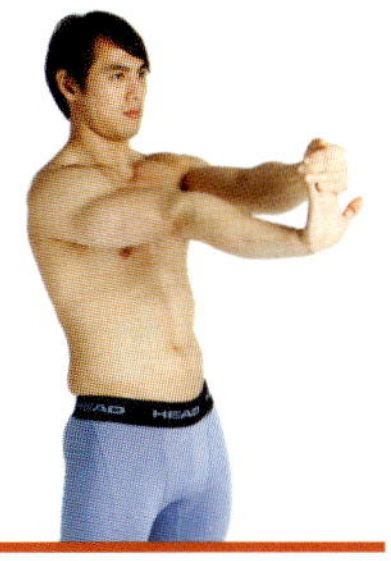

BEIDARMIGE HAND-GELENK-DEHNUNG (Seite 140–142)

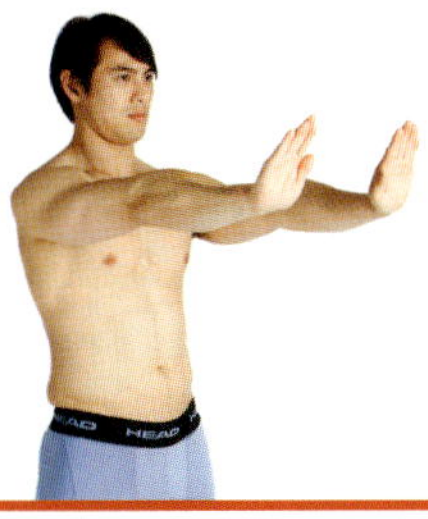

KURZHANTEL HEBEN (Seite 134–135)

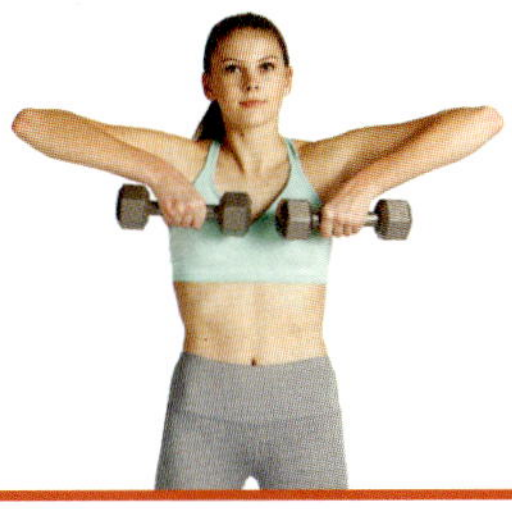

ISOMETRISCHE DEHNÜBUNGEN (Seite 30–31)

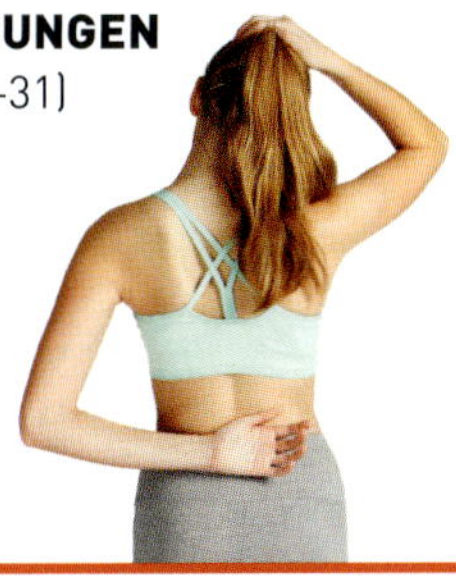

LIEGESTÜTZ (Seite 100–101)

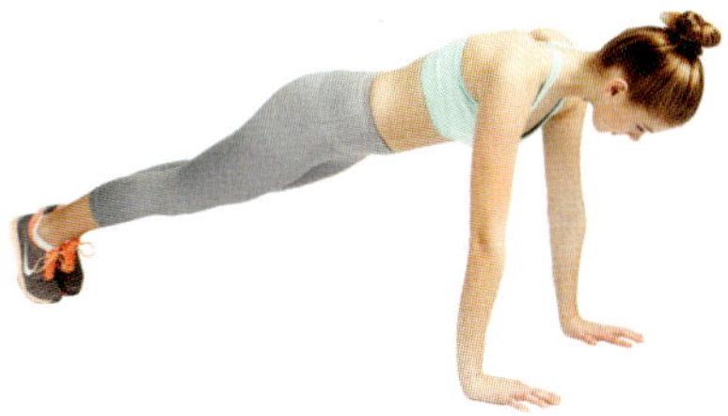

ARMBEUGE MIT GYMNASTIKBAND (Seite 130–131)

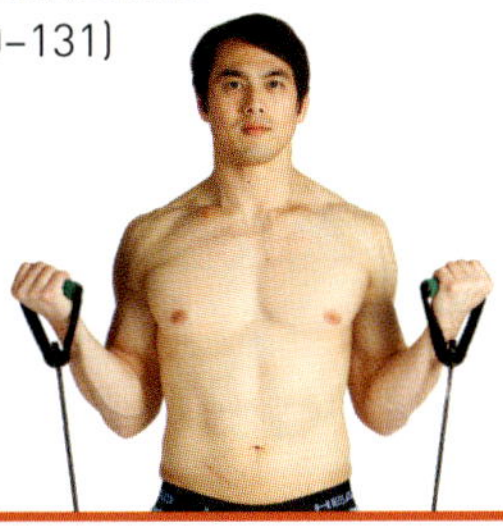

HANTELHEBEN IM SITZEN (Seite 80–81)

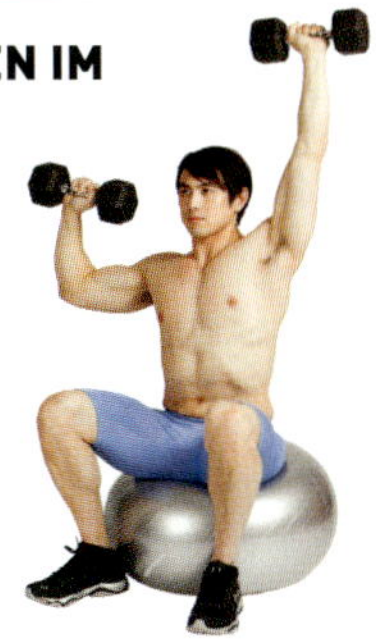

SCHULTERHEBEN UND -ZIEHEN (Seite 136–137)

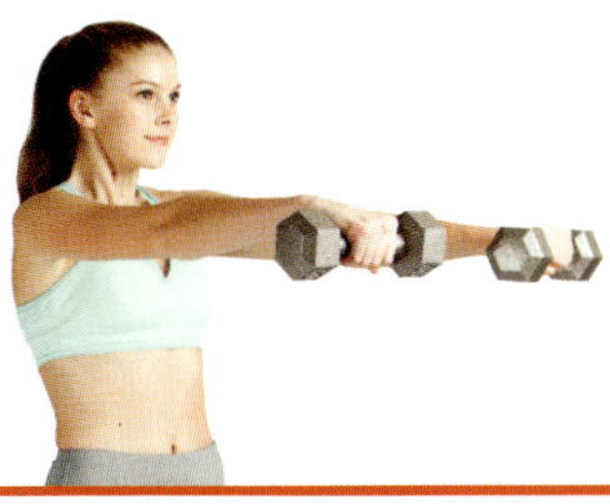

FLUG AUF DEM GYMNASTIKBALL (Seite 86–87)

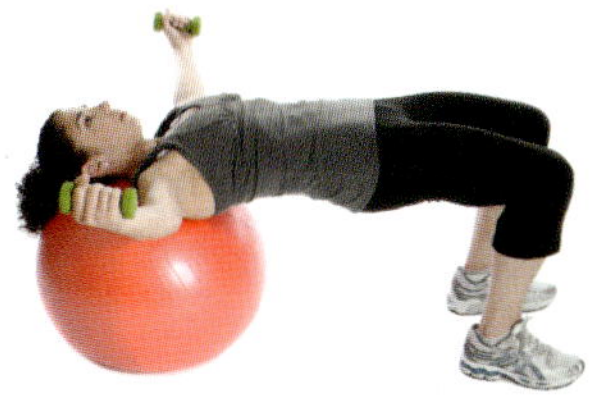

MIT GYMNASTIKBALL AUF HÄNDEN GEHEN (Seite 162–163)

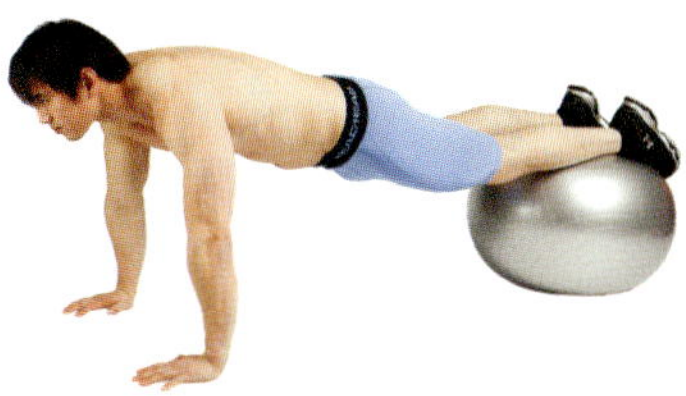

HANTELHEBEN AUF DEM GYMNASTIKBALL (Seite 84–85)

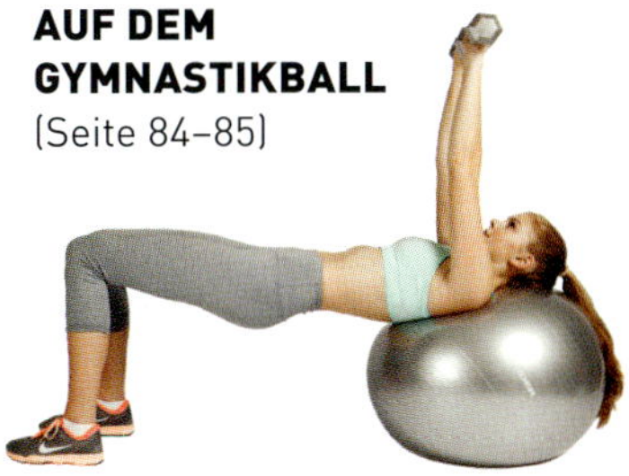

LIEGESTÜTZ AUF DEM GYMNASTIKBALL (Seite 164–165)

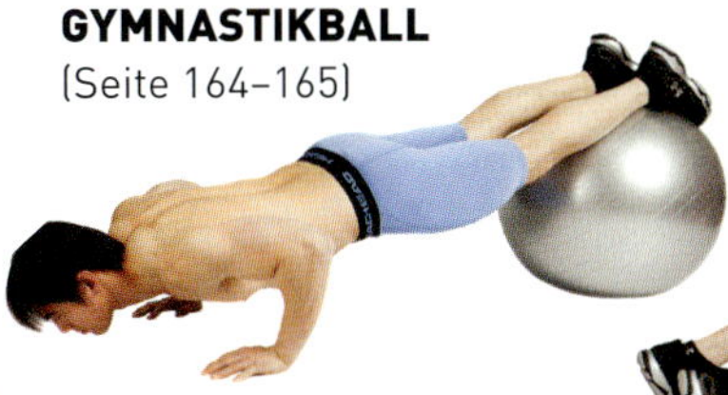

AUF DEM GYMNASTIKBALL SEITLICH HEBEN (Seite 88–89)

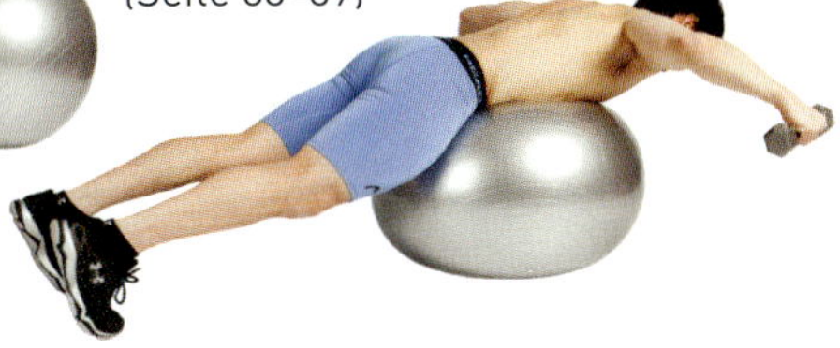

ÜBUNGSVERZEICHNIS

HÜFTEN

MOBILISIERUNG DER HINTEREN HÜFTE
(Seite 56–57)

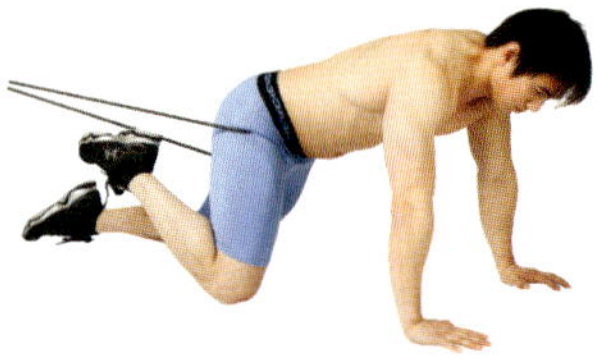

KNIEBEUGE
(Seite 66–67)

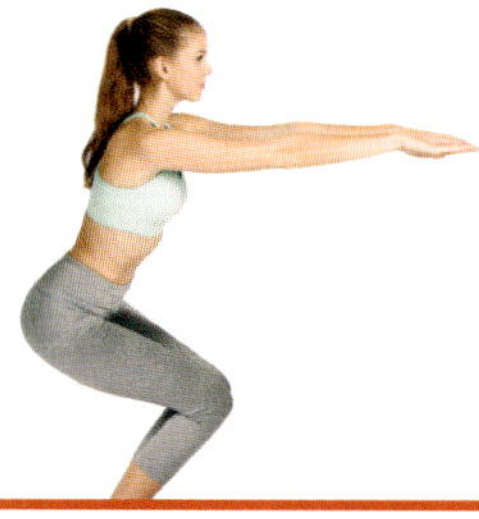

MUSCHEL
(Seite 94–95)

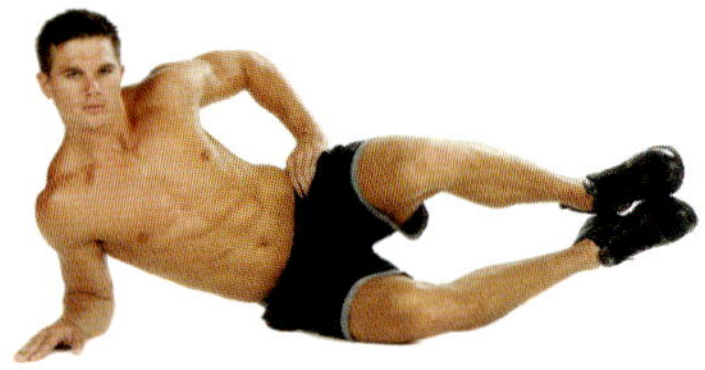

ÜBER KREUZ HINAUFSTEIGEN
(Seite 150–151)

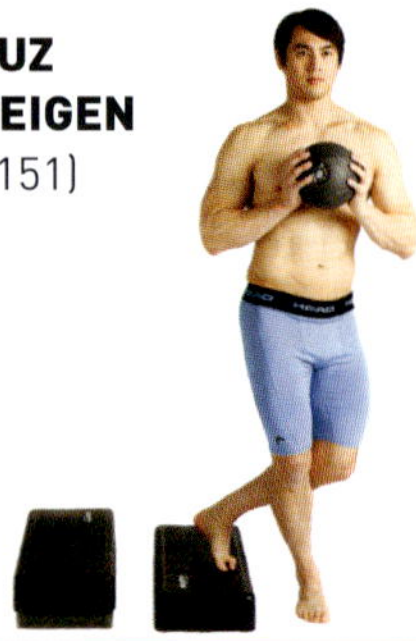

ILIOTIBIALIS-BAND DEHNEN
(Seite 182–183)

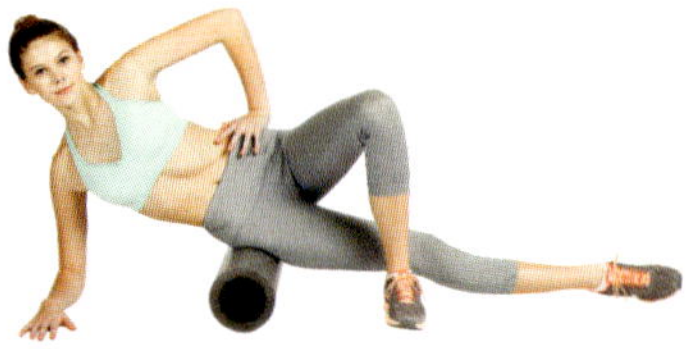

NACH VORN HERUNTER-STEIGEN
(Seite 144–145)

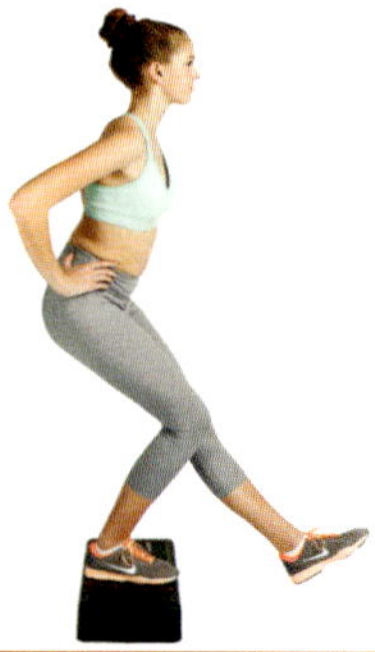

MOBILISIERUNG DER HÜFTE
(Seite 58–59)

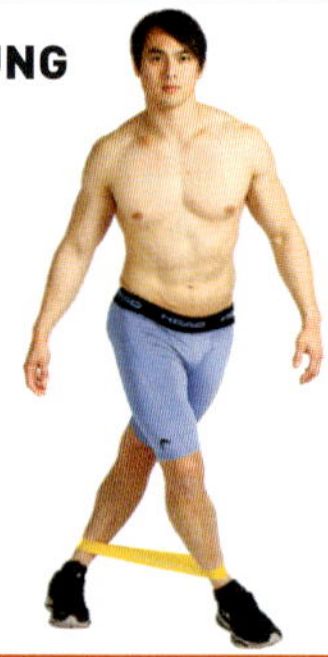

DEHNUNG DER INNEREN HÜFTROTATOREN
(Seite 60–61)

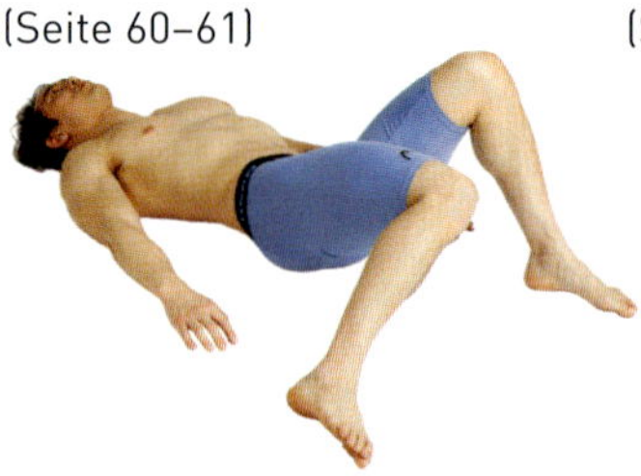

KNIEHEBEN MIT KURZHANTELN
(Seite 110–111)

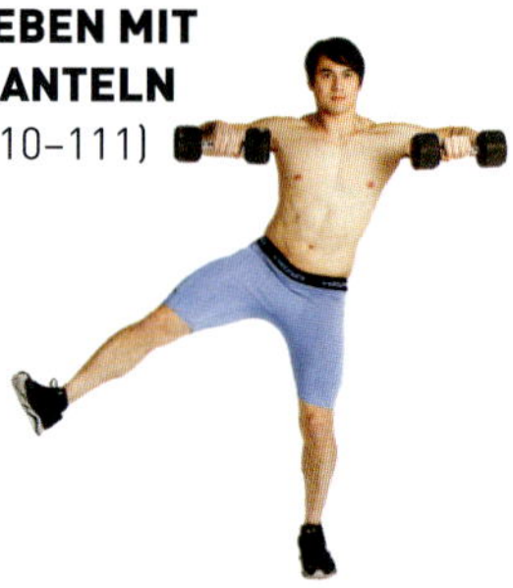

AUSFALLSCHRITT ZUR SEITE MIT HANTELN
(Seite 122–123)

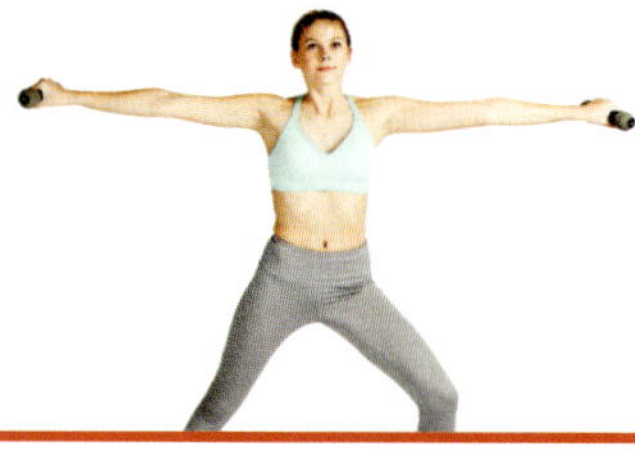

AUSFALLSCHRITT ZUR SEITE
(Seite 116–117)

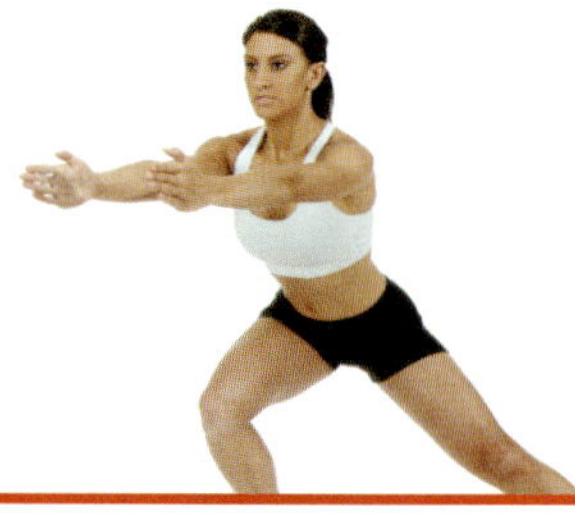

SEITLICH HERUNTER-STEIGEN
(Seite 146–147)

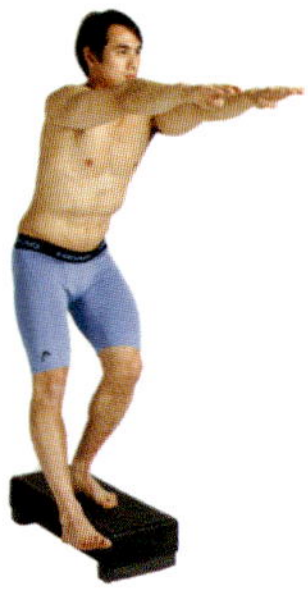

PILATES „X“
(Seite 178–179)

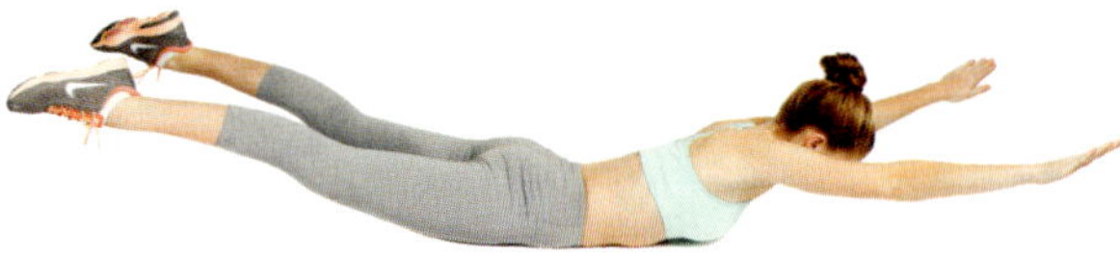

MOBILISIERUNG DER VORDEREN HÜFTE (Seite 54–55)

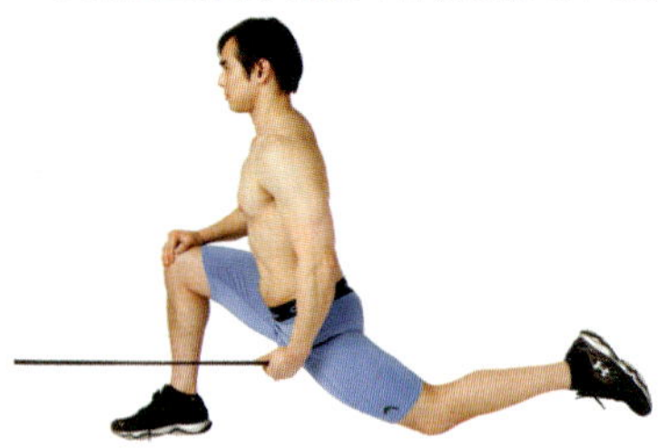

BEIN AUF ALLEN VIEREN HEBEN
(Seite 62–63)

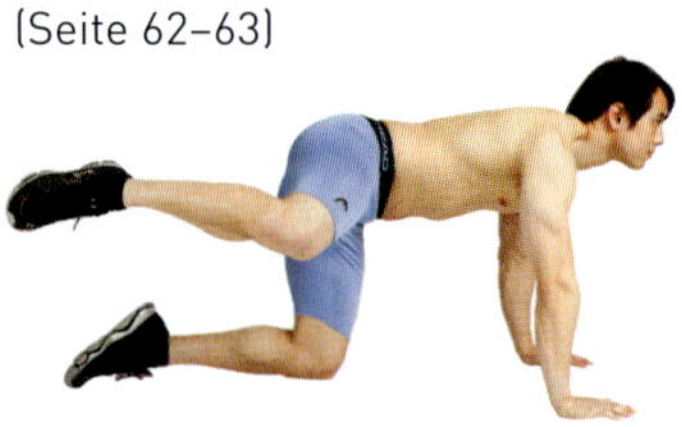

AUSFALLSCHRITT NACH HINTEN
(Seite 118–119)

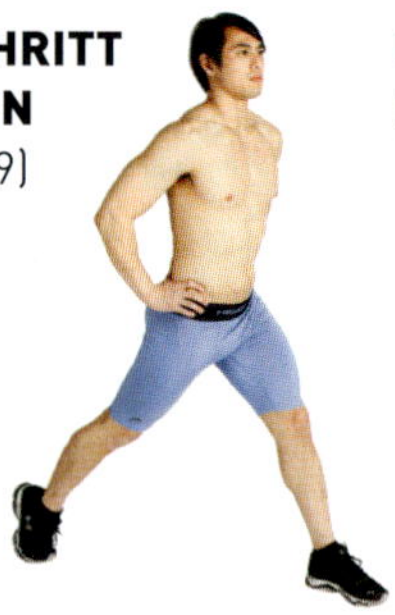

MIT EINEM BEIN KREISEN
(Seite 92–93)

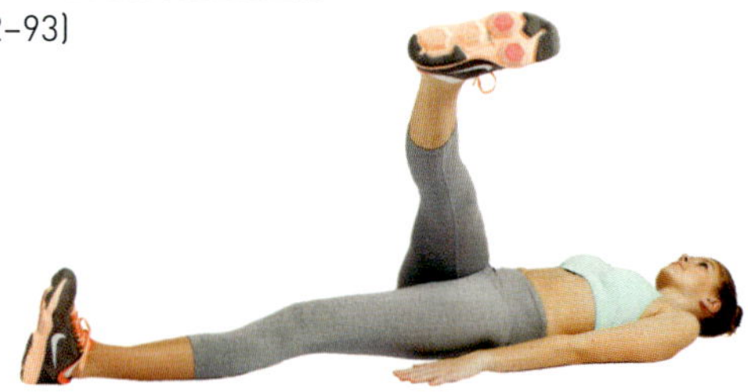

GLEITENDER AUSFALLSCHRITT
(Seite 68–69)

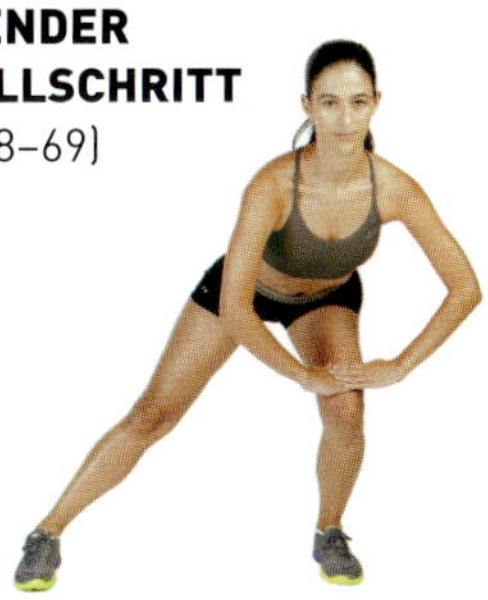

GYMNASTIKBALLDEHNUNG MIT BAND
(Seite 166–167)

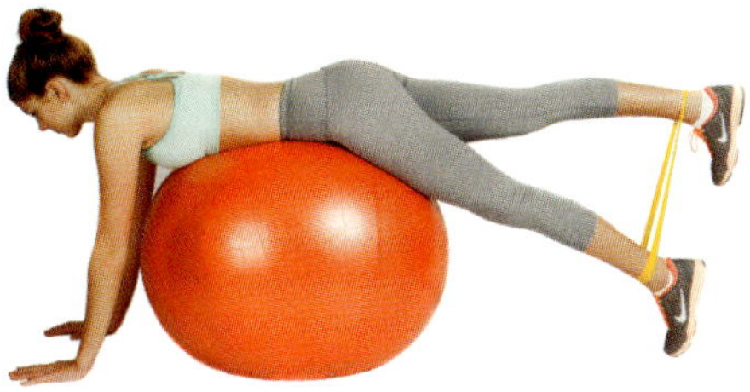

BAUM
(Seite 172–173)

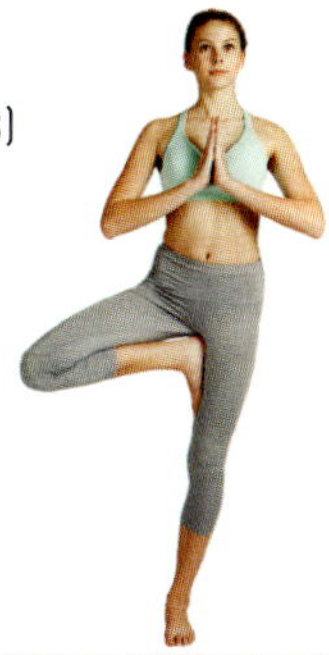

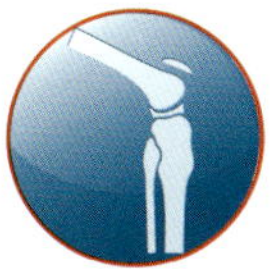

KNIE

KNIEBEUGE
(Seite 66–67)

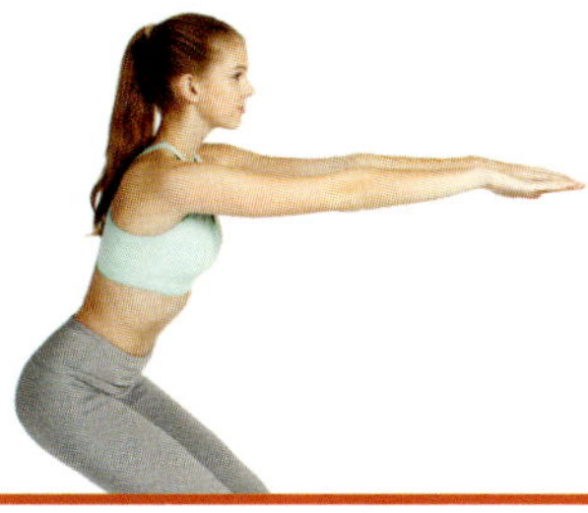

MUSCHEL
(Seite 94–95)

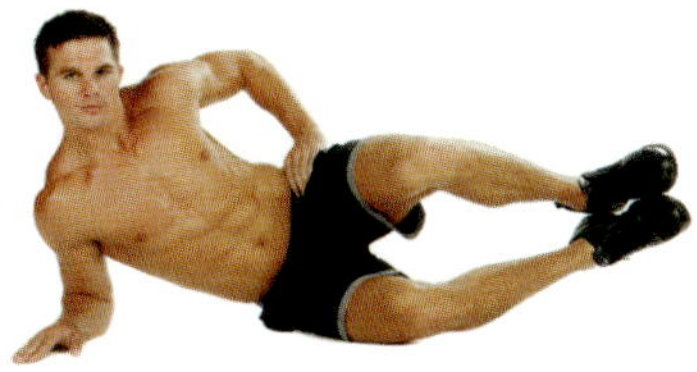

ÜBER KREUZ HINAUFSTEIGEN
(Seite 150–151)

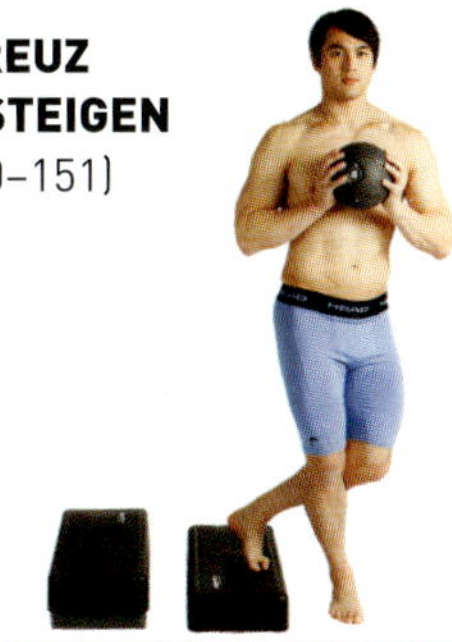

RADFAHREN AUF DER SCHAUMSTOFFROLLE
(Seite 180–181)

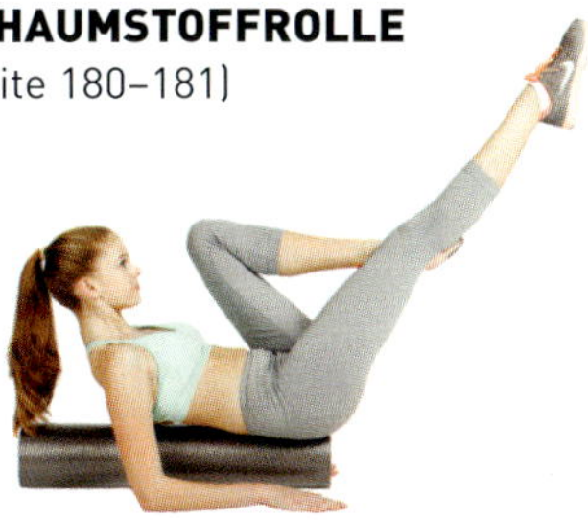

NACH VORN HERUNTER-STEIGEN
(Seite 144–145)

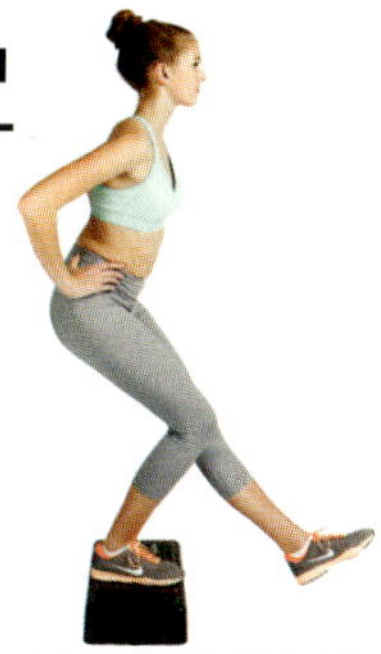

HOHES KNIE
(Seite 174–175)

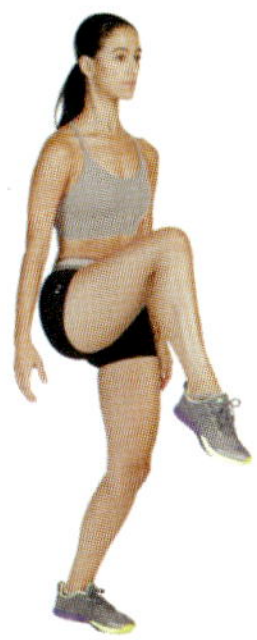

KNIEHEBEN MIT KURZHANTELN
(Seite 110–111)

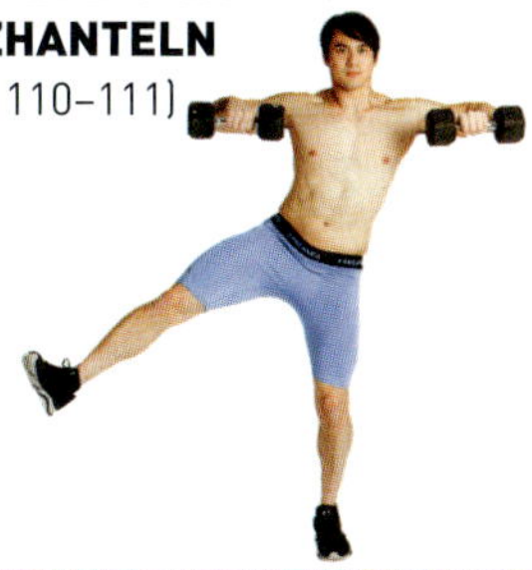

AUSFALLSCHRITT ZUR SEITE MIT HANTELN
(Seite 122–123)

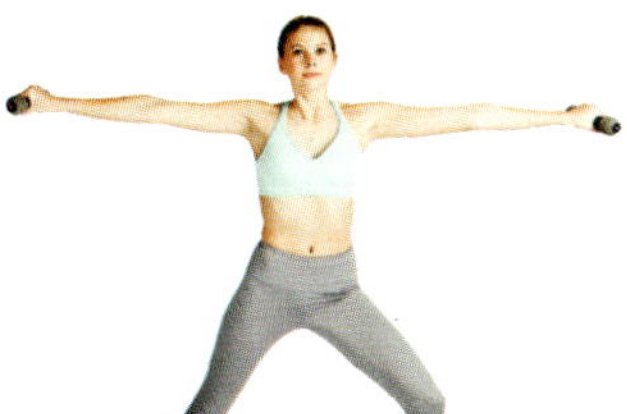

AUSFALLSCHRITT ZUR SEITE
(Seite 116–117)

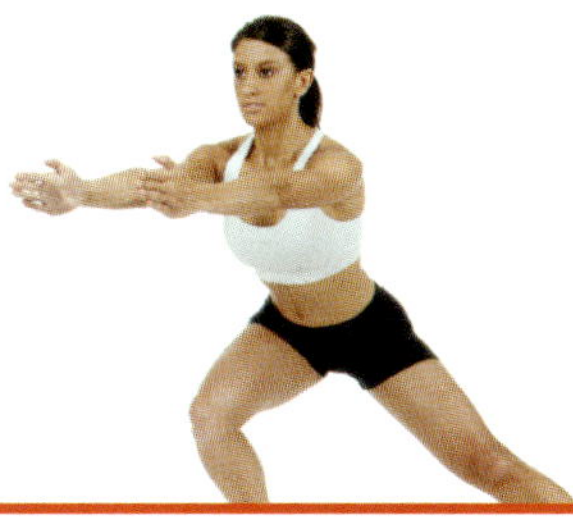

SEITLICH HERUNTER-STEIGEN
(Seite 146–147)

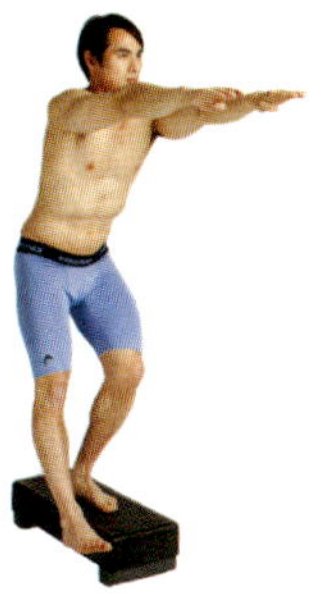

AUSFALLSCHRITT NACH HINTEN
(Seite 118–119)

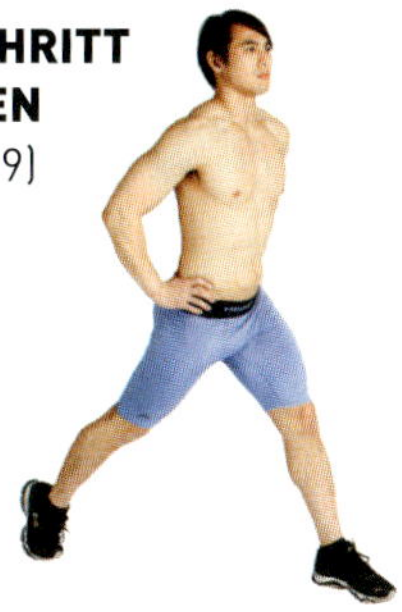

KNIEBEUGE IM LIEGEN
(Seite 96–97)

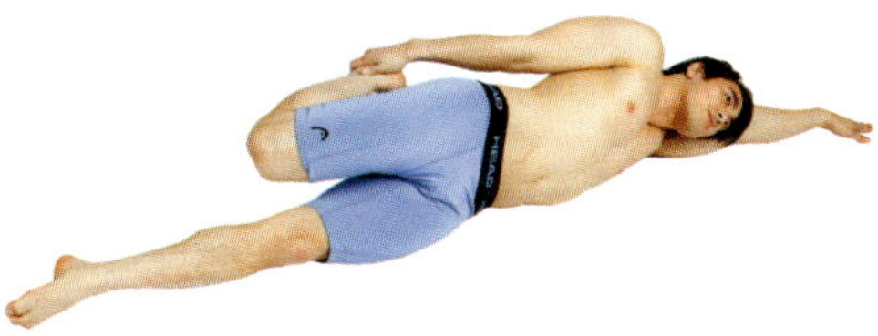

BEIN AUSSTRECKEN UND BALANCE HALTEN
(Seite 158–159)

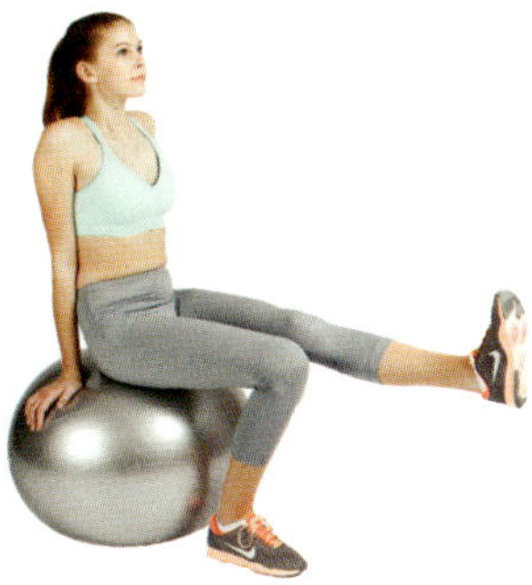

GLEITENDER AUSFALLSCHRITT
(Seite 68–69)

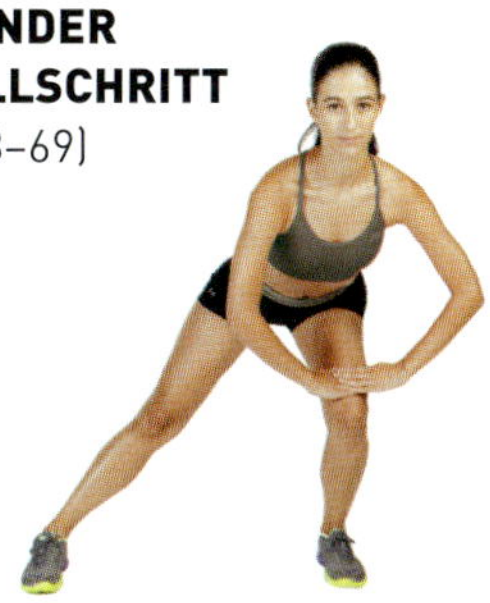

ÜBUNGSVERZEICHNIS

HINAUFSTEIGEN
(Seite 154–155)

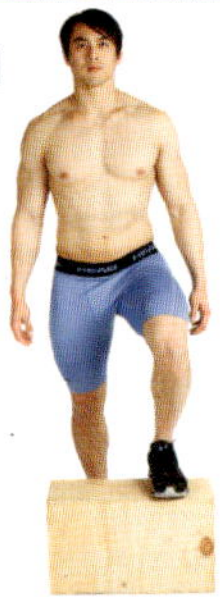

BAUM
(Seite 172–173)

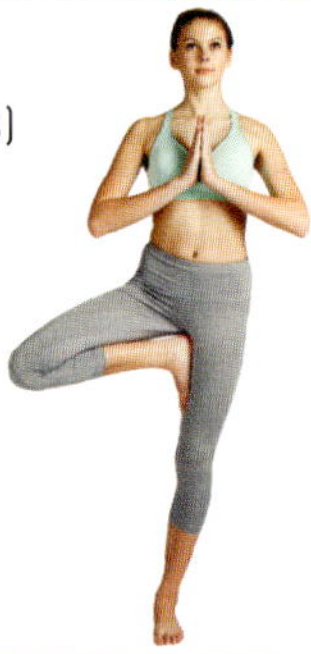

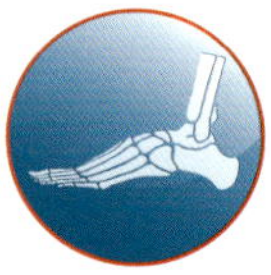

SPRUNG-GELENKE

SPRUNGGELENK-ROTATION
(Seite 42–43)

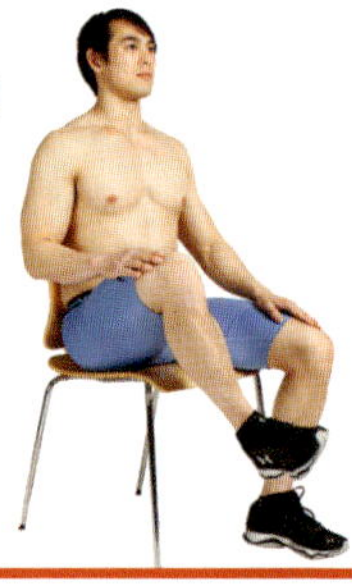

DEHNÜBUNGEN FÜR DEN FUSS
(Seite 44–45)

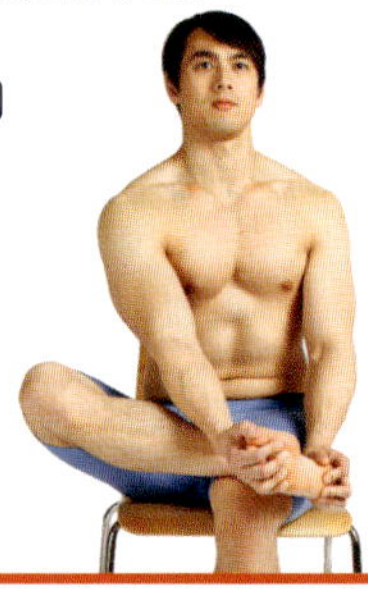

KNIEBEUGE
(Seite 66–67)

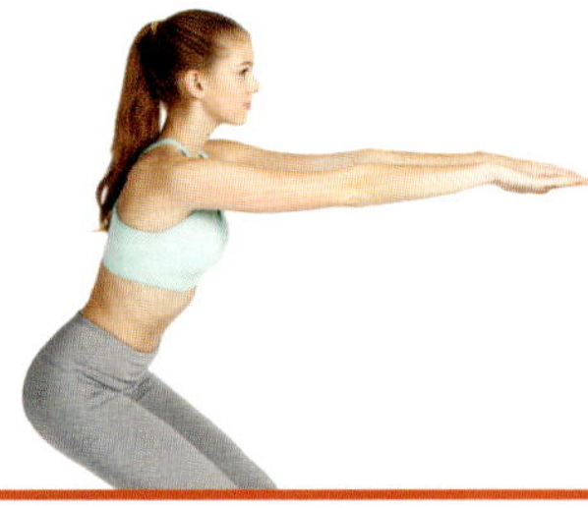

MUSCHEL
(Seite 94–95)

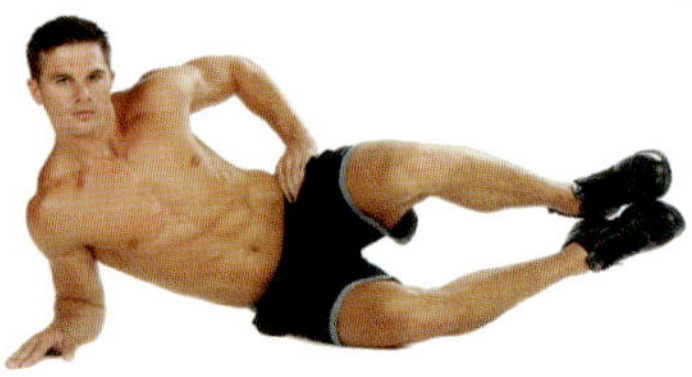

ÜBER KREUZ HINAUFSTEIGEN
(Seite 150–151)

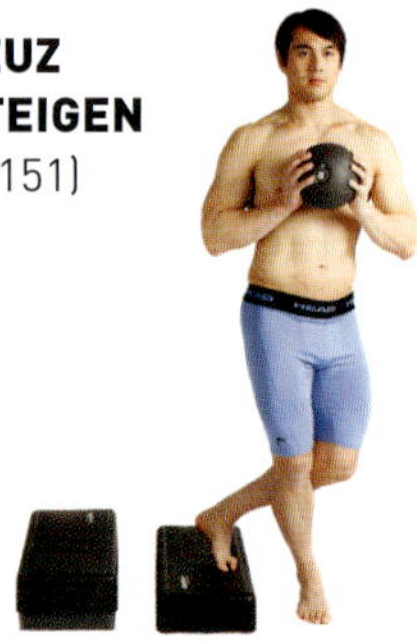

WADENHEBEN MIT KURZHANTEL
(Seite 108–109)

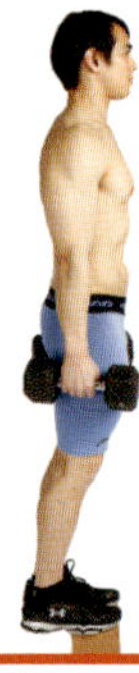

NACH VORN HERUNTER-STEIGEN
(Seite 144–145)

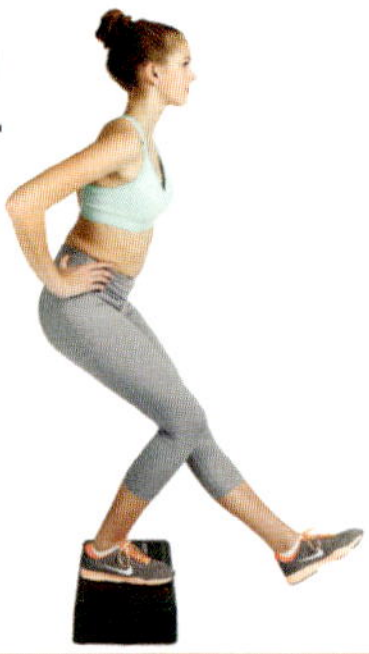

SPRUNGGELENKROTATION (INNEN/AUSSEN)
(Seite 48–49)

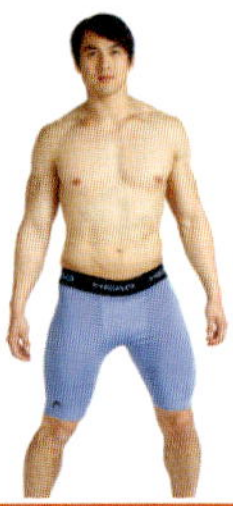

SEITLICH HERUNTER-STEIGEN
(Seite 146–147)

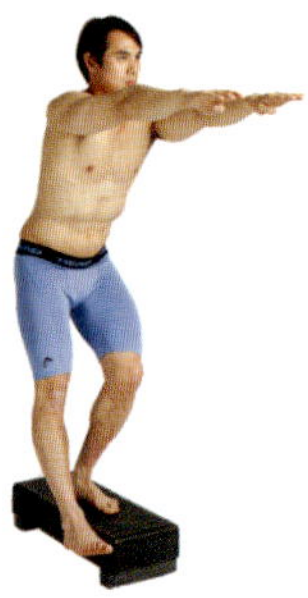

FUSSGELENK MIT GYMNASTIKBAND DEHNEN
(Seite 46–47)

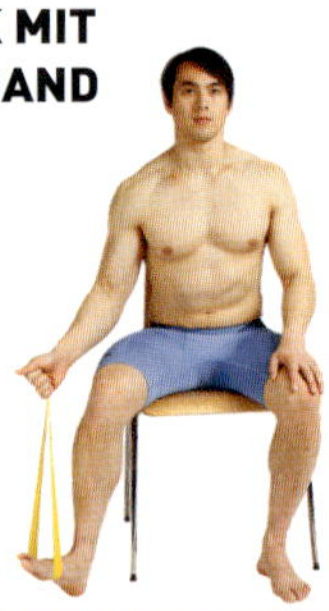

AUSFALLSCHRITT NACH HINTEN
(Seite 118–119)

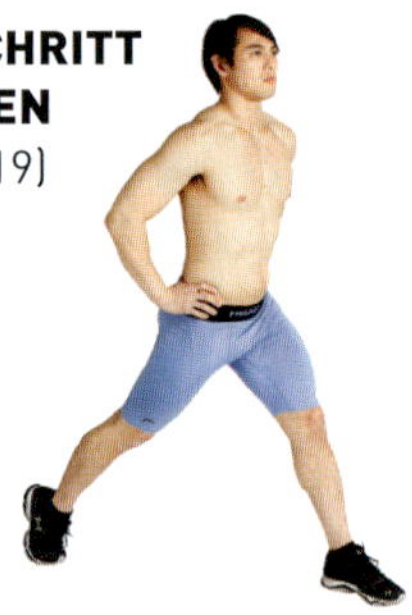

GLEITENDER AUSFALLSCHRITT
(Seite 68–69)

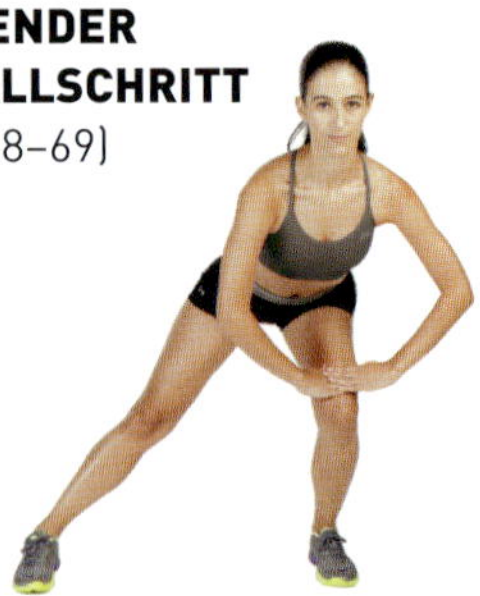

DIE ZEHEN HOCH
(Seite 50–51)

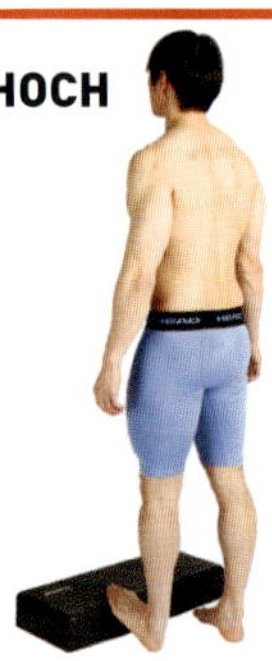

BAUM
(Seite 172–173)

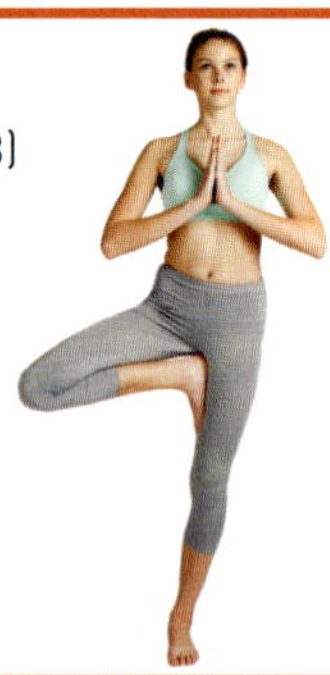

GESAMTER KÖRPER

DEHNÜBUNG AUF DEM GYMNASTIKBALL
(Seite 168–169)

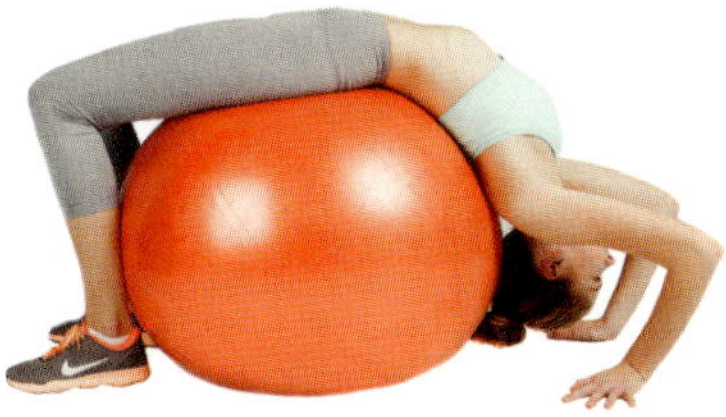

STUHLPOSE
(Seite 70–71)

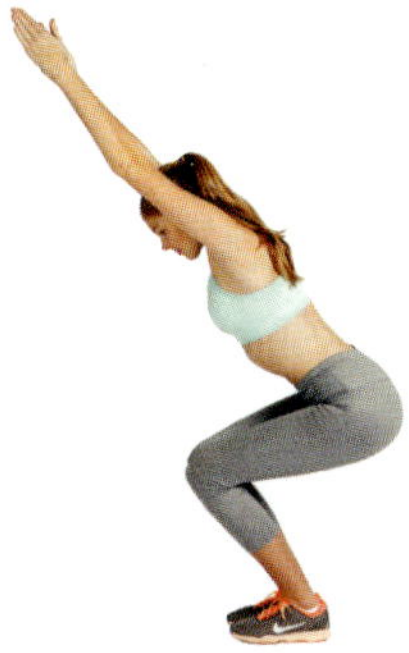

AUSFALLSCHRITT RÜCKWÄRTS MIT HANTELN
(Seite 124–125)

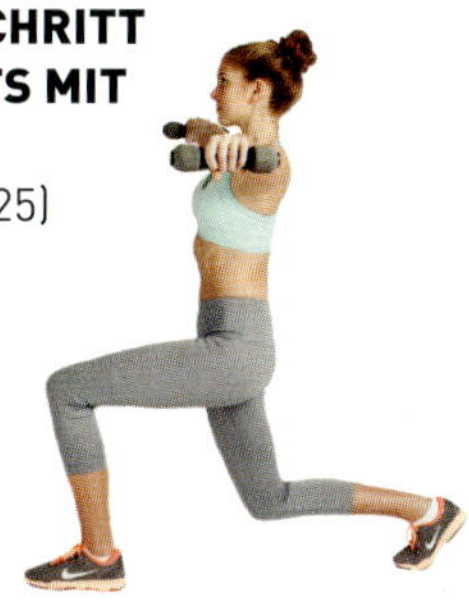

SEITWÄRTSSCHRITT MIT ARMBEUGE
(Seite 106–107)

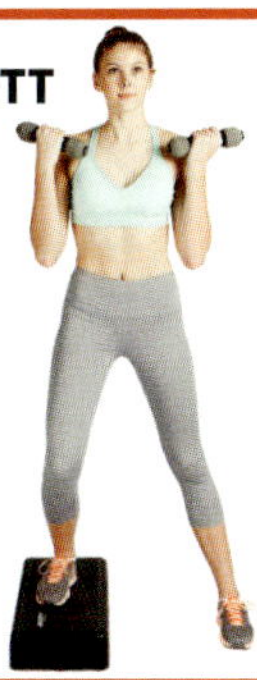

AUSFALLSCHRITT MIT KURZHANTELN
(Seite 112–113)

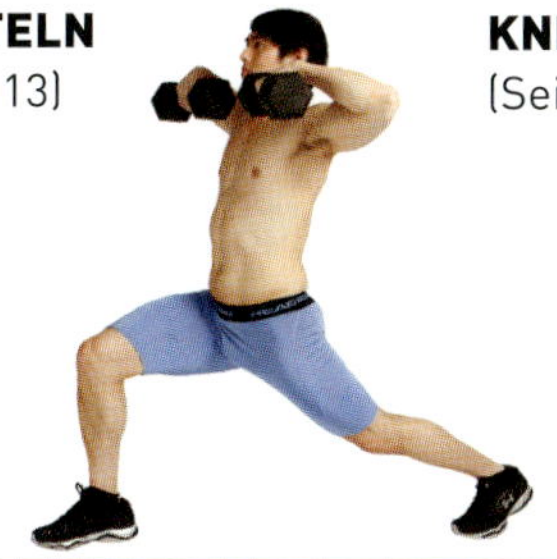

POWER-KNIEBEUGE
(Seite 176–177)

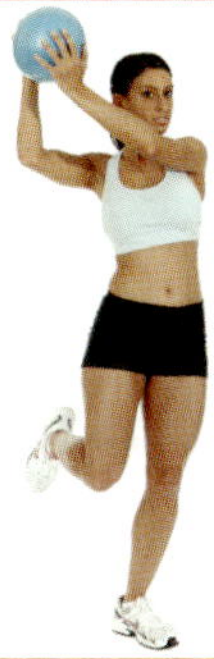

AUSFALLSCHRITT MIT GYMNASTIKBAND
(Seite 120–121)

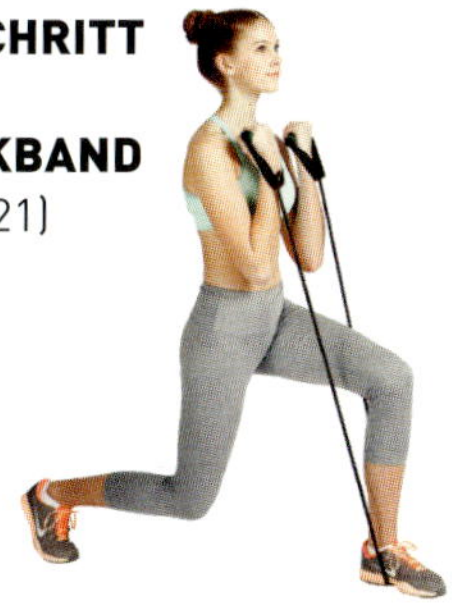

SCHULTERBRÜCKE
(Seite 98–99)

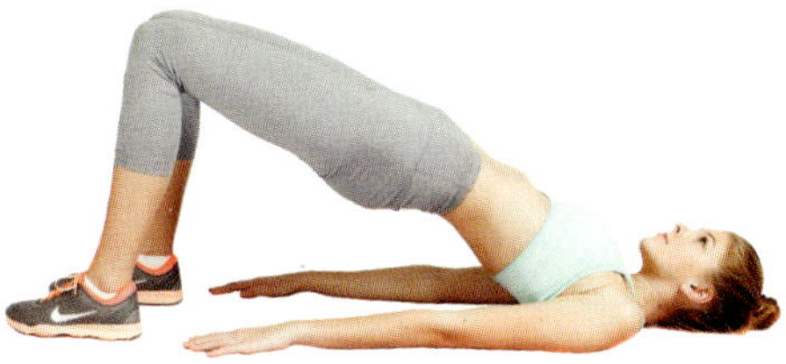

KNIEBEUGE MIT ÜBERKOPFDRÜCKEN
(Seite 148–149)

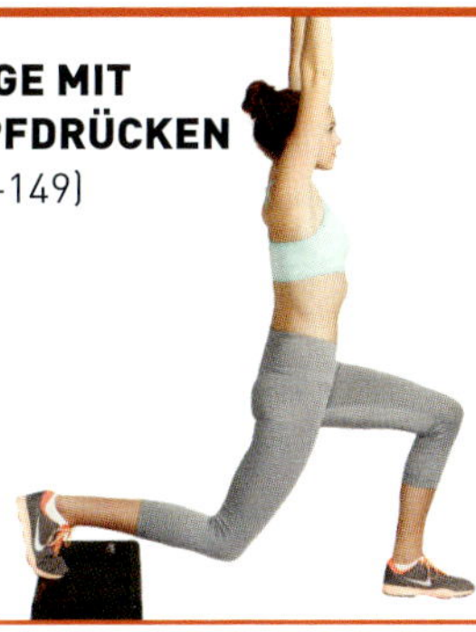

ARM- UND KNIEBEUGE MIT GYMNASTIKBALL
(Seite 160–161)

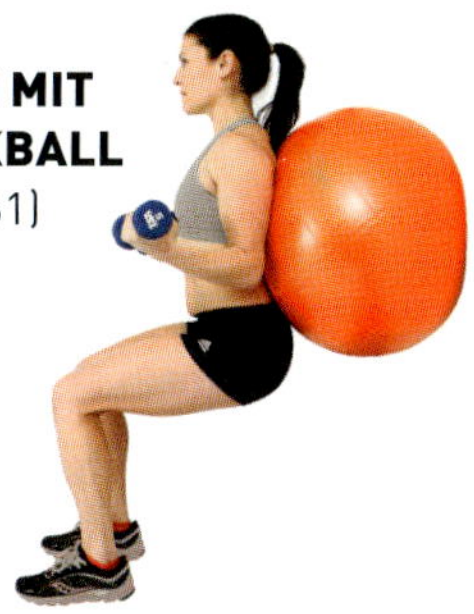

BILDNACHWEISE UND DANKSAGUNGEN

Bildnachweise

Alle anatomischen Illustrationen von Hector Diaz/3DLabz Animation Limited

Bilder neben dem Text von Linda Bucklin/Shutterstock.com

Symbole für einzelne Gelenke von Drug Naroda/Shutterstock.com

ALLE FOTOGRAFIEN VON NAILA RUECHEL
mit folgenden Ausnahmen:

JONATHAN CONKLIN PHOTOGRAPHY
Seite 30 (Oben links), 36 (Rechts), 74, 94–95, 176–177

FINE ARTS PHOTOGRAPHY GROUP
Seite 160

Folgende Bilder wurden von Shutterstock.com zur Verfügung gestellt:

Seite 11 Pawel Graczyk; 16 WEERACHAT; 17 Mega Pixel;
18 S K Chavan; 19–23 (runde Bilder neben dem Text) Nerthuz; 21, 22, 23 gcafotografia;
26–27, 76–77, 126–127 wavebreakmedia

Danksagungen

Moseley Road und Fotografin Naila Ruechel möchten den beiden Models Caroline Harty und Philip Chan danken.